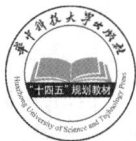

卫生职业教育"十四五"规划康复治疗类专业新形态一体化特色教材

供康复治疗类及中医药类等专业使用

U0641612

中医学基础
（第 2 版）

主　　编　邓尚平（湖北三峡职业技术学院）
　　　　　　辛增辉（广东岭南职业技术学院）
　　　　　　李杏英（重庆三峡医药高等专科学校）

副 主 编　白　洁（深圳职业技术大学）
　　　　　　唐　艳（永州职业技术学院）
　　　　　　邱丽丽（滨州职业学院）
　　　　　　吴柳明（桃江县中医医院）
　　　　　　常向辉（濮阳医学高等专科学校）

编　　委　（按姓氏笔画排序）
　　　　　　马芳艳（湖北三峡职业技术学院）
　　　　　　王　芳（海南卫生健康职业学院）
　　　　　　王晓旭（滨州职业学院）
　　　　　　邓尚平（湖北三峡职业技术学院）
　　　　　　白　洁（深圳职业技术大学）
　　　　　　李杏英（重庆三峡医药高等专科学校）
　　　　　　李赫男（海南卫生健康职业学院）
　　　　　　肖　娟（随州职业技术学院）
　　　　　　吴小凤（广东岭南职业技术学院）
　　　　　　吴柳明（桃江县中医医院）
　　　　　　吴婉贞（泉州医学高等专科学校）
　　　　　　邱丽丽（滨州职业学院）
　　　　　　辛增辉（广东岭南职业技术学院）
　　　　　　范安静（湖北省长阳土家族自治县中医院）
　　　　　　岳　雁（沧州医学高等专科学校）
　　　　　　姜兴鹏（重庆三峡医药高等专科学校）
　　　　　　唐　艳（永州职业技术学院）
　　　　　　常向辉（濮阳医学高等专科学校）
　　　　　　符再立（益阳医学高等专科学校）
　　　　　　梁飞红（顺德职业技术学院）
　　　　　　韩　雪（湖北省健康文化促进会）
　　　　　　韩善明（蕲春县李时珍医院）

华中科技大学出版社

中国·武汉

内 容 简 介

本书是卫生职业教育"十四五"规划康复治疗类专业新形态一体化特色教材。

本书共十三个项目,主要内容包括"传承中医药 筑牢中华魂""明脏腑 知功能 夯基础""津血同根生 铆足精气神""学会经络走向 弄通腧穴功能""审病求因 谨守病机""学望闻问切四诊 做守护健康卫士""善辩证思考 学整体施治 育仁爱匠心""药有个性之特长 方有合群之妙用""学中医体质知识 会体质辨识应用""法于阴阳 和于术数""掌握中医适宜技术 传承中华优秀文化""学中医中药法律法规 明优秀文化发展方向""传承非物质文化遗产 弘扬中医药传统文化"。

本书可供康复治疗类及中医药类等专业使用。

图书在版编目(CIP)数据

中医学基础 / 邓尚平,辛增辉,李杏英主编. -- 2 版. -- 武汉:华中科技大学出版社,2024. 8. -- ISBN 978-7-5772-1244-9

Ⅰ. R22

中国国家版本馆 CIP 数据核字第 2024UL6336 号

中医学基础(第 2 版)　　　　　　　　　　　　　　　邓尚平　　辛增辉　　李杏英　主编
Zhongyixue Jichu(Di 2 Ban)

策划编辑:史燕丽

责任编辑:方寒玉　毛晶晶

数字编辑:刘　俊　徐　鹏

封面设计:廖亚萍

责任校对:朱　霞

责任监印:周治超

出版发行:华中科技大学出版社(中国·武汉)　　电话:(027)81321913
　　　　　武汉市东湖新技术开发区华工科技园　　邮编:430223

录　　排:华中科技大学惠友文印中心

印　　刷:武汉市籍缘印刷厂

开　　本:889mm×1194mm　1/16

印　　张:19.25

字　　数:572 千字

版　　次:2024 年 8 月第 2 版第 1 次印刷

定　　价:59.90 元

卫生职业教育"十四五"规划康复治疗类专业新形态一体化特色教材

丛书编委会

网络增值服务

使用说明

1 教师使用流程

（1）登录网址：https://bookcenter.hustp.com/index.html （注册时请选择教师用户）

注册 ＞ 登录 ＞ 完善个人信息 ＞ 等待审核

（2）审核通过后，您可以在网站使用以下功能：

浏览教学资源　　建立课程　　　　管理学生　　　布置作业　查询学生学习记录等

教师

2 学生使用流程

（建议学生在PC端完成注册、登录、完善个人信息的操作）

（1）PC 端学生操作步骤

① 登录网址：https://bookcenter.hustp.com/index.html （注册时请选择普通用户）

注册 ＞ 完善个人信息 ＞ 登录

② 查看课程资源：（如有学习码，请在个人中心－学习码验证中先验证，再进行操作）

选择课程

首页课程 ＞ 课程详情页 ＞ 查看课程资源

（2）手机端扫码操作步骤

手机扫码 → 登录 ⇒ 查看数字资源

注册

总序

发展高等职业教育是我国技术技能型人才队伍建设的重要基石,是党中央、国务院的明确战略部署。我国已将发展职业教育作为重要的国家战略之一,高等卫生职业教育作为高等职业教育的重要组成部分,取得了长足的发展,同时随着健康中国战略的不断推进,党和国家加大了对卫生人才培养的支持力度,旨在培养大批高素质技能型、应用型医疗卫生人才。高等卫生职业教育发展的新形势使得目前使用的教材与新形势下的教学要求不相适应的矛盾日益突出,加强高职高专医学教材建设成为各院校的迫切要求,新一轮教材建设迫在眉睫。

为积极贯彻《国家职业教育改革实施方案》《"十四五"职业教育规划教材建设实施方案》《高等学校课程思政建设指导纲要》等重要精神,落实国务院关于教材建设的决策部署,深化职业教育"三教"改革,培养适应行业企业需求的"知识、能力、素质、人格"四位一体的发展型实用人才,构建高职课程体系,实践"双证融合、理实一体"的人才培养模式,切实做到专业与产业职业对接、课程内容与职业标准对接、教学过程与生产过程对接、学历证书与职业资格证书对接、职业教育与终身学习对接,落实国家对职业教育教材3年修订、新教材融入二十大精神等要求,经过多方论证,在中国职业技术教育学会康养康育专业委员会的指导下,在坚持传承与创新的基础上,华中科技大学出版社组织编写了本套卫生职业教育"十四五"规划康复治疗类专业新形态一体化特色教材,致力打造一套既符合未来康复教学发展趋势,又适应行业岗位技能培训需求,助力康复人才培养的新形态融媒体教材。

相较前版,新版教材充分体现新一轮教学计划的特色,坚持以就业为导向、以能力为本位、以岗位需求为标准的理念,遵循"三基"(基本理论、基本知识、基本技能)、"五性"(思想性、科学性、先进性、启发性、适应性)、"三特定"(特定对象、特定要求、特定限制)的编写原则,充分反映各院校的教学改革成果,教材编写体系和内容均有所创新,着重突出以下编写特点。

(1)紧跟"十四五"教材建设工作要求,引领职业教育教材发展趋势,密切结合最新专业目录、专业教学标准,以岗位胜任力为导向,参照技能型、服务型高素质劳动者的培养目标,提升学生的就业竞争力,体现鲜明的高等卫生职业教育特色。

(2)思政融合,即思政育人与专业建设有机融合。有机融入思政教育,结合专业知识教育背景,深度挖掘思政元素,对学生进行正确价值引导与人文精神滋养。

(3)紧跟教改,构建"岗课赛证"融通体系。强调"岗课赛证"融通的编写理念,紧贴行业先进理念,选择临床典型案例,强化技能培养,按照最新康复治疗师(士)的标准要求,将岗位技能要求、职业技能竞赛、证书培训内容有机融入教材与课程体系中,实现专业标准与职业岗位标准的对接,注重吸收行业新技术、新工艺、新规范,突出体现医教协同、理实一体的教材编写模式。

(4)形式创新,纸数融合,让教材"活"起来。采用"互联网+"思维的教材编写模式,增加大量数字资源,构建信息量丰富、学习手段灵活、学习方式多元的新形态一体化纸数融合教材体系,推进教材的数字化建设。部分教材选用"活页式"装帧,汇集行业企业专家、一线骨干教师、高水平技术人员指导开发课程,实现校企"双元"合作。

本套新一轮规划教材得到了各相关院校领导的大力支持与高度关注,我们衷心希望这套教材能为新时期高等卫生职业教育的发展做出贡献,并在相关课程的教学中发挥积极作用,得到广大读者的青睐。我们也相信这套教材在使用过程中,将历经教学实践的检验,并通过不断的反馈与调整,实现其内容的精进、体系的完善以及教学效能的显著提升。

卫生职业教育"十四五"规划康复治疗类专业新形态一体化特色教材

编写委员会

前言

2016年2月，国务院印发了《中医药发展战略规划纲要（2016—2030年）》；《中华人民共和国中医药法》自2017年7月1日起施行；2019年10月25日，全国中医药大会在北京召开。以上三个标志性事件，强化了我国中医药事业的守正创新，促进了我国中医药事业的健康发展，保障了我国中医药事业在生命健康产业中的重要地位。

习近平总书记指出，中医药学包含着中华民族几千年的健康养生理念及其实践经验，是中华文明的一个瑰宝，凝聚着中国人民和中华民族的博大智慧。

目前，我国高等职业教育"金专、金课、金师、金地、金教材"新基建"五金"蓄势待发。"五金"建设，课程为王。本教材作为高职高专医药院校规划教材，坚持传授与继承中医药学精华，弘扬中华优秀传统文化，坚定文化自信，在参考、借鉴与吸收同类教材的基础上，认真选择编写人员，邀请了中医药非遗项目传承人参与编写，增加了中医医院一线工作人员进入编写委员会行列，充分体现产教融合理念。同时，在编写体例、文字风格、教材结构等方面，本教材进行了适度调整和大胆尝试，增加了项目九"学中医体质知识　会体质辨识应用"、项目十二"学中医中药法律法规　明优秀文化发展方向"和项目十三"传承非物质文化遗产　弘扬中医药传统文化"等内容，既适合高职院校医学专业学生作为教材使用，又可以为广大中医药学爱好者提供阅读服务。本教材是近20所院校的教师、临床工作人员，以及中医药非遗项目传承人共同努力的结晶。

由于编者水平有限，书中难免存在诸多不足，衷心希望广大读者提出宝贵意见和建议，以利日臻完善。

邓尚平

"中医学基础"课程学时分配表(参考)

项　目	任　务	学时数	
		理论	实践
项目一 传承中医药　筑牢中华魂 ——带你认识国粹	任务一　探寻发展轨迹　增强文化自信 任务二　强调整体观念　讲究辨证论治 任务三　学习阴阳五行　感悟中国哲学	4	0
项目二 明脏腑　知功能　夯基础 ——带你认识脏腑	任务一　认识藏而不泻的五脏 任务二　认识泻而不藏的六腑 任务三　认识似脏非脏、似腑非腑的奇恒之腑 任务四　五脏六腑一家亲	6	0
项目三 津血同根生　铆足精气神 ——带你认识气、血、精、津液、神	任务一　一点浩然气　千里快哉风——培育中华优秀传统文化之"气" 任务二　碧血几春花　零泪一抔土——做新时代的热"血"大学生 任务三　日月荡精魄　寥寥天宇空——学会养"精"蓄锐　感恩生活生命 任务四　津液如泉涌　虚无本不同——认识金"津"与玉"液" 任务五　叱咤风云生　精神四飞舞——做"神"采奕奕的大学生 任务六　气血足　津液盛　精神旺——认识气血津液精神一家子	6	0
项目四 学会经络走向　弄通腧穴功能 ——带你认识经络与穴位	任务一　学医不懂经络　开口动手便错——认识人体路径与网络 任务二　与十二时辰对应的十二经脉——认识联络脏腑的十二经脉 任务三　奇经八脉其实不"奇"——学好别道奇行的奇经八脉 任务四　学好小穴位　认知大健康——带你学好腧穴知识	4	2

续表

项　目	任　务	学时数	
		理论	实践
项目五 审病求因　谨守病机 ——走近中医的病因病机	任务一　人之所苦谓病　所致病者谓因——学会诊病求因 任务二　审察病机无失气宜　谨守病机各司其属——弄懂疾病关键	4	0
项目六 学望闻问切四诊　做守护健康卫士 ——走近中医师的指头和枕头	任务一　望而知之谓之神——如何做到目中有人、眼中有病？ 任务二　闻而知之谓之圣——如何做到闻香识人、嗅气知病？ 任务三　问而知之谓之工——如何做一个问诊的工匠？ 任务四　切而知之谓之巧——如何巧用切诊的"授受更亲"？	4	2
项目七 善辩证思考　学整体施治　育仁爱匠心 ——学好辨证论治　学会知行合一	任务一　会分类八纲辨证 任务二　懂五脏六腑辨证 任务三　知卫气营血辨证	4	0
项目八 药有个性之特长　方有合群之妙用 ——带你走近中药与方剂	任务一　知产收储存　知炮制目的 任务二　辨四气五味　懂升降浮沉 任务三　学配伍七情　明毒性禁忌 任务四　懂剂量　会煎煮　知服用 任务五　了解常用中药知识 任务六　辨君臣佐使组方　学方剂基本知识 任务七　了解常用方剂知识 任务八　知晓常用中成药	4	2
项目九 学中医体质知识　会体质辨识应用 ——带你学会中医体质评估与应用	任务一　弄懂体质的概念与特点 任务二　弄通体质的生理基础与影响因素 任务三　学好中医体质九种类型分类知识 任务四　学会独立运用《中医体质分类与判定自测表》 任务五　学会运用中医体质知识指导养生	6	2
项目十 法于阴阳　和于术数 ——带你学好中医养生与防治	任务一　弄懂养生原则　知晓养生方法 任务二　学会未病先防　弄懂既病防变 任务三　懂治病求本　知扶正祛邪 　　　　会调整阴阳　晓三因制宜	2	0

续表

项　目	任　务	学时数	
		理论	实践
项目十一 掌握中医适宜技术　传承中华优秀文化 ——学中医药传统技能　做新时代健康人才	任务一　了解毫针针刺技术 任务二　学会艾灸技术 任务三　用好推拿手法 任务四　爱上刮痧技术 任务五　练熟拔罐技术 任务六　会用熏洗方法 任务七　能用中药离子导入法 任务八　知晓足部反射区疗法 任务九　能用耳穴法	4	6
项目十二 学中医中药法律法规　明优秀文化发展方向 ——做一个学法懂法守法的中医人	任务一　学好《中华人民共和国中医药法》 任务二　知晓《中医药发展战略规划纲要 （2016—2030 年)》 任务三　领会《关于促进中医药传承创新发展的意见》 任务四　明白《"十四五"中医药发展规划》 任务五　理解《健康教育中医药基本内容》 任务六　践行《中国公民中医养生保健素养》	2	0
项目十三 传承非物质文化遗产　弘扬中医药传统文化 ——做一个守正创新的新时代中医人	任务一　探幽李时珍故里　学习蕲春艾灸疗法——带你走近第五批国家级非物质文化遗产代表性项目"蕲艾" 任务二　知香学香　爱香用香——带你学习楚香非遗传承项目 任务三　探索海南医药　学习黎医文化——带你走近海南黎医黎药 任务四　守正传承发展创新　焕发针灸新生命力——带你学习无创痛天灸 任务五　传承非物质文化遗产　弘扬中医药传统文化——开启阿胶非遗之旅,探寻中医药文化之美	8	0
总学时		58	14

目录

项目一　传承中医药　筑牢中华魂——带你认识国粹　　/1

　　任务一　探寻发展轨迹　增强文化自信　　/2

　　任务二　强调整体观念　讲究辨证论治　　/5

　　任务三　学习阴阳五行　感悟中国哲学　　/9

项目二　明脏腑　知功能　夯基础——带你认识脏腑　　/22

　　任务一　认识藏而不泻的五脏　　/23

　　任务二　认识泻而不藏的六腑　　/32

　　任务三　认识似脏非脏、似腑非腑的奇恒之腑　　/34

　　任务四　五脏六腑一家亲　　/34

项目三　津血同根生　铆足精气神——带你认识气、血、精、津液、神　　/38

　　任务一　一点浩然气　千里快哉风——培育中华优秀传统文化之"气"　　/39

　　任务二　碧血几春花　零泪一抔土——做新时代的热"血"大学生　　/43

　　任务三　日月荡精魄　寥寥天宇空——学会养"精"蓄锐　感恩生活生命　　/45

　　任务四　津液如泉涌　虚无本不同——认识金"津"与玉"液"　　/45

　　任务五　叱咤风云生　精神四飞舞——做"神"采奕奕的大学生　　/47

　　任务六　气血足　津液盛　精神旺——认识气血津液精神一家子　　/49

项目四　学会经络走向　弄通腧穴功能——带你认识经络与穴位　　/52

　　任务一　学医不懂经络　开口动手便错——认识人体路径与网络　　/53

　　任务二　与十二时辰对应的十二经脉——认识联络脏腑的十二经脉　　/55

　　任务三　奇经八脉其实不"奇"——学好别道奇行的奇经八脉　　/63

　　任务四　学好小穴位　认知大健康——带你学好腧穴知识　　/64

项目五　审病求因　谨守病机——走近中医的病因病机　　/71

　　任务一　人之所苦谓病　所致病者谓因——学会诊病求因　🖥　　/72

　　任务二　审察病机无失气宜　谨守病机各司其属——弄懂疾病关键　　/78

项目六　学望闻问切四诊　做守护健康卫士

　　　　　——走近中医师的指头和枕头　　/84

　　任务一　望而知之谓之神——如何做到目中有人、眼中有病？　🖥　　/85

任务二　闻而知之谓之圣——如何做到闻香识人、嗅气知病？ /99

任务三　问而知之谓之工——如何做一个问诊的工匠？ /102

任务四　切而知之谓之巧——如何巧用切诊的"授受更亲"？ /111

项目七　善辩证思考　学整体施治　育仁爱匠心
　　　　——学好辨证论治　学会知行合一 /120

任务一　会分类八纲辨证 /120

任务二　懂五脏六腑辨证 /129

任务三　知卫气营血辨证 /150

项目八　药有个性之特长　方有合群之妙用——带你走近中药与方剂 /154

任务一　知产收储存　知炮制目的 /155

任务二　辨四气五味　懂升降浮沉 /156

任务三　学配伍七情　明毒性禁忌 /157

任务四　懂剂量　会煎煮　知服用 /159

任务五　了解常用中药知识 /161

任务六　辨君臣佐使组方　学方剂基本知识 /182

任务七　了解常用方剂知识 /185

任务八　知晓常用中成药 /190

项目九　学中医体质知识　会体质辨识应用
　　　　——带你学会中医体质评估与应用 /197

任务一　弄懂体质的概念与特点 /198

任务二　弄通体质的生理基础与影响因素 /198

任务三　学好中医体质九种类型分类知识 /200

任务四　学会独立运用《中医体质分类与判定自测表》 /204

任务五　学会运用中医体质知识指导养生 /209

项目十　法于阴阳　和于术数——带你学好中医养生与防治 /213

任务一　弄懂养生原则　知晓养生方法 /214

任务二　学会未病先防　弄懂既病防变 /217

任务三　懂治病求本　知扶正祛邪　会调整阴阳　晓三因制宜 /218

项目十一　掌握中医适宜技术　传承中华优秀文化
　　　　　——学中医药传统技能　做新时代健康人才 /222

任务一　了解毫针针刺技术 /223

任务二　学会艾灸技术 /228

任务三　用好推拿手法 /231

任务四　爱上刮痧技术 /238

任务五　练熟拔罐技术 /242

任务六　会用熏洗方法　/245

任务七　能用中药离子导入法　/249

任务八　知晓足部反射区疗法　/250

任务九　能用耳穴法　/251

项目十二　学中医中药法律法规　明优秀文化发展方向

　　　　　——做一个学法懂法守法的中医人　/256

任务一　学好《中华人民共和国中医药法》　/257

任务二　知晓《中医药发展战略规划纲要(2016—2030 年)》　/262

任务三　领会《关于促进中医药传承创新发展的意见》　/266

任务四　明白《"十四五"中医药发展规划》　/267

任务五　理解《健康教育中医药基本内容》　/268

任务六　践行《中国公民中医养生保健素养》　/269

项目十三　传承非物质文化遗产　弘扬中医药传统文化

　　　　　——做一个守正创新的新时代中医人　/272

任务一　探幽李时珍故里　学习蕲春艾灸疗法——带你走近第五批国家级

　　　　非物质文化遗产代表性项目"蕲艾"　🖥　/273

任务二　知香学香　爱香用香——带你学习楚香非遗传承项目　/280

任务三　探索海南医药　学习黎医文化——带你走近海南黎医黎药　/281

任务四　守正传承发展创新　焕发针灸新生命力——带你学习无创痛天灸　/283

任务五　传承非物质文化遗产　弘扬中医药传统文化——开启阿胶非遗之旅,

　　　　探寻中医药文化之美　/284

主要参考文献　/288

传承中医药　筑牢中华魂
——带你认识国粹

扫码看 PPT

学习目标

▲ **能力目标**

1. 探寻阴阳五行内涵,感悟中医药哲学魅力。
2. 运用阴阳五行学说解释人体生理病理。
3. 用整体观念辨证分析临床案例。

▲ **知识目标**

1. 熟知中医药发展简史,传承中医药优秀文化。
2. 树立整体观念,学会辨证论治。

▲ **素质目标**

具有自主学习中医药的兴趣和态度。

课堂思政目标

1. 探索中医药学文化,培养敬佑生命精神。
2. 认识中华国粹,增强文化自信。

　　中医学作为我国优秀传统文化的重要组成部分,是中华民族的瑰宝,是中华民族在长期的生产、生活和医疗实践中,对认识生命、维护健康、防治疾病的宝贵经验的积累和总结,是经历代医家传承并发展起来的医学理论体系,是"中国四大国粹"之一(其他国粹分别为中国武术、中国京剧和中国书法),几千年来为中华民族的医疗健康事业做出了巨大的贡献,对全人类疾病的防治亦产生了重要的影响和促进作用。

　　中医学是在阴阳五行学说的指导下,以脏腑经络理论为核心,运用整体观念和辨证论治进行综合分析、研究人类生命活动中健康与疾病转化规律及疾病预防、诊断、治疗、康复和保健的综合性学科。中医学提倡"不治已病治未病",增强体质是保持身体健康、预防疾病的关键,所谓"正气存内,邪不可干",强调"天人合一"与"形神一体",主张顺应自然,主动适应环境,注重生物属性,重视心理特征,强调社会属性,保持身心健康。

知识导入

神农尝百草

　　炎帝神农氏是中国古代神话传说中的"三皇"之一,是继伏羲氏之后又一个对中华民族贡献巨大的传奇人物。历史记载伏羲氏之后的帝王是炎帝,炎帝和黄帝都是中华民族的始祖之一,炎黄子孙就是指炎帝神农氏和黄帝轩辕氏的后裔。炎帝神农氏不仅发明了农耕技术,更是遍尝百草发明了医术。

炎帝神农氏不仅是农业之神,还是医药之神。上古时期人们经常因为乱吃东西而生病,甚至丧命。传说神农氏为"宣药疗疾",决心遍尝百草。他跋山涉水行遍三湘大地,为了找寻治病解毒的良药,几乎嚼尝过所有植物,体察百草寒、温、平、热的药性,辨别百草之间君、臣、佐、使般的相互关系,据说他曾"一日而遇七十毒",却神奇地化解了这些剧毒,并用文字记下药性用以治疗百姓的疾病。

任务一　探寻发展轨迹　增强文化自信

一、中医学的形成

中医学的形成,经历了一个漫长的历史时期。从春秋战国时期(公元前 770 年—公元前 221 年)到秦汉时期(公元前 221 年—公元 220 年),社会的不断变革和学术的百家争鸣,为中医学理论体系的形成奠定了社会文化基础;天文、地理、气象、农学、冶炼、酿造等领域的迅速发展,为中医学理论体系的形成奠定了科学技术基础;古代医家在医学实践的基础上,以古代哲学的阴阳学说、五行学说作为认识论,创立了藏象、经络、气血津液神等理论,并在探讨人与自然关系的过程中创立六淫、疠气致病学说,在人与社会关系的基础上创立内伤七情等病因学说,以阐释病因和病机,指导疾病的诊断和防治,为中医学理论体系的形成奠定了科学理论与医药实践的基础。《黄帝内经》《难经》《伤寒杂病论》和《神农本草经》四部经典著作的问世,标志着中医学理论体系的形成。

(1)《黄帝内经》:简称《内经》,分为《素问》和《灵枢》两部,是现存最早的中医学著作,全书共分 18 卷 162 篇,约成书于战国至秦汉时期,是对先秦至西汉医学成就的整理和总结。书中运用阴阳、五行学说,深刻探讨了当时哲学领域中的天人关系和形神关系,阐明中医学对生命的认识以及养生的原则和方法,对人体的结构、生理、病因、病机及疾病的诊断、治疗与康复等问题进行了探索,为构建中医理论奠定了基础,是中医学理论与实践继续发展的基石。

(2)《难经》:原名《黄帝八十一难经》,以问答解释疑难的形式编撰而成,约成书于东汉时期,传说为秦越人(又名扁鹊)所作。《难经》所述以基础理论为主,涉及生理、病机、诊断、病证、治疗等各个方面。在《黄帝内经》的基础上,《难经》对脉学特别是"寸口脉诊"有较详细且系统的论述和创见,丰富并发展了中医学理论体系。

(3)《伤寒杂病论》:张机(字仲景)所著,成书于东汉时期,为中医学第一部辨证论治专著。经晋代王叔和整理,分为《伤寒论》与《金匮要略》两部。《伤寒论》创造性地提出"六经辨证"理论,系统论述了外感热病的发病因素、临床表现、诊断治疗及预后康复等;《金匮要略》以脏腑论内伤杂病,详细记载了以内科为主兼妇科、外科的 40 余种疾病的病因、病机、诊断、处方、用药等。《伤寒杂病论》总结了东汉以前的医学成就,创立了对外感、内伤疾病的辨证纲领和治疗方法,后世医家多尊张仲景为"医方之祖",称其为临床医学的发展奠定了坚实的基础。

(4)《神农本草经》:简称《本草经》或《本经》,成书于东汉时期,为现存最早的中药学专著。《神农本草经》集秦汉时期众多医家搜集、整理、总结药物学经验成果的精华,全书载药 365 种,根据中药功效分为寒、凉、温、热四性(又称四气),以及酸、苦、甘、辛、咸五味,为中药学"四气五味"的药性理论奠定了基础。同时,该书提出单行、相须、相使、相畏、相恶、相反、相杀"七情和合"的药物配伍理论,为中药组方提供了重要理论依据。

从《黄帝内经》《难经》《伤寒杂病论》和《神农本草经》等医学典籍所载的内容来看,当时的医家不但已构筑起中医学的理论框架,而且能够有效地运用药物、针灸等治疗技术,在实践中不断修正和完善,形成了中医学集理、法、方、药(针)于一体的独特医学理论体系。

二、中医学的发展

随着社会的发展与科学技术的进步,医学理论不断创新,治疗技术不断提高。中医学在汉代以后进入了全面发展时期,主要分为四个阶段。

(一)魏晋隋唐时期(公元220年—公元960年)

魏晋隋唐时期是中医学发展史上承前启后的重要时期。中医学学科分化日趋成熟,医学理论与技术随着这一时期政治、经济、文化的发展而有新的提高,出现了众多名医名著,推动了中医学理论体系的发展和进步。

(1)《脉经》:晋代王叔和著,为中医学第一部脉学专著。本书第一次系统全面论述了浮、芤、洪、滑、数、促、弦、紧等24种病脉的脉象形态及其所主病证;提倡"寸口脉诊",明确左寸主心与小肠,左关主肝胆,右寸主肺与大肠,右关主脾胃,两尺主肾与膀胱的三部脉位,推动了寸口脉诊法的普遍应用。

(2)《针灸甲乙经》:晋代皇甫谧著,为中医学第一部针灸学专著。全书系统阐述了藏象、经络、腧穴、标本、九针、刺法、诊法、病证、治法等内容,还对针灸用针之形状制作、针灸之禁忌、经络与腧穴部位之考订、针灸的临床适应证与操作方法的总结等进行了详尽的论述。

(3)《诸病源候论》:隋代巢元方著,为中医学第一部病因病机证候学专著。全书分述了内、外、妇、儿、五官、皮肤等诸科病证的病因、病机和症状,尤重于病源的研究,如指出疥疮是由疥虫所致,某些传染病是由自然界的"乖戾之气"引起。

(4)《千金要方》(又称《备急千金要方》)与《千金翼方》:唐代孙思邈著,为中医学第一部医学百科全书。两书关于脏腑之论、针灸之法、脉证之辨、食治之宜、养生之术、备急之方、病证诊治等内容,代表了盛唐的医学发展水平,并提出"大医精诚"为医学道德准则和追求的境界,开创了中国医学伦理学之先河。

(二)宋金元时期(公元960年—公元1368年)

宋金元时期是中国医学迅速发展、百家争鸣的时期,对后世医学发展影响很大。这一时期中药学、方剂学、针灸学等各学科发展迅速,医药著作大量刊行,开始由国家组织编撰、刊行中医药学著作,对处方、成药、经络腧穴的研究逐渐规范化。

(1)宋代王惟一集宋代以前针灸学之大成,著成《铜人腧穴针灸图经》一书,书中详述各个针灸穴位间的距离长短,针刺的深浅尺度,以及主治、功效等项。并铸针灸铜人两座,对中医针灸推拿的发展起到不可磨灭的作用。

(2)宋代太平惠民和剂局编写了《太平惠民和剂局方》,载方788首,记载了至宝丹、牛黄清心丸、苏合香丸、紫雪丹、四物汤、逍遥散等名方,是一部流传较广、影响较大的临床方书,是从事中医临床、教学、科研以及从事中药炮制、中药制剂、中药调剂等研究工作的必读书籍之一。

(3)南宋的陈言(字无择)著《三因极一病证方论》(简称《三因方》),据张仲景"千般疢难,不越三条"的论点,结合临床实践与《黄帝内经》有关论述,将病因归纳为三大类:外感六淫为外因;七情内伤为内因;饮食所伤、叫呼伤气、虫兽所伤、跌打损伤、中毒、金疮等为不内外因。该书以病因与病证相结合的方法,系统阐述了三因理论,对后世病因学发展的影响极为深远。

(4)金元时期的刘完素、张从正、李杲、朱震亨被后人尊称为"金元四大家",对中医理论和实践有突破性创新,对中医学的发展起到里程碑的作用。刘完素(字守真,后人尊称刘河间)主张火热论,提出"六气皆从火化""五志过极皆能化火"为外感和内伤疾病的主要病机,故在治疗中多用寒凉药,后人称其为"寒凉派",代表著作有《素问玄机原病式》;张从正(字子和,号戴人)力倡攻邪论,提出"病由邪生",主张"养生当论食补,治病当用药攻",故在治疗中多用汗、吐、下三法,后人称其为"攻邪派",代表著作为《儒门事亲》;李杲(字明之,自号东垣老人,后人尊称李东垣)师从易水学派的创始人张元素,力倡脾胃论,提出

3

"内伤脾胃,百病由生",善用温补脾胃之法,后人称其为"补土派",代表著作为《脾胃论》;朱震亨(字彦修,后人尊称朱丹溪)力倡相火论,主张"阳常有余,阴常不足",治疗善用"滋阴降火"法,后人称其为"滋阴派",代表著作为《格致余论》。

知识链接

习近平总书记送出"青铜侠"

位于瑞士日内瓦的世界卫生组织总部,伫立着一尊"青铜侠"(图1-1)。它身高1.8米,头戴发髻、腰缠铜带、脸圆耳大,浑身上下密密麻麻标记着559个穴位。这尊针灸铜人是习近平总书记于2017年1月18日访问世界卫生组织时带去的礼物,提醒我们要继承好、发展好、利用好传统医学,用开放包容的心态促进传统医学和现代医学更好地融合。

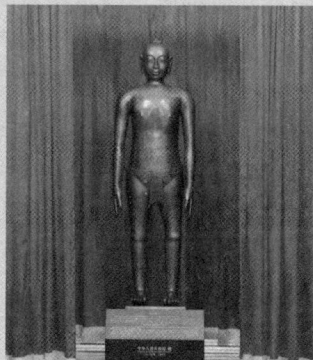

图1-1 青铜侠

(三)明清时期(公元1368年—公元1911年)

明清时期是中医学理论的综合汇通和深化发展阶段,出现了许多综合性的医学著作。标志性成果是命门理论的发展、温病理论的创新,以及大量的医学全书、丛书及类书的编撰集成。

明代关于命门学说的发展为中医学的藏象理论增添了新的内容。张介宾(字景岳)、赵献可(字养葵)等医家重视命门学说,对命门概念及功能的认识进行创新。张介宾提出了"阳非有余""真阴不足"的见解,强调温补肾阳和滋养肾阴在养生康复与防治疾病中的重要性。赵献可认为命门为人身之主,注重"命门之火"在养生、防病中的重要意义。命门学说对中医学理论和临床各科的发展产生了较大影响,至今仍有重要的指导意义。

温病是感受温邪所引起的一类外感急性热病的总称。温病理论源自《黄帝内经》,至明清臻于成熟,明代的吴有性及清代的叶桂、薛雪、吴瑭等对温病理论和实践的创新做出了卓越贡献。吴有性(字又可)著《温疫论》,创"戾气"理论,提出温疫病的病因为"戾气",而非一般六淫病邪;戾气多"从口鼻而入",往往相互传染,形成广泛性流行,症状、病程多类似;不同疫病有不同的发病季节;人与禽畜皆有疫病,但各不相同又有一定联系。叶桂(字天士,号香岩)著《温热论》,创温热病的卫气营血辨证理论,阐明温热病发生发展的规律是卫、气、营、血四个阶段的顺传,以及"温邪上受,首先犯肺,逆传心包"的逆传,对温病理论发展起着承前启后的作用。薛雪(字生白)著《湿热病篇》,对温病理论的湿热病因理论进行创新。阐明湿热病的病因、症状、传变规律、治则治法等,对温病理论的发展做出一定贡献。吴瑭(字鞠通)著《温病条辨》,创立温热病的三焦辨证理论,主张"凡病温者,始于上焦,在手太阴""上焦病不治,则传中焦,胃与脾也""中焦病不治,即传下焦,肝与肾也",使温病学理论得到进一步发展,更加系统与完善。

明清时期,在整理已有医药学成就和临证经验的基础上,编撰了门类繁多的医学全书、类书、丛书及经典医籍的注释等。如明代李时珍著《本草纲目》,载中药1892种,分为16部60类,附药图1000余幅,阐述了药物的性味、主治、用药法则、产地、形态、采集、炮制、方剂、配伍等,并载附方10000余方,是一部具有世界性影响力的著作;清代吴谦等著《医宗金鉴》,图、说、方、论具备,并附有歌诀,便于记诵,为太医院的中医学教科书。

(四)近代与现代(公元1840年以后)

近代,随着社会制度的变更,西方科技和文化大量传入中国,中西方文化出现碰撞与交融,中医学理论的发展呈现出新旧并存的趋势:一是继续整理和汇总前人的学术成果,如20世纪30年代曹炳章主编的《中国医学大成》，是一部集古今中医学大成的巨著；二是以唐宗海、朱沛文、恽树珏、张锡纯为代表的中西汇通学派，提出既要坚持中医学之所长，又要学习西医学先进之处，从理论到临床汇通中西医的观点，如唐宗海所著《中西汇通医经精义》、张锡纯所著《医学衷中参西录》，即是中西医学汇通的代表作。

现代（1949 年以后）中医学坚持以人为本、预防为主，在继承发扬中医药优势特色的基础上，充分利用现代科学技术，以满足时代发展和民众日益增长的医疗保健需求，为人民健康和社会主义现代化建设服务，发展成就斐然。东西方医学优势互补、相互融合的趋势已经出现；多学科相互渗透，创建中医学新理论、新技术、新方法认识生命和疾病现象已成热点；中医药在世界范围的传播与影响日益扩大，中医药医疗、教育、科研和产品开始全面走向国际。

任务二　强调整体观念　讲究辨证论治

一、整体观念

整体观念是中医学认识人体自身以及人与环境之间联系性和统一性的学术思想。中医学认为人体是一个统一的整体，故非常重视人体本身的统一性、完整性，人体的各个组成部分之间在结构上不可分割，在功能上相互协调，互为补充，在病理上相互影响。同时中医学还认为人与自然界及社会环境密不可分，它们的变化随时影响着人体的生理和病理状况。

（一）人是一个有机整体

人体是由脏腑、组织和器官所组成的，每个脏腑、组织和器官各有其独特的生理功能，而这些不同的功能都是人体整体活动的一个组成部分，这就决定了人体内部的统一性。也就是说，人体各个组成部分之间，在结构上是不可分割的，在生理上是相互联系的，在病理上也是相互影响的。

1. 生理功能的整体性　生理功能的整体性主要体现在两个方面，即五脏一体观和形神一体观。

（1）五脏一体观：人体由五脏（肝、心、脾、肺、肾）、六腑（胆、小肠、胃、大肠、膀胱、三焦）、形体（筋、脉、肉、皮、骨）、官窍（目、舌、口、鼻、耳、前阴、后阴）等构成。人体以五脏为中心，配合六腑、形体、官窍，通过经络系统的联络作用，构成了肝、心、脾、肺、肾五个生理系统。肝、心、脾、肺、肾五个生理系统具有结构的联系性和功能的统一性，相互促进，相互制约，共同维持生命活动的正常进行。这种以五脏为中心的结构与功能相统一的观点，称为"五脏一体观"（表 1-1）。

表 1-1　人体五脏生理系统简表

系　　统	五　脏	六　腑	形　体	官　窍	经　脉
心系统	心	小肠	脉	舌	手少阴心经，手太阳小肠经
肝系统	肝	胆	筋	目	足厥阴肝经，足少阳胆经
脾系统	脾	胃	肉	口	足太阴脾经，足阳明胃经
肺系统	肺	大肠	皮	鼻	手太阴肺经，手阳明大肠经
肾系统	肾	膀胱	骨	耳及二阴	足少阴肾经，足太阳膀胱经

（2）形神一体观：形与神是生命的两大要素，二者既相互依存又相互制约，是一个统一的整体。形指人的形体结构和物质基础，神指生命活动的主宰和体现，包括意识、思维等精神活动。形神一体观是指形体与精神的结合与统一。正常的生命活动，形与神相互依附，不可分离。形是神的藏舍之处，神是形的生命体现，如《素问·阴阳应象大论》谓"人有五脏化五气，以生喜怒悲忧恐"。

2. 病机变化的整体性　中医学在分析疾病发生、发展、变化规律时，善于从整体出发，去分析局部的病机变化。

人是一个内外紧密联系的整体,因而内脏有病,必然表现于外,具体可反映于相应的形体官窍,即《孟子·告子下》所谓"有诸内,必形诸外"。在分析形体官窍的病变时,中医学认为局部病变大多是整体生理功能失调在局部的反映。如眼睛(目)的病变,除了眼睛局部的问题外,还可能是肝血、肝气生理功能失调的表现,也可能是五脏精气功能失常的反映。因此,探讨眼疾的病机,不能单纯从眼睛局部去分析,而应从五脏的整体联系去辨证。

3. 诊断防治的整体性 人的局部与整体是辩证统一的,各脏腑、经络、形体、官窍等的生理与病变必然相互联系、相互影响。中医学在诊察疾病时,可通过观察分析形体、官窍、色脉等外在异常表现,推测内在脏腑的病机变化,从而做出正确诊断。故《灵枢·本藏》有"视其外应,以知其内藏,则知所病矣"的记载,如验舌、望面、察神、切脉等由外察内的诊病方法,就是中医学整体诊病思想的具体体现。

中医学在防治疾病时,强调在整体层次上对全身各局部的调节,使之恢复常态。局部病变常是整体病变在局部的反映,故治疗应从整体出发,在探求局部病变与整体病变内在联系的基础上,确立适当治疗原则和方法。如口舌生疮多由心火上炎所致,其治疗可清心泻火;又由于心与小肠相表里,心火可循经下移至小肠,故亦可用清泻小肠之法。再如久泻不愈,或脱肛,其病虽发于下,但可以艾灸颠顶督脉之百会穴以调之,督脉通行上下,阳气得温,疾病自愈。

(二)人与自然环境的统一性

人类生活在自然界中,自然环境的各种变化可直接或间接地影响人体的生命活动。《素问·宝命全形论》云:"人以天地之气生,四时之法成"。自然环境的各种变化,如寒暑更替、昼夜晨昏、地域差异,必然对人体的生理病理产生直接或间接的影响。对人与自然环境息息相关的认识,即是"天人合一"的整体思想,如《灵枢·邪客》云:天圆地方,人头圆足方以应之。天有日月,人有两目;地有九州,人有九窍;天有风雨,人有喜怒;天有雷电,人有声音;天有四时,人有四肢;天有五音,人有五脏;天有六律,人有六腑……

1. 自然环境对人体生理的影响 自然环境主要包括自然气候和地理环境,古人以"天地"名之。人在自然环境之中,而天地阴阳二气不断地运动变化,人的生理活动必然受到天地之气的影响而有相应的变化。

(1)季节气候与人体生理:气候是由自然界阴阳二气的消长变化而产生的阶段性天气征象,如春温、夏热、秋凉、冬寒。而自然界的生物顺应这种规律,也出现春生、夏长、秋收、冬藏等变化过程,人体生理也随季节气候的规律性变化而出现相应的适应性调节。如夏天暑热,穿多了衣服则汗多而尿少;冬天寒冷,衣着单薄则尿多而汗少。

(2)昼夜时辰与人体生理:一日之内的昼夜晨昏变化对人体生理也有不同影响,人体也要与之相适应。如《素问·生气通天论》云:故阳气者,一日而主外,平旦人气生,日中而阳气隆,日西而阳气已虚,气门乃闭。说明白天人体阳气多趋于体表,脏腑的功能活动比较活跃;夜间人体阳气多趋于里,人就需要休息和睡眠,这些反映了人体会随昼夜阴阳二气盛衰变化而出现相应的调节。

(3)地域环境与人体生理:地域环境主要指地势高低、地域气候、水土、物产及人文地理、风俗习惯等。因地域气候的差异,地理环境和物产不同,人们的生活方式、饮食习惯等有所差异,在一定程度上影响着人体的生理功能与体质的形成。如北方多燥寒,人体腠理多致密,体形壮实;南方多湿热,人体腠理多疏松,体形清瘦;长期居住某地的人迁居异地,常出现"水土不服"现象,但会逐渐适应。说明地域环境对人体生理有一定影响,人体也具有适应自然环境的能力。

2. 自然环境对人体疾病的影响 人类适应自然环境的能力是有限的。当气候变化过于急剧,超过人体的适应能力,或机体的调节功能失常,不能适应自然环境的变化时,就会导致疾病的发生。当人体正气充沛,适应、调节及抗病能力强,能抵御外邪侵袭,一般不会发病;若气候特别恶劣,或人体正气相对不足,人体抵御病邪的能力减退就会发病。

(1)季节气候与人体疾病:四时气候的变化,每一季节都有其不同特点。因此,除一般性疾病外,常可发生一些季节性多发病或时令性流行病,如春天容易暴发感冒;在疾病发展过程中,或某些慢性病恢复期中,也往往由于气候剧变或季节交替而使病情加重、恶化或旧病复作,如风湿病患者的关节疼痛遇寒冷或阴雨天气时加重。

（2）昼夜时辰与人体疾病:昼夜晨昏的变化对疾病也有一定影响。清晨至中午,人身之气随自然界之气的阳生阴长而渐旺,故病情转轻;午后至夜晚,人身之气又随自然界之气的阳杀阴藏而渐衰,故病情加重。如《灵枢·顺气一日分为四时》曰:夫百病者,多以旦慧、昼安、夕加、夜甚……朝则人气始生,病气衰,故旦慧;日中人气长,长则胜邪,故安;夕则人气始衰,邪气始生,故加;夜半人气入藏,邪气独居于身,故甚也。

（3）地域环境与人体疾病:地域环境的不同对疾病也有一定的影响。某些地方性疾病的发生常与地域环境密切相关。如隋代巢元方《诸病源候论·瘿候》指出瘿病的发生与"饮沙水"有关,已认识到此病与地域的密切关系。

3. 自然环境与疾病防治的关系　自然环境的变化时刻影响着人的生命活动和疾病变化,因而在疾病的防治过程中,必须重视外在自然环境与人体的关系,在养生防病中顺应自然规律,在治疗过程中遵循因时因地制宜的原则。《素问·阴阳应象大论》曰:治不法天之纪,不用地之理,则灾害至矣。

（1）季节气候与疾病防治:气候变化剧烈或急骤时,要"虚邪贼风,避之有时",防止病邪侵犯人体而发病。在治疗疾病时应充分了解气候变化的规律,根据不同季节的气候特点来考虑治疗用药,春夏慎用温热之品,秋冬慎用寒凉之品,即所谓"因时制宜"。对于某些季节性多发病,亦可"冬病夏治""夏病冬治",如冬天由于素体阳虚阴盛而发病的咳喘、骨关节痛(寒痹)等,可在夏季培补阳气;夏天由于素体阴虚阳盛而发病的心悸、瘿病等,可在冬季滋养阴气,常可收到事半功倍之效。

（2）昼夜时辰与疾病防治:根据人体气血随自然界阴阳二气的盛衰而有相应的变化,并应时有规律地循行于经脉之中的学术思路,古代医家创立了"子午流注针法",按日按时取穴针灸,可更有效地调理气血、协调阴阳以防治疾病。

（3）地域环境与疾病防治:人体的生理及疾病变化受地域环境的影响,故在养生防病中,要根据地理环境的不同,采用适宜的防病治病原则和方法,即所谓"因地制宜"。中国的地理特点是西北地势高而东南地势低,西北偏于寒凉干燥而东南偏于温热湿润,故西北少用寒凉之品而东南慎用辛热之品。

（三）人与社会环境的统一性

人生活在特定的社会环境中,必然受到社会因素的影响。故人与社会环境既相互统一,又相互联系。人不单纯是生物个体,还是社会的一员,具备社会属性。政治、经济、文化、宗教、法律、人际关系、婚姻等社会因素都会通过与人的信息交换影响着人体的生理、心理,人也在与社会环境的交流中,维持着生命活动的稳定有序与协调平衡。

1. 社会环境对人体生理的影响　人所处的社会环境和社会背景不同,造就个人的心身功能与体质的差异。一般而言,良好的社会环境、和谐的人际关系,可使人精神振奋,勇于进取,有利于心身健康;动荡的社会环境、纠结的人际关系,可使人精神压抑,或紧张、焦虑,从而影响心身功能,危害心身健康。

2. 社会环境对人体病变的影响　剧烈、骤然变化的社会环境,对人体生理功能会造成较大影响,从而损害人的心身健康。社会动荡、政治腐败、饥荒战乱、经济萧条以及不良的习俗风气,皆为疾病之源,尤其是心身疾病之因。亲人亡故、家庭纠纷、邻里不和、人际关系紧张等,易引发某些心身疾病,或诱导病情加重或恶化,甚至使人死亡。

3. 社会环境与疾病防治的关系　社会环境的改变主要通过影响人体的精神情志活动而对人体的生理功能和疾病变化产生影响,因而在预防和治疗疾病时,必须充分考虑社会因素对人体心身功能的影响,尽可能地创造有利的社会环境、获得有力的社会支持,并通过精神调摄提高人体对社会环境的适应能力,以维持心身健康,预防疾病的发生,并促进疾病好转。

综上所述,整体观念是中医学重要的思想理念,它贯穿于中医学的生理、病理、诊法、辨证、养生、治疗和康复等各个方面。中医学理论体系以人为本,结合自然环境与社会环境,揭示生命、健康、疾病等重大医学问题,阐述人与自然、人与社会、精神与形体以及形体内部的整体性联系。在维护健康和防治疾病的过程中,要求医者"上知天文,下知地理,中知人事"(《素问》),充分体现出整体观念的指导意义。

二、辨证论治

辨证论治又称辨证施治,是中医学认识疾病和治疗疾病的基本原则,是中医学对疾病的一种独特的研究和处理方法。中医学在认识疾病和处理疾病的过程中,既强调辨证论治,又讲究辨证与辨病相结合。

(一)症、证、病的概念

1. 症 症即症状和体征,是机体发病而表现出来的异常表现,包括患者所诉的异常感觉与医生通过诊查发现的各种体征。如恶寒发热、恶心呕吐、烦躁易怒、舌苔、脉象等,都属症的范畴。

2. 证 证是对疾病过程中一定阶段的病因、病位、病性、病势等病机本质的概括。如脾胃虚弱证,病位在脾胃,病性为虚。证是病机的概括,病机是证的内在本质,证所反映的是疾病的本质。

证候,即证的外候,是指疾病发展过程中一定阶段的病位、病因、病性、病势等本质有机联系的反映状态,表现为临床可被观察到的症状等,一般由一组相对固定的、有内在联系的、能揭示疾病某一阶段或某一类型病变本质的症状和体征构成。如食少纳呆,腹胀便溏,倦怠乏力,面黄,舌淡红苔白,脉沉缓,属于脾胃虚弱证的表现。

3. 病 病即疾病的简称,指有特定的致病因素、发病规律和病机演变的一个完整的异常生命过程,常常有较固定的临床症状和体征、诊断要点、与相似疾病的鉴别点等。致病邪气作用于人体,人体正气与邪气相抗争,引起机体阴阳失调、脏腑形体损伤、生理功能失常或心理活动障碍,从而体现一个完整的生命过程。疾病反映的是贯穿一种疾病全过程的总体属性、特征和规律。如感冒、胸痹、消渴、积聚等,皆属于疾病的范畴。

症、证、病三者既有区别又有联系。病与证虽然都是对疾病本质的认识,但病所反映的重点是贯穿疾病全过程的基本矛盾,而证反映的重点是当前阶段的主要矛盾。症状和体征是认识病和证的着眼点,是病和证的基本构成要素。具有内在联系的症状和体征组合在一起即构成证候,反映疾病某一阶段或某一类型病变的本质;各阶段或类型的证贯穿起来,便是疾病的全过程。因此,一种疾病可由不同的证组成,而同一证也可见于不同的疾病过程中。

(二)辨证论治的概念

辨证论治是中医学诊治疾病的基本理论与思维方法,即运用中医理论分析四诊获得的临床资料,明确病变的本质,拟定治则治法。

1. 辨证 辨证即对望、闻、问、切四诊所搜集的有关疾病的所有资料,运用中医理论进行分析、综合,辨清疾病的原因、部位、性质以及邪正关系,然后概括、判断为某种性质证的过程。由于疾病发生的原因、病变的部位、疾病的性质、疾病的发展变化趋势是辨证的要素,故中医学在辨识证时,要求辨明病因、病位、病性及其发展变化趋势,即辨明疾病从发生到转归的总体病机。

(1)辨病因:探求疾病发生的原因。根据中医病因理论分析疾病的症状和体征,探求疾病发生的原因和机制。某些病因,如外伤、虫兽咬伤等可通过直接观察或询问病史来了解。然而,临床上很多疾病不能直接找到病因,只能"辨证求因",根据疾病的临床表现,推断病因和病机特点。

(2)辨病位:分析、判别以确定疾病之所在部位。不同的致病因素侵袭人体不同的部位,引起不同的病证。如外感病邪侵袭人体皮肤肌腠,称为"表证";情志内伤、饮食不节、劳逸失度,直接损伤脏腑精气,称为"里证";咳嗽咳痰病位多在肺,腹胀便溏病位多在脾。辨明病变部位,便可推知致病邪气的属性,又可了解病情轻重及疾病传变趋向,对确定证非常重要。

(3)辨病性:确定疾病的虚实寒热之性。疾病是邪气作用于人体,人体正气奋起抗邪而引起邪正斗争的结果,邪正盛衰决定病证的虚实,故《素问·通评虚实论》云:邪气盛则实,精气夺则虚。病因性质和机体阴阳失调决定病证的寒热,外感寒邪,或阴盛阳虚,则见"寒证";外感热邪,或阳盛阴虚,则见"热证"。

（4）辨病势：辨明疾病的发展变化趋势及转归。疾病一般有一定的发展变化规律。如《伤寒论》将外感热病分为六个阶段，以六经表示其不同的阶段和发展趋势，其传变规律可概括为：太阳→阳明→少阳→太阴→少阴→厥阴；温病学则用卫气营血和上中下三焦表示温热病和湿热病的传变规律；对内伤杂病的传变，《黄帝内经》用五行的生克乘侮规律来表述，现在趋向于以脏腑之间的相互关系和精气血津液之间的相互影响来表达。掌握疾病的传变规律，可洞察疾病变化及转归的全局，预测在疾病进程中证候的演变，从而提高辨证的准确性。

2. 论治 论治又称施治，是根据辨证的结果确立相应的治疗原则、方法及方药，选择适当的治疗手段和措施来处理疾病的思维和实践过程。论治过程一般分以下几个步骤。

（1）因证立法：即依据证候而确立治则治法。证是辨证的结果，也是论治的依据。只有确立疾病某阶段或某类型的证，才能针对该证性质确定具体的治疗方法。如风寒表证，当用辛温解表法；风热表证，当用辛凉解表法。

（2）随法选方：即依据治则治法选择相应的处方。处方是在确定治疗手段的基础上，依据治法的要求，确定的具体治疗方案。如选用药物疗法，则应开出符合治法要求的方剂，列出药物组成，并注明剂量、煎煮或制作方法、服用方法等。若选用针灸疗法，则应开出符合治法要求的穴位配方以及针灸手法、刺激量、刺激时间等。

（3）据方施治：即按照处方，对治疗方法予以实施。针灸、按摩、正骨等手法的实施一般应由医务人员执行，某些情况下可由医生指导患者自己执行。

3. 辨证与论治的关系 辨证与论治是诊治疾病过程中相互联系、不可分割的两个方面。辨证是认识疾病，确定证；论治是依据辨证结果，确立治法和处方遣药。辨证是论治的前提和依据，论治是治疗疾病的手段与方法，也是对辨证正确与否的检验。因此，辨证与论治是理论与实践相结合的体现，是理、法、方、药理论体系在临床上的具体应用，也是中医临床诊治的基本原则。

（三）同病异治与异病同治

1. 同病异治 同一种病，由于发病的时间、地域不同，或所处阶段或类型不同，或患者的体质不同，故反映出的证不同，因而治疗方法也有差异。如感冒，有人属风寒表证，故当辛温解表；有人属风热表证，故当辛凉解表。

2. 异病同治 几种不同的疾病，在其发展变化过程中出现了大致相同的病机，表现为大致相同的证，因而采用大致相同的治法和方药来治疗。如胃下垂、肾下垂、子宫脱垂、脱肛等不同的病变，其病机的关键是"中气下陷"，表现为相同的证，故皆可用补中益气的方法来治疗。

因此，中医学对疾病治疗的着眼点是证，"证同治亦同，证异治亦异"是辨证论治的精神实质。

任务三 学习阴阳五行 感悟中国哲学

阴阳五行学说，属于中国古代哲学的范畴，是人们用于认识和解释物质世界发生、发展和变化规律的宇宙观，是构建中医学理论体系的基石。阴阳五行学说被运用到中医学以后，成为中医学的精髓和重要组成内容，并用于分析和归纳人体生理功能及病理改变，是理解和掌握中医学理论体系的一把钥匙。

一、阴阳学说

阴阳的对立统一是天地万物运动变化的根本规律。阴阳学说是中医学理论体系的哲学基础，以阴阳对立、互根、消长、转化等规律，阐释人体的生命运动，分析疾病的发生、发展和变化的机制，并指导疾病的诊断和防治。

（一）阴阳的概念与归类

1. 阴阳概念的形成 阴阳的概念起源于远古时期。人类对自身及自然现象的观察，特别是对人类生活、生产影响最大的太阳出没、月亮变化等明暗交替的天象观察,由此形成阴阳最初含义,即向日为阳,背日为阴。阴阳最早的文字记载见于殷商时期的甲骨文,有"阳日""晦月"等字样,阴阳所指为月、日。《说文解字》曰"阴,暗也。水之南,山之北也","阳,高明也"。朝向日光、明亮者为阳;背向日光、晦暗者为阴。随着对自然现象的观察不断扩展,阴阳的含义逐渐引申,如天地、上下、明暗、寒热、动静等。

《周易》提出"一阴一阳之谓道"的命题,把阴阳学说上升到哲学高度进行概括,将阴阳的对立属性及运动变化视为宇宙万物的本性及变化的基本规律,将自然、社会中诸如天地、日月、寒暑、动静、刚柔、进退、水火、男女等具有对立关系的事物或现象,赋予了阴阳的属性,使阴阳成为对立统一的哲学范畴。

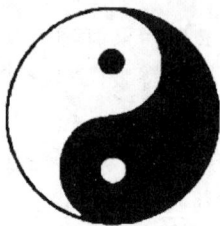

图1-2 太极图

大约在公元10世纪以后,阴阳逐渐采用"太极图"(图1-2)表示。太极是中国古代哲学术语,意为派生万物的本源。太极图以黑、白两个鱼形纹组成的圆形图案,形象地表示阴阳交感、对立、互根、消长、转化的关系,体现出一切事物或现象具有辩证、运动、圆融的特征和规律。

2. 阴阳的基本概念 阴阳指同一事物或不同事物之间相互对立的两种基本属性,既可表示同一事物内部相互对立的两个方面,又可表示相互对立的两种事物或现象。

《素问·阴阳应象大论》云:阴阳者,天地之道也,万物之纲纪,变化之父母,生杀之本始,神明之府也。阴阳是自然界的法则和规律,世界万物运动变化的纲领和根本,贯穿事物新生消亡的始终,是事物发生、发展和变化的内在动力。凡是相互对立又相互关联的事物和现象或同一事物内相互对立的两个方面,都可用阴阳来概括。如以天地而言,则天为阳,地为阴;以人而言,则男为阳,女为阴;以气血而言,则气为阳,血为阴等。

3. 阴阳的特性与归类

(1) 阴阳的特性。

①阴阳的普遍性。阴阳学说认为,世界上很多事物和现象都存在正、反两个方面,皆可用阴阳来表示。阴阳既可以表示相互对立的两种事物或现象,又可以表示同一事物或现象内部对立的两个方面。阴阳可概括天地,包罗万象,宇宙万物的发生、发展变化及相互关系都可以纳入阴阳范畴。中医学认为"人生有形,不离阴阳"(《素问·宝命全形论》),人体组织结构、生理功能、病机变化以及诊断治疗皆可用阴阳来概括说明。

②阴阳的关联性。阴阳所概括的一对事物或现象应是共处于统一体中,或同一事物内部对立的两个方面,如空间的上与下、内与外,时间的春夏与秋冬、昼与夜,温度的寒与热,生命物质的气与血等,都是既相互对立又相互关联的两个方面,都可用阴阳表示。若不是在一个统一体中,无关联性的事物或现象,如寒与上、昼与外等,则不能用阴阳概括说明。

③阴阳的相对性。相对性指事物阴阳属性并不是一成不变的,主要表现在以下三个方面。

其一,阴阳属性可以互相转化。在一定条件下,事物的阴阳属性可以发生相互转化,阴可以转化为阳,阳也可以转化为阴。如寒证和热证的转化:属阴的寒证在一定条件下可以转化为属阳的热证;属阳的热证在一定条件下也可以转化为属阴的寒证。病变的寒热性质发生变化,其证候的阴阳属性也随之改变。

其二,阴阳之中复有阴阳,即阴中有阳,阳中有阴。阴阳双方的任何一方可以再分阴阳,如昼为阳,夜为阴。白昼的上午与下午相对而言,则上午为阳中之阳,下午为阳中之阴;夜晚的前半夜与后半夜相对而言,则前半夜为阴中之阴,后半夜为阴中之阳。人体五脏分阴阳,心肺在上为阳,肝肾在下为阴。心与肺相对而言,心为阳中之阳,肺为阳中之阴;肝与肾相对,肾为阴中之阴,肝为阴中之阳。每一脏又各有阴阳,如心阴、心阳、肝阴、肝阳等。事物这种阴阳之中复有阴阳的现象,在自然界是无穷无尽的。故《素问·阴阳离合论》云:阴阳者,数之可十,推之可百,数之可千,推之可万。万之大,不可胜数,然其要一也。

其三,阴阳属性随比较对象而变。事物的阴阳属性是通过对立双方比较而划分的。若比较的对象发生了改变,则事物的阴阳属性可随之发生改变。如人体内六腑与五脏分阴阳,六腑主传泻水谷属阳,五脏主内藏精气属阴;六腑与四肢比较,则六腑居内为阴,四肢在外为阳。随着划分的前提和依据改变,事物的阴阳属性可随之变化。

(2)事物阴阳属性的归类。凡是相互关联又相互对立的事物或现象,或同一事物内部相互对立的两个方面,都可以用阴阳来概括分析其各自的属性。

事物的阴阳属性,依据阴阳各自的属性特征进行类比区分。凡是具有运动的、外向的、上升的、弥散的、温热的、明亮的、兴奋的等特性的事物和现象,都属于阳;具有相对静止的、内守的、下降的、凝聚的、寒冷的、晦暗的、抑制的等特性的事物和现象,都属于阴(表1-2)。

表 1-2　事物阴阳属性归类表

属性	空 间					时间	季节	温度	湿度	重量	性状	亮度	事物运动状态			
阳	上	外	左	南	天	昼	春夏	温热	干燥	轻	清	明亮	上升	运动	兴奋	亢进
阴	下	内	右	北	地	夜	秋冬	寒凉	湿润	重	浊	晦暗	下降	静止	抑制	衰退

水与火这一对事物具备了寒热、动静、明暗的特性,集中反映了阴阳的属性,成为事物划分阴阳属性的标志。《素问·阴阳应象大论》云:水火者,阴阳之征兆也。

(二)阴阳学说的基本内容

阴阳学说以阴阳的对立统一和相互作用阐释宇宙间万物的生成、发展和变化的根本规律,其主要内容包括阴阳对立、阴阳互根、阴阳消长和阴阳转化等方面。

1. 阴阳对立　阴阳"一分为二",即对立、相反的关系,是事物或现象固有的属性。阴阳学说认为,对立、相反是阴阳的基本属性,宇宙间很多事物和现象都存在对立、相反的两个方面。如天与地、日与月、水与火、男与女、寒与热、动与静、上与下、左与右等。

阴阳对立的形式,通过阴阳之间的相互斗争、相互制约而发挥作用。阴可制约阳,阳能制约阴。所谓"阴则能制阳矣,静则能制动矣"(《管子·心术上》)。如春、夏、秋、冬四季有温、热、凉、寒的气候变化,春夏之所以温热,是因为春夏阳气上升抑制了秋冬的寒凉之气;秋冬之所以寒冷,是因为秋冬阴气上升抑制了春夏的温热之气。阴阳相互制约是自然界四时寒暑往复变化的根源。人体正常生理活动具有兴奋和抑制的两种状态,即兴奋为阳,抑制属阴,彼此相互制约。昼则阳制约阴,人处于兴奋清醒状态;夜则阴制约阳,进入安静睡眠状态。阴阳对立相反而有昼夜寤寐的不同变化,动静相制维持人体寤和寐的正常节律,充分体现了阴阳双方的相互对立、相互制约。

阴阳对立制约的意义在于防止阴阳的任何一方不至于亢盛为害,以维持阴阳之间的协调平衡。

2. 阴阳互根　相互对立的阴、阳两个方面,具有相辅相成、相互依存的关系。阴阳互根的形式,通过阴阳互藏、互为根本而发挥作用。

(1)阴阳互藏:相互对立的阴阳双方中的任何一方都包含着另一方,即阴中有阳,阳中有阴。宇宙中的任何事物都含有阴与阳两种属性不同的成分,属阳的事物含有属阴的成分,属阴的事物也寓有属阳的成分。以天地而言,天为阳,地为阴。"地气上为云,天气下为雨",天为地气升腾所形成,阳中蕴含阴;地乃天气下降所形成,则阴中蕴含阳。以人体而言,心在上,五行属火;肾在下,五行属水。心火(阳)下降于肾,以温肾阳,使肾水(阴)不寒;肾水(阴)上济于心,以滋心阴,使心火(阳)不亢,则心肾阴阳水火协调平衡。

(2)阴阳互根:阴阳的互为根本、相互依存的关系,即"阳根于阴,阴根于阳"。阳的根本在阴,阴的根本在阳,双方互为存在的前提。互为根本的阴阳双方具有相互资生、促进和助长的作用。如《素问·阴阳应象大论》云:阴在内,阳之守也;阳在外,阴之使也。即概括了阴阳相互依存、不可分离的关系。阴精主内,阳气主外;阴精为阳气固守提供物质基础,阳气为阴精生成给予功能保证。阴阳和谐,脏腑经络功能正常,气血运行有序,形肉血气相称,则人体保持健康状态。

阴阳互藏互根的意义在于阴阳始终处于统一体之中,每一方都以对方的存在作为自身存在的前提和条件,任何一方都不能脱离对方而单独存在。例如,春夏为阳,秋冬为阴,没有春夏,就无所谓秋冬;没有秋冬,就无所谓春夏。阴不可无阳,阳不可无阴,阴阳双方密不可分。

3. 阴阳消长 阴阳双方不是静止不变的,而是处于不断消减和增加的运动变化之中。古代哲学家认为,阴阳双方始终处于运动变化中,阴长阳消,阳长阴消。阴阳双方彼此的消减与增加的变化在一定的范围、限度、时空之内,保持着动态平衡。就季节变化而言,由夏至秋,气候由热变凉,是一个"阳消阴长"的过程;由冬至春,气候由寒变暖,是一个"阴消阳长"的过程。四时气候的变迁,寒暑的更易,实际上是阴阳消长的过程,其中虽有"阴消阳长""阴长阳消"的不同,但从一年的总体来说,还是处于相对的动态平衡状态。

虽然阴阳的消长是绝对的,平衡是相对的,但绝不能忽视相对平衡的重要性和必要性。因为只有不断地消长和不断地平衡,才能推动事物的正常发展,对人体来说也就能维持正常的生命活动。如果破坏了阴阳的相对平衡,形成阴或阳的偏盛或偏衰,导致阴阳的消长失调,对人体来说,也即是病理状态。所以《素问·阴阳应象大论》云:阴胜则阳病……阳胜则热,阴胜则寒。

4. 阴阳转化 事物的阴阳属性,在一定条件下可以向相反的方向转化,即属阳的事物可以转化为属阴的事物,属阴的事物可以转化为属阳的事物。如一年四季之中的寒暑交替,一天之中的昼夜转化等。

阴阳相互转化,一般产生于事物发展变化的"物极"阶段,即所谓"物极必反"。当阴阳消长运动发展到一定阶段,"极则生变",事物内部阴与阳的比例出现了颠倒,则该事物的属性发生转化。《素问·阴阳应象大论》谓之"重阴必阳,重阳必阴""寒极生热,热极生寒",《灵枢·论疾诊尺》谓之"寒甚则热,热甚则寒",重、极、甚,即阴阳消长变化发展到"极"的程度,是事物的阴阳属性发生转化的必备条件。如急性热病中,患者出现高热、面红、咳喘、气粗、烦渴、脉数有力等实热表现,属阳证;邪热极盛,正气大伤,突然出现面色苍白、四肢厥冷、精神萎靡、脉微欲绝等虚寒表现,属阴证。

(三)阴阳学说在中医学中的运用

1. 说明人体的组织结构 人体各组织结构之间虽然关系复杂,但都能够用阴阳来加以概括。如人体的上部属于阳,下部属于阴;体表属于阳,体内属于阴;五脏属于阴,六腑属于阳;心肺在上为阳,肝肾在下为阴;心气为阳,心血为阴等。又如在手背循行的经络为手三阳经,在手内侧循行的经络为手三阴经等。

2. 说明人体的生理功能 阴阳学说认为人体正常的生命活动是阴阳双方保持着对立统一的协调关系的结果。如用功能活动与营养物质相对来说,则功能活动属于阳,营养物质属于阴,吸入清气等脏腑功能活动属于阳,营养物质如水谷精微等属于阴。功能活动与营养物质之间也始终处于阴阳消长的发展变化中,并维持一种动态的平衡。

3. 说明人体的病理变化 中医学认为任何疾病的发生,都是人体阴阳失去平衡的结果,所以阴阳失衡(阴阳失调)是发生疾病的前提和基础。能够破坏人体的阴阳平衡并出现偏盛偏衰的因素,主要有两个:正气与邪气。正气与邪气相互作用、相互斗争的关系,都可以用阴阳来概括说明,邪气有阳邪与阴邪之分,正气则含有阳气与阴精两部分。因此,病理上的阴阳失调,主要表现为阴阳某一方面的偏盛偏衰,具体情况如图1-3所示。

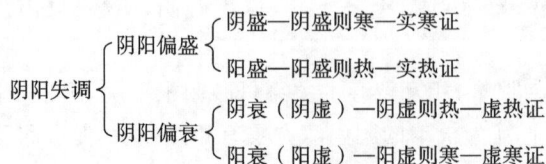

```
                        ┌ 阴盛—阴盛则寒—实寒证
              ┌ 阴阳偏盛 ┤
              │          └ 阳盛—阳盛则热—实热证
  阴阳失调 ┤
              │          ┌ 阴衰(阴虚)—阴虚则热—虚热证
              └ 阴阳偏衰 ┤
                        └ 阳衰(阳虚)—阳虚则寒—虚寒证
```

图1-3 阴阳失调的表现

4. 指导疾病的诊断与治疗　疾病发生发展的基本病机是阴阳失调,所以任何疾病无论其临床表现多么复杂,都能够用阴阳来进行解释说明。中医诊断疾病,应首先区分清楚阴和阳,例如望诊时面色鲜明红润,听诊时语声高亢有力者属于阳证;望诊时面色晦暗苍白,听诊时语声低微无力者属于阴证。另外,在临床用药和治疗方面,阳邪过盛所致的实热证,根据热者寒之的原则,临床上选用具有寒凉性质的药物来进行治疗;阴邪过盛所致的实寒证,根据寒者热之的原则,临床上选用具有温热性质的药物来进行治疗。对于阴阳偏衰的虚证,依据"虚则补之"的治疗原则,临床上多选用相应的补益药;对于阴阳偏盛的实证,依据"实则泻之"的治疗原则,临床上多选用相应的攻泻药。

5. 指导养生和防病　中医养生是保持身体健康无病的重要手段,最根本的原则是"法于阴阳",即遵循自然界阴阳的变化规律来调理人体阴阳。古人告诉我们春夏季节要保养阳气,秋冬季节需固护阴精,并采取相应的护理措施,维持体内外环境的统一,达到养生防病、强身健体的目的,使人体中的阴阳与四时阴阳的变化相适应,此即所谓"春夏养阳""秋冬养阴"之法。

二、五行学说

五行学说和阴阳学说一样,也属于中国古代哲学理论范畴。木、火、土、金、水的生克制化是宇宙间各种事物普遍联系、协调平衡的基本规律。中医学用以说明人体自身及其与外界环境的统一性,以系统的观点阐明生命、健康和疾病。

(一)五行的概念与归类

1. 五行概念的形成　五行最初的含义与"五材"有关,指木、火、土、金、水这五种在日常生产和生活中最为常见和不可缺少的基本物质。《左传》中记载:天生五材,民并用之,废一不可。五行一词,最早见于春秋时期《尚书·洪范》所记载的"鲧堙洪水,汩陈其五行",标志着五行作为哲学概念的形成,此时的五行已经从木、火、土、金、水五种具体物质中抽象出来,上升到哲学的层面,使五行特性从哲学高度得到了抽象概括。

随着对自然现象的观察与推理,人们逐渐认识到木、火、土、金、水五类物质之间存在着既"相生"又"相胜"的关系。《管子》是最早完整记载五行相生的文献,《左传》是最早完整记载五行相胜顺序的文献。至战国后期,五行生克理论已臻于完善,五行学说已经形成。

2. 五行的基本概念　五行,即木、火、土、金、水五类物质属性及其运动变化。"五",指由宇宙本原之气分化构成宇宙万物的木、火、土、金、水五类物质属性;"行",指运动变化。如《尚书正义》云:言五者,各有材干也。谓之行者,若在天,则为五气流注;在地,世所行用也。从古代哲学概念出发,五行已超越木、火、土、金、水的具体物质,衍化为归纳宇宙万物并阐释其相互关系的五类物质属性。

五行学说是以木、火、土、金、水五类物质属性及其运动规律来认识世界、解释世界和探求宇宙变化规律的世界观和方法论。秦汉之际,五行学说进入广泛应用和发展阶段,用于天文、地理、历法、气象、社会、经济、兵法等各领域,尤以中医学最为突出。古人运用五行学说,采用取象比类和推演络绎的方法,将自然与社会的各种事物或现象分为五类,并以五行之间生克制化关系来解释其发生、发展和变化的规律。

3. 五行的特性与归类　五行的特性,是古人在长期的生活和生产实践中对木、火、土、金、水五种基本物质的直接观察和朴素认识的基础上,进行抽象而逐渐形成的理性概念,以此作为归纳各种事物或现象五行属性的基本依据。《尚书·洪范》将五行的特性概括为"水曰润下,火曰炎上,木曰曲直,金曰从革,土爰稼穑"。

(1)五行的特性。

①水曰润下。润,滋润、濡润;下,向下、下行。润下,指水具有滋润、下行的特性。引申为凡具有滋润、下行、寒冷、闭藏等类似性质或作用的事物和现象,归属于水。

②火曰炎上。炎,炎热、光明;上,上升、升腾。炎上,指火具有炎热、上升、光明的特性。引申为凡具有炎热、升腾、光明等类似性质或作用的事物和现象,归属于火。

③木曰曲直。曲,屈也,弯曲;直,伸也,伸直。曲直,指树木枝条具有生长、升发、柔和,能屈能伸的特性。引申为凡具有生长、升发、条达、舒畅等类似性质或作用的事物和现象,归属于木。

④金曰从革。从,顺也;革,变革。从革,指金具有顺从变革、刚柔相济之性。引申为凡具有沉降、肃杀、收敛、变革等类似性质或作用的事物和现象,归属于金。

⑤土爰稼穑。爰通"曰";稼,种植谷物;穑,收获谷物。稼穑,泛指人类种植和收获谷物的农事活动。引申为凡具有承载、受纳、生化等类似性质或作用的事物和现象,归属于土。"土载四行""土为万物之母"之说,都是基于土之特性的表述。

(2)五行的归类。依据五行各自的特性,对自然界的各种事物和现象进行归类,从而构建五行系统。事物和现象五行归类的方法,主要有取象比类法和推演络绎法两种。

一是取象比类法。"取象",即是从事物或现象的形象(形态、作用、性质)中找出最能反映本质的特有征象;"比类",是通过比较而归类,即以五行特性为基准,与某种事物所特有的征象相比较,以确定其五行归属。事物或现象的某一特征与木的特性相似,则归属于木;与水的特性相似,则归属于水;其他以此类推。如以空间方位配五行,日出东方,与木的升发特性相似,故东方归属于木;南方炎热,与火的温热特性相似,故南方归属于火;日落于西方,与金的沉降特性相似,故西方归属于金;北方寒冷,与水的寒冷特性相似,故北方归属于水;中原地带土地肥沃,万物繁茂,与土的生化特性相似,故中央归属于土。中医学的五脏中:肝主升发而性喜条达舒畅,故归属于木;心主血脉,又主神明,故归属于火;脾主气血生化,为全身提供营养,故归属于土;肺主清肃沉降,故归属于金;肾主闭藏精气又主水,故归属于水。二是推演络绎法。根据已知某些事物的五行归属,联系推断其他与之相关的事物,从而确定这些事物的五行归属。如已知肝属木,由于肝合胆、主筋、其华在爪、开窍于目、在志为怒,因此可推演络绎胆、筋、爪、目、怒,皆属于木;心属火,小肠、脉、面、舌、喜与心相关,故亦归属于火;脾属土,胃、肌肉、唇、口、思与脾相关,故亦属于土;肺属金,大肠、皮肤、毛发、鼻、悲与肺相关,故亦属于金;肾属水,膀胱、骨、发、耳、二阴、恐与肾相关,故亦归属于水。

中医学在天人相应思想指导下,以五行为中心,以空间的五个方位,时间的四时或五季,人体的五脏为基本框架,对自然界的各种事物和现象以及人体的生理病理现象,进行五行属性归类,从而将人体生命活动与自然界事物或现象联系起来,形成联系人体内、外环境的五行系统,用以说明人体自身以及人与自然环境的密切关系(表1-3)。

表1-3 事物属性的五行归类表

自　　然　　界							五行	人　　体						
五音	五味	五色	五化	五气	方位	季节		五脏	五腑	五官	形体	情志	五声	变动
角	酸	青	生	风	东	春	木	肝	胆	目	筋	怒	呼	握
徵	苦	赤	长	暑	南	夏	火	心	小肠	舌	脉	喜	笑	忧
宫	甘	黄	化	湿	中	长夏	土	脾	胃	口	肉	思	歌	哕
商	辛	白	收	燥	西	秋	金	肺	大肠	鼻	皮	悲	哭	咳
羽	咸	黑	藏	寒	北	冬	水	肾	膀胱	耳	骨	恐	呻	栗

(二)五行学说的基本内容

五行学说的基本内容包括两个方面:一是五行生克制化的正常规律;二是五行生克异常的变化。

1. 五行生克制化　在正常状态下五行系统所具有的自我调节机制。五行之间存在着相生、相克与制化的关系,从而维持五行系统的平衡与稳定,促进事物的生生不息。

(1)五行相生:木、火、土、金、水之间存在着有序的递相资生、助长和促进的关系。

五行相生次序如下:木生火,火生土,土生金,金生水,水生木。在五行相生关系中,任何一行都具有"生我"和"我生"两方面的关系。《难经》将此关系比喻为母子关系:"生我"者为我母,"我生"者为我子。

因此,五行相生,实际上是五行中的某一行对其子行的资生、促进和助长。以火为例,木生火,故"生我"者为木,木为火之母;火生土,故"我生"者为土,土为火之子。木与火是母子关系,火与土也是母子关系(图1-4)。

(2)五行相克:木、火、土、金、水之间存在着有序的递相克制、制约和抑制的关系。

五行相克次序为木克土、土克水、水克火、火克金、金克木。在五行相克关系中,任何一行都具有"克我"和"我克"两方面的关系。《黄帝内经》把相克关系称为"所胜""所不胜"关系:"克我"者为我"所不胜","我克"者为我"所胜"。因此,五行相克,实际上是五行

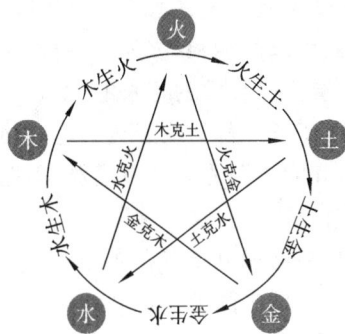

图1-4 五行相生相克示意图

中的某一行对其所胜行的克制和制约。以木为例,由于木克土,故"我克"者为土,土为木"所胜";由于金克木,故"克我"者为金,金为木"所不胜"(图1-4)。

(3)五行制化:制,克制;化,生化。五行制化,指五行之间逆相生化,又逆相制约,生化中有制约,制约中有生化,二者相辅相成,从而维持其相对平衡和正常的协调关系。

五行制化,源于《素问·六微旨大论》中的"亢则害,承乃制,制则生化",属五行相生与相克相结合的自我调节,是五行系统处于正常状态下的调控机制。五行的相生和相克是不可分割的两个方面:没有生,就没有事物的发生和成长;没有克,就不能维持事物间的正常协调关系。因此,必须生中有克,克中有生,相反相成,才能维持事物间的平衡协调,促进稳定有序的变化与发展。故明代张介宾的《类经图翼·运气上》曰:盖造化之机,不可无生,亦不可无制。无生则发育无由,无制则亢而为害。

五行制化的规律:五行中一行亢盛时,必然随之有制约,以防止亢而为害;一行相对不足时,必然随之有相生,以维持生生不息。五行制化的次序:木生火,火生土,木又克土;火生土,土生金,火又克金;土生金,金生水,土又克水;金生水,水生木,金又克木;水生木,木生火,水又克火,如此循环往复。

2. 五行生克异常 包括五行母子相及与相乘相侮。五行之间异常的生克变化,主要用于阐释某些异常的气候变化和人体的病机变化。

(1)五行母子相及:属于相生关系的异常变化,包括母病及子和子病及母两种情况。

①母病及子:五行中的某一行异常,累及其子行,导致母子两行皆异常。如肾病及肝,即属母病及子。如临床常见的水不涵木证,即先有肾水(阴)不足,不能涵养肝木,导致肝阴不足;肝肾阴虚,阴不制阳,进而导致肝阳偏亢。又如由于肾精不足不能资助肝血,而致肝肾精血亏虚证;肾阳不足不能资助肝阳,而致寒凝肝脉证等,皆属母病及子的病变。他脏之间的母病及子病变,以此类推。

②子病及母:五行中的某一行异常,累及其母行,终致子母两行皆异常。子病及母,既有子脏不足引起母脏亦虚的母子俱虚之证,又有子脏亢盛导致母脏亦盛的母子俱实之证。

如心病及肝的病机传变,临床可见由于心血不足累及肝血亏虚,而致心肝血虚证;由于心火旺盛引动肝火,而致心肝火旺证等。此外,还有子脏亢盛损及母脏,导致子盛母衰病变,即所谓"子盗母气",如肝火亢盛,下劫肾阴,以致肾阴亏虚的病变。

(2)五行相乘相侮:属于相克关系的异常变化,包括相乘和相侮两种情况。

①相乘:五行中"所不胜"一行对其"所胜"一行的过度制约或克制。五行相乘的次序与相克相同,即木乘土,土乘水,水乘火,火乘金,金乘木。

导致五行相乘的原因有"太过"和"不及"两种情况。太过导致的相乘:五行中"所不胜"一行过于亢盛,对其"所胜"一行进行超过正常限度的克制,引起其"所胜"一行的虚弱,从而导致五行之间的协调关系失常。以木克土为例,正常情况下,木能克土,土为木"所胜"。若木气过于亢盛,对土克制太过,可致土的不足。这种由于木的绝对亢盛而引起的相乘,称为"木旺乘土"。不及所致的相乘:五行中"所胜"一行过于虚弱,难以抵御其"所不胜"一行正常限度的克制,使其本身更显虚弱。仍以木克土为例,若土气绝对不

足,即使木处于正常水平,土仍难以承受木的克制,因而造成木乘虚侵袭,使土更加虚弱。这种由于土的不足而引起的相乘,称为"土虚木乘"。如以肝木和脾土之间的相克关系为例,阐述病机相互影响的相乘传变,有太过导致的相乘的"木旺乘土"(即肝气犯脾)和不及所致的相乘"土虚木乘"(即脾虚肝乘)两种情况。由于肝气郁结或肝气上逆,影响脾胃的运化功能而出现胸胁苦满、脘腹胀痛、泛酸、泄泻等表现时,称为"木旺乘土";先有脾胃虚弱,不能耐受肝气的克伐,而出现头晕乏力、纳呆嗳气、胸胁胀满、腹痛泄泻等表现时,称为"土虚木乘"。

相乘与相克虽然在次序上相同,但本质上是有区别的。相克是正常情况下五行之间的制约关系,相乘则是五行之间的异常制约现象。在人体,相克表示正常生理现象,相乘表示病机变化。

②相侮:五行中"所胜"一行对其"所不胜"一行的反向制约和克制。五行相侮的次序与相克相反,即木侮金,金侮火,火侮水,水侮土,土侮木。

导致五行相侮的原因,亦有"太过"和"不及"两种情况。太过所致的相侮:五行中的"所胜"一行过于强盛,使原来克制它的一行不仅不能克制它,反而受到它的反向克制。如木气过于亢盛,其"所不胜"一行的金不仅不能克木,反而受到木的欺侮,出现"木反侮金"的逆向克制现象,这种现象称为"木亢侮金"。不及所致的相侮:五行中"所不胜"一行过于虚弱,不仅不能制约其"所胜"一行,反而受到其反向克制。如当木气过度虚弱时,则"所胜"一行的土会因木的衰弱而反向制约,这种现象称为"木虚土侮"。

如肺金本能克制肝木,由于暴怒而致肝火亢盛,太过导致相侮,肺金不仅无力制约肝木,反遭肝火之克制,而出现急躁易怒、面红目赤,甚则咳逆上气、咯血等肝木反侮肺金的症状,称为"木火刑金"。如脾土虚衰不能制约肾水,不及导致相侮,出现全身水肿,称为"土虚水侮"。

五行相乘和相侮,都是相克关系的异常,两者之间既有区别又有联系。相乘与相侮的主要区别:前者是按五行的相克次序发生过度的克制,后者是发生与五行相克次序相反方向的克制。相乘与相侮的联系:在发生相乘时,也可同时发生相侮;发生相侮时,也可同时发生相乘。如木气过强时,既可以乘土,又可以侮金;金虚时,既可受到木侮,又可受到火乘。如《素问·五运行大论》云:气有余,则制己所胜,而侮所不胜;其不及,则己所不胜,侮而乘之,己所胜,轻而侮之。

综上所述,五行生克制化是五行学说的理论基础与主体内容,木、火、土、金、水五行之间,"比相生而间相胜",具有递相资生、间相克制的关系。五行中的每一行既可生他行,也可被他行所生;既可制约他行,也可被他行所制约。五行相生与相克、制化与胜复等关系,是自然界万物存在的普遍联系。五行相生关系的异常,表现为母病及子和子病及母;相克关系的异常,表现为相乘和相侮。

(三)五行学说在中医学中的应用

五行学说在中医学的应用,主要是以五行的特性来分析归纳人体脏腑、经络、形体、官窍等组织器官和精神情志等各种功能活动,构建以五脏为中心的生理病理系统,进而与自然环境相联系,建立天人一体的五脏系统,并以五行的生克制化规律来分析五脏之间的生理联系,以五行的乘侮和母子相及规律来阐释五脏病变的相互影响,指导疾病的诊断与防治。因此,五行学说作为中医学主要的思维方法,在中医学理论体系的建立中起着重要作用,并且对中医临床实践具有重要指导意义。

1. 说明五脏的生理特点及相互联系

(1)说明五脏的生理特点:五行学说将人体的五脏分别归属于五行,并以五行的特性来说明五脏的生理特点。如木有生长、升发、舒畅、条达的特性,肝喜条达而恶抑郁,有疏通气血、调畅情志的功能,故以肝属木。火有温热、向上、光明的特性,心主血脉以维持体温恒定,心主神明,为脏腑之主,故以心属火。土性敦厚,有生化万物的特性,脾主运化水谷、化生精微以营养脏腑形体,为气血生化之源,故以脾属土。金性清肃、收敛,肺具有清肃之性,以清肃下降为顺,故以肺属金。水具有滋润、下行、闭藏的特性,肾有藏精、主水功能,故以肾属水。

(2)说明五脏之间的生理联系:五脏的功能活动不是孤立的,而是互相联系的。五行学说不仅用五行特性说明五脏的功能特点,还运用五行生克制化理论来说明五脏生理功能的内在联系,即五脏之间存在着既相互资生又相互制约的关系。

①以五行相生说明五脏之间的资生关系。肝生心即木生火,如肝藏血以济心,肝之疏泄以助心行血;心生脾即火生土,如心阳温煦脾土,助脾运化;脾生肺即土生金,如脾气运化,化气以充肺;肺生肾即金生水,如肺之精津下行以滋肾精,肺气肃降以助肾纳气;肾生肝即水生木,如肾藏精以滋养肝血,肾阴资肝阴以防肝阳上亢。

②以五行相克说明五脏之间的制约关系。肾制约心即水克火,如肾水上济于心,可以防止心火之亢烈;心制约肺即火克金,如心火之阳热,可以抑制肺气清肃太过;肺制约肝即金克木,肺气清肃,可以抑制肝阳的上亢;肝制约脾即木克土,如肝气条达,可疏泄脾气之壅滞;脾制约肾即土克水,如脾气运化水液,可防肾水泛滥。

③以五行制化说明五脏之间的协调平衡。依据五行学说,五脏中的每一脏都具有生我、我生和克我、我克的生理联系。五脏之间的生克制化,说明每一脏在功能上因有他脏的资助而不至于虚损,又因有他脏的制约和克制而不至于过亢;本脏之气太盛,则有他脏之气制约;本脏之气虚损,又可由他脏之气补之。如脾(土)之气,其虚,则有心(火)生之,其亢,则有肝(木)克之;肺(金)气不足,脾(土)可生之;肾(水)气过亢,脾(土)可克之。

2. 说明五脏病变的相互影响　五行学说也可以说明在病理情况下五脏间的相互影响,某脏有病可以传至他脏,他脏疾病也可以传至本脏,这种病理上的相互影响称为传变。以五行学说阐释五脏病变的相互传变,可分为相生关系的传变和相克关系的传变两类。相生关系的传变包括"母病及子"和"子病及母"两个方面,相克关系的传变包括"相乘"和"相侮"两个方面。如肝脏有病,病传至心,为母病及子;病传至肾,为子病及母;病传至脾,为乘;病传至肺,为侮。其他四脏,以此类推。五行学说认为,按相生规律传变时,母病及子病情轻浅,子病及母病情较重,如清代徐大椿所著《难经经释》云:邪挟生气而来,则虽进而易退……受我之气者,其力方旺,还而相克,来势必甚。按照相克规律传变时,相乘传变病情较深重,而相侮传变病情较轻浅。如《难经经释》云:所不胜,克我者也。脏气本已相制,而邪气挟其力而来,残削必甚,故为贼邪……所胜,我所克也。脏气既受制于我,则邪气亦不能深入,故为微邪。

此外,运用五行学说还可以阐释五脏发病与季节的关系。五脏外应五时,所以五脏发病的一般规律,是在其所主之时受邪而发病,即春天多发肝病,夏天多发心病,长夏多发脾病,秋天多发肺病,冬天多发肾病。故《素问·咳论》云:"五脏各以其时受病……乘秋则肺先受邪,乘春则肝先受之,乘夏则心先受之,乘至阴则脾先受之,乘冬则肾先受之。"

3. 指导疾病的诊断　人体是一个有机整体,当内脏有病时,其功能活动及相互关系的异常变化,可以反映到体表相应的组织器官,出现色泽、声音、形态、脉象等诸方面的异常变化。五行学说将人体五脏与自然界的五色、五音、五味等联系起来,构成了天人一体的五脏系统,因而观察分析望、闻、问、切四诊所搜集的外在表现,依据事物属性的五行归类和五行生克乘侮规律,可确定五脏病变的部位,推断病情进展和判断疾病的预后。

(1)确定五脏病变部位:五行学说以事物五行属性归类和生克乘侮规律确定五脏病变的部位,包括以本脏所主之色、味、脉来诊断本脏之病和以他脏所主之色、味、脉来确定五脏相兼病变。如面见青色,喜食酸味,脉见弦象,可以诊断为肝病;面见赤色,口味苦,脉象洪,是心火亢盛之病。脾虚者,面见青色,为木来乘土,是肝气犯脾;心脏有疾病,且面见黑色者,为水来乘火,多见于肾水上凌于心等。故《难经·六十一难》曰:望而知之者,望见其五色,以知其病。闻而知之者,闻其五音,以别其病。问而知之者,问其所欲五味,以知其病所起所在也。切脉而知之者,诊其寸口,视其虚实,以知其病,病在何脏腑也。

(2)推断病情的轻重顺逆:五行学说根据五色之间的生克关系来推测病情的轻重顺逆。由于内脏疾病及其相互关系的异常变化,皆可从面部色泽的变化中表现出来,因此,我们可以根据"主色"和"客色"的变化,以五行的生克关系为基础,来推测病情的顺逆。"主色"是指五脏的本色,"客色"为应时之色。"主色"胜"客色",其病为逆;反之,"客色"胜"主色",其病为顺。清代吴谦所著的《医宗金鉴·四诊心法要诀》

曰:肝青心赤,脾脏色黄,肺白肾黑,五脏之常……脏色为主,时色为客。春青夏赤,秋白冬黑,长夏四季,色黄常则。客胜主善,主胜客恶。

五行学说还将色诊和脉诊结合起来,即色脉合参,结合五行生克规律来推断疾病的预后。如肝病色青而见弦脉,色脉相符;如果不得弦脉反见浮脉,则属相胜之脉,即克色之脉,为逆,预后不佳;若得沉脉,则属相生之脉,即生色之脉,为顺,预后较好。如《灵枢·邪气藏府病形》云:见其色而不得其脉,反得其相胜之脉,则死矣。得其相生之脉,则病已矣。疾病的表现千变万化,要做出正确的诊断,必须坚持"四诊合参",切不可拘泥于以五行理论进行的推断,以免贻误正确的诊断和有效的治疗。

4. 指导疾病的治疗　　五行学说指导疾病的治疗,一是按五行的生克乘侮规律,控制疾病的传变和确定治则治法;二是根据药物的色、味,按五行归属指导脏腑用药;三是指导针灸取穴和情志疾病的治疗等。

(1)控制疾病的传变:根据五行生克乘侮理论,五脏中一脏有病,可以传及其他四脏而发生传变。如肝有病可以影响到心、肺、脾、肾等脏。心、肺、脾、肾有病也可以影响肝。不同脏腑的病变,其传变规律不同。因此,临床治疗时除对所病本脏进行治疗之外,还要依据其传变规律,治疗其他脏腑,以防止其传变。如肝气太过,或郁结或上逆,木亢则乘土,将病及脾胃,此时应在疏肝平肝的基础上预先培补脾气,使肝气得平,脾气得健,则肝病不得传于脾。如《难经·七十七难》曰"见肝之病,则知肝当传之与脾,故先实其脾气"。这里的"实其脾气"是指在治疗肝病的基础上佐以补脾、健脾之法。

(2)确定治则治法:五行学说不仅用以说明人体脏腑的生理功能和病理转变,指导疾病的诊断和预防,还以五行相生相克规律来确定疾病的治疗原则和方法。

①依据五行相生规律确定治则和治法。临床上运用五行相生规律来治疗疾病,其基本治疗原则是补母和泻子,即"虚则补其母,实则泻其子"。

补母,是指一脏之虚证,不仅须补益本脏以使之恢复,同时还要依据五行相生的次序补益其"母脏",通过"相生"作用来促其恢复。补母适用于母子关系的虚证。如肝血不足除须用补肝血的药物(如白芍等)外,还可以用补肾益精(如何首乌等)的方法,通过"水生木"的作用促使肝血恢复。

泻子,是指一脏之实证,不仅须泻除本脏亢盛之气,同时还可依据五行相生的次序,泻其"子脏",通过"气舍于其所生"的机理,泻除其"母脏"的亢盛之气。泻子适用于母子关系的实证。如肝火炽盛,除须用清泻肝火的药物(如龙胆草、柴胡等)外,还可用清泻心火(如生地、木通等)的方法,通过"心受气于肝""肝气舍于心"的机理,以消除亢盛的肝火。依据五行相生规律确定的治法,常用的有滋水涵木法、益火补土法、培土生金法和金水相生法四种。

滋水涵木法:又称滋肾养肝法、滋补肝肾法,是滋肾阴以养肝阴的治法。适用于肾阴亏损而肝阴不足,甚或肝阳上亢之证。

益火补土法:又称温肾健脾法、温补脾肾法,是温肾阳以补脾阳的治法。适用于肾阳衰微而致脾阳不振之证。

知识链接

你了解中医学中的益火补土吗?

心属火,脾属土,根据五行学说的生克关系,火生土,心生脾。若心火不生脾土,当以益火补土之法温心阳以暖脾土。益心火以补脾土是根据五行相生原理提出的,是指温心阳以助脾阳健运的一种治疗方法,适用于心阳虚衰不能温暖脾阳,致使脾失健运的泄泻、肿胀等症。

培土生金法:健脾生气以补益肺气的治法。主要用于脾气虚衰,生气无源,以致肺气虚弱之证。若肺气虚衰,兼见脾运不健,亦可应用。

金水相生法:又称滋养肺肾法,是滋养肺肾之阴的治法。主要用于肺阴亏虚,不能滋养肾阴,或肾阴亏虚,不能滋养肺阴的肺肾阴虚证。

②依据五行相克规律确定治则和治法。临床上运用五行相克规律来治疗疾病,其基本治疗原则是抑强扶弱。人体五脏相克关系异常而出现的相乘、相侮等病理变化的原因,不外乎"太过"和"不及"两个方面。"太过"者属强,表现为功能亢进;"不及"者属弱,表现为功能衰退。因而治疗上须同时采取抑强扶弱的治疗原则,并侧重于制其强盛,使弱者易于恢复。若一方虽强盛而尚未发生克伐太过,亦可利用这一治则,预先加强其所胜的力量,以阻止病情的发展。

抑强,适用于相克太过引起的相乘和相侮。如肝气横逆,乘脾犯胃,出现肝脾不调、肝胃不和之证,称为"木旺乘土",治疗应以疏肝平肝为主。又如木本克土,若土气壅滞,或脾胃湿热或寒湿壅脾,不但不受木之所克,反而侮木,致使肝气不得疏达,称为"土壅木郁",治疗应以运脾祛邪除湿为主。抑其强者,则其弱者自然易于恢复。

扶弱,适用于相克不及引起的相乘和相侮。如脾胃虚弱,肝气乘虚而入,导致肝脾不和之证,称为"土虚木乘"或"土虚木贼",治疗应以健脾益气为主。又如土本制水,但由于脾气虚弱,不仅不能制水,反遭肾水之反克而出现水湿泛滥之证,称为"土虚水侮",治疗应以健脾为主。扶助弱者,加强其力量,可以恢复脏腑的正常功能。

依据五行相克规律确定的治法,常用的有抑木扶土法、培土制水法、佐金平木法和泻南补北法四种。

抑木扶土法:又称疏肝健脾法、调理肝脾法、平肝和胃法,是疏肝健脾或平肝和胃以治疗肝脾不和或肝气犯胃病证的治法。适用于木旺乘土或土虚木乘之证。临床应用时,应依据具体情况的不同而对抑木和扶土法有所侧重。如用于木旺乘土之证,则以抑木为主,扶土为辅;若用于土虚木乘之证,则应以扶土为主,抑木为辅。

培土制水法:又称敦土利水法,是健脾利水以治疗水湿停聚病证的治法。适用于脾虚不运,水湿泛滥而致水肿胀满之证。

佐金平木法:又称滋肺清肝法,是滋肺阴清肝火以治疗肝火犯肺病证的治法。适用于肺阴不足,右降不及的肝火犯肺证。若属肝火亢盛,左升太过,上炎侮肺,耗伤肺阴的肝火犯肺证,当清肝平木为主,兼滋肺阴以降肺气为治。

泻南补北法:又称泻火补水法、滋阴降火法,是泻心火补肾水以治疗心肾不交病证的治法。适用于肾阴不足,心火偏旺,水火不济,心肾不交之证。因心主火,火属南方;肾主水,水属北方,故称泻南补北法。若由于心火独亢于上,不能下交于肾,则应以泻心火为主;若因肾水不足,不能上奉于心,则应以滋肾水为主。但必须指出,肾为水火之宅,肾阴虚亦可致相火偏旺,也称为水不制火,这属于一脏本身水火阴阳的偏盛偏衰,不能与五行生克中水不克火混为一谈。

总之,根据五行相生相克规律,可以确立治则治法,指导临床用药。具体运用时又须分清主次,要依据双方力量的对比进行全面考虑。或以治母为主兼顾其子,治子为主兼顾其母;或以抑强为主扶弱为辅,或以扶弱为主抑强为辅。如此,方能正确地指导临床实践,提高治疗效果。

(3)指导脏腑用药:中药以色味为基础,以归经和性能为依据,五行学说按照"同气相求"的原则,主为在同一行中的具有某种色味的药物与某脏存在着一种特殊的"亲和"关系(即药物归经),能够调整该脏的功能失调。具体来说,青色酸味入肝,赤色苦味入心,黄色甘味入脾,白色辛味入肺,黑色咸味入肾,例如,白芍味酸入肝经以滋养肝血,黄连味苦入心经以清心泻火,黄芪色黄味甘入脾经以补益脾气,石膏色白味辛入肺经以清泄肺热,生地色黑味咸入肾以滋养肾阴等。然而,临床用药不可偏执于药物与五脏之间所存在的"亲和"关系,而应结合药物的四气(四性)五味、升降浮沉以及药物的功效,进行综合分析辨证运用。

(4)指导针灸取穴:针灸疗法中,手足十二经脉的"五输穴"配五行,井属木,荥属火,输属土,经属金,合属水。针灸治疗时,根据病证按五行生克规律选穴施治,如肝虚之证,据"虚则补其母"的治则,取肾经合穴(水穴)阴谷穴,或取本经的合穴(水穴)曲泉穴进行治疗;肝实之证,据"实则泻其子"的治则,取心经荥穴(火穴)少府穴,或取本经荥穴(火穴)行间穴进行治疗。

知识拓展

《黄帝内经》关于情志疾病"以情胜情"疗法

《黄帝内经》之《素问·阴阳应象大论》有"怒伤肝,悲胜怒""喜伤心,恐胜喜""思伤脾,怒胜思""忧伤肺,喜胜忧""恐伤肾,思胜恐"之说,这是中医学关于情志疾病运用五志(怒喜思悲恐)"以情胜情"的记载,即所谓"心病还需心药治",具体如下:

怒为肝志,属木;思为脾志,属土;木能克土,故怒能胜思。

喜为心志,属火;忧为肺志,属金;火能克金,故喜能胜忧。

思为脾志,属土;恐为肾志,属水;土能克水,故思能胜恐。

悲为肺志,属金;怒为肝志,属木;金能克木,故悲能胜怒。

恐为肾志,属水;喜为心志,属火;水能克火,故恐能胜喜。

(5)指导情志疾病的治疗:人的情志活动,属五脏功能之一,情志活动异常会损伤相应内脏。由于五脏之间存在相生相克的关系,因此人的情志变化也有相互抑制作用。临床上可以运用不同情志变化的相互抑制关系来达到治疗目的,即五志相胜法。

由此可见,临床上依据五行生克规律进行治疗,确有一定的实用价值。但是,并非所有的疾病都可用五行生克规律来治疗,不要机械地生搬硬套。换言之,在临床上既要正确地掌握五行生克规律,又要根据具体病情进行辨证施治。

(广东岭南职业技术学院 辛增辉)

→ 目标检测

单项选择题

1. 中医四大经典不包括( )。

A.《黄帝内经》　　　　B.《伤寒杂病论》　　　　C.《本草纲目》　　　　D.《难经》

2. 下列选项中确立辨证论治理论体系的是( )。

A.《黄帝内经》　　　　B.《伤寒杂病论》　　　　C.《神农本草经》　　　　D.《难经》

3. 我国现存最早的针灸学专著是( )。

A.《黄帝内经》　　　　B.《伤寒杂病论》　　　　C.《针灸甲乙经》　　　　D.《难经》

4. 下列选项中不属于金元四大家的是( )。

A. 刘完素　　　　B. 张从正　　　　C. 朱丹溪　　　　D. 吴有性

5. 提出"内伤脾胃,百病由生"的医家是( )。

A. 刘完素　　　　B. 张从正　　　　C. 李杲　　　　D. 朱震亨

6. 中医学认为人体是一个以( )为中心的有机整体。

A. 五脏　　　　B. 六腑　　　　C. 奇恒之腑　　　　D. 五体

7. 中医诊治疾病过程中,主要着眼于患者的( )。

A. 证　　　　B. 病　　　　C. 症　　　　D. 体征

8. 以下不是阴阳对立关系的是( )。

A. 上与下　　　　B. 水与火　　　　C. 寒与热　　　　D. 东与南

9. 下列哪一项是五行相生的次序? (　　)

A. 木→土→水→金→火→木　　　　　　　B. 水→火→金→木→土→水

C. 金→木→水→土→火→金　　　　　　　D. 土→金→水→木→火→土

10. 正常人体的阴阳关系,常概括为(　　)。

A. 阴阳依存　　　　　B. 阴平阳秘　　　　　C. 阴阳消长　　　　　D. 阴阳对立

11. "寒极生热,热极生寒"指的是(　　)。

A. 阴阳对立　　　　　B. 阴阳转化　　　　　C. 阴阳消长　　　　　D. 阴阳互根

12. "春夏养阳,秋冬养阴"强调的是(　　)。

A. 顺应自然　　　　　　　　　　　　　　B. 因人而异

C. 强调保养阴气的重要性　　　　　　　　D. 强调保养阳气的重要性

13. 五行中"水"的特性是(　　)。

A. 炎上　　　　　　　B. 润下　　　　　　　C. 稼穑　　　　　　　D. 从革

14. 根据五行的相生规律,肾之"子"是(　　)。

A. 心　　　　　　　　B. 肺　　　　　　　　C. 肝　　　　　　　　D. 肾

15. 属于阴中之阳的时间是(　　)。

A. 上午　　　　　　　B. 前半夜　　　　　　C. 下午　　　　　　　D. 后半夜

明脏腑 知功能 夯基础
——带你认识脏腑

扫码看 PPT

▲ 能力目标

1. 具备归纳学习的能力。
2. 能运用脏腑知识开展健康宣教。

▲ 知识目标

1. 掌握脏腑的主要生理功能。
2. 了解五脏六腑的系统联系。
3. 熟悉脏腑的主要病理变化。

▲ 素质目标

1. 夯实中医脏腑的理论基础。
2. 强化学思并用。

课堂思政目标

1. 感受中医药文字之美、文化之美。
2. 认识中华国粹,增强文化自信。

各位同学,你们听过藏象吗?藏象,又称"脏象",始见于《素问·六节藏象论》,是人体内在脏腑的生理功能活动和病理变化反映于外的征象。脏腑知识是中医学的重要内容,了解脏腑知识有助于我们更好地理解中医的诊断和治疗方法,帮助我们保持身体健康。

本项目将介绍脏腑知识,包括五脏六腑的功能特点、相互关系、疾病表现等内容。希望大家可以通过学习脏腑知识,更好地了解自己的身体,保持健康生活方式。

知识导入

带你了解"心"的别称

心,在中医学中有"君主""帝宫""神明""主明"等别称,别称往往反映了中医学对心脏功能和作用的深刻理解。

①君主:心被称为"君主",表示在五脏中地位最高、最为重要,掌控着全身的气血循环和精神活动。心主管血脉,是气血之源,具有至高无上的地位。

②帝宫:心又被称为"帝宫",寓意为身体的宫殿,象征着身体的中心,管理着人体的一切活动。

③神明:心也被称为"神明",强调心的作用不仅在于生理层面,更在于精神层面,掌管着人的思维、情感和意识等。

④主明:心又被称为"主明",意味着心是主宰人的思维和智慧的器官,控制着人的认知和思考。

任务一　认识藏而不泻的五脏

五脏,即肝、心、脾、肺、肾之合称。五脏共同的生理功能是化生和贮藏精气,共同的生理特性是藏而不泻。五脏的生理功能彼此协调,共同维持生命活动过程。五脏的生理活动,与自然环境、精神情志因素密切相关。

一、肝为将军之官

肝位于腹腔,横膈之下,右胁之内。《难经·四十二难》载:肝"左三叶,右四叶,凡七叶……胆在肝之短叶间"。肝为魂之处,血之藏,筋之宗。肝主藏血和主疏泄;肝在体合筋,其华在爪;在窍为目,在液为泪,在志为怒。足厥阴肝经与足少阳胆经相互络属,从而构成表里关系,与自然界春气相通应。肝的生理特性是体阴而用阳,喜条达而恶抑郁。

(一)生理功能

1. 主藏血　肝具有贮藏血液、调节血量和防止出血的功能。血液生化于脾,藏之于肝。

人体血液生成后,除了输送到全身滋养各脏腑组织器官外,还有一部分流入肝脏贮藏,故肝有"血海"之称。在正常生理情况下,人体各部分的血量是相对恒定的,但随着机体活动量的增减、情绪的变化及气候影响,人体各部分的血量也随之改变。当机体活动剧烈,情绪激动时,肝贮藏的血液向机体外周输布,以供机体活动之所需;当人体处于安静休息状态、情绪稳定时,机体外周的血液需要量相应减少,相对多余的血液就归藏于肝。肝藏血的另一个含义是收摄血液,即肝具有使血液收摄于血脉之中,不使之溢出脉外的作用,即防止出血的功能。肝藏血功能失调引起的出血,称为"肝不藏血"。

2. 主疏泄　肝具有疏通、宣泄、条达、升发的特性,调畅人体全身气机的功能。

气的升降出入运动的协调平衡,称为"气机调畅",是保证人体多种生理功能正常发挥的重要条件。主要表现在以下几个方面。

(1)调畅气机:气机即气的升、降、出、入运动。机体的脏腑、经络、器官等的活动,皆有赖于气的升、降、出、入运动。肝主疏泄有促进气的升、降、出、入运动有序进行的作用。肝的疏泄功能正常,则气的运动通畅,血的运行和津液的输布也随之而畅通无阻,经络通利,脏腑器官的活动正常调和。如果肝失疏泄,则气的升发不足,气机的疏通和发散不力,因而气行郁滞,气机不畅,从而出现胸胁、少腹等胀痛不适,常称作"肝气郁结"。气机郁结,津液代谢障碍还会形成水湿痰饮,从而出现水肿、痰核等症。

(2)调节情志:情志是人对外界刺激所产生的情感变化,情志活动与心主神志密切相关,也受肝疏泄功能的影响。人的情志活动以气血为物质基础。肝主疏泄,调畅气机,影响气血运行,从而起到调节情志的作用。《素问·举痛论》云:"百病生于气也。"只有肝主疏泄功能正常,人体气血调和,情志才会正常。若肝失疏泄,则情志失调,表现为疏泄太过使肝气亢奋,出现急躁、易怒;或疏泄不及,肝气郁结,可见郁郁寡欢,多愁善感。

(3)调节脾胃:脾胃具有消化饮食物,吸收、传输水谷精微,并将糟粕排出体外的功能,这种功能主要通过脾的升清与胃的降浊实现。脾胃气机疏通畅达，脾升胃降之间协调，才能使饮食物的消化运动正常进行，而脾胃升降是全身气机的一个组成部分。肝的疏泄功能正常，全身气机疏通畅达，有助于脾升胃降和二者之间的协调。肝失疏泄，可使脾胃升降失常。脾气不升则腹胀、纳呆、泄泻；胃气不降则嗳气、呃逆、呕吐、脘腹胀痛。肝疏泄功能正常，还可以促进分泌胆汁以助消化。肝气郁结，影响胆汁的分泌和排泄，则胁痛、口苦、纳呆，甚至出现黄疸。

（4）调理生殖：冲为血海，其血量依靠肝的疏泄调节；任脉为阴脉之海，与肝经相通。肝的疏泄直接影响冲任二脉的通利协调。肝的疏泄功能正常，任脉通利，冲脉充盈，月经应时，孕育正常。肝失疏泄，冲任失调，气血不和，则经行不畅，引发痛经、闭经、不孕等。故有"女子以肝为先天"之说法。肝的疏泄对男子的排精也有影响，疏泄正常，精液排泄有度；疏泄失常，排精不畅或紊乱，直接影响生殖功能。

肝主藏血和肝主疏泄功能是相互为用、相辅相成的。肝内贮藏充足的血液，可涵养肝气，维持肝气的冲和条达，以保证疏泄功能的正常发挥；血液藏于肝中，以及肝血输布外周，或下注冲任，形成月经，需要在肝气疏泄作用的调节下完成。

（二）系统联系

1. 肝与胆　两者以经络相互络属，构成表里关系。生理上互相联系，病理上互相影响。肝与胆关系十分密切，生理上肝胆同主疏泄。病理上肝病常影响胆，胆病又影响肝，临床上常肝胆同病，则肝胆同治。

2. 在志为怒　怒为肝所主，属于一种不良的精神情志活动，可使气血上道、阳气升泄。适度之怒有疏展肝气之效，肝气虚则该怒不怒，畏怯弱，失去斗志；大怒则伤肝，导致肝气升过，表现为烦躁易怒，激动亢奋，血随气逆，可发生呕血、咯血，或中风、昏厥。治疗上，平肝乃治疗大法。

3. 在窍为目　目为视觉器官，称为"精明"。目的功能依赖肝血濡养和肝气疏泄。肝血充足、肝气调和，则目的功能得以正常发挥。若肝血不足，则可致两目干涩，视力减退；肝气郁结蒙阻清窍，则两目昏蒙，视物不清。

4. 在液为泪　泪为肝之液，有濡润和保护眼睛的功能。正常情况下，泪液濡养眼窍而不外溢，但有异物侵入时，泪液则大量分泌，起到清洁眼睛、排出异物的作用；病理情况下，泪液分泌异常，如肝血不足，泪液分泌减少，则出现目涩目眩；风火赤眼，肝经湿热，则目肿眵（chi 一声，指眼睛分泌出来的液体凝结而成的淡黄色物质，俗称眼屎）多、迎泪等。

5. 在体合筋，其华在爪　筋附着于骨，聚于关节，具有连接关节、肌肉，主司关节运动的功能。筋的功能由肝所主，与肝的气血及功能盛衰密切相关。肝血充盛，筋得其养，则筋力强健，运动自然并能够耐受疲劳；肝血不足，筋失其养，则易出现筋脉痉挛、肢体麻木、屈伸不利等症状。老年人动作迟缓不便，容易疲劳，正是由于肝血不足、不能养筋。爪，包括指甲和趾甲，为筋之延续，有"爪为筋之余"之说。爪甲依赖肝血和肝气的荣养，爪甲的荣枯可反映肝血、肝气的盛衰及其作用的强弱。肝血充足，则爪甲坚韧，红润光泽；肝血不足，则爪甲软薄，枯而无泽，甚则变形、脆裂。

6. 与春气相通应　五胜应四时，肝与春同属木。春季为阳气始生，生机勃发，而人体肝主疏泄、喜条达，故肝与春气相通应。因此，春季养生，在精神、饮食、起居等方面，都必须顺应春气升发和肝气条达之性。春季气候转暖而风气偏胜，肝气亦应之而旺，肝主疏泄与精神情志活动有关，肝失疏泄则情志异常。精神疾病多发于春天，所以素体肝气偏盛、肝阳偏亢之人易在春季出现眩晕、烦躁、昏厥等，故须因时制宜，未病先防。

（三）生理特性

1. 肝为刚脏，体阴而用阳　肝为藏血之脏，形质阴柔，故肝体属阴；肝主疏泄，主升主动，性喜条达，气常有余，易化火生风，故肝为刚脏、其用为阳。临床上肝病常见肝血、肝阴之不足，肝气易上逆，肝火易上炎，肝阳易上亢，肝风易内动，肝之用阳有赖于肝的阴血敛之、柔之、润之。故临床治疗肝病时，正如《类证治裁》所云：用药不宜刚而宜柔，不宜伐而宜和。

2. 肝气生发，喜条达而恶抑郁　条达是指树木枝条曲直伸展、柔和舒展畅达之象，故肝为风木之脏，肝气升发,喜条达而恶抑郁。肝气宜保持柔和舒畅与升发条达的特性,才能维持正常的生理功能。在正常情况下,肝气升发、柔和、舒畅,既不抑郁也不亢奋,以冲和条达为顺;肝失条达,升发不及则情志抑郁,情志抑郁易伤肝。肝病导致气机郁结、肝气横逆而欺凌他脏,则易变生他病。

二、心为君主之官

心居于胸腔之内,两肺之间,膈膜之上,形如倒垂未开之莲蕊,外有心包护卫。心为神之舍、血之主、脉之宗,在五行属火,为阳中之阳,起着主宰人体生命活动的作用,故《素问·灵兰秘典论》称其为"君主之官"。心主血脉,主藏神;心开窍于舌,其华在面,在志为喜,在液为汗;手少阴心经与手太阳小肠经相互络属构成表里关系,与自然界的夏气相通应。

(一)生理功能

1. 主血脉　心主血脉指心气具有推动和调控血液在脉中运行,流注全身,以营养和滋润全身的功能。全身脏腑组织器官均有赖于血液的濡养,才能发挥正常的生理功能。血即血液,脉即脉管,脉为血之府,是容纳和运行血液的通道,心主血脉包括主血和主脉两个方面。

一是血液能够正常运行,依赖于血液的充盈和脉道的通利。

二是心气推动血液在脉管中运行,输送营养物质于全身脏腑形体官窍以及心脉自身,维持全身各脏腑的生理功能。

心、血、脉三者构成人体血液循环系统,在这个系统中,心起主导作用,故《素问·痿论》曰:心主身之血脉。心气旺盛,心血充盈,脉道通利,血液正常输布全身,则面色红润、脉搏均匀、和缓有力;心气不足,血脉不盈,脉道不利,血液运行障碍,则面色无华,脉搏细弱无力,甚则面唇青紫,心胸憋闷疼痛,脉象涩结代。

2. 主藏神　心藏神又称心主神志,是指心具有主宰人体脏腑、组织、器官的生理活动,以及精神、意识、思维、情志等心理活动的功能。神的含义有广义和狭义之分:广义之神是指整个人体生命活动的外在表现;狭义之神是指精神、意识、思维、情志等,故《素问·灵兰秘典论》曰:心者,君主之官也,神明出焉。

心为神明之脏,主宰人的精神、意识、思维及情志活动。《灵枢·本神》曰:所以任物者谓之心,是说通过人体的感觉器官,心能接受客观外界的信息,产生心理活动,做出反应。心主血脉与心藏神的功能密切相关,血是神的物质基础,神是血的功能体现,心神依赖心血濡养才能正常工作,发挥主神志的功能。心血充盈,则精力充沛、思维敏捷;心血不足,则精神萎靡、反应迟钝、健忘多梦;病邪扰心,则神志昏迷、谵语狂妄。

(二)系统联系

1. 开窍于舌　心的精气盛衰及功能变化可从舌象的变化得以反映,又称"舌为心之苗"。心的功能正常,则舌体红润柔软、活动自如,语言流利,味觉灵敏。如心血不足则舌质淡白,心火上炎则舌红生疮,心血瘀阻则舌质紫暗或有瘀斑、瘀点,心神失常则见舌强语謇、失语。

2. 在体合脉,其华在面　体即五体,脉即血脉。心在体合脉,是指全身的血脉统属于心,由心主司。华即光彩,面部血脉丰富,心的光彩体现在面部。心血充盈则面色红润光泽,心血不足则面色苍白无华,心脉瘀阻则面色青紫,心火亢盛则面色红赤。

3. 在志为喜　志即情志,喜即喜悦的情绪。心在志为喜,是指心的生理功能与喜志有关。喜是人们对客观外界所做出的一种良性情志反应,故喜为心之志。心血充盈则喜形于色,心血不足则精神涣散,心火扰神则谵妄昏迷。

4. 在液为汗　心在液为汗,是指心血是汗液化生之源,汗液的生成、排泄与心血、心神的关系密切。心主血脉,故有"汗血同源"之说。汗出过多,津伤血耗,心液损伤,常出现心悸、气短、神疲乏力,甚则大汗亡阳,阴阳离决。

5. 心合小肠　心与小肠以经络相互络属,构成表里关系,生理上互相联系,病理上互相影响。心有热可下移小肠,小肠有火亦可上攻于心,可见心烦失眠、口舌生疮、小便短赤、疼痛不利等。

6. 与夏气相通应　肝、心、脾、肺、肾五脏应春、夏、长夏、秋、冬五季,心与夏气相通应,自然界夏季以炎热为主,心为火脏而阳气最盛,故夏季与心相应。一般来说,心脏病证特别是心阳虚衰的患者的病情在夏季比较容易缓解。从养生和治疗角度来看,夏季是疗养心脏疾病的较好时间段。

（三）生理特性

1. 心为阳脏　心在五行属火,为阳中之阳,故为阳脏,又称"火脏"。火性光明,心的阳气能够兴奋精神,鼓舞人的精神、情志活动,使人神采奕奕,思维敏捷。心的阳气能推动血液运行,维持人体的生命活动,使之生机不息,故喻心为人身之"日"。心脏阳热,除了维持本身的生理功能外,还对全身具有温养作用。

2. 心火主降　以脏腑气机升降的特点而言,在上者宜降,在下者宜升。以脏腑关系而言,心居于上,心火须下降于肾,以资温肾,使肾水不寒。如果心阳虚衰,不能下降温肾水,可以导致水寒不化;如果心火不降反升,则可引起心火上炎,出现心火亢盛病证。

3. 心为五脏六腑之大主　五脏为人体生命活动的中心,心主神志和主血脉,脏腑功能活动依赖于心的统领和调节。心的生理功能正常,则神志安定,血脉流畅;反之,心的生理功能紊乱,则心神不安,血脉不畅,脏腑失调,即所谓"心动则五脏六腑皆摇"。

三、脾为后天之本

脾位于腹腔,横膈之下,与胃相邻。脾主运化、主统血。脾在志为思,在窍为口,其华在唇,在液为涎,在体合肉,主四肢。足太阴脾经与足阳明胃经相互络属,从而构成表里关系。脾与自然界的长夏之气相通应。

（一）生理功能

1. 主运化　脾主运化是指脾具有把饮食物转化为水谷精微（谷精）和津液（水精）,并将其吸收、输送到全身各脏腑的生理功能。脾主运化,包括运化水谷和运化水液两个方面。

（1）运化水谷:脾具有将水谷转化为水谷精微,并输送至全身的功能。食物的消化虽然是在胃和小肠中进行的,但需要脾的推动和激发,食物才能被消化和吸收。脾主运化,实际上是促进了食物的消化和吸收,促使精微物质转运输布和将水谷精微转化为气血。如《素问·经脉别论》云:食气入胃,散精于肝……浊气归心,淫精于脉……饮入于胃,游溢精气,上输于脾,脾气散精,上归于肺。指出食物中之精微物质,全赖于脾的运化功能方能布散于全身。脾运化功能强健,称为"脾气健运",为化生精、气、血等提供充足的原料;脾的运化功能减退,称为"脾失健运",影响食物的消化及精微物质的吸收、转输布散,出现食欲缺乏、腹胀、便溏、倦怠、消瘦等精、气、血生化不足的病变。

（2）运化水液:脾具有促进水液吸收、转输和布散的功能。摄入人体的水液,经脾的运化转输,化生津液,通过心肺而布散到全身,发挥滋养作用。代谢之后的水液及废物,经脾转输到肺肾,经肺肾之气化作用,化为汗液和尿液排出体外,以维持人体水液代谢的协调平衡。脾运化水液功能正常,能防止水湿、痰饮等病理产物的出现。若脾失健运,可出现痰多、水肿等症,如《素问·至真要大论》云"诸湿肿满,皆属于脾"。

2. 主升清　脾气以上升为主,以升为健的气机运动特点,包括脾主升清和脾气升举内脏两个方面。

（1）脾主升清:脾将胃肠吸收的水谷精微上输于心、肺、头面部,通过心、肺的作用化生气血,以营养濡润全身。"清"是指水谷精微等营养物质。脾气升清与胃气降浊相对,两者相互为用,相反相成。脾胃之气升降协调,共同完成饮食水谷的消化和水谷精微的吸收、转输。若脾气虚衰,或为湿浊所困,脾升不足,则水谷精微输布失常,气血的化生和输布障碍,脏腑、经络、形体等失养,出现各种代谢失常的病变;或脾气虚弱不能升清,浊气亦不得下降,则上不得精微滋养而头目眩晕、精神疲惫,中有浊气停滞而腹胀满闷,下有精微下流而便溏、泄泻。

（2）脾气升举内脏：脾气上升能维持内脏位置的相对恒定，是防止内脏下垂的重要保证，如脾气虚弱，无力升举，反而下陷，则可导致胃下垂、肾下垂、子宫脱垂等内脏下垂，临床治疗常用补中益气汤健脾升陷。

3. 主统血　脾气有统摄血液在脉管中运行而不溢出脉外的功能。脾气统摄血液实际是气的固摄作用的体现。脾气健旺则气血充盈，气旺则能摄血，血液在脉管中正常运行而不溢出脉外，如脾气虚弱，固摄功能减退，脾不统血则血溢脉外，出现崩漏、便血、尿血、皮下出血等。

（二）系统联系

1. 在志为思　思即思虑、思考。脾在志为思是指脾的生理功能与思志相关。脾气健运，气血旺盛，表现为多思善思、深思远虑；思虑过度，则会影响脾胃的功能，脾不能升清，胃不能降浊，导致脾胃之气郁滞，出现食欲减退、纳少、腹胀、倦怠乏力。

2. 开窍于口，其华在唇　脾开窍于口是指人的食欲口味与脾的运化功能密切相关；其华在唇是指口唇能够反映脾气的盛衰。脾气通于口，脾气健运，食欲旺盛，食而知味，口唇红润光泽；脾失健运，可表现为食欲减退、口淡乏味或口甜腻、口唇淡白无华。

3. 在液为涎　涎为脾之液。涎为口中津液较为清稀的部分，乃脾所化生，具有润泽口腔、保护黏膜及帮助消化的作用。脾胃不和，则涎的分泌增加或减少，影响口腔的滋润清洁，甚至影响食欲和脾胃的消化功能。

4. 在体合肉，主四肢　肉即肌肉。脾在体合肉是指肌肉壮实与否，与脾的功能是否发挥、脾主运化关系密切。全身肌肉都需要脾胃所运化的水谷精微来滋养，才能壮实丰满。脾主四肢，是指四肢的运动依赖脾所运化的水谷精微来充养，才能强劲有力。若脾胃出现功能障碍，可导致肌肉瘦削痿软、四肢倦怠无力，甚至痿废不用，故有"治痿独取阳明"之说。

5. 脾合胃　脾与胃以经络相互络属，构成表里关系。脾主运化，胃主受纳；脾主升清，胃主降浊；脾恶湿喜燥，胃喜润恶燥。脾与胃纳运协调、升降相因、燥湿相济，可共同完成饮食物的消化吸收，故称胃为后天之本、气血生化之源。

6. 与长夏之气相通应　五脏应四时，脾与长夏同属土。长夏之季，气候炎热，雨水偏多，湿为热蒸，酝酿生化。而脾主运化，化生气血津液，故脾与长夏相通应。长夏之湿热主生化，而湿之太过，则可困脾，故夏秋之交，脾易为湿所伤，湿热交相为病，可导致身热不扬、肢体困重、纳呆、腹胀、泄泻等症。

（三）生理特性

脾为"太阴湿土之脏"，能运化水湿。脾喜燥恶湿，是因为脾气升运需要在干燥而不被水湿所困的环境下才能正常发挥，如脾气虚弱，运化水液功能受到障碍，则水湿内生，即所谓"脾生湿"；水湿困遏脾气，导致脾气不升、脾阳不振，即所谓"湿困脾"；外湿亦会导致"湿困脾"。所谓脾喜燥而恶湿，是指内湿和外湿均易困遏脾气，使脾失健运，脾气不升，影响正常的功能发挥，故脾需要干燥、清爽的环境。脾的治疗用药，常慎用滋腻助湿之品，多以芳香燥湿之药健脾化湿。

四、肺为相傅之官

肺位于胸腔，左、右各一，如华盖般居于诸脏之上，与气道、喉、鼻相连。肺主气，司呼吸；主宣发与肃降；主通调水道；朝百脉，主治节；肺在志为忧，在窍为鼻，在液为涕，在体合皮，其华在毛；手太阴肺经与手阳明大肠经相互络属，从而构成表里关系；肺与自然界的秋气相通应。

（一）生理功能

1. 主气，司呼吸　一身之气均由肺所主持，包括主呼吸之气和主一身之气。

（1）主呼吸之气：肺是体内外气体交换的场所，通过肺的呼吸运动，人体不断呼浊吸清，吐故纳新，实现人体与外界环境之间的气体交换，以维持人体的生命活动。肺的呼吸功能正常，则气道通畅，呼吸调匀。如病邪犯肺，影响呼吸，则会出现胸闷、咳嗽、喘促、呼吸不利等。

（2）主一身之气：肺主司一身之气的生成和运行功能。

一是气的生成，肺通过呼吸作用，参与人体之气的生成，尤其是宗气的生成。宗气由肺吸入的自然界清气与脾胃运化而来的水谷精气结合而成。宗气助肺以司呼吸，助心以行气血，贯穿全身。由于人体的多种功能都与宗气有关，而宗气的生成又依赖肺的呼吸功能，所以说肺主一身之气，《素问》曰"诸气者，皆属于肺"。

二是气的运行，即气机的调节，气机指气的升、降、出、入运动。肺有节律地一呼一吸，带动全身之气的升、降、出、入运动，对全身气机起着重要的调节作用。若肺主一身之气的功能失常，将会导致气的不足和气的运行失调，可出现声低气怯、咳喘无力、自汗气短、心胸憋闷。

2. 主宣发与肃降 肺气向上、向外宣发与向下、向内肃降的相反相成运动。

（1）肺主宣发主要表现在以下三个方面。

一是呼出体内代谢后的浊气。体内的浊气主要靠肺的宣发作用通过呼吸道排出体外。

二是将脾转输至肺的水谷精微和津液上输头面诸窍，外达皮毛肌腠。

三是宣发卫气于体表，并将津液化为汗液排出体外。如肺失宣发，则可出现呼吸不畅，胸闷喘咳，以及卫气被遏、腠理闭塞之鼻塞、恶寒、无汗等症状。

（2）肺主肃降主要表现在以下三个方面。

一是吸入清气。通过肺的肃降作用，人体可将自然界的清气吸入体内并向下布散，与宣发作用相反相成完成体内外气体的交换。

二是向下布散水谷精微和津液。通过肺的肃降，人体将水谷精微和津液向下布散，滋养脏腑并将废水下输膀胱排出体外，肃降作用还可帮助大肠传导糟粕。

三是肃清呼吸道。通过肺的肃降，人体可肃清呼吸道的异物（如痰浊），使气道洁净，呼吸通畅。如肺失肃降，则可出现呼吸短促、喘咳等症。

3. 肺主通调水道 肺的宣发与肃降对人体水液代谢具有疏通和调节的作用，主要表现为以下三个方面。

一是通过肺的宣发，津液输布于体表皮毛肌腠，发挥其滋养的作用。同时也将卫气布散于皮毛，在卫气司开合的功能调节下，部分水液以汗的形式排出体外。此外呼气也会带走部分水液。

二是通过肺的肃降，水液向下输布，大部分水液经肾的气化作用形成尿液，储存于膀胱，排出体外。

三是肺与大肠相表里，通过肺气肃降，推动大肠排便带走一部分水液。

肺位于人体上部。肺气宣发、肃降推动和调节水液代谢，故有"肺主行水""肺为水之上源"之说。如肺失宣发肃降，水道失于通调，可出现尿少、面目水肿、周身水肿等症。

4. 朝百脉、主治节 肺朝百脉，是指全身的血液通过百脉会聚于肺，通过肺的呼吸作用，进行气体交换，然后将富有清气的血液输布至全身。肺具有辅助心脏运行血液的功能。心主血脉，全身的血和脉统属于心。心的搏动是血液运行的动力，血液的运行又依赖气的推动。肺主一身之气，贯通百脉，调节全身气机，气行则血行，故肺能协助心主持血液运行。肺气充足，可助心行血。如肺气虚衰，会影响心主血脉的生理功能，而导致血行障碍，出现胸闷、心悸、短气喘息、唇舌青紫等。

肺主治节，是指肺辅助心，对全身之气血津液的治理、调节作用。《素问·灵兰秘典论》曰："肺者，相傅之官，治节出焉。"肺主治节的作用，主要体现在以下四个方面。

一是肺司呼吸，调节呼吸功能。

二是肺主一身之气，调节全身气机。

三是肺助心行血，促进血液运行。

四是肺主通调水道，调节人体水液的输布和排泄。

（二）系统联系

1. 在志为忧（悲） 悲忧皆为人体正常的情绪变化或情感反应，一般不会致病。只有在过度的悲哀和忧伤时，才会成为致病因素。悲忧过度对人体的影响主要是易于伤肺，消耗肺气，出现气短懒言等肺气不足之症。反之，承受不良刺激的能力下降，容易产生悲观情绪。

2. 在窍为鼻 鼻为肺之窍，喉为肺之门户。鼻和喉为呼吸道的重要组成部分，肺通过鼻与外界相通。鼻的生理功能是通气和嗅觉功能，依赖于肺气的作用。喉的生理功能是通气和发音功能，同样依赖于肺气才能完成。肺气失宣，可见鼻塞、打喷嚏、喉痒、音哑等症。

3. 在液为涕 涕为肺之液。肺宣发津液至鼻腔泌出为涕，有润泽鼻腔的作用，正常情况下滋润鼻腔而不外流。肺气和则鼻腔通畅、湿润适中。如肺寒则鼻流清涕，肺热则鼻流浊涕，肺燥则鼻干燥。

4. 在体合皮，其华在毛 合称肺主皮毛。皮毛包括皮肤、毫毛、汗腺等组织，是一身之表，具有抵御或防御外邪、调节津液代谢与体温，以及辅助呼吸的作用。

肺气宣发，将卫气和水谷津液外输于皮毛，以温养和润泽皮毛，防御外邪。皮毛宣散肺气，以调节呼吸。皮毛受邪，可内舍于肺。故肺与皮毛关系密切，治疗外感表证时，解表也常与宣肺并用。

肺功能正常，皮毛得养，皮肤致密，毫毛光泽，汗孔开合正常，抵御外邪的能力强。肺功能异常，皮毛失养，可出现皮肤枯燥、腠理不密、常自汗、易感外邪等病理表现。皮毛受邪，容易内传到肺，出现恶寒、无汗、咳喘等症状。

5. 肺合大肠 肺与大肠以经络相互络属，构成表里关系，生理上互相联系，病理上互相影响。肺热可下移大肠，见咳嗽痰黄、腹胀便秘等。大肠不通，还能影响肺气的宣发和肃降。

6. 与秋气相通应 五脏应四时，肺与秋同属金。时令至秋，草木凋零，而人体肺脏主清肃下行，故与秋气相应。肺与秋气相通，故肺金之气应秋而旺，肺制约和收敛功能强盛。治疗肺病时，秋季不宜过分发散，应顺其敛降之性。秋季常见肺燥之证，出现干咳无痰、口鼻干燥、皮肤干裂，治疗应注意养阴润肺。

（三）生理特性

1. 肺为华盖 肺位于胸腔，居上焦，覆盖五脏六腑，宣发卫气于体表，具有保护诸脏、抵御外邪的作用。肺为华盖，是对肺在五脏中的位置最高，且具有保护五脏、抵御外邪侵犯功能的高度概括。

2. 肺为娇脏 娇脏即娇嫩之脏。肺叶娇嫩，不耐寒热，外合皮毛，开窍于鼻，与天气直接相通。六淫之外邪入侵，易犯肺而致病。他脏之寒热病变，亦常累及肺，因其不耐寒热，易于受邪，故称为娇脏。

五、肾为先天之本

肾位于腰部，脊柱两侧，左右各一，故有"腰为肾之府"之说。

肾主藏精，主水，主纳气。肾在志为恐，在窍为耳及二阴，在液为唾、在体合骨，生髓、通脑，其华在发。足少阴肾经与足太阳膀胱经相互络属而构成表里关系。肾与自然界冬气相通应。

（一）生理功能

1. 主藏精 肾贮藏精气以主司人体的生长发育和生殖的生理功能。

精，有广义和狭义之分：广义之精，是构成人体和维持人体生长发育、生殖和脏腑功能活动的有形精微物质的统称，包括禀受于父母的先天之精和后天获得的水谷之精；狭义之精，是禀受于父母而贮藏于肾的具有生殖繁衍作用的精微物质，又称生殖之精。

肾所藏的精即为肾精。精能化气，所化之气为肾气。肾精和肾气的关系是密不可分的，实质上源于同一物质，常统称为肾中精气。人的生长发育和生殖能力，主要是肾中精气在起决定性的作用。从幼年开始，由于肾中精气逐渐充盛，所以有"齿更发长"的变化。青春期，肾中精气进一步充盛，产生一种促使性功能成熟的物质，称为"天癸"。

带你了解中医学中神秘的"天癸"

中医学的所谓"天癸",是指肾中精气充盈到一定程度而产生的一种精微物质,具有促进人体生殖器官发育成熟和维持人体生殖功能的重要作用。由于天癸的产生,男子开始排泄精液,女子有了月经来潮,出现第二性征,逐渐具备生殖能力。进入中年后,肾中精气渐弱,"天癸"变少,性功能和生殖能力开始减退,形体不再壮实。进入老年,"天癸"耗竭,性功能逐渐丧失,形体逐渐衰老。

《素问·上古天真论》记载:女子七岁,肾气盛,齿更发长;二七而天癸至,任脉通,太冲脉盛,月事以时下,故有子;三七,肾气平均,故真牙生而长极;四七,筋骨坚,发长极,身体盛壮;五七,阳明脉衰,面始焦、发始堕;六七,三阳脉衰于上,面皆焦,发始白;七七,任脉虚,太冲脉衰少,天癸竭,地道不通,故形坏而无子也。丈夫八岁,肾气实,发长齿更;二八,肾气盛,天癸至,精气溢泻,阴阳和,故能有子;三八,肾气平均,筋骨劲强,故真牙生而长极;四八,筋骨隆盛,肌肉满壮;五八,肾气衰,发堕齿槁;六八,阳气衰竭于上,面焦,发鬓颁白;七八,肝气衰,筋不能动,天癸竭,精少,肾脏衰,形体皆极;八八,则齿发去。

由此可见,人整个生命活动的生、长、壮、老、已的过程,都与肾中精气密切相关。在病理变化中,凡生长发育迟缓、生殖功能低下以及未老先衰都与肾中精气虚衰有关。

肾精化气,称为肾气,肾气可以化生肾阴和肾阳。肾阴,又称真阴、真水、元阴,对全身脏腑组织起着滋润濡养的作用,肾阴是人体一身阴精的根本;肾阳,又称真阳、真火、元阳,对全身脏腑组织起着推动温煦的作用,肾阳是人体一身阳气的根本。肾阴和肾阳相互依存,相互制约,平衡协调,共同维持人体的正常生理活动。肾中的阴阳,犹如水火一样内寄于肾,故肾有"水火之脏"和"水火之宅"之称,还有"五脏之阴气,非此不能滋;五脏之阳气,非此不能发"的说法。当肾阴肾阳的平衡失调时,则会出现肾阴虚、肾阳虚或肾阴阳两虚的病理变化。其他脏腑阴阳失调,病程日久,也会累及肾,损耗肾中精气,导致肾之阴阳失调,故有"久病及肾"之说。

2. 主水 肾气具有主持和调节全身津液代谢的功能,故《素问·逆调论》曰"肾者水脏,主津液"。

人体的津液代谢,需要通过肺、脾、肾及三焦、膀胱等脏腑的协作才能完成。津液的代谢是通过脾的运化和转输、肺的宣发和肃降、肾的蒸腾气化以及膀胱的储存排泄作用,以三焦为通道来协同完成的。津液代谢最终以汗液、尿液等形式排出体外。肾主水的生理功能主要体现在以下两个方面。

一是肾的气化作用促进全身津液代谢。肺、脾、肾及三焦等对水液的气化作用,均依赖于肾的气化推动。

二是肾气升清降浊,司膀胱开合。水液在肺的肃降作用下下达于肾,经过肾的气化作用而升清降浊,其清者上输于肺,重新参与水液代谢。其浊者下注于膀胱,化为尿液,在肾气的调控下排出体外。

若肾中精气失调,水液代谢就会出现异常,若肾阳不足,肾的蒸腾气化失常,膀胱气化不利,则出现小便不利、水肿;肾精亏虚,封藏不足,膀胱失约,则出现尿频、遗尿、尿失禁。

3. 主纳气 肾具有摄纳肺吸入自然界之清气,保持肺吸气的深度,防止呼吸表浅的功能。人体的呼吸虽然由肺所主,但必须依赖肾的纳气作用。肺吸入之气,由肾气摄纳,才能保持呼吸运动的平稳和深沉,以防止呼吸表浅。正常呼吸运动,是肺肾两脏互相协调作用的结果,《类证治裁》有"肺为气之主,肾为气之根"之说。肾气充足,摄纳正常,肺的气道通畅,则呼吸调匀;若肾气不足,摄纳无权,则出现呼吸表浅、呼多吸少、动则气喘等,称为"肾不纳气"。

（二）系统联系

1. 在志为恐（惊） 恐是一种恐惧、害怕的情志活动,与肾的关系密切。惊与恐相似,皆与肾相关,但恐自内生而自知,惊自外来而不自知。惊恐均会伤肾,主要是影响气机,如《素问·举痛论》曰:"恐则气下……惊则气乱。"惊恐导致气机紊乱失调,肾气下沉,封藏不固,临床表现为二便失禁,或遗精早泄,故中医学认为"肾在志为恐"。

2. 在窍为耳及二阴 耳为听觉器官,耳的听觉灵敏与否,与肾中精气盛衰密切相关。如肾中精气虚衰,则髓海失养,出现听力减退、耳鸣甚至耳聋。中医诊断疾病时常以听力强弱作为判断肾中精气盛衰的标志,故有"肾开窍于耳"之说。

二阴,指前阴（尿道和外生殖器）与后阴（肛门）。前阴主排尿和生殖,后阴主排泄粪便。肾精肾气不足,不仅会导致小便、大便排泄异常,还会影响生殖功能,男子出现阳痿、早泄、少精、滑精、遗精及不育,女子则出现梦交、月经不调及不孕等。

3. 在液为唾 唾为口津,有润泽口腔、滋润食物及滋养肾精的作用。唾由肾精所化,经肾气的推动沿足少阴肾经,从肾上行直至舌下分泌而出。如咽而不吐,则能回滋肾精;如多唾久唾,则会耗伤肾精。故"吞唾"成为古代养生方法之一。

4. 在体合骨,生髓充脑 肾藏精,精生髓,髓有骨髓、脊髓与脑髓之分。肾精的盛衰,不但能影响骨骼的发育,还能影响脊髓、脑髓的充盈。故《灵枢·海论》曰:"脑为髓之海。"髓居骨中,滋养骨骼,齿与骨同出一源,由肾精充养,故称"齿为骨之余",因而骨骼的生长发育、牙齿的坚固与否均与肾精密切相关。肾精充足,髓海得养,则精力充沛、思维敏捷、记忆力强、耳聪目明;如肾精不足,髓海空虚,则神疲倦怠、反应迟钝、记忆力减退、耳鸣目眩、腰膝酸软。

5. 其华在发 发即头发。发的生长赖精血以养,故称"发为血之余"。发之色泽荣枯可反映肾脏功能。肾藏精,精生髓,髓化血,精血旺盛,则毛发粗壮、浓密而润泽。青壮年肾精旺盛,发长而润泽;老年人肾精衰少,发白而脱落,均为生理现象。临床治疗未老先衰、早脱早白等,多从肾论治。

6. 肾合膀胱 肾与膀胱以经络相互络属,构成表里关系。生理上相互联系,病理上相互影响。膀胱的气化,依赖肾的气化;肾的气化功能正常,膀胱才能正常储尿排尿;若肾的气化失常,势必影响膀胱的功能,出现排尿异常。

7. 与冬气相通应 五脏应四时,肾与冬同属水。冬季气候最为寒冷,自然界物类则静谧闭藏以度冬时。人体中的肾为水脏,以封藏为特性,故肾与冬气相通应。冬季养生、作息、饮食,必须顺应冬季以利阳气潜藏,阴精积蓄;冬季气候寒冷,若素体阳虚,或久病阳虚,多在阴盛之冬季发病,故应注意避寒,注意养护。

（三）生理特性

1. 肾主封藏 《素问·六节藏象论》云:"肾者,主蛰,封藏之本,精之处也。"精藏于肾,气纳于肾,妇女月经来潮,孕育胎儿,二便排泄,均为肾主封藏的体现。肾精肾气越满,则人体的生机越旺盛,因此肾脏只宜封藏不宜耗泄,故有宋代医学家钱乙提出"肾无实证,无可泻"。如肾的封藏失职,则出现遗精遗尿、大便滑脱不禁,女子带下不止、崩漏、滑胎等。

2. 肾为水火之宅 肾寓真阴真阳,为一身阴阳之根本,是五脏六腑阴阳的发源地。肾中阴阳亏损可累及五脏,五脏所伤亦"穷必及肾"。所以临床治疗阴阳虚弱时,常以"壮水之主,以制阳光;益火之源,以消阴翳"的方法,以补真阴和真阳。

中医学所说的"命门"究竟是什么?

命门,即性命之门,是指生命的关键和根本。命门一词,始见于《灵枢·根结》所载"太阳根于至阴,结于命门。命门者,目也"。此处命门指的是眼睛。《难经·三十九难》曰:肾有两脏也,其左为肾,右为命门。命门是先天之气蕴藏之所在,人体生化的来源,生命的根本。

关于命门的部位,有右肾为命门说、两肾总号为命门说、两肾之间为命门说、命门为肾间动气说等。关于命门的生理功能,主要有以下几种说法:命门为原气之所系,是生命的原动力;命门藏精舍神,与生殖密切相关;命门为人体阳气的根本;命门为水火之宅等。概括起来,命门是强调肾阴肾阳重要性的一种称谓,一般认为命门之火就是指肾阳,命门之水就是指肾阴,肾阳是一身阳气的根本,肾阴是一身阴精的根本。故命门与肾同为脏腑之本、阴阳之根、水火之宅。

古代医家之所以提出"命门",主要是为了强调肾中阴阳在生命活动中的重要性。

任务二　认识泻而不藏的六腑

六腑包括胆、胃、小肠、大肠、膀胱、三焦。六腑的共同生理功能是"传化物",其生理特点是"泻而不藏""实而不能满",故有"六腑以通为用,以降为顺"之说。

一、胆为中精之府

胆,居六腑之首,又为奇恒之腑。胆位于右胁部,附于肝之短叶间。胆汁为一种清净、味苦的黄绿色液体,有助消化的作用,故有"中精之腑""清净之腑"和"中清之腑"之称。足少阳胆经和足厥阴肝经相互络属,构成表里关系。胆的主要生理功能是储存、排泄胆汁和主决断。

1. 储存和排泄胆汁　胆汁又称"精汁""清汁",来源于肝,由肝之余气所化生,储存在胆;在肝气疏泄作用下排泄至肠中,起到促进饮食物消化的作用。肝疏泄功能正常,胆汁排泄通畅,则食物消化正常。如肝失疏泄,胆汁上逆可出现口苦、呕吐苦水;如湿热蕴结肝胆,致胆汁外溢,浸渍肌肤,则可见黄疸;如胆汁分泌排泄受阻,影响脾胃运化,则可出现厌食油腻、腹胀、腹泻等。

2. 主决断　胆主决断,指胆在精神意识活动过程中,发挥判断事物、做出决定的作用。故《素问·灵兰秘典论》曰:胆者,中正之官,决断出焉。胆气盛,则遇事不惊、行事果敢;如胆气虚弱,在受到精神刺激等不良影响时,容易导致疾病,表现为胆怯易惊、善恐、失眠、多梦等。

二、泌别清浊的小肠

小肠位于腹中,上接幽门与胃相通,下接阑门与大肠相连。手太阳小肠经和手少阴心经相互络属,构成表里关系。小肠的主要生理功能是受盛化物和泌别清浊。

1. 受盛化物　受盛,接受盛放之意;化物,即消化食物。小肠的受盛化物功能主要表现在以下两个方面。

一是指小肠盛受了由胃腑下移而来的初步消化的饮食物,起容器作用。

二是指经胃初步消化的饮食物,在小肠内停留一定的时间,小肠对其进一步消化和吸收,将水谷化为可以被机体利用的营养物质,精微由此而出,糟粕由此下输至大肠。

小肠受盛失常,传化停止,则气机失调,表现为腹部疼痛等;若小肠化物功能失常,容易导致消化吸收障碍,表现为腹胀、腹泻、便溏等。

2. 泌别清浊　清,是指水谷精微;浊,是指代谢产物。泌别清浊,指小肠在受盛化物的同时进行分清别浊。小肠的泌别清浊功能与二便生成有关。若小肠泌别清浊功能正常,则水液和糟粕各行其道,二便正常。若小肠清浊不分,可出现小便短少、便溏、泄泻等症。临床治疗泄泻时,常用清代医学家吴瑭《温病条辨》所谓"利小便所以实大便"的方法,正是缘于此。因小肠与人体水液代谢有关,故有"小肠主液"之说。

三、胃乃水谷之海

胃,又称胃脘,位于腹腔上部,上连食管,下通小肠。足阳明胃经与足太阴脾经相互络属,构成表里关系。胃主受纳、腐熟水谷,主通降,以降为和。

1. 主受纳,腐熟水谷 受纳指接受、容纳。腐熟指饮食物经过胃的初步消化,形成食糜的过程。胃主受纳、腐熟水谷是指胃具有接受、容纳饮食物,并对其进行初步消化形成食糜的作用,故胃又称为"太仓""水谷之海"。胃气旺盛,气血生化有源,脏腑功能活动正常。胃气虚衰,影响胃的受纳功能,可见纳呆、厌食、胃脘胀闷等症状;如影响胃的腐熟功能,会出现胃脘疼痛、嗳腐吞酸等症状。

2. 主通降,以降为和 胃主通降,是指胃气宜保持通畅、下降的运动趋势。饮食物入胃,经胃的腐熟下行入小肠,再经过小肠的分清泌浊,其浊者下移于大肠,形成粪便排出体外。如胃失和降,胃气上逆,可出现纳呆厌食、胃脘胀痛、大便秘结等胃失和降的表现,或出现恶心、呕吐、呃逆、嗳气等胃气上逆的表现。

四、传化糟粕的大肠

大肠位于腹腔,上连小肠,下接肛门。手阳明大肠经与手太阴肺经相互络属,构成表里关系。大肠的主要生理功能是传化糟粕和主津。

1. 传化糟粕 大肠接受经过小肠下输的食物残渣,向下传导,同时吸收多余的水液,形成粪便,经肛门排出体外,故有"传导之官"之称。大肠的传化功能失常,可出现大便秘结或泄泻,如湿热蕴结大肠,大肠气滞,则会导致腹痛、下痢脓血、里急后重等。

2. 主津 大肠在传导由小肠下输的饮食残渣过程中,将其中多余的水分吸收,故有"大肠主津"之说。如大肠虚寒,无力吸收水分,则可出现肠鸣、腹痛、泄泻;大肠有热,消烁水分,肠道失润,则大便秘结不通。

五、开合有度的膀胱

膀胱位于小腹,上有输尿管与肾脏相通,下有尿道与前阴相连。足太阳膀胱经和足少阴肾经相互络属,构成表里关系。膀胱的主要生理功能是储存尿液和排泄尿液。

1. 储存尿液 在津液的代谢过程中,水液通过肺、脾、肾三脏的作用布散全身,发挥濡润机体的作用。其被人体利用之后,下归于肾。经肾的气化作用,升清降浊,清者回流体内,浊者下输至膀胱,变成尿液。

2. 排泄尿液 尿液储存于膀胱,达到一定容量时,通过肾的气化作用使膀胱开合适度,尿液及时排出体外。所以《素问·灵兰秘典论》有"膀胱者,州都之官,津液藏焉,气化则能出矣"的说法。膀胱的储尿功能有赖于肾气的固摄,如肾气化失司,则膀胱开合失约,可见遗尿,甚至小便失禁。

六、三焦为决渎之官

三焦是上焦、中焦和下焦的合称,为涵盖胸腹腔的一个大腑,在人体五脏六腑中,唯三焦最大,可包容其他脏腑,无脏与之相匹配,又称为"孤府"。明代医学家张介宾所著《类经》曰:然于十二脏之中,惟三焦独大,诸脏无与匹者,故名曰是孤之府也……盖即脏腑之外,躯体之内,包罗诸脏,一腔之大府也。因为三焦的形态概念尚未明确,目前大多数医家认为三焦并不是一个单独的实质器官,而是脏腑之外、躯体之内的整个体腔,划分为上焦、中焦和下焦三个部分。

从部位来说,膈以上为上焦,包括心、肺;膈以下至脐为中焦,包括脾、胃;脐以下为下焦,包括肝、肾、大肠、小肠、膀胱等。

三焦的主要生理功能是通行元气和运行水道。

1. 通行元气 元气是人体最根本的气,根源于肾,为生命活动的原动力。元气通过三焦而输送到五脏六腑,充沛于全身,以激发、推动各个脏腑组织的功能活动。故有三焦是元气运行的通道之说。三焦既是气的升降出入通道,又是气化的场所,因而三焦有统管全身气机和气化的作用。

2. 运行水道 三焦具有疏通水道、运行水液的功能。全身水液代谢主要由肺、脾、肾等脏共同参与完成,人体水液的代谢以三焦为通道。若三焦水道不利,脾、肺、肾等脏调节水液的功能失调,从而引起水液的消化、吸收、输布与排泄功能障碍,则出现痰饮、水肿等。

三焦的功能实际上是脏腑气化功能的综合,三焦的气化活动各有特点,即上焦如雾,主宣发敷布;中焦如沤,主腐熟水谷;下焦如渎,主排泄糟粕和尿液。

任务三　认识似脏非脏、似腑非腑的奇恒之腑

奇恒之腑,包括脑、髓、骨、脉、胆、女子胞。奇恒之腑的形态,多为中空,类似于腑;功能似脏,藏精气而不泻。既区别于脏,又不同于腑,故将其称为"奇恒之腑"。此处重点讲述脑和女子胞。

一、脑

脑位于颅腔之内,与脊髓相通,由髓汇集而成。"脑为髓之海"。脑的主要生理功能有以下两个方面。

1. 主宰生命及精神活动 脑为"元神之府",是生命的枢机,是产生认识、情感、意志和行为的器官,主宰人体的生命活动。脑主宰生命及精神活动正常,表现为精神饱满、意识清楚、思维敏捷、语言清晰、情志正常;反之,则会出现精神萎靡、反应迟钝、记忆力下降等症状。

2. 主感觉运动 人的视、听、言、动等,皆与脑有密切关系。脑主感觉运动功能正常,则视物清晰、听力聪颖、嗅觉灵敏、感觉正常、运动如常;如脑主感觉运动功能失常,则出现视物不明、听觉失聪、嗅觉不灵、感觉迟钝、运动乏力等;若髓海不足,则可出现头晕、耳鸣、目眩等,严重的可见痴呆。

二、女子胞

女子胞又称胞宫、子宫,位于小腹,是女子发生月经和孕育胎儿的器官。有主持月经和孕育胎儿的作用。

1. 主持月经 女子胞是女性生殖功能发育成熟后产生月经的主要器官,与天癸、冲任二脉以及心、肝、脾等脏关系密切。女性青春期,天癸至,任脉通,太冲脉盛,子宫发育完全,月经按期来潮,并具有生殖能力。月经的产生,是脏腑气血作用于女子胞的结果。女子胞的功能正常与否直接影响月经的来潮,所以女子胞有主持月经的作用。

2. 孕育胎儿 女子胞是女性孕产器官。女性生殖功能发育成熟,月经正常来潮后,女子胞就具备了养育胎儿和生殖的能力。受孕以后,胎儿在女子胞中发育,女子胞聚血养胎,是保护胎儿和孕育胎儿的主要器官。

任务四　五脏六腑一家亲

人体以五脏为中心,以精、气、血、津液为物质基础,通过经络将脏与脏、脏与腑、腑与腑之间紧密联系成了一个有机整体。脏腑之间的紧密关系,除了形态结构上的关系之外,主要表现在生理功能上的相互制约、相互依存、相互协调和相互为用的关系。

一、脏与脏的关系

1. 心与肺 心、肺同居上焦。心主血,肺主气;心主行血,肺主呼吸。心与肺之间的关系,实际上就

是气和血的关系。生理上,肺主宣发肃降,促进心行血的作用,是血液正常运行的必要条件,正常血液运行能使肺呼吸功能正常进行,故有"气为血之帅,血为气之母"之说;病理上,肺失宣肃,可导致血液运行失常、心血瘀阻,可见胸痛、唇舌青紫等;如心气虚或心阳不振,血脉瘀阻时,也会影响肺的宣肃,而出现咳嗽、气喘、胸闷等。

2. 心与脾 心主血而行血,脾生血又统血,所以心与脾的关系主要体现在血液的生成和运行两个方面。脾主运化水谷精微,为气血生化之源。血液在血脉中循行,既有赖于心气的推动,又需脾气的统摄,方能循经运行而不溢出脉外。病理上,如思虑过度则暗耗心血,影响脾的运化功能;若脾气虚弱,气血生化无源,则导致血虚而心无所主,可见心悸、失眠、腹胀、食少、乏力等;若心气不足,行气无力或脾不统血,致血液妄行,可见血行异常等。以上种种,均可形成以心悸、失眠、多梦、腹胀、食少、体倦、面色无华等为主要表现的"心脾两虚证"。

3. 心与肝 心主血,肝藏血;心主神明,肝主疏泄,调畅情志。心与肝的关系主要体现在血液运行与情志活动方面。人体的血液,生化于脾,贮藏于肝,通过心以运行全身。心之行血功能正常,则血运调畅,肝才能有所藏;肝有所藏,通过对血量的调节,心才能有所主。在病理上,若心血虚,可引起肝血虚,肝血虚又可引起心血虚,最终形成心肝血虚,出现心悸、失眠、眩晕、两目干涩、肢体麻木等症。心火可引动肝火,肝火亦可引发心火,最终形成心肝火旺,可见心烦失眠、哭笑无常、面红目赤、急躁易怒等症。人的精神、意识和思维活动,虽由心所主,但与肝的疏泄调畅情志功能密切相关。情志太过而致病,多化火伤阴,故在临床上心肝血虚、心肝火旺常相互影响或并见。

4. 心与肾 心与肾之间的生理关系,主要表现在水火既济、精血互化、精神互用三个方面。心居于上,主火属阳;肾居于下,主水属阴。心火须下降于肾,与肾阳一起温煦肾阴,使肾水不寒;肾水须上济于心,与心阴一起涵养心阳,使心火不亢。这种关系称为"水火既济""心肾相交"。心主血,肾藏精,精血之间相互资生,相互转化。心藏神,肾藏精,精能化气生神,神能驭精役气。人的精神活动,为心所主,与肾也密切相关。若肾阳不足,不能上济于心,引起心火独亢,称为"心肾不交",出现心悸、失眠、多梦、健忘、耳鸣、腰酸等症。

5. 肺与脾 肺与脾之间的生理关系,主要表现为气的生成和水液代谢方面。肺司呼吸,主一身之气;脾主运化,为气血生化之源。肺气有赖于脾运化水谷精微以充养,脾运化的水谷精微则需肺气的宣降布散全身。肺主通调水道,脾主运化水液,两者分工合作,共同维持水液代谢。肺的宣发与肃降通调水道,有助于脾运化水液;脾转输水液于肺,是肺通调水道的前提,也是肺中津液的来源。在病理上,如脾气不足,则肺失滋养;肺气不足,也会影响脾,导致脾肺两虚,可出现纳呆、腹胀、大便溏、咳嗽气喘、易于感冒。另外,脾失健运,水湿停滞,聚湿成痰,阻滞于肺,则成痰饮,可见咳喘痰多等。故有"脾为生痰之源,肺为贮痰之器"的说法。

6. 肺与肝 主要表现在气机升降与气血运行。肺主降而肝主升,两者相互协调,对全身气机起着调畅作用。肝藏血,调节全身血液;肺主气调节一身之气。气血运行,虽以心为动力,但肝和肺也参与人体的血液运行。在病理上,常见肝火犯肺,肝气升发太过,或肺气肃降不及,出现胸胁疼痛、咳喘上气,甚则咯血。五行学说将之称为"木火刑金"。

7. 肺与肾 主要表现在呼吸运动、水液代谢方面。肺主呼吸,肾主纳气。肺的呼吸功能需要肾的纳气功能协助。肾气充盈,吸入之气方能经肺之肃降下纳于肾。故有"肺为气之主,肾为气之根"之说。肾主水,升清降浊;肺主宣发肃降,通调水道。两者相互配合,共同维持水液代谢的平衡。临床上常见肺肾两虚,阳气不足,气化不利,水液代谢障碍,出现尿少、水肿等症状;肾气不固,气浮于上,出现呼多吸少,动则气喘;肾阴亏虚,不能滋养肺阴,出现咳嗽痰多、痰中带血、潮热盗汗、腰膝酸软等症。

8. 肝与脾 主要表现在疏泄与运化的相互为用,以及藏血与统血的相互协调方面。肝主疏泄,调畅气机,协调脾胃升降,促进脾胃纳运。脾气健运,气血化生有源,肝体得到滋养,有利于肝主疏泄。血液运行由心主持,但是需要肝、脾的配合。肝贮藏血液,调节血量,脾主运化,统摄血液,肝脾相互配合,使得生血有源、统血有权,肝有所藏,藏泻有度,以维持血液的正常运行。如肝失疏泄,横犯脾,引起肝脾不调或肝胃不和,可出现胁胀太息、食少纳呆、腹胀便溏等。若脾失健运,生血不足,或脾不统血,失血过多,均可导致肝血不足而致肝脾两虚。

9. 脾与肾 主要表现在先天和后天相互促进及水液代谢方面。肾为先天之本,脾为后天之本。脾主运化,化生精微,有赖肾阳的温煦;肾藏精,肾精有赖脾所运化的水谷精微的培育和充养。脾与肾之间存在着"先天温养后天,后天滋养先天"的关系。肾主水液,肾阳气化,升清降浊;脾主运化水液,为水液代谢枢纽。两者协调配合,维持水液代谢的正常进行。如肾阳不足,不能温煦脾阳,或运化不利,可出现形寒肢冷、腰膝冷痛、纳呆便溏,严重者可见五更泄泻。脾虚不运或肾虚不化,都可使水液代谢出现障碍,表现为小便不利、水肿。

10. 肝与肾 主要表现在精血阴液相互资生转化及藏泻互用方面。肝藏血,肾藏精,精血相互资生转化。肝血有赖于肾精化生,肾精也依赖肝血的滋养。因而有"精血同源""肝肾同源"的说法。如肾精亏损,可导致肝血不足;肝血不足,导致肾精亏损,则女子经期异常、经量过多、闭经,男子遗精、滑泻等。

二、脏与腑的关系

脏与腑的关系,其实就是脏腑阴阳表里配合关系。脏属阴,腑属阳;阴主里,阳主表,一脏一腑,一里一表,互相协调,组成了心与小肠、肺与大肠、脾与胃、肝与胆、肾与膀胱的脏腑阴阳表里的关系。

1. 心与小肠 心与小肠通过经络互为络属构成表里关系。生理上,心火下行温煦小肠,以助小肠化物功能。小肠泌别清浊,经脾转输,精微归心。若心火炽盛,移热小肠,则小便短赤涩痛;若小肠有热,循经上犯于心,则心烦舌红、口舌生疮。

2. 肺与大肠 肺与大肠通过经络互为络属构成表里关系。肺主气,主行水,大肠主传导,主津,故肺与大肠的关系主要体现在传导和呼吸两个方面:一是肺气肃降,有助于大肠传导功能的发挥;二是大肠传导功能正常,又有助于肺的肃降。病理上肺失肃降,气不下行,津不下达,可导致肠燥便秘;若大肠实热,传导失常,腑气不通,也影响肺气宣降,出现咳喘、胸闷等症。

3. 脾与胃 脾与胃通过经络互为络属构成表里关系。脾胃为后天之本,在饮食物的受纳、消化、吸收和输布过程中发挥主要作用。胃主受纳,脾主运化。脾喜燥恶湿,胃喜润恶燥。若脾失健运,可导致胃失和降,出现恶心、呕吐;如胃失和降,脾也可不升清,出现腹胀、泄泻。

4. 肝与胆 肝与胆通过经络互为络属构成表里关系。胆汁来源于肝,储存与排泄均依赖于肝的疏泄功能;胆汁排泄通畅,又有利于肝主疏泄功能的正常发挥。肝病及胆、胆病及肝均较常见,故常肝胆同病,如肝胆火旺、肝胆湿热等。此外,肝主谋虑,胆主决断,在主情志方面关系密切。

5. 肾与膀胱 肾与膀胱通过经络互为络属构成表里关系。肾为主水之脏,主津液,开窍于二阴,膀胱储存尿液,排泄小便,为水腑。膀胱的储尿和排尿功能,依赖于肾的气化。肾气充足,则固摄有权,膀胱开合有度,从而维持水液的正常代谢;若肾气不足,气化失常,固摄无权,则膀胱之开合失约,即出现小便不利或失禁、遗尿、尿频等症。例如,老年人常见的小便失禁、多尿等,多为肾气衰弱所致。

三、腑与腑的关系

六腑以化水谷、行津液为生理特点,其关系主要体现在饮食物的消化吸收、津液的输布、代谢物的排泄等过程的相互联系和密切配合。饮食物入胃后,经胃受纳和腐熟,进行初步的消化;小肠接受胃腑下降的食糜,进一步消化和吸收,并分清别浊,将水谷分为精微和糟粕,精微部分通过脾之升清作用上归心肺,糟粕部分通过胃之通降作用下输大肠;剩余水液通过肾之气化,下渗膀胱;大肠传导糟粕,形成粪便排出体外;膀胱气化,将废水以尿液的形式排出体外;饮食物的消化、吸收和排泄,有赖于胆汁以助消化,依赖三焦气化的推动。故《灵枢·本藏》曰:"六腑者,所以化水谷而行津液者也。"若胃有实热,消灼津液,可导致腑气不通,大便秘结。反之,大肠燥结会导致胃失和降,胃气上逆,出现恶心、呕吐。肝失疏泄,肝胆火炽,可致胆气上逆,胃失和降,呕吐苦水;胆汁外溢,发为黄疸。

(永州职业技术学院 唐 艳)

→ 目标检测

单项选择题

1. 胆属于(　　)。

A. 脏 　　　　　　　　　　B. 腑 　　　　　　　　　　C. 奇恒之腑

D. 既是腑又是奇恒之腑 　　E. 既是脏又是奇恒之腑

2. "泌别清浊"属于(　　)。

A. 胃的生理功能 　　　　　B. 小肠的生理功能 　　　　C. 大肠的生理功能

D. 膀胱的生理功能 　　　　E. 肾的生理功能

3. 五脏六腑之间的关系实际上是(　　)。

A. 虚实关系 　　　　　　　B. 相生关系 　　　　　　　C. 相克关系

D. 阴阳表里关系 　　　　　E. 连带关系

4. 主气机升降和气血运行的脏是(　　)。

A. 心与肺　　　B. 肝与脾　　　C. 肺与肝　　　D. 心与肾　　　E. 肝与肾

5. 痰的生成和储存与哪两脏有关?(　　)

A. 肺与肝　　　B. 心包与三焦　　C. 脾与胃　　　D. 脾与肾　　　E. 肺与脾

6. 下列哪项与肝相表里?(　　)

A. 胃　　　　　B. 胆　　　　　C. 三焦　　　　D. 大肠　　　　E. 小肠

7. 脏腑之中,被称为"孤府"的是(　　)。

A. 胆　　　　　B. 胃　　　　　C. 三焦　　　　D. 脾　　　　　E. 脑

8. 下列哪项与肾相表里?(　　)

A. 心　　　　　B. 膀胱　　　　C. 大肠　　　　D. 小肠　　　　E. 三焦

9. 肾的主要生理功能是(　　)。

A. 主气　　　　B. 纳气　　　　C. 调气　　　　D. 载气　　　　E. 行气

10. 脏与脏关系中,主要表现为气机调节的两脏是(　　)。

A. 心与肺　　　B. 肺与肾　　　C. 肺与肝　　　D. 肝与肾　　　E. 脾与肾

津血同根生　铆足精气神
——带你认识气、血、精、津液、神

扫码看 PPT

▲ **能力目标**

1. 提升探索中医药文化的能力。
2. 能运用气、血、津液知识开展健康宣教。

▲ **知识目标**

1. 了解精、气、神与津液的概念和功能。
2. 了解气与神的分类。
3. 了解气、血、精、津液、神的生成与相互关系。

▲ **素质目标**

1. 掌握普遍联系的辩证思维,拥有全面分析问题的智慧。
2. 具备守正创新意识。

课堂思政目标

1. 珍惜身体,热爱生活,敬畏生命。
2. 心境澄明,心力强大,精神明亮。

中医学认为,气、血、精、津液、神在人体生命活动中占据着非常重要的位置,构成和维持人体生命活动的基本物质主要是气、血、精、津液,而神是人体生命活动的主宰及外在总体表现的统称。

本项目将带你认识气、血、精、津液、神,弄清楚它们的概念、功能等知识,弄明白它们各自的生成来源,明辨它们之间普遍联系的关系,领略中医学里渗透出来的哲学理念,让大家能手握普遍联系的画笔,具备描绘事物全貌的能力,做新时代的热"血"青年,学会养"精"蓄锐,做"神"采奕奕的大学生。

知识导入

带你认识气功创始人——彭祖

民间颇为流行的一幅喜联——苏才郭福(上联),姬子彭年(下联),即苏东坡的才学、郭子仪的福气,以及姬昌般多子、彭祖般高寿。

史料记载,彭祖氏族是上古时代一个有代表性的、著名的长寿家族,彭祖活到了 146 岁,他是中国公认的长寿人物的代表,被后世称为"中华寿祖",是中国远古时代中华养生之始祖,是最早的气功创始人,也是被不少著名史学家、文学家、艺术家以其为题入史、入文、入诗、入画的中华寿祖。现中国徐州有彭祖石像,长寿之乡巴马也有彭祖雕像。

由彭祖发明的重要的养生方法即导引行气术,也就是彭祖气功健身法,内含行气祛病法、吐故纳新大法,具有行气、活血、养精等功效,能助人延年益寿。

任务一 一点浩然气 千里快哉风
—— 培育中华优秀传统文化之"气"

一、气的基本概念

《素问·宝命全形论》曰:人以天地之气生。

气是构成和维持人体生命活动的基本物质。气是存在于人体内的至精至微的生命物质,是生命活动的物质基础。中医学的气可概括为物质之气(如呼吸之气、水谷之气等)和功能之气(如经络之气、脏腑之气等),两者相互联系。

值得注意的是,在中医学术语中,气在不同语境中有不同的意义,如六气指风、寒、暑、湿、燥、火六种正常的气候变化。邪气是各种致病因素的统称,药物之气指药性等。

二、气的六大功能

《类经》曰:人之有生,全赖此气。

1. 推动作用 气的推动作用,是指气的激发、兴奋和促进等作用。主要体现在以下四个方面。

一是激发和促进人体的生长发育与生殖。

二是激发和促进各脏腑经络的生理功能的发挥。

三是激发和促进精、血、津液的生成与运行。

四是激发和兴奋精神活动。

气的推动作用减弱,可影响人体的生长发育,或出现早衰;亦可使脏腑经络生理功能减退,出现精血、津液生成不足,或运行迟缓,输布、排泄障碍等病机变化;亦可见精神萎靡等症状。

2. 温煦作用 《难经·二十二难》曰:气主煦之。

气的温煦作用,是指阳气温煦人体的作用。主要体现在以下三个方面。

一是温煦机体,维持相对恒定的体温。

二是温煦脏腑、经络、形体、官窍,维持其正常生理活动。

三是温煦精、血、津液,维持其正常运行、输布与排泄,即所谓血"得温而行,得寒而凝"。

气的温煦作用失常,可出现体温低下、畏寒、脏腑功能减弱、血和津液运行迟滞等寒象,所以有"气不足便是寒"之说。

3. 防御作用 《素问·刺法论》曰:正气存内,邪不可干。

气的防御作用,是指气具有卫护肌肤、抗御邪气的作用。气可以抵御外邪入侵,也可驱邪外出。气的防御功能正常,邪气不易侵入,即便邪气侵入,也不易发病,即使发病,也易于治愈。

气的防御功能减弱,机体抵御邪气能力下降。一方面,易染疾病,如《素问·评热病论》所载:邪之所凑,其气必虚。另一方面,患病后难以速愈,所以,气的防御功能与疾病的发生、发展与转归有着密切的关系。

4. 固摄作用 气的固摄作用,是指气对体内液态物质的固护、统摄和控制,使其不会无故丢失的作用。主要体现在以下三个方面。

一是固摄血液,防止其溢出脉外,维持其正常运行。

二是固摄汗液、尿液、胃液、肠液等,防止其丢失。

三是固摄精液,防止妄泄。

如气的固摄功能减弱,可导致体内液态物质丢失。如气不摄血,可导致各种出血;气不摄津,可导致自汗、多尿、小便失禁、流涎、泛吐清水、泄下滑脱;气不固精,可出现遗精、滑精、早泄;气虚而冲任不固,可出现早产、滑胎等。

气的固摄作用和推动作用是相反相成的两个方面,可维持人体正常的血液循行和津液代谢。一方面,气推动血液的运行和津液的输布、排泄;另一方面,气又固摄体内液态物质,防止其无故流失。两者相互协调,控制和调节着体内液态物质的正常运行、输布和排泄。

5. 气化作用 气化是指通过气的运动而产生各种变化,具体是指气、血、精、津液各自的新陈代谢和相互转化。例如,吃进人体的食物在体内消化、吸收、输送,转化成气、血、精、津液。如果气化作用失常,则会影响整个物质代谢过程,形成各种代谢异常的病变,如消化不良等。

6. 营养作用 《灵枢·邪客》曰:营气者,泌其津液,注之于脉,化以为血,以荣四末,内注五脏六腑。

气的营养作用是指气为机体脏腑功能活动提供营养物质,并维持其正常的生理功能的作用。主要体现在以下三个方面。

一是营气是化生血液的重要的物质基础,对人体有着重要的营养作用。

二是卫气能温养肌肉、筋骨、皮肤、腠理等。

三是经络之气起输送精微、濡养脏腑经络的作用。

临床上患者出现气虚,首先表现在气的推动、温煦、防御、固摄作用的失职,表现为易感冒、出汗、乏力、困倦等,营养作用主要表现在为肌肤提升光泽度。

另外,气是生命信息的载体,发挥中介作用,是脏腑、形体、官窍之间相互联系的中介。气感应传导信息,以维系机体整体的联系。如针灸治法产生的刺激和信息,即是通过气的感应运载而传导于内脏,从而达到调节机体生理活动的目的。

三、气的生成与运动

(一) 气的生成

人体之气,来源于父母的先天之气、饮食物的水谷精气和自然界清气,通过肾、脾胃和肺等脏腑生理功能的综合作用而生成。

1. 三种来源

(1) 先天之精气:来源于父母生殖之精,是构成胚胎的原始物质,是人体之气的根本和生命活动的原动力。

(2) 后天水谷之精气:来源于饮食水谷经脾胃化生之精气,布散周身,成为人体之气的重要部分。

(3) 后天自然界之清气:经肺吸入体内的自然界之清气,是生成人体之气的重要物质。

总之,人体之气不足,与气的生成之源有关。先天之精气不足,后天水谷精气和自然界清气亏耗,皆可致气虚之病变。

2. 相关脏腑 人体之气的生成有赖于全身各脏腑的综合作用,与肾、脾胃和肺的关系尤为密切。

(1) 肾为生气之根。肾藏精,先天之精是肾精的主体,先天之精所化生的先天之气,是人体之气的根本。肾精充则元气足,肾精亏则元气衰。

(2) 脾胃为生气之源。《灵枢·五味》云:故谷不入,半日则气衰,一日则气少矣。

脾主运化,胃主受纳,脾胃共同完成对饮食水谷的消化和吸收。饮食水谷在脾胃的运化、受纳、腐熟作用下化生水谷之精,水谷之精化生水谷之气,水谷之气布散全身脏腑,成为人体之气的主要来源,故称脾胃为"生气之源"。若脾胃功能失常,水谷之精生成不足,水谷之气亏虚,则一身之气衰少。

(3) 肺为生气之主。肺主气,主司宗气的生成。一方面,肺主呼吸之气,通过吸清呼浊,保证了体内之气的生成与排出。另一方面,肺将吸入的清气与脾上输的水谷之气相结合,生成宗气。宗气积于胸中,走息道以行呼吸,贯心脉以行气血,并下蓄丹田以资元气。若肺主气功能失常,则清气吸入减少,宗气生成不足,导致一身之气衰少。

总之,肾与先天之气的生成关系密切,脾胃和肺与后天之气的生成关系密切,诸多脏腑的功能协调、密切配合,则人体之气充足旺盛。肾、脾胃和肺等脏腑功能失常,皆可导致气的生成不足。

(二)气的运动

气的运动称为气机。人体之气是运动不息的,生命过程即是气的运动及其产生各种变化的过程。人体之气不断运动,流行全身,内至五脏六腑,外达筋骨皮毛,推动人体的各种生理活动。

1. 气运动的基本形式　一般归纳为升、降、出、入四种。升,指气自下而上的运动;降,指气自上而下的运动;出,指气由内向外的运动;入,指气自外向内的运动。如肺气宣发,推动肺呼出浊气,体现了肺气的升与出的运动;肺气肃降,推动肺吸入清气,体现了肺气的降与入的运动。人体之气的升与降、出与入是对立统一的矛盾运动。就局部某个脏腑的生理特点而言,虽各有侧重,如肝气、脾气主升,肺气、胃气主降等,但从整体的生理活动而言,升与降、出与入之间是协调平衡的。

气的正常运动,称为"气机调畅",包括升降出入运动的平衡协调和畅通无阻的状态。

2. 脏腑之气的运动规律　气的运动可推动和激发全身脏腑、经络、形体、官窍的各种生理活动。全身各脏腑、经络、形体、官窍是气的运动场所,其生理功能即气的运动的具体体现。

脏腑之气的运动规律体现了脏腑生理活动的特性,也表现了脏腑之气运动的不同趋势。心肺在上,其气宜降;肝肾在下,其气宜升;脾胃属土,居中央,脾气升而胃气降,斡旋四脏之气的升降运动。

脾气升则肾肝之气升,胃气降则心肺之气降,故脾胃为脏腑气机升降之枢纽。脾胃之气的升降失调,不仅影响饮食物的消化和水谷精微的吸收,导致气血化生无源,还可阻滞中焦,导致其他四脏之气的升降运动失常而出现心肾水火不济等病机变化。

3. 气运动失常的表现形式　《素问·举痛论》曰:百病生于气也。气的运动失常,升降出入运动之间平衡失调,称为"气机失调"。调畅气机为治疗疾病的基本法则。

由于气的运动形式具有多样性,因此气机失调有多种表现。如气的运行受阻而不畅通,称作"气机不畅";受阻较甚,局部阻滞不通,称作"气滞";气的上升太过或下降不及,称作"气逆";气的上升不及或下降太过,称作"气陷";气的外出太过而不能内守,称作"气脱";气不能外达而郁结、闭塞于内,称作"气闭"。

四、气的分类与分布

人体之气,因其生成来源、分布部位及功能特点不同,有各自不同的名称,主要有元气、宗气、营气和卫气等。

(一)元气

元气,又称"原气"(《难经》),是人体最根本、最重要的气,是生命活动的原动力。

1. 生成与分布　元气发于肾,由肾中先天之精化生,又有赖于后天脾胃水谷精微之气的培育。因此,元气充盛与否,不仅与先天之精有关,而且与脾胃运化功能、饮食营养及化生的后天之精是否充盛有关。元气以三焦为通路运行全身,内而五脏六腑,外而肌肤腠理,无处不到。

2. 生理功能　元气的生理功能主要体现在以下两个方面。

(1)推动和调节人体的生长发育和生殖功能:元气充沛,机体生长发育正常,脏腑、经络、形体、官窍生理功能旺盛,体魄强健而少病。若先天禀赋不足,或后天失养,或久病损伤元气,则可因元气虚衰而出现生长发育迟缓、生殖功能低下及未老先衰的表现。

(2)推动和调节各脏腑、经络、形体、官窍的生理活动:《景岳全书·命门余义》记载,命门为元气之根,为水火之宅,五脏之阴气,非此不能滋,五脏之阳气,非此不能发。

元气含有元阴、元阳,为一身阴阳之根,脏腑阴阳之本。元气既能发挥推动、兴奋、温煦等属于元阳的功能,又能发挥宁静、抑制、凉润等属于元阴的功能。元阴与元阳协调平衡,元气则能发挥其推动和调节功能。

(二) 宗气

宗气是指由呼吸清气与水谷精气所化生而聚于胸中之气。

1. 生成与分布　宗气有两个来源:一是脾胃运化的水谷之精所化生的水谷精气,二是肺从自然界中吸入的清气,两者结合生成宗气。故宗气属于后天之气的范畴。

《灵枢·邪客》曰:宗气积于胸中,出于喉咙,以贯心脉,而行呼吸焉。

宗气积于胸中,其分布途径有三:一是上出于肺,循喉咙而走息道,推动呼吸;二是贯注心脉,推动血行;三是沿三焦向下运行于脐下丹田(下气海),注入腹股沟部位足阳明胃经的气街,再下行于足。

2. 生理功能　主要有行呼吸、行气血和资先天三个方面。

(1) 宗气上走息道,推动肺的呼吸:凡呼吸、语言、发声皆与宗气有关。宗气充盛则呼吸徐缓均匀,语言清晰,声音洪亮。反之,则呼吸短促微弱,语言不清,发声低微。

(2) 宗气贯注于心脉,促进心脏推动血液运行:《读医随笔·气血精神论》记载,宗气者,动气也。凡呼吸、语言、声音,以及肢体运动,筋力强弱者,宗气之功用也。

凡血液的运行、心搏的力量与节律等皆与宗气有关。宗气充盛则脉搏和缓有力,节律一致。反之,则脉来躁急,节律不规则,或微弱无力。

由于宗气贯心脉、行气血,因此宗气不足常可导致血行瘀滞的病机变化。此外,临床上也可从脉象测知宗气盛衰,因操作方便故而较为多用。

(3) 宗气为后天之气,资助先天元气:元气自下而上运行,以三焦为通道,散布于胸中,以助后天之宗气;宗气则自上而下分布,蓄积于脐下丹田,以资先天元气。先天与后天之气相合,形成一身之气。因此,气之不足,在先天主要责之肾,在后天主要责之脾肺。

(三) 营气

营气,指由饮食水谷所化生的精气,行于脉内,具有化生血液、营养周身的功能。因其富有营养,在脉中营运不休,故称为营气。营气行于脉中,是血液的重要组成部分,与血关系密切,两者可分不可离,故多"营血"并称。营属阴,卫属阳。故营气又称"营阴",卫气又称"卫阳"。

1. 生成与分布　《素问·痹论》曰:荣者,水谷之精气也。营气来源于脾胃运化之水谷精微,由水谷精微中的精华部分,即最富有营养的部分所化生。

《素问·痹论》曰:和调于五脏,洒陈于六腑,乃能入于脉也。故循脉上下,贯五脏,络六腑也。营气行于脉中,循脉运行全身,内入脏腑,外达肢节,终而复始,周而不休。

2. 生理功能　主要有化生血液和营养全身两个方面。

(1) 营气注于脉中,化生血液。《灵枢·邪客》曰:营气者,泌其津液,注之于脉,化以为血。营气与津液调和,共注脉中,化成血液,维持血液充盈。

(2) 营气循脉流注全身,为脏腑、经络等提供营养物质。《灵枢·营卫生会》曰:此所受者,泌糟粕,蒸津液,化其精微,上注于肺脉,乃化而为血,以奉生身,莫贵于此,故独得行于经隧,命曰营气。营气的营养作用在生命活动中非常重要。

(四) 卫气

卫气,指由饮食水谷所化生的悍气,行于脉外,具有温煦皮肤、腠理、肌肉,司汗孔开合与护卫肌表、抗御外邪的功能。因其有卫护人体、避免外邪入侵的作用,故称为卫气。

1. 生成与分布　《素问·痹论》曰：卫者，水谷之悍气也。卫气来源于脾胃运化之水谷精微，由水谷精微中的剽悍滑利部分，即最具活力部分所化生。故卫气行于脉外，不受脉道约束，布散全身。

2. 生理功能　主要有防御外邪、温养全身和调节腠理的生理功能。

（1）防御外邪。《医旨绪余·宗气营气卫气》曰：卫气者，为言护卫周身……不使外邪侵犯也。卫气行于脉外，布于肌表，构成一道抵御外邪入侵的防线，使外邪不能侵入机体。因此，卫气充盛则外邪难侵，卫气虚弱则外邪易袭。

（2）温养全身。卫气布散全身，发挥其温养作用，以维持脏腑肌肤的生理活动。卫气充足，温养机体，人体体温则相对恒定。卫气虚亏，温养功能减弱，则易受风、寒、湿等邪气侵袭而出现寒性病变。若卫气在局部运行受阻，郁积化热则可出现热性病变。

（3）调节腠理。卫气司汗孔开合，调节汗液排泄，能维持体温的相对恒定，调和气血，维持机体内、外环境的阴阳平衡。如卫气虚弱，调节腠理开合失职，可见无汗、多汗或自汗等症状。

此外，卫气循行与睡眠也有密切关系。卫气行于体内，人便入睡；卫气自睛明出于体表，人便醒寤。若卫气循行异常，则可导致寤寐异常。卫气行于阳分时间长则少寐，行于阴分时间长则多寐。

营气与卫气，既有联系，又有区别。营属阴，卫属阳。一阴一阳，互为根本。营气与卫气均来源于水谷精微，均由脾胃所化生。营气性质精柔，富有营养；卫气性质剽悍滑利，易于流行。营气行于脉中，卫气行于脉外，营卫相偕而行；营气具化生血液和营养全身之功，卫气具防御、温养和调节腠理之用。营卫之间必须协调，不失其常，才能发挥正常的生理功能。若营卫失和，则可出现恶寒发热，无汗或汗多，"昼不精，夜不瞑"，以及抗邪能力低下而易于感冒等。

任务二　碧血几春花　零泪一抔土
—— 做新时代的热"血"大学生

一、血的基本概念

《素问·调经论》曰：人之所有者，血与气耳。

血即血液，是行于脉中，循环流注于全身，具有营养和滋润作用的红色液态物质。脉是血液运行的管道，故称为"血府"。血必须在脉中正常运行，才能发挥其生理功能。如果血在脉中运行迟缓涩滞，停积不行则成瘀血；血溢出脉外而出血，则称为"离经之血"。离经之血若不能及时排出或消散，则成为瘀血，既丧失了血的生理功能，又可导致新的病机变化。

二、血的生成与循行

（一）血的生成

1. 物质基础

（1）水谷之精：《灵枢·决气》云，中焦受气取汁，变化而赤，是谓血。由水谷之精化生的营气和津液是血液的主要构成部分。中焦脾胃受纳、运化饮食水谷，吸收精微物质，即所谓"汁"，包含营气和津液，两者进入脉中，变化而成红色的血液。

（2）肾精：《诸病源候论·虚劳精血出候》曰，肾藏精，精者，血之所成也。

肾所藏的精是生成血液的原始物质。肾精化生血液，主要通过骨髓和肝脏的作用而实现。肾藏精，精生髓，髓充于骨，可化为血。肾精输于肝，在肝的作用下，化以为血。精与血之间存在着相互资生和相互转化的关系，肾精充足，可化为肝血以充实血液。

2. 相关脏腑 血液的化生是在多个脏腑的共同作用下完成的,其中脾胃尤为重要。

(1)脾胃:脾胃为血液生化之源。脾胃运化的水谷精微所产生的营气和津液,是血液的主要构成部分。脾胃运化功能强健与否,饮食水谷充足与否,直接影响血液的化生。若脾胃功能虚弱或失调,水谷精微化生不足,则可致血液化生不足,形成血虚证。故临床上治疗血虚证,首先应调理脾胃。

(2)心肺:《素问·阴阳应象大论》曰,心生血。脾胃运化的水谷精微,由脾气上输于心脉,在心气的作用下变化成红色血液。肺对血液的生成也有着重要作用。水谷精微上注于肺脉,与肺吸入的清气相融合,化生血液。

(3)肝肾:《素问·六节藏象论》曰,肝者……以生血气。肾藏精,精生髓,髓化血。肾精充足,则血液化生有源。若肾精不足,则可导致血液生成亏少。此外,肝藏血,精血同源,与血液的化生密切相关。临床上治疗血虚证,可采用补益肝肾法,以促进血液化生。

总之,血液的化生以水谷之精及肾精为物质基础,主要依赖于脾胃运化的功能,并在肝肾、心肺等脏的配合作用下完成。

(二)血的循行

血运行于脉中,循环不已,流布全身,其正常运行受多种因素影响。

首先,血的运行有赖于气的推动、温煦和固摄作用。气的推动作用,是血运行的动力;气的温煦作用,对血运行具有重要作用;气的固摄作用,使血行于脉中而不溢出脉外。临床上治疗血行失常,首当调气。血行脉中,脉为血府,脉道完好无损和通畅无阻,是保证血正常运行的重要因素。其次,血的运行还与血的清浊状态相关。若血中痰浊较甚,或血稠浊,可致血行不畅而瘀滞。此外,尚有邪气的影响。阳邪侵入,或内生火热,可发生阳热亢盛的病机变化,阳盛则迫血妄行,易致血溢出脉外而出血。阴邪侵袭,或寒从中生,可发生阴寒偏盛的病机变化,阴盛则脉道涩滞不利,易使血行迟滞,甚至出现瘀血。血的正常运行,与心、肺、肝、脾等脏密切相关。其中任何一脏的生理功能失调,都可以引起血行失常。

心主血脉,心气是推动血运行的动力,心气充沛,则行血有力。如心气不足,血运无力,则可形成血瘀。肺朝百脉,主治节,能辅心行血。肺气宣发肃降,调节一身气机,通过气的升降出入运动而推动血运行至全身。宗气贯心脉而行气血的功能,也体现了肺在血行中的推动作用。如肺气不足,宣降失司,也可导致血瘀。肝主疏泄,调畅气机,是保证血行正常的又一重要环节。肝藏血、调节血量,可以防止血溢脉外,维持血的正常运行。如肝失疏泄,肝气上逆可致出血;肝气郁滞不畅则可致血瘀等。脾主统血,脾气健旺则能固摄血在脉中运行,防止血溢脉外。如脾气虚弱,统摄无力,可产生多种出血病证。总之,心、肺、肝、脾等脏生理功能相互协调、密切配合,共同维持血的正常运行。

三、血的功能

1. 滋养作用 《难经·二十二难》曰:血主濡之。

血具有营养和滋润全身的生理功能。全身各个部分的生理功能都是在血的濡养作用下正常发挥的。血的濡养作用,反映在面色、肌肉、皮肤、毛发、感觉和运动等方面。血充盈,濡养功能正常,则面色红润,肌肉壮实,皮肤和毛发润泽,感觉灵敏,运动自如。如血虚,或血的濡养功能减弱,则可出现脏腑功能低下,面色萎黄,肌肉瘦削,皮肤干涩,毛发不荣,肢体麻木或运动无力等。

2. 化神作用 《灵枢·平人绝谷》曰:血脉和利,精神乃居。

血是人体精神活动的主要物质基础,人体的精神活动有赖于血的营养作用。血充盛,则精力充沛,神志清晰,感觉灵敏,思维敏捷。反之,血亏耗,血行异常,则可出现不同程度的精神、情志方面的病证,如神疲、失眠、健忘、多梦、惊悸、烦躁,甚至神志恍惚、谵妄、昏迷等。

任务三　日月荡精魄　寥寥天宇空
—— 学会养"精"蓄锐　感恩生活生命

一、精的基本概念

《素问·金匮真言论》曰:夫精者,身之本也。

精是构成和维持人体生命活动的最基本物质,精由禀受于父母的先天之精及来源于吸入清气与水谷精微的后天之精融合而成,对于人体生命活动具有重要意义。精有广义、狭义之分,广义之精包括气、血、津液等人体一切精微物质,狭义之精专指生殖之精。

《灵枢·本神》曰:是故五脏主藏精者也。精,贮藏并流动于脏腑、形体、官窍之内。

二、精的主要功能

精宜闭藏而静谧,相对于气之运行不息,其性属阴,具有重要的生理功能。

1. 生殖繁衍　《灵枢·决气》曰:两神相搏,合而成形,常先身生,是谓精。

先天之精具有遗传功能,其在后天之精资育下所生成的生殖之精,具有繁衍生命的作用。因此,精是生命的本源,是构成人体胚胎的原始物质。

2. 促进生长发育　人出生后,赖阴精充养,才能维护正常的生长发育。随着肾中精气的盛衰变化,人从幼年、青年、壮年而步入老年,呈现出生、长、壮、老、已的生命规律。如果肾精不足,人体的生长发育就会迟缓或发生障碍,这是临床上补肾以治疗生长发育障碍和防治早衰的理论依据。

3. 濡养脏腑　经脾胃消化、吸收的饮食转化为水谷精微,不断地输送到五脏六腑等全身各组织器官之中,起着滋养人体和维持人体正常生理活动的作用,其剩余部分则藏于肾,储以备用。如果先天之精与后天之精不足,则脏腑失养,人体就会呈现虚弱状态,抗病力弱而引发疾病。

4. 生髓、充脑、养骨、化血　精生髓,精足则脑海充盈,骨骼得养。反之,肾精不足,则脑海空虚,骨骼失养。精也可以转化为血,是血液生成的来源之一。故精足则血旺,精亏则血虚。

5. 化神　《素问·刺法论》曰:精气不散,神守不分。

精能化神,是指精是神化生的物质基础。这是生命存在的根本保证。只有积精,才能全神,反之,精亏则神疲,精亡则神散。

任务四　津液如泉涌　虚无本不同
—— 认识金"津"与玉"液"

一、津与液的概念

津和液合称为津液,指人体的正常水液,包括脏腑、形体、官窍的内在液体及正常的分泌物。如胃液、肠液、鼻涕、眼泪等。津液是构成人体和维持人体生命活动的基本物质之一。质地较清稀,流动性较大,布散于体表皮肤、肌肉和孔窍,并能渗入血脉,起滋润作用的,称为津;质地较浓稠,流动性较小,灌注于骨节、脏腑、脑、髓等,起濡养作用的,称为液。

津与液虽在性状、分布和功能上有所不同,但两者同源于饮食水谷,生成于脾胃,并可相互渗透补充,所以津液常并称,不做严格区分。津与液的区别,主要用于临床对津液损耗而出现"伤津""脱液"病机变化的分辨。

二、津液的生成、输布和排泄

《素问·经脉别论》曰:饮入于胃,游溢精气,上输于脾,脾气散精,上归于肺,通调水道,下输膀胱,水精四布,五经并行。

津液的生成、输布与排泄,涉及多个脏腑的生理功能,是五脏六腑相互协调配合的结果。

（一）津液的生成

津液来源于饮食水谷,在脾胃运化及有关脏腑的共同参与下生成。

胃主受纳腐熟,游溢精气上输于脾,吸收饮食水谷的部分精微,包括津液。小肠主液,泌别清浊,可吸收肠中较多的津液。大肠主津,吸收食物残渣中的津液,促使糟粕成形而为粪便;胃、小肠、大肠所吸收的津液,依赖脾的运化功能,通过脾气的传输作用布散到全身。可见,津液的生成,主要与脾、胃、小肠、大肠等脏腑有关。若脾失健运或胃、小肠、大肠功能减退或失调,则可导致津液生成不足的病变。

知识拓展

孙思邈养生十三法之"漱玉津"

孙思邈是唐代杰出的医学家和养生学家,著有《千金要方》和《千金翼方》,被后世尊为"药王"。孙思邈非常重视养生,提出了"善养性""治未病""消未患"等养生法则及"口中言少,心中事少,腹里食少,自然睡少,依次四少,神仙诀了"的养生道理。

孙思邈的养生方法和论述很多,民间广为流传的是他的"养生十三法"(又称"聪明法"),即发常梳、目常运、齿常叩、漱玉津、耳常鼓、面常洗、头常摇、腰常摆、腹常揉、摄谷道、膝常扭、常散步、脚常搓。

下面为"漱玉津"的相关知识。

玉津即津液、口水、唾液,是由下颌腺、腮腺和舌下腺分泌的液体,与口腔壁小黏液腺分泌的黏液在口腔里混合而成的消化液,含有唾液淀粉酶、黏多糖、黏蛋白、溶菌酶、IgA、IgM、IgG 和钠离子、钾离子、钙离子、氯离子等,具有润滑口腔黏膜、清洁口腔、溶解食物、中和胃酸和杀菌等作用。

漱玉津,就是经常吞咽口水,可以强健肠胃、延年益寿。具体方法为口微闭,舌尖微顶上腭,自觉有津液涌出口腔后,将舌头伸出牙齿外,用舌搅拌数次,缓缓咽下津液;首先自上开始向左缓慢转动 12 圈,将口水吞咽下去;然后自上向右缓慢转动 12 圈;再将舌头收回口腔内,围绕上下腭转动,分别向左、向右各自转动 12 圈后吞咽口水。吞咽口水时,尽量气沉丹田。

（二）津液的输布

津液的输布主要依靠脾、肺、肾、肝和三焦等脏腑生理功能的协调配合来完成。

脾气散精以输布津液。脾输布津液主要有两条途径:一是将津液上输于肺,通过肺气的宣发肃降,津液输布于全身而灌溉脏腑、形体和官窍;二是直接将津液向四周布散至全身。若脾失健运,脾气输布津液障碍,则易致津液停聚,或为水湿、痰饮,或为水肿胀满等。

肺通调水道而行水。肺为水之上源,肺气宣发,将津液输布至人体上部和体表;肺气肃降,将津液输布至肾和膀胱以及人体下部。若肺气宣发肃降失常,津液输布障碍而停聚,则可发为痰饮,甚则水泛为肿。

肾主水。肾气及肾阴肾阳对胃的"游溢精气"、脾气散精、肺气行水、三焦决渎以及小肠的分清别浊等具有推动和调节作用,从而维持其稳定发挥输布津液的功能。同时,肾自身也是津液输布的一个重要环节。津液通过肺气肃降向下输送到肾,经过肾的气化作用,化为尿液排出体外。若肾气虚亏,或肾阴肾阳失调,则可致津液输布失常。

肝调畅气机以行水。肝主疏泄,调畅气机,气行则津布。若肝失疏泄,气机郁结,则可影响津液的输布,津液停滞,从而产生痰饮、水肿以及痰气互结的梅核气、瘿瘤、臌胀等病证。

三焦决渎为水道。三焦水道通利,则津液得以正常输布。若三焦水道不利,则会导致津液停聚,发为多种病证。

（三）津液的排泄

津液的排泄主要依赖于肾、肺、脾。由于尿液是津液排泄的最主要途径，因此肾的生理功能在津液排泄中最为重要。津液的具体排泄途径如下。

1. 尿液　《素问·水热穴论》云：肾者，胃之关也，关门不利，故聚水而从其类也。上下溢于皮肤，故为胕肿。肾气将下输到膀胱的津液经气化作用生成尿液。尿液储存于膀胱，通过肾气的推动与调节，尿液被正常排泄。若肾气气化失常，则可引起尿少、尿闭、水肿等病变。

2. 汗液　肺主宣发，将津液外输体表皮毛，化为汗液，由汗孔排出体外。汗的排出是津液排泄的又一重要途径。若肺气虚衰或宣发失司，则会出现汗液排泄异常。

3. 粪便　大肠排出粪便，可随糟粕带走部分津液，但正常情况下粪便中所含津液的量很少。若脾胃运化及大肠吸收失常，水谷中的精微与糟粕俱下，则粪便稀薄，不但不能吸收饮食水谷之精华，甚至胃肠中的津液也随之丢失，引起体内津液的损耗，发生伤津或脱液的病变。

4. 呼气　肺呼气时随之带走部分津液。

三、津液的功能

1. 滋润濡养　津的性状较清稀，以滋润作用为主，布散于体表能滋润皮毛、肌肉，输注于孔窍能滋润鼻、目、口、耳等官窍；液的性状较为稠厚，以濡养作用为主，灌注濡养脏腑，充养骨髓、脊髓、脑髓，流注骨节，使关节滑利，屈伸自如。若津液不足，可致皮毛、肌肉、孔窍、关节、脏腑失去滋润而出现一系列干燥的病变，骨髓、脊髓、脑髓失去濡养而生理活动受到影响，脏腑的生理功能也可能因失去濡润而遭到破坏。

2. 充养血脉　《灵枢·痈疽》云：中焦出气如露，上注溪谷，而渗孙脉，津液和调，变化而赤为血。津液渗入血脉，化生血液，并起着濡养和滑利血脉的作用。津液和血液都来源于水谷精气，同出一源，两者相互资生，相互转化，相互影响。故有"津血同源"之说。

3. 调节阴阳　津液作为阴液的一部分，与脏腑之阴维持正常状态是分不开的，对调节机体内、外环境的阴阳相对平衡起着十分重要的作用。人体可根据需要通过津液进行自我调节，如气候炎热或身体发热时，津液化为汗液向外排泄以散热；天气寒冷或体温低下时，津液因腠理闭塞而不外泄，如此则可维持人体体温的相对恒定。

4. 排泄废物　津液在自身代谢过程中，能把机体的代谢产物通过汗液、尿液等不断排出体外，以维持机体各脏腑的正常活动。若这一作用发生障碍，代谢产物就会潴留于体内，而产生痰、饮、水、湿等多种病理变化。

任务五　叱咤风云生　精神四飞舞
—— 做"神"采奕奕的大学生

一、神的基本概念

《灵枢·天年》云："黄帝曰：何者为神？岐伯曰：血气已和，荣卫已通，五藏（脏）已成，神气舍心，魂魄毕具，乃成为人。"

神，依附于形体而存在。形为神之质，神为形之用。形存则神存，形亡则神灭。神有广义与狭义之分：广义之神，是人体生命活动的主宰及外在总体表现的统称，包括形色、眼神、言谈、表情、应答、举止、精神、情志、声息、脉象等方面；狭义之神，指意识、思维、情志等精神活动。

二、神的生成与分类

（一）神的生成

《灵枢·本神》曰：两精相搏谓之神。

元神藏于脑，故脑为"元神之府"。先天之神，称为"元神"，是神志活动的原动力，由先天精气所生，为生命之根本。形具而神生，《素问》记载，"血气者，人之神""气和而生，津液相成，神乃自生"。精、气、血、津液是构成和维持人体生命活动的基本物质，也是神赖以产生的物质基础。

（二）神的分类

1. 五神 《灵枢·本神》曰：两精相搏谓之神，随神往来者谓之魂，并精而出入者谓之魄，所以任物者谓之心，心有所忆谓之意，意之所存谓之志。

五神，即魂、神、意、魄、志，是对感觉、意识、思维等精神活动的概括。魂是随心神活动所做出的意识、思维活动，睡眠时亦可表现为梦境及梦幻现象；神是依存先天之精生成而表现于外的生命活动；意是获得感性印象，形成的记忆、意念；魄是与生俱来的、本能的感知觉和运动能力；志是在意的基础上，形成理性的意志、志向等的神志活动。

心主神志，统率魂、意、魄、志诸神，是精神活动的主宰，故《类经》云：心为五脏六腑之大主，而总统魂魄，兼该志意。

五神分属五脏，如《灵枢·本神》记载，"肝藏血，血舍魂""脾藏营，营舍意""心藏脉，脉舍神""肺藏气，气舍魄""肾藏精，精舍志"，明确说明神、魂、魄、意、志五神以五脏精、气、血、津液为物质基础，从而发挥正常功能。

2. 情志 《素问·阴阳应象大论》云：人有五脏化五气，以生喜怒悲忧恐。

情志包括七情与五志，是精神活动的表现，属于神的范畴。七情是喜、怒、忧、思、悲、恐、惊七种正常情志活动的概括。根据五行学说，五志分属五脏，肝在志为怒，心在志为喜，脾在志为思，肺在志为忧，肾在志为恐。情志是脏腑功能活动的表现形式，脏腑精气是情志活动的物质基础。五志虽分属五脏，但又受心神统摄调节。

3. 思维 《灵枢·本神》曰：所以任物者谓之心，心有所忆谓之意，意之所存谓之志，因志而存变谓之思，因思而远慕谓之虑，因虑而处物谓之智。

思维活动是人体对客观事物的整个认识过程，思维活动是以心神为主导的各脏腑功能活动协调的过程。

三、神的主要功能

《素问·移精变气论》云：得神者昌，失神者亡。

（一）主宰生命活动

《素问·灵兰秘典论》曰：心者，君主之官也，神明出焉。

神是人体生理活动和心理活动的主宰，其盛衰是生命力盛衰的综合体现，强调神在生命活动中的主宰地位。呼吸运动、血液运行、消化吸收、津液输布与排泄、生长发育、生殖功能等只有在神的统帅和调节下，才能发挥正常作用。因此，神是机体生命存在的根本标志，形与神俱则生，形与神离则死。意识、思维、情志等精神活动是人体生命活动的最高级形式。心神统率魂、魄、意、志，是精神活动的主宰，故神的生理功能正常，则意识清晰，思维敏捷，反应灵敏，睡眠安好，情志正常。神的生理功能异常，可见神疲健忘，思维迟钝，反应呆滞，失眠多梦，情志异常，甚则神昏、痴呆、癫狂等。

（二）调节精气血津液

《类经》曰：虽神由精气而生，然所以统驭精气而为运用之主者，则又在吾心之神。

神由精、气、血、津液等物质所产生，又可反作用于这些物质，对其生成、运行等具有统领、调节作用。

（三）调节脏腑功能

脏腑精气产生神，神又通过对脏腑精气的主宰来调节其生理功能。"五脏藏五神"及"五脏主五志"，体现了生命的形神统一。神是脏腑生理功能的反映，调摄精神，对脏腑生理功能的调整具有重要作用。

任务六　气血足　津液盛　精神旺
—— 认识气血津液精神一家子

一、气为血之帅

气为血之帅，指气对血有化生、推动、统摄等作用，具体表现为气能生血、气能行血、气能摄血。

（一）气能生血

气能生血指气参与并促进血液的生成。营气直接参与血液的生成，是血液的主要构成部分。脾胃、肝肾、心肺等脏腑的气化功能，能促进饮食水谷转化为营气、津液，并化赤为血，是血液生成的动力。因此，气充则化生血液功能强，血液充足；气虚则化生血液功能弱，易导致血虚。临床上治疗血虚证，常以补气药配合补血药使用，即是气能生血理论的应用。

（二）气能行血

气能行血指气具有推动血液在脉中运行的作用。气行则血行，血液必须依赖于气的推动才能运行不息，流布至全身。血液运行主要依赖于心气、肺气的推动，以及肝气的疏泄。气充足旺盛，气机调畅，则血液正常运行。气虚则血行迟缓，气滞则血行涩滞，均可导致血瘀病变。气机逆乱，升降出入失常，也会影响血液正常运行，导致血液妄行，出现血随气逆的咯血、吐血，血随气陷的便血、尿血等症状。因此，临床上治疗血液运行失常的不同病证，可用补气、行气、降气、升提等药物，即是气能行血理论的应用。

（三）气能摄血

气能摄血指气具有统摄血液在脉中正常循行而不溢出脉外的作用，主要体现在脾气统血的生理功能之中。脾气健旺，统摄有力，则血液行于脉中而不溢出脉外。若脾气虚弱，统摄无力，血溢脉外，则可出现吐血、咯血、尿血、便血、衄血、崩漏等多种出血病证，称"脾不统血"或"气不摄血"。对这类病证，临床上采用补气摄血的方法，以达到止血的目的，即是气能摄血理论的应用。

二、血为气之母

血为气之母，指血为气的物质基础，血能化气，并作为气运行的载体，具体表现为血能养气、血能载气。

（一）血能养气

血能养气指血对气具有濡养作用。气的生成离不开血液的化生和濡养。血液循环流布周身，不断地为一身之气提供营养，维持其充足旺盛状态。血足则气旺，血少则气衰。临床上血虚日久的患者，往往兼有气虚的表现，治疗宜养血与补气兼顾。

（二）血能载气

血能载气指血液是气的载体。气存于血中，依附于血液而不致散失，赖血之运载而布于周身。《张氏医通·诸血门》曰：气不得血，则散而无统。临床上大出血的患者，气无所依，导致涣散不收、漂浮无根的气脱病变，称"气随血脱"，治疗时应采取益气固脱和止血补血的方法，以达到补气、固脱、止血的目的。

总之，血与气，一阴一阳，相互维系，气血平和，则能保证人体生命活动的正常进行；血气不和，则百病乃生。《素问·调经论》云：血气不和，百病乃变化而生。因此，调整气血之间的关系，使其恢复协调状态是治疗疾病的基本法则。

三、气与津

气与津液同源于饮食水谷,皆以三焦为通路运行全身。气与津液相对而言,气属阳,津液属阴,其关系类似于气与血的关系,具体表现为气能生津、气能行津、气能摄津、津能化气、津能载气。

(一)气能生津

气能生津指通过气化作用促进和激发津液的生成。津液来源于饮食水谷,依赖脾胃运化、小肠主液、大肠主津等脏腑生理功能,其中尤以脾胃之气最为重要。气化作用旺盛,吸收津液功能强,则人体津液充盛。临床上,气虚日久常可出现津液不足之证,多采用补气生津的治疗方法。

(二)气能行津

气能行津指气具有推动津液输布和排泄的作用。津液的输布、排泄离不开气的推动作用以及脏腑之气有序的升降出入运动。脏腑之气充盛,则津液输布、排泄正常。《丹溪心法·痰》谓:善治痰者,不治痰而治气,气顺则一身之津液,亦随气而顺矣。若气虚而推动作用减弱,气化无力,或气机郁滞不畅,气化受阻,则可导致津液输布、排泄障碍,津液停聚,形成痰饮、水湿、水肿等病变,称为"气不化水"或"气不行水"。临床上常将补气、行气法与利湿、化痰法配合使用,即是气能行津理论的具体运用。

(三)气能摄津

气能摄津指气具有固摄津液,防止津液无故流失的作用。气的固摄作用,即是固护、控制和调节津液的分泌和排泄,防止其无故流失。如卫气调节腠理而固摄汗液,脾肾之气固摄唾涎,肾和膀胱之气固摄尿液等。若相关脏腑之气不足,固摄作用减弱,则可导致体内津液流失,出现多汗、自汗、多尿、遗尿、小便失禁、口角流涎等症状,多采用补气摄津法治疗。

(四)津能化气

津能化气指津液在输布过程中,受到各脏腑阳气的蒸腾温化,可以化生为气。如津液亏虚,可致气的衰少,从而导致津气亏虚之证。

(五)津能载气

津能载气指津液是气的载体之一,在血脉之外,气的运行依附于津液。津液丢失,必定导致气的损耗。如暑热病证,不仅伤津耗液,而且气亦随汗液外泄,可见少气懒言、体倦乏力等"气随津泄"症状。大汗、剧烈吐泻等津液大量丢失时,气亦随之大量外脱,可见精神萎靡、肌肤湿冷、四肢厥逆、脉微欲绝等"气随液脱"症状。《金匮要略心典》说"吐下之余,定无完气",临床上使用发汗、涌吐和泻下治法时,必须适当,中病即止,勿使过用而生变证。

四、津血同源

血和津液皆为液态物质,与气相对而言,皆属于阴,均由水谷精微所化生,同具营养和滋润的功能,两者之间可以相互资生、相互转化,称为"津血同源"。

(一)血可化津

《灵枢·营卫生会》曰:夺血者无汗。

血液由营气和津液构成,血行脉中,血中之津液可渗出脉外而为脉外之津液,若失血过多,脉中血少,脉外之津液可进入脉中以维持血量,但可引起脉外津液不足,故失血患者,除表现出面白、舌淡等血虚症状外,多见口渴、尿少等津液亏虚的症状。因此,对于失血者,应慎用发汗等方法治疗,以防进一步耗伤津液。《伤寒论》也有"衄家不可发汗"和"亡血家不可发汗"的告诫。

(二)津能生血

《灵枢·营卫生会》曰:夺汗者无血。

津液是血液的重要组成部分,脉外之津液进入脉中则化而为血。若大汗、剧烈吐泻,或严重烧伤,脉外津液不足,脉中之血渗出脉外,补充脉外津液,从而导致血脉空虚、津枯血燥等病变。因此,对于大汗、剧烈吐泻等津液耗伤者,应慎用破血逐瘀之峻剂,或放血疗法,以防进一步耗伤血液。

总之,气、血、精、津液、神除了以上提到的关系之外,还存在以下关系,如"精血同源",即精能生血、血能化精;"精气神合一",即气能生精、气能摄精、精能化气、精气化神、神驭精气等。

(广东岭南职业技术学院　吴小凤)

> **目标检测**

一、单项选择题

1. 气的三个来源不包括(　　)。

A. 先天之精气 　　　　　　　　　　　B. 水谷之精气

C. 肝失疏泄之怒气 　　　　　　　　　D. 经肺吸入的自然界之清气

2. 以下不属于气运动的基本形式的是(　　)。

A. 升 　　　　　B. 扭 　　　　　C. 出 　　　　　D. 入

3. 气的运动出现异常变化,导致气的运动失去协调平衡时称为(　　)。

A. 气机不畅 　　　B. 气机顺畅 　　　C. 气乱 　　　　D. 气机失调

4. 以下不是气的功能的是(　　)。

A. 滋润作用 　　　B. 温煦作用 　　　C. 防御作用 　　　D. 固摄作用

5. 以下不属于气的分类的是(　　)。

A. 宗气 　　　　　B. 英气 　　　　　C. 元气 　　　　　D. 卫气

6. 血的生成是多个脏腑共同作用完成的,以(　　)的生理功能最重要。

A. 脾胃 　　　　　B. 心肺 　　　　　C. 肝 　　　　　D. 肾

7. 关于精的说法,错误的是(　　)。

A. 广义的精泛指构成人体和维持人体生命活动的一切精微物质

B. 狭义的精是指肾中所藏的具有生殖功能的精微物质

C. 精具有生髓、充脑、养骨、化血的功能,对延年益寿有重要作用

D. 精不能促进生长发育,在养生防病方面作用不大

8. 关于津液的表述,不正确的是(　　)。

A. 津液虽有区别,但一般情况下同属一类物质,可以相互转化

B. 鼻涕、眼泪、尿液、汗液都是脏腑内在体液和分泌物,故都属于津液

C. 津液是指一切水液的总称,包括人体内和人体外的所有水液

D. 津液的生成、输布与排泄依赖于许多脏腑的综合作用

9. 神的分类中不包括(　　)。

A. 五神 　　　　　B. 元神 　　　　　C. 情志 　　　　　D. 思维

10. 关于气、血、精、津液、神的关系描述,不正确的是(　　)。

A. 气能生津、摄津、行津 　　　　　　B. 精、气、神各不相同,没有关系

C. 精血同源,津血同源 　　　　　　　D. 气为血之帅,血为气之母

二、病例分析题

李女士,48岁,自由职业者。自诉从43岁开始,每月月经量过多,因经济负担重一直未就医,现在经常感觉精神疲惫、健忘失眠、烦躁、惊悸,面色苍白,舌淡苔白,脉虚无力。

请你利用本项目所学知识进行分析,初步指出李女士的主要问题,并对其中医治疗康复给予适当的健康指导与建议。

学会经络走向　弄通腧穴功能
——带你认识经络与穴位

扫码看PPT

▲ 能力目标

1. 能够画经点穴。
2. 能用常用穴位指导养生保健。

▲ 知识目标

1. 熟记十二经脉的名称和循行路线。
2. 掌握常用穴位的定位与主治。
3. 知晓奇经八脉的循行路线与功能。

▲ 素质目标

1. 培育中华传统优秀文化情怀。
2. 理解中医整体观。

课堂思政目标

1. 学习小穴位,关注大健康。
2. 爱我中华国粹,增强文化自信。

知识导入

带你走近《标幽赋》的作者窦汉卿

窦汉卿(1196—1280年),金元间广平肥乡(今属河北省)人,金元时期著名的医学家、理学家、教育家和思想家,元朝重臣,擅长针灸。著有《标幽赋》(由79句赋文1318字组成)与《针经指南》《流注指要赋》《指迷赋》和《铜人针经密语》等针灸专著。

1218年,窦汉卿入赘清流河王姓医家为婿,开始学医,后随山东名医李浩父子学得铜人针法,并以此知名;又向丘长生等人学习针灸,医术有成。窦汉卿不仅针法过人,而且乐于授徒。元代招集儒道佛之士,窦汉卿北归隐于大名(今属河北省),与姚枢、许衡朝暮讲习,后来回肥乡老家,以经术教授诸生,同时行医自给。

首载于窦汉卿《针经指南》的八脉交会穴,又称"窦氏八穴",因其对该八穴的极力推崇而得名,他在前人经验的基础上,经过长期的临床实践,不断深化对八脉交会穴的认识,总结出八脉交会穴主治213证,如内关25证中包括九种心痛、心胸痞满、中满不快、吐逆不定、米谷不化、腹肋胀痛等,如今仍有重要的临床指导意义。

　　元世祖忽必烈登基前闻其贤名,曾遣使征召,窦汉卿改姓以避,使者追踪,不得已从命。忽必烈请教治国之道,窦汉卿强调"帝王之道在诚意正心",忽必烈敬待加礼。元世祖继位后,召窦汉卿到上都,问之:现在能找到像魏征这样的人吗? 窦汉卿答曰:犯颜谏诤刚毅不屈的,有许衡;深谋远虑具宰相之才的,有史天泽。元世祖忽必烈任命他为翰林侍讲学士,任昭文馆大学士和太师。元世祖曾对群臣说:"朕求贤三十年,惟得窦汉卿及李俊民二人"。封魏国公,谥文正。

任务一　学医不懂经络　开口动手便错
—— 认识人体路径与网络

一、带你认识经络

　　经络是经脉和络脉的总称,是人体内运行气血、联络脏腑、沟通内外、贯穿上下的通道。

　　"经"指经脉,有路径的含义,是经络系统的主干,较大,纵行分布,循行于人体的深部;"络"指络脉,有网络的含义,为经脉别出的分支,较经脉细小,纵横交错,分布于人体的浅部。《灵枢·脉度》曰:经脉为里,支而横者为络,络之别者为孙。

　　经络内属于脏腑,外络于肢节,沟通于脏腑与体表之间,将人体的五脏六腑、四肢百骸、五官九窍、皮肉筋脉等组织紧密地联结成一个统一的有机整体,并借以行气血,营阴阳,使人体各部的功能活动得以保持协调和相对的平衡。针灸临床治疗时的辨证归经、循经取穴、针刺补泻等,无不以经络理论为依据。

　　《灵枢·经别》记载:夫十二经脉者,人之所以生,病之所以成,人之所以治,病之所以起,学之所始,工之所止也。说明经络在生理、病理、诊断、治疗等方面具有重要意义,为历代医家所重视。

二、熟悉经络的生理功能

　　1. 沟通联络　人体由五脏六腑、四肢百骸、五官九窍、皮肉筋骨等组成,其各部位均有不同的生理功能,又共同维持着有序的整体活动,使机体内外、上下保持协调统一。这种彼此间的联系配合,主要是依靠经络的联络沟通作用实现的。经络系统的纵横交错,入里出表、通上达下,其固定的络属关系,循行流注的规律,将人体的脏腑组织器官有机地联系起来,使人体形成了一个内外、表里、上下彼此能紧密协调统一的整体。

　　2. 运行气血　人体的各个脏腑组织器官均需要气血的温养濡润,才能够发挥其正常作用。气血是人体生命活动的物质基础,必须依赖经络的传注,才能输布周身,以温养濡润全身各脏腑组织器官,维持机体的正常功能。如营气和调于五脏,洒陈于六腑,这就为五脏藏精、六腑传化的功能活动提供了物质条件。

　　3. 感应传导　经络系统对于针刺或其他刺激有感觉传递和通导作用。当肌表受到某种刺激时,这种刺激就会沿着经络传导于体内有关脏腑,使该脏腑的功能发生变化。如针刺中的"得气"现象和"行气"现象,就是这一功能的表现之一。

　　4. 调节平衡　经络系统能运行气血和协调阴阳,以保持人体内、外环境的相对平衡,使人体功能活动保持正常。当人体发生疾病,出现气血不和及阴阳失调时,可运用针灸等疗法以激发经络的自我调节作用,以"泻其有余,补其不足",促使人体的功能活动恢复到正常的平衡状态。

　　5. 抗御外邪　由于经络能"行血气而营阴阳",故可使营卫之气密布于周身,加强机体的防御能力,起到抗御外邪、保卫机体的作用。

三、掌握经络系统的组成

经络系统由经脉和络脉组成,其中经脉包括十二经脉、奇经八脉,以及附属于十二经脉的十二经别、十二经筋、十二皮部;络脉有别络、浮络、孙络等。经络系统的组成见图4-1。

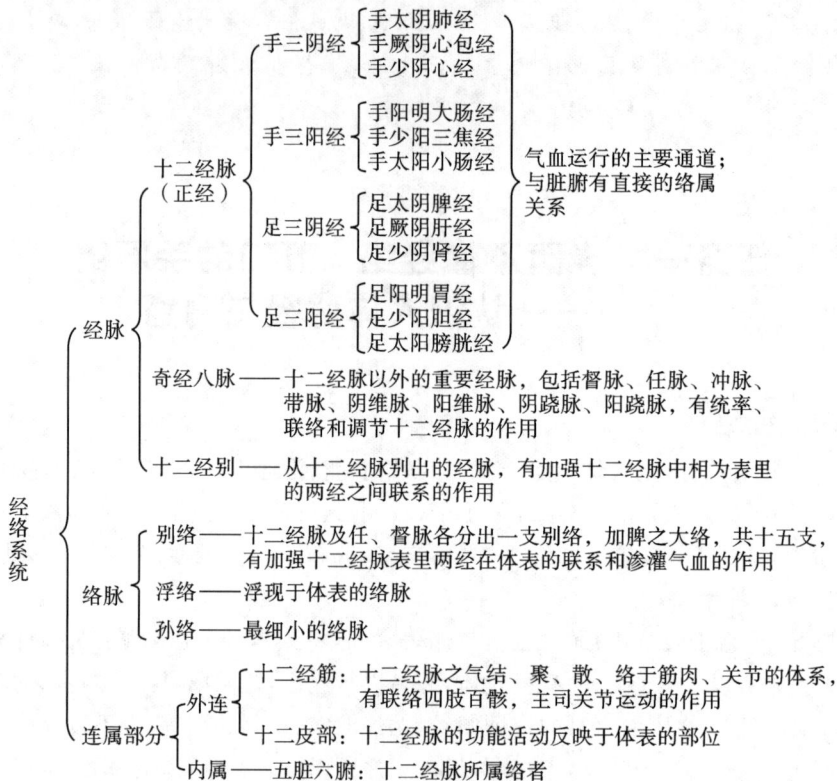

图4-1　经络系统的组成

四、了解经络的现代研究与应用

经络学说是中医理论的重要组成部分,了解经络的实质,可以使人们对人体的功能调节有更深层次的了解。对经络实质的探讨直接关系到中医基础理论和针灸针麻作用机制的研究,对发展中医学术理论具有重大意义,对生物医学和生命科学研究也具有巨大的促进作用。

20世纪70—80年代,我国经络研究主要以"经络敏感人"和循经传感现象为研究目标。

1986年,中华人民共和国国家科学技术委员会、中华人民共和国卫生部和国家中医药管理局制定了"七五"国家攻关项目——十四经循经路线的客观检测,主要围绕如何运用电、声、光、热、磁、核等技术手段寻求体表经脉循行路线的检测指标或方法开展。

20世纪90年代,经络研究被纳入国家"八五"攀登计划项目,主要对经络现象、十四经脉和人体机能调节中的各种循经规律的机制及相应的物质基础进行深入的研究,辨别经络系统与神经体液调节系统的关系与区别。

2005年以来,中华人民共和国科学技术部开始在"973"等计划中设立中医理论基础研究专项,分别在络病理论、经穴效应特异性、经脉-脏腑相关、经脉体表特异性联系等方面,针对经络进行了更深入的研究。

近年来的经络研究重点,集中在从已经发现并被肯定的经络穴位临床效应入手,开展经络现象的生物学基础研究。

任务二　与十二时辰对应的十二经脉
—— 认识联络脏腑的十二经脉

一、十二经脉的命名、走向、交接及分布规律

（一）十二经脉的命名

十二经脉又称"十二正经"，其名称由手足、阴阳和脏腑三个部分组成。循行于上肢的为手经，循行于下肢的为足经。阳经属腑，行于四肢外侧；阴经属脏，行于四肢内侧。

手足三阳经在四肢的排序是阳明在前，少阳居中，太阳在后；手足三阴经在四肢的排序是太阴在前，厥阴居中，少阴在后。但在小腿下半部和足背部，足三阴经在内踝上8寸以下的排序是厥阴在前，太阴居中，少阴在后。十二经脉的名称与分类见表4-1。

表4-1　十二经脉的名称与分类

部　　位	阴经（属脏）	阳经（属腑）	循行部位（阴经行于内侧，阳经行于外侧）	
手	太阴肺经	阳明大肠经	上肢	前缘
	厥阴心包经	少阳三焦经		中线
	少阴心经	太阳小肠经		后缘
足	太阴脾经	阳明胃经	下肢	前缘
	厥阴肝经	少阳胆经		中线
	少阴肾经	太阳膀胱经		后缘

（二）十二经脉的分布规律

十二经脉对称地分布于人体的头部、躯干部和四肢，在体表有一定的分布规律。

1. 头部　头为诸阳之会，手、足三阳经皆会于头面部。阳明经行于面部、额部；少阳经行于头部两侧；太阳经行于面颊、头顶及后颈部。

2. 躯干部　阴经隶属于脏，主要分布于胸腹部；阳经隶属于腑，主要分布于肩、背及躯干部两侧。手三阳经行于肩胛部，足阳明经行于胸腹部，足太阳经行于背部，足少阳经行于躯干两侧部；手三阴经均从腋下走出，足三阴经均行于胸腹部。循行于胸腹的经脉，自内向外依次为足少阴经、足阳明经、足太阴经、足厥阴经。

3. 四肢　手足三阴经分布于四肢内侧，即手三阴经分布在上肢的内侧，足三阴经分布在下肢的内侧；手足三阳经分布于四肢的外侧，即手三阳经分布在上肢的外侧，足三阳经分布在下肢的外侧。

手三阴经分布情况为手太阴经在前、手厥阴经居中、手少阴经在后；足三阴经分布情况较为特殊，具体排列在小腿下半部及足背部的分布规律是足厥阴经在前、足太阴经居中、足少阴经在后，足厥阴肝经与足太阴脾经在足内踝上8寸处交叉后，分布规律变化为足太阴经在前、足厥阴经居中、足少阴经在后。

上、下肢的阳经分布均为阳明经在前、少阳经居中、太阳经在后。

（三）十二经脉的走向和交接规律

十二经脉有一定的循行方向，相互衔接，彼此沟通，构成一个周而复始、如环无端的传注系统。

十二经脉循行走向：手三阴经从胸走手，交手三阳经；手三阳经从手走头，交足三阳经；足三阳经从头走足，交足三阴经；足三阴经从足走胸腹，交手三阴经。

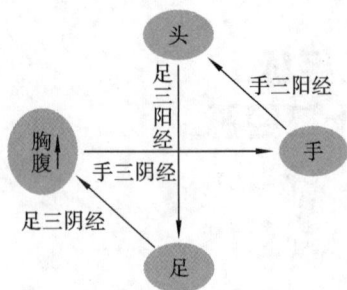

图 4-2 十二经脉走向交接规律示意图

十二经脉交接规律：阴经与阳经（表里经脉）在四肢末端交接；阳经与阳经（同名阳经）在头面部交接；阴经与阴经（手足阴经）在胸腹部交接。十二经脉走向交接规律见图 4-2。

二、十二经脉的对应时辰、流注次序及表里关系

（一）十二经脉的对应时辰

（1）手太阴肺经，对应寅时（即 3 点至 5 点），4 点脉搏最弱。

（2）手阳明大肠经，对应卯时（即 5 点至 7 点），起床后适量饮水促进肠胃蠕动，排二便后早餐。

（3）足阳明胃经，对应辰时（即 7 点至 9 点），辰时为早餐最佳时间，食物以清淡温和为主。

（4）足太阴脾经，对应巳时（即 9 点至 11 点），脾主运化、升清，能在消化、排泄、吸收等方面发挥作用，且能直接影响到血液质量。

（5）手少阴心经，对应午时（即 11 点至 13 点），午时休息 30 分钟可使体内激素分泌更加平衡，有效刺激体内淋巴细胞，降低心血管系统疾病发病率；可改善心情，降低人体紧张度，缓解压力。

（6）手太阳小肠经，对应未时（即 13 点至 15 点），小肠分清泌浊，可将水液和糟粕进行分开输送，建议适当饮水排毒。

（7）足太阳膀胱经，对应申时（即 15 点至 17 点），膀胱的主要功能为储尿排尿，建议申时进行适当运动，促进排尿。

（8）足少阴肾经，对应酉时（即 17 点至 19 点），肾藏精主水，酉时不宜大量运动与过量饮水。

（9）手厥阴心包经，对应戌时（即 19 点至 21 点），可以进行休闲娱乐活动，保持心情愉悦。

（10）手少阳三焦经，对应亥时（即 21 点至 23 点），建议准备休息，以利于养精蓄锐。

（11）足少阳胆经，对应子时（即 23 点至 1 点），此时段人体应进入深睡眠状态。

（12）足厥阴肝经，对应丑时（即 1 点至 3 点），此时段若未入睡，面色易现青黑，暴躁易怒。

（二）十二经脉的流注次序

十二经脉中的气血运行是循环贯注的。始于手太阴肺经，依次流注至足厥阴肝经，再传输至手太阴肺经，首尾相贯，周而复始，如环无端。如图 4-3 所示。

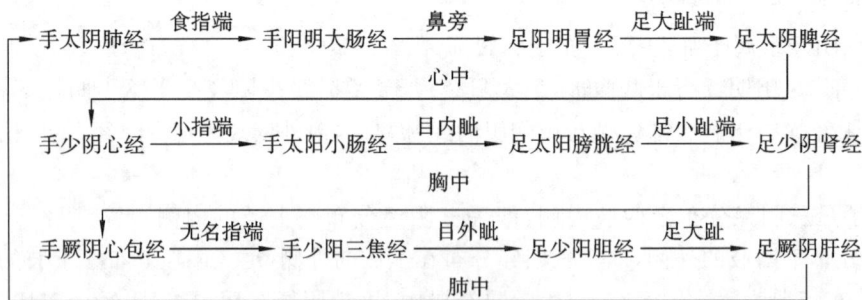

图 4-3 十二经脉的流注次序

（三）十二经脉的表里关系

十二经脉内属于脏腑，由于脏与腑有表里相合的关系，因此阴经与阳经有脏腑络属和互为表里的关系。阳经属腑络脏主表，阴经属脏络腑主里。互为表里的阴经与阳经在生理上互相配合，病理上互相影响，治疗上相互为用。如手太阴肺经与手阳明大肠经相表里，手厥阴心包经与手少阳三焦经相表里，手少阴心经与手太阳小肠经相表里，足太阴脾经与足阳明胃经相表里，足厥阴肝经与足少阳胆经相表里，足少阴肾经与足太阳膀胱经相表里。

三、十二经脉的循行路线

1. 手太阴肺经　手太阴肺经起于中焦,向下联络大肠,回绕过来沿着胃的上口,通过横膈,属于肺脏,从"肺系"(肺与喉相联系的部位)横行出来(中府穴),向下沿上臂内侧,行于手少阴经和手厥阴经的前面,下行到肘窝中,沿着前臂内侧前缘,进入寸口,经过鱼际,沿着鱼际的边缘,出拇指内侧端(少商穴),如图4-4所示。

2. 手阳明大肠经　手阳明大肠经(图4-5)起于食指末端(商阳穴),沿着食指内(桡)侧向上,通过一、二掌骨之间(合谷穴),向上进入两筋(拇长伸肌腱与拇短伸肌腱)之间的凹陷处,沿前臂前方,至肘部外侧,再沿上臂外侧前缘,上走肩端(肩髃穴),沿肩峰前缘,向上出于颈椎"手足三阳经聚会处"(大椎穴,属督脉),再向下进入缺盆(锁骨上窝)部,联络肺脏,通过横膈,属于大肠。

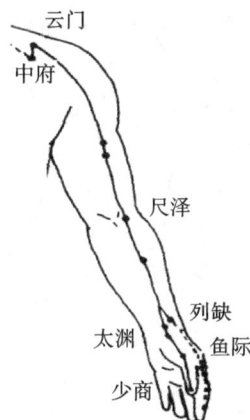

图 4-4　手太阴肺经

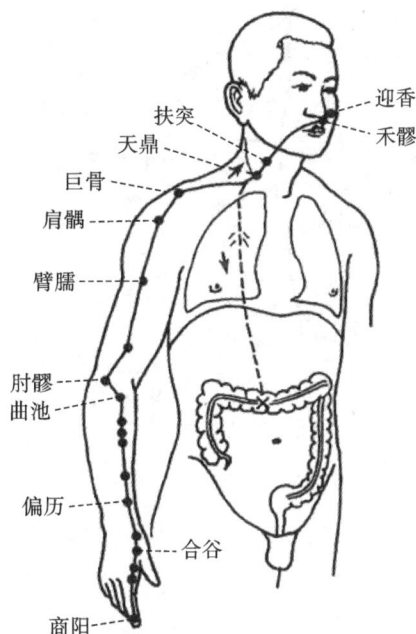

图 4-5　手阳明大肠经

缺盆部支脉:上走颈部,通过面颊,进入下齿龈,回绕至上唇,交叉于人中,左脉向右,右脉向左,分布于鼻孔两侧(迎香穴),与足阳明胃经相接。

3. 足阳明胃经　足阳明胃经(图4-6)起于鼻翼两侧(迎香穴,属手阳明大肠经),上行到鼻根部,与旁侧足太阳经交会,向下沿着鼻的外侧(承泣穴),进入上齿龈中,回出环绕口唇,向下交会于颏唇沟承浆(任脉)处,再向后沿着口腮后下方,出于下颌处(大迎穴),沿着下颌角(颊车穴),上行耳前,经过上关(足少阳胆经),沿着发际,到达前额(神庭穴)。

面部支脉:从大迎穴前下走人迎穴,沿着喉咙,进入缺盆部,向下通过横膈,属于胃,联络脾脏。

缺盆部直行的脉:经乳头,向下挟脐旁穴,进入少腹两侧(气冲穴)。

胃下口部支脉:沿着腹里向下到气冲穴会合,再由此下行至髀关穴,直抵伏兔穴,下至膝盖,沿着胫骨外侧前缘,下经足跗,进入第二趾外侧端(厉兑穴)。

颈部支脉:从膝下三寸(足三里穴)处分出,进入足中趾外侧。

足跗部支脉:从跗上(冲阳穴)分出,进入足大趾内侧端(隐白穴),与足太阴脾经相接。

4. 足太阴脾经　足太阴脾经(图4-7)起于足大趾末端(隐白穴),沿着大趾内侧赤白肉际,经过大趾本节后的第一环趾关节后面,上行至内踝前面,再上腿肚,沿着胫骨后面,交出足厥阴经的前面,经膝股部内侧前缘进入腹部,属于脾脏,联络胃;通过横膈上行,挟咽部两旁,连舌根,分散于舌下。

胃部支脉:向上通过横膈,流注于心中,与手少阴心经相接。

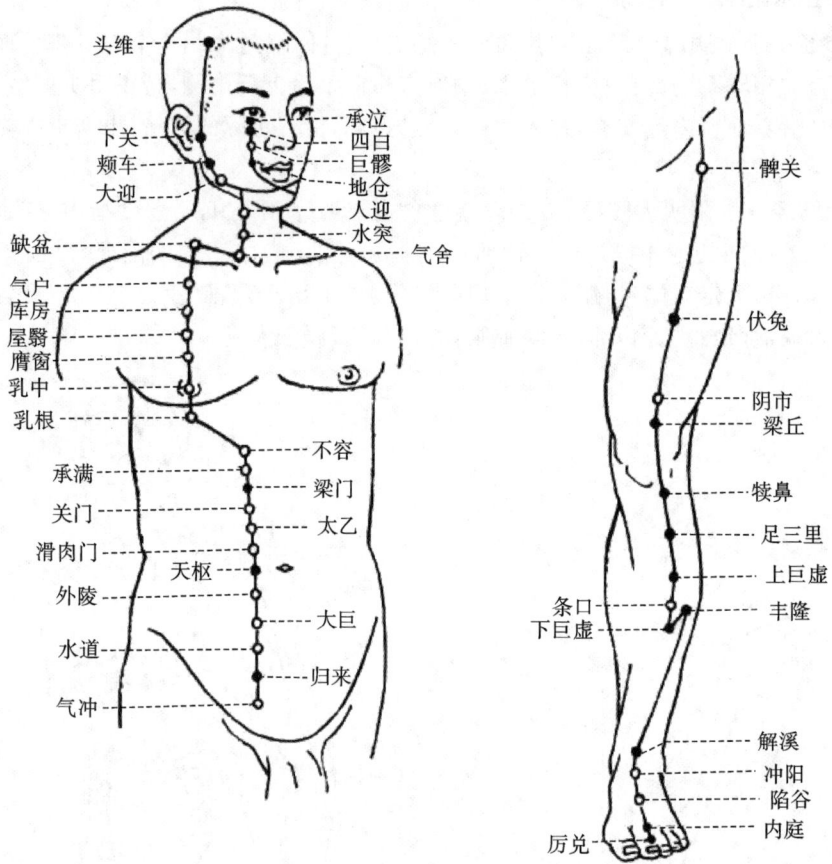

图 4-6 足阳明胃经

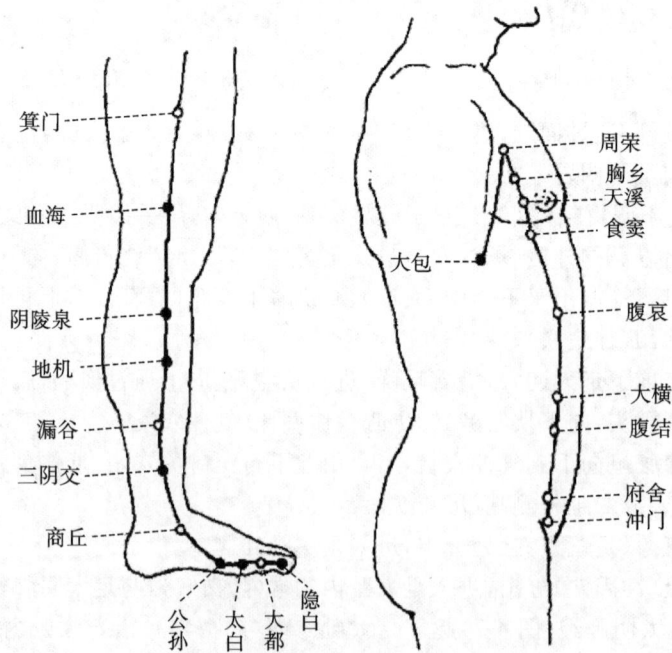

图 4-7 足太阴脾经

5. 手少阴心经　手少阴心经(图 4-8)起于心中，属于"心系"(心与其他脏器相连的部位)，向下通过膈肌，联络小肠。

"心系"向上的脉：挟咽喉上行，连于"目系"(眼球连于脑的部位)。

"心系"直行的脉：上行于肺部，再向下出于腋窝部(极泉穴)，沿着上臂内侧后缘，行于手太阴肺经和手厥阴心包经的后面，到达肘窝，沿着臂内侧后缘，至掌后豌豆骨部，进入掌内，沿着小指内侧至末端(少冲穴)，与手太阳小肠经相接。

6. 手太阳小肠经　手太阳小肠经(图 4-9)起于手小指外侧端(少泽穴)，沿手背外侧至腕部，出于尺骨茎骨，直上，沿前臂外侧后缘，经尺骨鹰嘴与肱骨内上髁之间，沿上臂外侧后缘，出于肩关节，绕行肩胛部，交于大椎穴(督脉)，向下入缺盆部，联络心脏，沿食管，过膈，达胃，属于小肠。

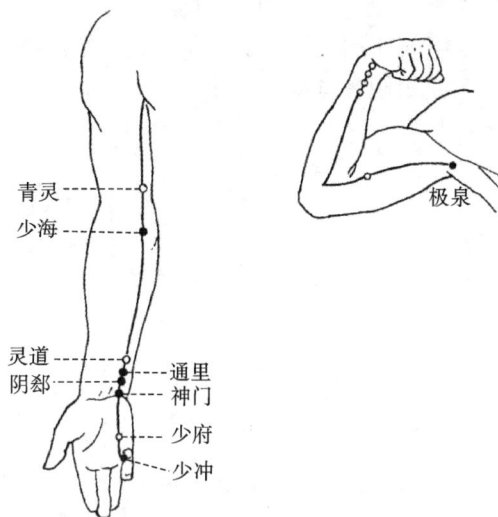

图 4-8　手少阴心经

缺盆部支脉：沿颈部上达面颊，至目外眦，转入耳中(听宫穴)。

颊部支脉：上行目眶下，抵于鼻旁，至目内眦(睛明穴，属足太阳膀胱经)，交于足太阳膀胱经，而又斜行络于颧骨部。

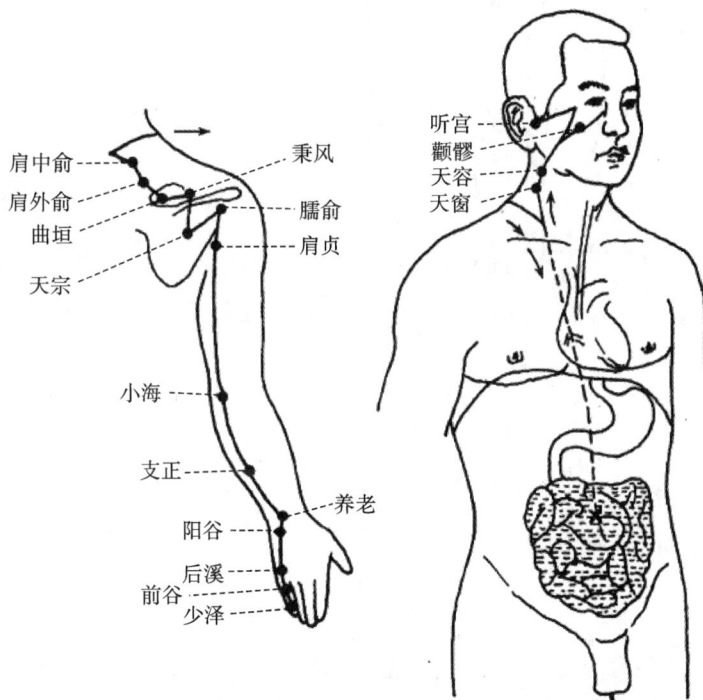

图 4-9　手太阳小肠经

7. 足太阳膀胱经　足太阳膀胱经(图 4-10)起于目内眦(睛明穴)，上额交会于颠顶(百会穴，属督脉)。

颠顶部支脉：从头顶到颞颥部。

颠顶部直行的脉：从头顶入里联络于脑，回出分开下行至项部后，沿肩胛部内侧，挟脊柱，到达腰部，从脊旁肌肉进入体腔联络肾脏，属于膀胱。

腰部支脉：向下通过臀部，进入腘窝内。

后项部支脉:通过肩胛骨内缘直下,经过臀部(环跳穴,属足少阳胆经)下行,沿大腿后外侧,与腰部下来的支脉会合于腘窝中。从此向下,通过腓肠肌,出于外踝的后面,沿着第五跖骨粗隆,至小趾外侧端(至阴穴),与足少阴肾经相接。

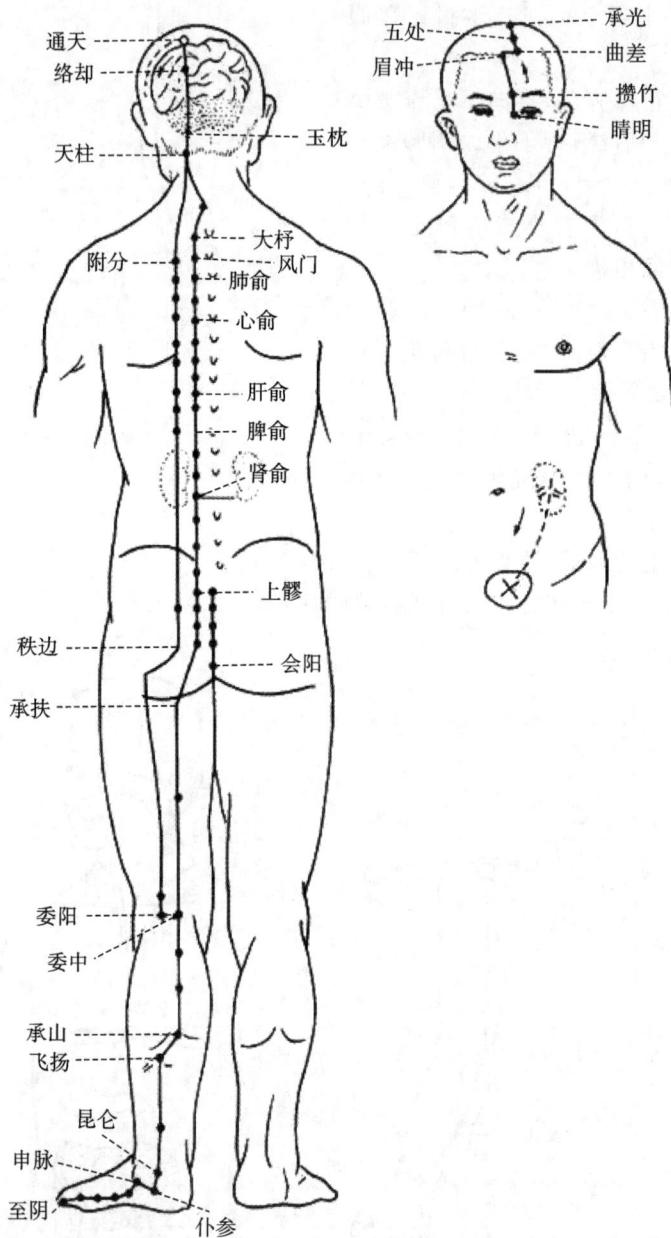

图 4-10 足太阳膀胱经

8. 足少阴肾经 足少阴肾经(图4-11)起于足趾之下,斜向足心(涌泉穴),出于舟骨粗隆之下,沿内踝后,进入足跟,再向上行于腿肚内侧,出腘窝内侧,向上行股内后缘,通向脊柱(长强穴,属督脉),属于肾脏,联络膀胱,还出于前,向上行腹部前正中线旁开0.5寸,胸部前正中线旁开2寸,终止于锁骨下缘俞府。

肾脏部直行的脉:从肾向上通过肝和横膈,进入肺中,沿着喉咙,挟于舌根部。

肺部支脉:从肺出来,联络心脏,流注肺中,与手厥阴心包经相接。

9. 手厥阴心包经 手厥阴心包经(图4-12)从胸中开始,浅出,属于心包,通过膈肌,经历胸部、上腹和下腹,联络三焦。它的支干脉:沿胸内出胁部,当腋下三寸处(天池穴)向上到腋下,沿上臂内侧(天泉

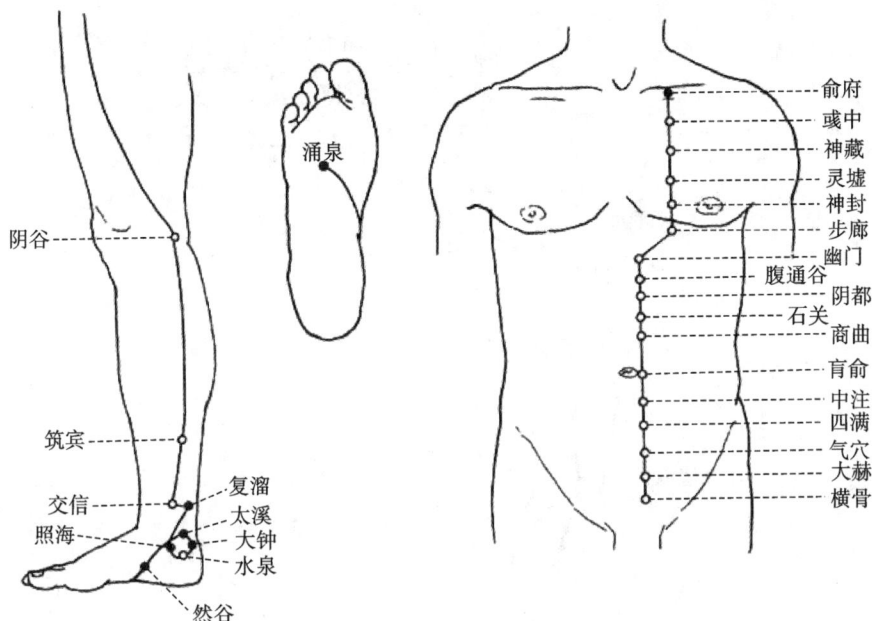

图 4-11　足少阴肾经

穴),于手太阴、手少阴之间,进入肘中(曲泽穴),下向前臂,走两筋(桡侧腕屈肌腱与掌长肌腱之间)(内关穴),进入掌中(劳宫穴),沿中指桡侧出于末端(中冲穴)。

支脉:从掌中分出,沿无名指出于末端,交于手少阳三焦经。

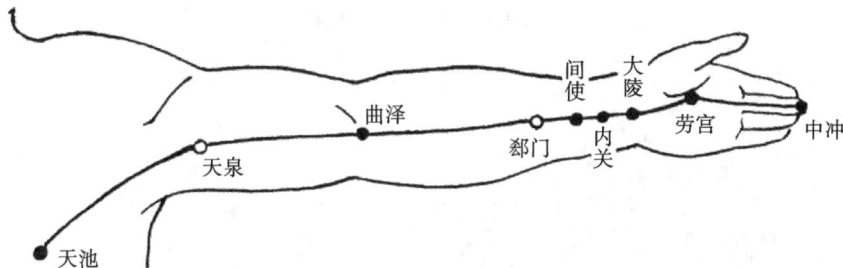

图 4-12　手厥阴心包经

10. 手少阳三焦经　手少阳三焦经(图 4-13)起于无名指末端(关冲穴),向上出于第四、五掌骨间,沿着腕背,出于前臂外侧桡骨和尺骨之间,向上通过肘尖,沿上臂外侧,上达肩部,交出足少阳胆经的后面,向前进入缺盆部,分布于胸中,联络心包,向下通过横膈,从胸至腹,属于上、中、下三焦。

胸中的支脉:从胸向上,出于缺盆部,上走至项部,沿耳后直上,出于耳部上行至额角,再屈而下行至面颊部,到达眶下部。

耳部支脉:从耳后进入耳中,出走耳前,与前脉交叉于面颊部,到达目外眦(丝竹空穴之下),与足少阳胆经相接。

11. 足少阳胆经　足少阳胆经(图 4-14)起于目外眦(瞳子髎穴),向上到达额角部(颔厌穴),向后下行到耳后(风池穴),沿着颈部行于手少阳三焦经的前面,到肩上交出手少阳三焦经的后面,向下进入缺盆部。

耳部的支脉:从耳后进入耳中,出走耳前,到目外眦后方。

外眦部的支脉:从目外眦处分出,下走大迎穴(足阳明胃经),会合于手少阳三焦经到达目眶下,下行,经颊车穴(足阳明胃经),由颈部向下会合前脉于缺盆部;再向下进入胸中,通过横膈,联络肝脏,属于胆,沿着胁肋内,出于少腹两侧腹股沟动脉部,经过外阴部毛际,横行入髋关节部(环跳穴)。

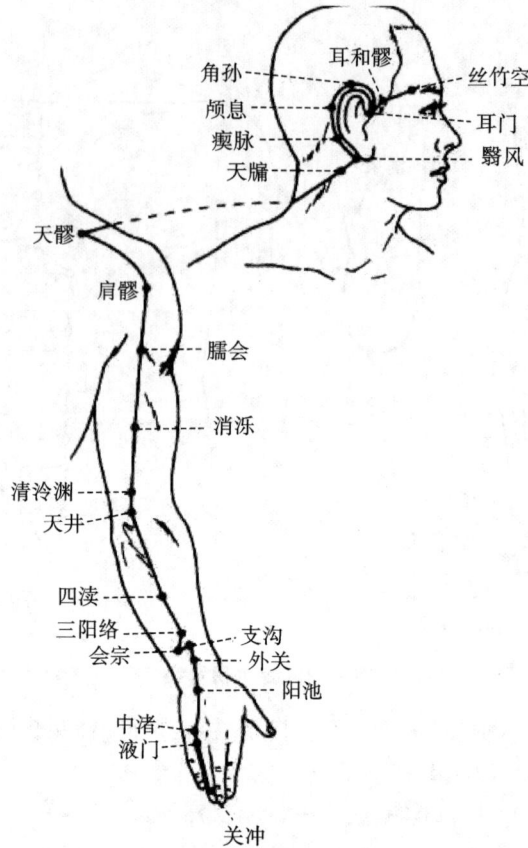

图 4-13　手少阳三焦经

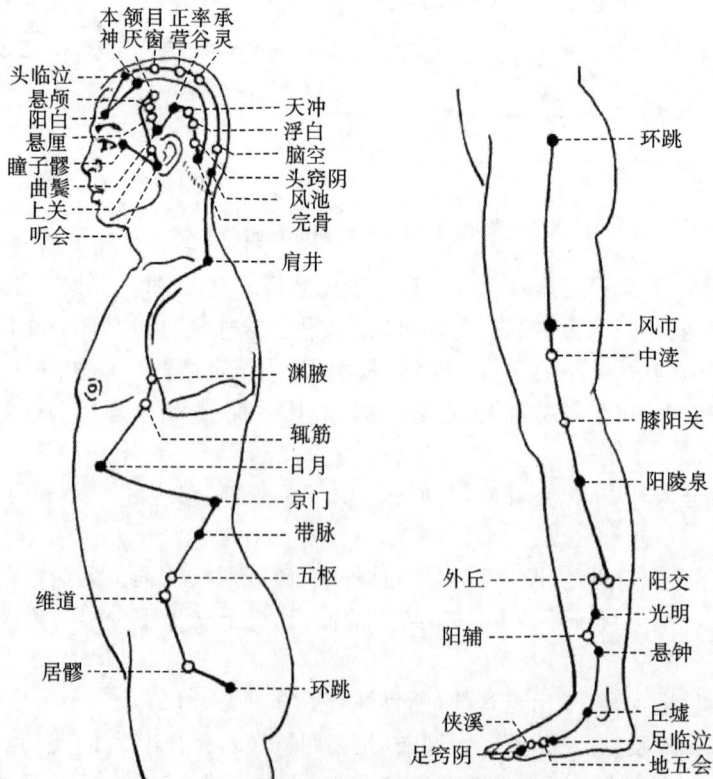

图 4-14　足少阳胆经

缺盆部直行的脉:下行腋部,沿着胸侧部,经过季肋,向下会合前脉于髋关节部,再向下沿着大腿的外侧,出于膝外侧,下行经腓骨前面,直下到达腓骨下段,再下到外踝的前面,沿足背部,进入足第四趾外侧端(足窍阴穴)。

足背部支脉:从足临泣处分出,沿着第一、二跖骨之间,出于大趾端,穿过趾甲,回过来到趾甲后的毫毛部(大敦穴,属足厥阴肝经),与足厥阴肝经相接。

12. 足厥阴肝经 足厥阴肝经(图 4-15)起于足大趾上毫毛部(大敦穴),沿着足跗部向上,经过内踝前 1 寸处(中封穴),向上至内踝上 8 寸处,交出于足太阴脾经的后面,上行膝内侧,沿着股部内侧,进入阴毛中,环绕阴部,上达小腹,挟着胃旁,归属肝脏,联络胆腑,向上通过横膈,分布于胁肋,沿着喉咙的后面,向上进入鼻咽部,连接"目系"(眼球连于脑的部位),向上出于前额,与督脉会合于颠顶。

"目系"的支脉:下行颊里,环绕唇内。

肝部的支脉:从肝分出,通过横膈,向上流注于肺,与手太阴肺经相接。

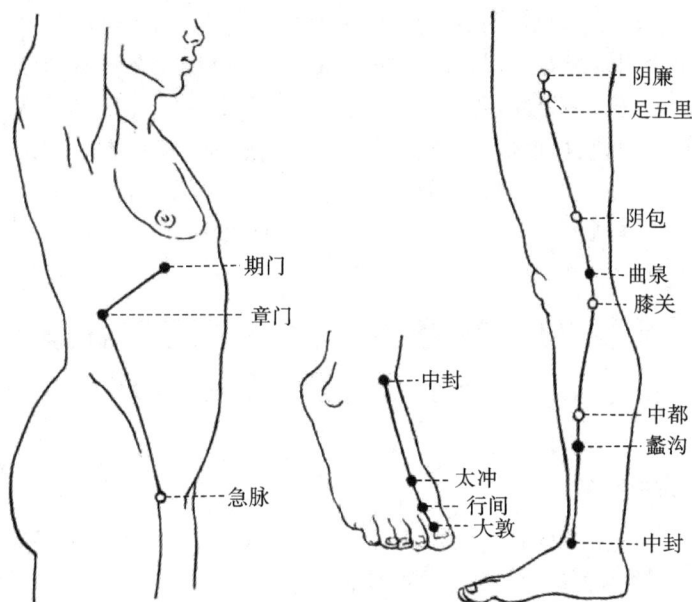

图 4-15 足厥阴肝经

任务三　奇经八脉其实不"奇"
——　学好别道奇行的奇经八脉

一、知晓奇经八脉的基本概念

奇经八脉,是督脉、任脉、冲脉、带脉、阴跷脉、阳跷脉、阴维脉、阳维脉的总称。因有别于十二正经,既无脏腑络属,又无表里相配,谓之"奇经"。奇经八脉之中,唯任脉、督脉二脉各有其所属腧穴,故常与十二经相提并论,合称为"十四经"。十四经具有一定的循行路线、病候及所属穴位,是经络系统的主要部分,在临床上是针灸治疗及药物归经的基础。

二、熟悉奇经八脉的生理功能

奇经八脉纵横于十二经脉之间,生理功能主要体现在两个方面。

(1) 沟通十二经脉之间的联系:奇经八脉将部位相近、功能相似的经脉联系起来,达到统摄有关经脉气血、协调阴阳的作用。督脉与六阳经有联系,称为"阳脉之海",具有调节全身诸阳经经气的作用;任脉与六阴经有联系,称为"阴脉之海",具有调节全身诸阴经经气的作用;冲脉与任脉、督脉,足阳阴、足少阴等经有联系,故有"十二经之海"和"血海"之称,具有涵蓄十二经气血的作用;带脉约束联系了纵行躯干部的诸条足经;阴阳维脉联系阴经与阳经,分别主管一身之表里;阴阳跷脉中阳主动、阴主静,共司下肢运动与痿痹。

(2)调节十二经脉气血的蓄积和渗灌:当十二经脉及脏腑气血旺盛时,奇经八脉加以蓄积,当人体功能活动需要大量气血支持时,奇经八脉又能渗灌供应。

三、掌握奇经八脉的循行路线

奇经八脉之中,任脉、督脉、冲脉皆起于胞中,同出会阴,称为"一源三岐"。任脉与督脉均有所属穴位,常与十二经脉合称"十四经"。

督脉行于腰背正中,上达头面,总督诸阳经,称为"阳脉之海";督脉循行属肾入脑,故与肾、骨髓和脑关系密切。

任脉行于胸腹正中,上至颏部,总任一身之阴经,称为"阴脉之海",任通"妊",故任脉常与女子妊娠有关。

冲脉挟脐上行,与足少阴肾经并行,与督脉、任脉和足阳明胃经均有联系,上达头,下至足,贯穿全身,调节十二经气血,总领诸经气血之要冲,称为"十二经脉之海",又称"血海",与月事和生殖密切相关。

带脉起于胁下,环腰一周,状如束带,约束纵行诸经,维络腰腹,提系胞胎,固护胎儿,司女子带下。

阴跷脉与阳跷脉主宰一身左右阴阳,共同调节肢体运动,司眼睑开合。

阴维脉主一身之里,阳维脉主一身之表,二维脉维络一身表里阴阳,进一步加强了机体的整体性。

任务四　学好小穴位　认知大健康
——带你学好腧穴知识

一、腧穴的分类与命名

腧穴俗称穴位,是人体脏腑经络之气输注于体表的特殊部位,既是疾病的反应点,又是针灸推拿等的施术部位。"腧"有转输和输注之意,"穴"有孔穴、空隙之意。

(一)腧穴的分类

人体的腧穴很多,大体上可分为经穴、奇穴和阿是穴三类。

1. 经穴　既有具体的名称,又有固定的位置,且归属于十二经脉或任、督二脉的腧穴称为十四经穴,简称"经穴"。经穴现有361个,是腧穴的主体部分。经穴既可治疗本经脏腑病证,又可治疗本经相关的经络脏腑病证。

2. 奇穴　既有具体的名称,又有明确的位置,但未归入十四经的腧穴称为"经外奇穴"。这类腧穴对某些病证有特殊治疗作用,如四缝穴治疗小儿疳积,太阳穴治疗头痛等。

3. 阿是穴　又称"天应穴""不定穴"或"压痛点",既无固定位置,又无具体名称,而是以压痛点、病变部位或反应点作为针灸和推拿等施术部位的一类腧穴。

知识拓展

带你从古诗词中感受中医药文化之美

针灸经穴名目繁多,历代文人喜欢将药名入诗,如四大名著之一《西游记》的作者吴承恩在第三十六回(心猿正处诸缘伏　劈破傍门见月明)中,就有一首借唐三藏之口,吟诵出嵌有益智仁、王不留行、三棱子、马兜铃、荆芥、茯苓、防己、竹沥、茴香等中药名的抒情诗:

自从益智登山盟,王不留行送出城。路上相逢三棱子,途中催趱马兜铃。

寻坡转涧求荆芥,迈岭登山拜茯苓。防己一身如竹沥,茴香何日拜朝廷?

中药名可以入诗词,针穴名自然也可以,以针灸名连缀成诗,始自梁元帝萧绎。萧绎(508—555年),常州人,南北朝时期梁武帝萧衍第七子。梁元帝是一个爱好读书与喜好文学的君主,著有《孝德传》《忠臣传》《注汉书》《周易讲疏》《老子讲疏》《江州记》等学术著作,其文章、书法、绘画被后人称为"三绝"。

《针穴名诗》就是梁元帝萧绎编写的一首关于针灸穴位名称的古诗。从《针穴名诗》中选录五条描写穴名的诗句,可感受到中医药文化的韵律之美、文字之美、意境之美!

描写五里穴与归来穴:金推五百里,日晚唱归来。

描写承光穴与通天穴:车转承光殿,步上通天台。

描写曲池穴与玉堂穴:钗临曲池影,扇拂玉堂梅。

描写中庭穴与步廊穴:先取中庭入,罢逐步廊回。

描写下关穴与人迎穴:下关那早闭,人迎已复开。

(二)腧穴的命名

每一个腧穴名称均有一定的含义,正如《千金翼方》曰:凡诸孔穴,名不徒设,皆有深意。

历代医家主要以腧穴所在部位和作用为基础,结合自然界现象和医学理论等,采用比拟、象形和会意等方法对腧穴进行命名。知道腧穴名称的含义,有助于熟悉、记忆腧穴的部位和治疗作用。

腧穴的命名大致可分为以下几类。

1. 自然地理类

(1)以日月星辰命名:如日月、上星、璇玑、华盖、太乙、太白、天枢等。

(2)以山谷丘陵命名:如承山、合谷、大陵、梁丘、商丘、丘墟等。

(3)以大小水流命名:如后溪、支沟、中渎、曲泽、阳池、曲泉、经渠、涌泉、小海等。

(4)以交通要塞命名:如气冲、水道、关冲、内关、风市等。

2. 人事物象类

(1)以动植物名命名:如伏兔、鱼际、鸠尾、伏兔、鹤顶、犊鼻、攒竹、丝竹空等。

(2)以建筑居处命名:如天井、玉堂、内关、库房、府舍、印堂、巨阙、脑户、屋翳、膺窗、库房、地仓、气户、梁门等。

(3)以生活用具命名:如大杼、地机、阳辅、天鼎、悬钟等。

(4)以人事活动命名:如人迎、百会、归来等。

3. 形态功能类

(1)以解剖部位命名:如腕骨、大椎、曲骨、巨骨等。

(2)以脏腑功能命名:如肝俞、心俞、神堂、魄户等。

(3)以经络阴阳命名:如阳陵泉、阴陵泉、三阴交等。

(4)以腧穴作用命名:如睛明、光明、水分、通天、迎香、牵正、听会、气海等。

目前,国际上则统一用经脉名称的英文缩写与腧穴的序号来命名经穴,如中府穴,表示为 LU1(LU是肺经的英文缩写,1 代表是肺经的第一个穴位)。

二、腧穴的作用

腧穴有接受刺激、防治疾病的作用。利用针刺、艾灸等方法刺激腧穴,通其经络,调其气血,平衡阴阳,调和脏腑,从而达到防治疾病的目的。因其部位、归属经脉和特定穴类别的不同,每个腧穴具有不同的治疗作用,归纳起来有以下三个方面。

1. 近治作用　腧穴能治疗所在部位及其邻近器官的病证,即"腧穴所在,主治所及"。如眼区的睛明、承泣等穴均能治疗眼疾,胃脘部的中脘、建里、天枢等穴均能治疗胃痛,膝部的阳陵泉、阴陵泉、梁丘、膝眼等穴均能治疗膝关节病等。

2. 远治作用　腧穴能治疗本经循行所过的远隔部位的组织、器官、脏腑的病证,即"经脉所过,主治所及"。远治作用与经脉的循行密切相关。如合谷穴不仅可治疗上肢病,还可治疗颈部及头面部病证,这是因为它所属的大肠经经脉循行到颈部和头面部,故有"面口合谷收"之说。

3. 特殊作用　某些腧穴具有相对特异性和双相良性调节作用。

相对特异性即特殊的治疗作用,如大椎穴退热、至阴穴矫正胎位等。

双相良性调节作用是针刺无毒副作用的根本原因。具有双相良性调节作用的腧穴,如天枢穴既可以止泻治疗泄泻,又可以通便治疗便秘,内关穴既能减慢心率又能增快心率。

三、腧穴的定位方法

临床上常用的腧穴定位方法有体表解剖标志定位法、"骨度"分寸定位法、手指同身寸定位法和简便取穴法四种。

(一) 体表解剖标志定位法

根据人体解剖学的各种体表标志定取穴位的方法称为体表解剖标志定位法,又称"自然标志取穴法"。

1. 固定标志法　以人体表面不受活动影响,固定不移,又有明显特征的部位作为取穴标志的方法。如五官、指(趾)甲、乳头、椎体棘突、肚脐等的突起或凹陷作为取穴的标志。如两眉头之间取印堂,两乳之间取膻中,肚脐中央取神阙等。

2. 活动标志法　依据人体的关节、肌肉、肌腱、皮肤等活动后出现的隆起、凹陷、孔隙、皱纹等作为取穴标志的方法。如屈肘取曲池穴,张口取耳门穴、听宫穴、听会穴,闭口取下关穴等。

(二) "骨度"分寸定位法

"骨度"分寸定位法,是以体表骨节为主要标志,测量周身各部的长度和宽度,并依其比例定出分寸,作为定穴标准的方法。常用的骨度分寸如表 4-2、图 4-16 所示。

表 4-2　常用骨度分寸表

部　位	起　止　点	折寸	量法	说　　明
头部	前发际正中至后发际正中	12	直寸	用于确定头部经穴纵向距离
	眉间(印堂)至前发际正中	3	直寸	用于确定前或后发际及头部经穴的纵向距离
	第7颈椎棘突下(大椎)至后发际正中	3	直寸	
	前额两发角(头维)之间	9	横寸	用于确定头前部经穴的横向距离
	耳后两乳突(完骨)之间	9	横寸	用于确定头后部经穴的横向距离
胸腹部	胸骨上窝(天突)至胸剑结合中点	9	直寸	用于确定胸部任脉经穴的纵向距离
	胸剑结合中点至脐中	8	直寸	用于确定上腹部经穴的纵向距离
	脐中至耻骨联合上缘	5	直寸	用于确定下腹部经穴的纵向距离
	两乳头之间	8	横寸	用于确定胸腹部经穴的横向距离
背腰部	大椎以下至尾骶	21椎	直寸	用于确定腰背部经穴的纵向距离
	两肩胛骨脊缘之间	6	横寸	用于确定肩背部经穴的横向距离
	肩胛骨内缘至后正中线	3	横寸	

续表

部　位	起　止　点	折寸	量法	说　　明
上肢部	腋前纹头(腋前皱襞)至肘横纹	9	直寸	用于确定上臂部经穴的纵向距离
	肘横纹至腕横纹	12	直寸	用于确定前臂部经穴的纵向距离
下肢部	耻骨联合上缘至股骨内侧髁上缘	18	直寸	用于确定下肢内侧足三阴经穴的纵向距离
	胫骨内侧髁下缘至内踝尖	13	直寸	
	股骨大转子至膝中(腘横纹)	19	直寸	(臀横纹至膝中,可作14寸)
	膝中至外踝尖	16	直寸	用于确定下肢后外侧足三阳经穴的纵向距离
	外踝尖至足底	3	直寸	

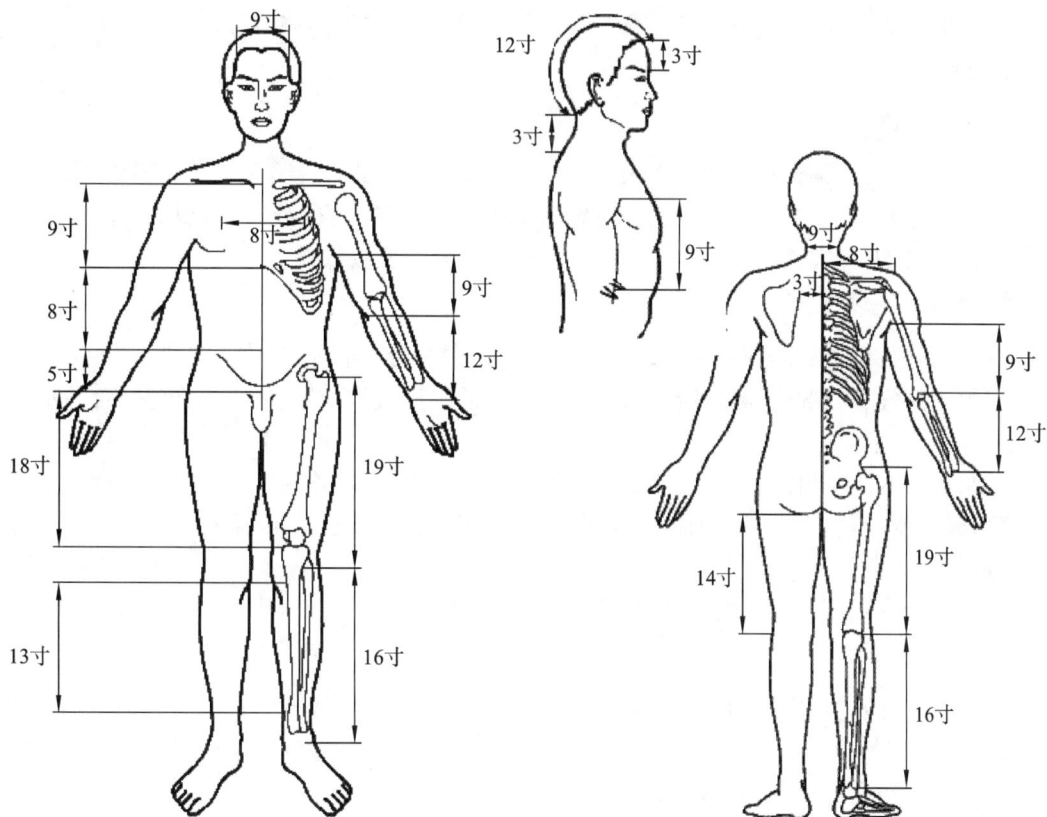

图 4-16　常用骨度分寸示意图

(三)手指同身寸定位法

手指同身寸定位法是依据患者本人手指为尺寸折量标准来量取腧穴的定位方法,又称"指寸法"。临床上常用的有三种,见图 4-17。

1. 中指同身寸法　患者中指屈曲时,以中节桡侧两端纹头间的距离为 1 寸。

2. 拇指同身寸法　以患者拇指指关节的宽度为 1 寸。

3. 横指同身寸法　又名"一夫法",患者将食指、中指、无名指和小指四指并拢,以中指中节横纹为标准,四指的宽度为 3 寸。

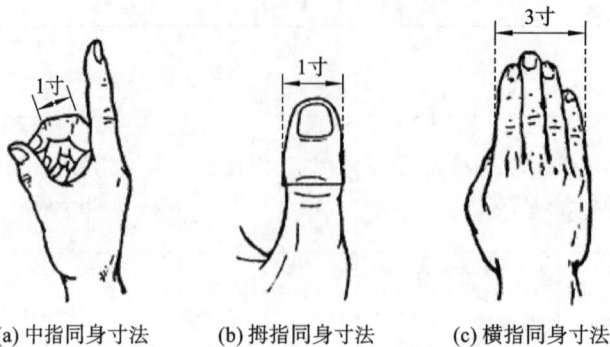

(a) 中指同身寸法　　　(b) 拇指同身寸法　　　(c) 横指同身寸法

图 4-17　手指同身寸定位法

(四) 简便取穴法

简便取穴法是临床上常用的一种简便易行的取穴方法。如两耳尖连线中点取百会穴,立正姿势两臂自然下垂,中指端下取风市穴,两手虎口自然平直交叉,在食指端下取列缺穴。

四、特定穴

(一) 特定穴的概念

特定穴指十四经穴中具有特殊治疗作用和特定称号的腧穴,在十四经穴中占有相当比例,在针灸学基本理论和临床应用方面也具有重要意义。特定穴根据其不同的含义、分布特点和治疗作用,分为五输穴、原穴、络穴、郄穴、下合穴、俞穴、募穴、八会穴、八脉交会穴和交会穴等。

(二) 五输穴

简称"五输",是指十二经脉在肘、膝关节以下的井、荥、输、经、合五个腧穴,首载于《灵枢·九针十二原》。古代医家把经气在经脉中运行的情况,比作自然界的水流,说明经气的出入和经过部位的深浅及不同作用。

经气所出,像水的源头,称为"井";经气所溜,像刚出的泉水微流,称为"荥";经气所注,像水流由浅入深,称为"输";经气所行,像水在通畅的河中流过,称为"经";经气充盈,由此深入,进而会合于脏腑,恰像百川汇合入海,称为"合"。

故《灵枢·九针十二原》曰:所出为井,所溜为荥,所注为输,所行为经,所入为合。

(三) 原穴

原穴是脏腑原气经过和留止的部位,首载于《灵枢·九针十二原》。十二经脉在腕关节和踝关节附近各有一个原穴,合为十二原穴。"原"即本原、原气之意,是生命活动的原动力。阴经之原穴和五输穴中的输穴是同一腧穴,阳经则在输穴外另有原穴。

(四) 络穴

络穴是络脉从经脉分出处的腧穴,首载于《灵枢·经脉》。"络"有联络之意。十二经的络脉表里相通,各有一个络穴,位于肘关节和膝关节以下,具有联络表里两经的作用,加上位于任脉的络穴(鸠尾穴),与督脉的络穴(长强穴)及位于胸胁的脾之大络大包穴,共十五穴,合称"十五络穴"。

(五) 郄穴

郄穴是各经经气深聚的部位,首载于《针灸甲乙经》。"郄"有空隙之意。十二经脉和阴跷脉、阳跷脉、阴维脉、阳维脉各有一个郄穴,共十六个郄穴,多分布于肘膝关节以下。

(六) 下合穴

下合穴又称六腑下合穴,下合穴指六腑之气下合于足三阳经的六个腧穴,是六腑之气输注出入之处,首载于《灵枢·邪气藏府病形》。下合穴主要分布在膝关节附近,足阳明胃经、足少阳胆经与足太阳膀胱经的下合穴就是本经五输穴的合穴,而手阳明大肠经、手少阳三焦经与手太阳小肠经另有合穴。大肠、小肠下合于胃经,三焦下合于膀胱经。

(七)俞穴与募穴

俞穴与募穴均分布于躯干部,与所对应脏腑一后一前相对应。

俞穴又称"背俞穴",是脏腑之气输注于背腰部的腧穴。《灵枢·背腧》载有五脏背俞穴的名称和位置。五脏六腑各有一个背俞穴,分别以脏腑名称命名,均分布在背腰部足太阳膀胱经的第一侧线上,位置大体与脏腑所在部位相对应。

募穴又称"腹募穴",是脏腑之气结聚于胸腹部的腧穴,首载于《素问·奇病论》。五脏六腑各有一个募穴,均位于胸腹部,其位置大体与脏腑所在部位相对应。

(八)八会穴

八会穴指脏、腑、气、血、筋、脉、骨、髓之气会聚的八个腧穴,首载于《难经·四十五难》。八会穴分散在躯干部和四肢部,与其所属的八种脏器组织的生理功能和临床应用关系密切。

(九)八脉交会穴

八脉交会穴又叫"交经八穴""流注八穴",是指十二经脉与奇经八脉脉气相通的八个腧穴,首载于窦汉卿《针经指南》。均分布于肘关节和膝关节以下。

(十)交会穴

交会穴指有两条或数条经脉相交会合处的腧穴,首载于《针灸甲乙经》。多分布于头面部和躯干部,如三阴交、大椎穴等。

常用经穴

(深圳职业技术大学 白 洁)

→ 目标检测

单项选择题

1. 足厥阴肝经的循行分布正确的是( )。

A. 从胸走手   B. 从手走头   C. 从头走足

D. 从足走胸腹   E. 分布于下肢外侧

2. 以下不是经络生理功能的是( )。

A. 联络脏腑   B. 通行气血   C. 抗御外邪   D. 传导感应   E. 阐释病理变化

3. 关于奇经八脉的说法,错误的是( )。

A. 任脉为阴脉之海   B. 督脉为阳脉之海   C. 冲脉为血海

D. 督、任、带脉为"一源三歧"   E. 阴、阳跷脉司眼睑开合

4. 关于奇经八脉的叙述,错误的是( )。

A. 奇经八脉指督、任、冲、带等八脉   B. 不直接络属五脏六腑   C. 直属奇恒之腑

D. 没有表里相合的关系   E. 任脉和督脉上有穴位

5. 十二经脉命名的主要依据是( )。

A. 阴阳五行脏腑   B. 内外脏腑五行   C. 手足五行阴阳

D. 手足阴阳脏腑   E. 手足五行脏腑

6. 足三里穴治疗胃痛属于腧穴的( )。

A. 近治作用   B. 远治作用   C. 特殊作用   D. 调整作用   E. 疏通作用

7. 腧穴可分为（　　）。

A. 十二经穴、天应穴、阿是穴　　　　B. 十二经穴、奇穴、阿是穴

C. 十四经穴、不定穴、阿是穴　　　　D. 天应穴、不定穴、阿是穴

E. 十四经穴、奇穴、阿是穴

8. 曲池穴属于（　　）。

A. 足阳明胃经　　　　　　　　B. 足太阳膀胱经　　　　　　　　C. 手阳明大肠经

D. 手少阳三焦经　　　　　　　E. 足太阴脾经

9. 按照今时骨度分寸规定，肘横纹到腕横纹之间的距离为（　　）。

A. 10 寸　　　　　B. 12 寸　　　　　C. 12.5 寸　　　　　D. 9 寸　　　　　E. 11 寸

10. 肩胛骨内侧缘到脊柱正中的距离是（　　）。

A. 4.5 寸　　　　　B. 4 寸　　　　　C. 3.5 寸　　　　　D. 3 寸　　　　　E. 1.5 寸

审病求因　谨守病机
——走近中医的病因病机

扫码看 PPT

▲ 能力目标

1. 能够运用中医病因病机诠释疾病规律。
2. 能够运用中医病因病机指导养生保健。

▲ 知识目标

1. 掌握中医病因的概念与类型。
2. 了解中医发病的类型与原理。

▲ 素质目标

1. 强化中医整体观念。
2. 培育未病先防思维。

课堂思政目标

1. 人与自然和谐相处,筑牢天人相应意识。
2. 强化防微杜渐观念。

中医病因病机学说是运用阴阳五行学说与藏象学说等,将人体与外界环境、人体内部各脏腑经络之间的关系结合起来,从整体联系与运动变化的观点,阐述疾病发生、发展与变化的过程的学说。

本项目主要学习中医病因病机的基础知识,掌握外感与内伤病因及其发病的基本原理,学会运用中医病因病机诠释疾病发生的原因与发展,了解中医的辩证思维,感悟中医"天人相应"思想,树立中医治未病的理念。

知识导入

带你认识辨析病因第一人——巢元方

巢元方,男,隋代著名医家。隋代建立了中国历史上第一个医学教育机构——"太医署",这是人类文明史上现存记载最早的官办医学教育机构。巢元方医术高明,临床经验十分丰富,尤其对疾病起源与证候的研究颇为深入,先后任太医博士、太医令。

公元 610 年,巢元方奉朝廷下诏撰成《诸病源候论》,这是我国首部系统总结病因、病理、证候的专著。该书总结了魏晋南北朝以来的医疗经验和成就,突破了前人的病因学说,以病为纲,每类疾病之下对病证、病因、病机和证候都做了详尽的阐述,广泛而比较系统地论述了各种疾病的病源与证候,对后世医学的发展产生了巨大的影响。在隋代以前,人们对过敏性疾病的认识有限,《诸病源候论》关于"漆疮"的描述,弥补了病因学在这一领域中的空白。巢元方观察到:同样接触漆,有人立即面痒,继之胸、臂、腿及身体各部红肿瘙痒,以手搔之则红肿迅速蔓延;重者通身疮毒如豆或大如杏枣,脓肿热疼痛;再次接触依然发病如初,这类人便是"禀性畏漆"者;另有许多人终日烧煮漆,却不为之所害。巢元方认为这是由于不同的人对漆的耐受性有禀赋差异。他对过敏性疾病个体差异的认识,无疑是十分正确的。

任务一　人之所苦谓病　所致病者谓因
——学会诊病求因

病因,也称致病因素,是指破坏人体相对平衡而引起疾病发生的原因。致病因素是多种多样的,如六淫、疠气、七情、饮食、劳倦、外伤及痰饮、瘀血等,均可破坏人体的平衡状态而导致疾病的发生。在疾病发展的过程中,因果又相互影响,某一阶段的病理结果可成为新阶段的病因,如痰饮、瘀血等。历代医家在研究各种病因的性质与致病特点的过程中,提出了不同的分类方法。

《黄帝内经》依据致病因素侵犯人体部位的不同,将病因分为阴、阳两大类;汉代张仲景把病因按其传变提出"三分病因"法;宋代陈无择在张仲景分类基础上,把病因与发病途径结合起来,提出"三因学说",即六淫邪气为外因,七情所伤为内因,饮食劳倦、虫兽、刀刃等为不内外因。

一、无处不在的外感六淫

外感六淫,指风、寒、暑、湿、燥、火六种外感病邪的总称。风、寒、暑、湿、燥、火本来是自然界六种正常的气候变化,称为"六气"或"六元"。六气是万物生长的条件,是人类赖以生存的自然环境,故正常情况下,六气不致人发病。但当气候变化异常,超过人体的适应限度,或人体正气不足、不能适应气候变化和抵御病邪侵袭的能力下降,六气就会转化成六淫邪气,导致疾病的发生。

(一)外感六淫致病的共同特点

1. 外感性　六淫邪气多从口鼻而入或侵犯人体肌表而发病,故其导致的疾病常称为外感病。

2. 季节性　六淫致病与季节密切相关。如春季多风病、夏季多暑病、长夏多湿病、深秋多燥病、冬天多寒病等。

3. 地域性　六淫致病常与居住区域和环境密切相关。如高温环境作业常多火热为病,久居潮湿之地多湿邪为病。

4. 相兼性　六淫邪气不仅可单独侵袭人体致病,也可两种或两种以上邪气相兼致病。如风寒湿痹,是风、寒、湿三种邪气相兼致病。

5. 转化性　六淫致病的过程中,在一定条件下,其证候性质可发生转化。如暑湿日久可化燥伤阴。

(二)外感六淫的性质与致病特点

外感六淫的性质与致病特点如表5-1所示。

1. 风邪　风为春季的主气,但四季皆有风,故风邪引起的疾病虽以春季为多,但四季都可发生。

(1)风为阳邪,其性轻扬开泄,易袭阳位:风为阳邪,具有升散、向上、向外的特性。风邪易致腠理疏泄而开张,风邪常伤及人体的头面部和肌表,故常出现汗出、恶风、发热、头痛、颈项强痛、皮肤瘙痒等症状。

(2)风性善行而数变:善行,即指风邪致病具有病位游移不定、善动不居的特性。如风、寒、湿三气夹杂引致的痹证,出现游走性关节疼痛,痛无定处,便属于风气偏盛的表现,又称"行痹"。数变是指风邪致病具有发病迅速和变化快的特性。

表 5-1 外感六淫的性质与致病特点

外感六淫	致病季节	性 质	致病特点	常见临床表现
风邪	春季	风为阳邪，清扬开泄	易侵袭人体阳位，易致腠理开泄	头痛、颈项强痛、鼻塞咳嗽、口眼歪斜、出汗、恶风等
		善行数变	病变部位游移不定，发病急，变化快	行痹之游走性疼痛；风疹、荨麻疹时现时消；中风之突然不省人事等
		风性主动	动摇不定	眩晕、震颤、抽搐等
		百病之长	易与其他病邪相兼	风寒、风热、风湿、风燥等
寒邪	冬季	寒为阴邪，易伤阳气	易损伤人体阳气，出现寒象	恶寒、畏寒肢冷、脘腹冷痛等
		寒性凝滞	易致气血凝滞，不通则痛	冷痛，得温痛减，遇寒加重等
		寒性收引	易致腠理闭塞，经络、筋脉收缩挛急	恶寒，发热，无汗；关节屈伸不利、挛急作痛
暑邪	夏季	暑为阳邪，其性炎热	易出现阳热症状	高热、面赤、心烦、舌红、脉象洪大等
		暑性升散，伤津耗气	易致腠理开泄，气津耗伤	大量汗出、尿少短赤、气短乏力等症
		暑多夹湿	暑湿相兼侵犯人体	胸闷呕恶、四肢困倦、大便溏泻不爽等
湿邪	长夏	湿为阴邪，易阻气机	易阻滞脏腑经络，使气机升降失常	胸闷脘痞、腹泻、水肿、腹水
		湿性重浊	具有沉重的特点，具有秽浊的特点	头重如裹、周身困重、四肢酸懒沉重、小便混浊不利，大便溏泻，带下量多、湿疮、湿疹等
		湿性黏滞	多黏滞而不爽之症，常病程较长	小便涩滞、大便黏腻、分泌物黏腻、舌苔厚腻等；湿痹、湿疮、带下过多等病常不能速愈
		湿性趋下，易袭阴位	易侵犯人体的下部	泄泻、带下过多、足癣
燥邪	秋季	干涩耗津	最易耗伤人体的津液	口鼻干燥、咽干口渴、皮肤干涩甚则皲裂、毛发不荣、小便短少、大便干结等
		燥易伤肺	最易耗伤肺津	干咳无痰或少痰，或痰中带血、喘息胸痛等
火（热）邪	夏季	火为阳邪，其性炎上	易出现人体上部火热之症	头痛、面红目赤，口舌生疮、咽喉肿痛等
		耗气伤津	易耗伤津液，气随液耗	口渴喜饮、咽干舌燥、小便短赤、大便秘结、体倦乏力、少气懒言等
		生风动血	易致肝风内动、出血之症	高热、神昏谵语、四肢抽搐、目睛上视、颈项强直、角弓反张等；吐血、衄血、皮肤红斑等
		易致疮疡	易致气血阻滞不畅，腐蚀血肉	红肿灼痛
		易扰心神	易出现扰乱神明之症	心烦不寐、狂躁妄动、神昏谵语等

（3）风性主动：风具有使物体摇动的特性，如风吹则树动，故风邪致病亦具有类似摇动的症状。临床上见到的眩晕、抽搐等均为风邪所致。

（4）风为百病之长：风邪常为寒、湿、火、燥等邪气侵犯人体的先导，与其他邪气夹杂伤人，故又称为"六淫之首"。

2. 寒邪 寒为冬季主气，寒邪致病多见于冬季。

（1）寒为阴邪，易伤阳气：寒为阴气盛的表现，即所谓"阴盛则寒"。寒邪致病易损伤人体阳气，而呈现寒象，临床上常见恶寒、四肢不温等症状。

（2）寒性凝滞：指凝结、阻滞不通。寒邪侵袭，损伤阳气，气血凝结，运行不畅，经络阻滞不通，不通则痛，故寒邪伤人多出现疼痛症状。故又说寒性凝滞而主痛。这类疼痛的特点是遇寒加重，得温痛减。

（3）寒性收引：即收缩牵引。寒邪侵袭人体，可使皮肤、腠理、筋脉收缩而拘急。如寒邪侵袭肌表，腠理闭塞，卫阳被郁不得宣泄，则可见恶寒发热、无汗等症状。寒邪客于经络关节，筋脉收引，则出现肢体屈伸不利。

3. 暑邪 暑为夏季的主气，暑邪致病多发生在夏至之后，立秋之前。

（1）暑为阳邪，其性炎热：暑为夏日火热之气所化，其性炎热，故为阳邪。暑邪伤人常常出现阳热之临床症状，如高热、面赤、心烦、舌红、脉象洪大等。

（2）暑性升散，耗气伤津：暑为阳邪，主升主散，故暑邪侵犯人体常致腠理开泄而出大汗，汗出过多易致津液亏耗、气随津泄，故常出现口渴喜饮、尿少短赤、气短乏力等症。

（3）暑多挟湿：暑季炎热多雨潮湿，暑邪为病常夹杂湿邪而侵犯人体，故除发热、烦渴等暑热症状外，临床上常兼见胸闷呕恶、四肢困倦、大便溏等湿阻症状。

4. 湿邪 湿为长夏主气，湿邪致病于长夏居多。

（1）湿为阴邪，易阻遏气机，损伤阳气：湿性类水，为阴邪。湿邪侵袭人体，留滞于脏腑经络，易阻遏气机，使气机升降失常，故湿阻胸膈，常出现胸闷脘痞。湿邪困脾使脾阳不振，运化不利，水湿停聚，多见腹泻、水肿、腹水之象。

（2）湿性重浊：湿邪致病具有重浊的特点，临床上常见头重如裹、周身困重、四肢酸重等症状。浊即秽浊，指分泌物或排泄物秽浊不清，常见小便混浊不利、大便溏、带下量多、湿疮、湿疹等症。

（3）湿性黏滞：湿邪致病具有黏腻停滞的特点，主要表现在两个方面：一是指湿病症状多黏滞而不爽，临床上常见小便涩滞、大便黏腻、分泌物黏腻、舌苔厚腻等；二是指湿邪为病常病程较长，多缠绵难愈或反复发作，如湿痹、湿疮、带下过多等。

（4）湿性趋下，易袭阴位：水曰润下，湿类于水，其性重浊趋下，故湿邪致病易侵犯人体的下部，临床症状多见于人体下部，如泄泻、带下过多、足癣。

5. 燥邪 燥为秋季主气，秋天收敛清肃，气候干燥，多为燥病。

（1）干涩耗津：燥为水分缺乏的表现，故燥性干涩。燥邪侵袭人体，最易耗伤人体的津液，导致阴津亏虚，临床上常见口鼻干燥、咽干口渴、皮肤干涩、毛发不荣、小便短少、大便干结等症。

（2）燥易伤肺：肺为娇脏，与外界大气相通，故燥邪最易耗伤肺津，肺的宣发肃降不利，从而出现干咳少痰或痰中带血，以及喘息胸痛等症。

6. 火（热）邪 火为阳盛所致而旺于夏，但不受季节限制。

（1）火为阳邪，其性炎上：火热具有燔灼升腾上炎之性，故火热致病多侵犯人体上部，常出现头痛、面红目赤、口舌生疮、咽喉肿痛等阳热症状。

（2）火易耗气伤津：火邪易耗伤津液，故常有口渴喜饮、咽干舌燥、小便短赤、大便秘结等症状。而气随液耗，又可伴有体倦乏力、少气懒言等症。

（3）火易生风动血：火邪燔灼肝经，劫耗阴液，使筋脉失其滋养濡润，而致肝风内动，称为"热极生风"，表现为高热、神昏谵语、四肢抽搐、目睛上视、颈项强直、角弓反张等症。同时，火热之邪入血分，可以加速血行,灼伤脉络,甚则迫血妄行,而致各种出血病证。

（4）火易致疮疡:火邪入于血分,可聚于局部,导致气血阻滞不畅,腐蚀血肉,出现痈肿疮疡,局部常见红肿灼痛。

（5）火易扰心神:火与心相应,火热易扰乱心神,常出现心烦不寐、狂躁妄动、神昏谵语等。

二、易于传染的乖戾之气

乖戾之气,又称戾气、疠气、疫气、疫毒,是一类具有强烈传染性的外感病邪。乖戾之气导致的疾病称为"疫病""温疫"或"温疫病",主要通过口鼻、饮食、蚊叮虫咬、接触等发病。

（一）戾气的致病特点

1. 发病急,病情重　戾气多属于热毒邪气,其性急速,故致病力强,发病急骤,来势迅猛,病情危重,常可出现高热、神昏、生风、动血等危重证候。

2. 同一气,症相似　戾气种类繁多,每种戾气致病都有特定的临床表现,即"一气自成一病",故同一种戾气发病,往往症状相似。

3. 易传染,流行广　戾气通过多种途径传播,进而侵犯人体致病,故当戾气流行期间,只要接触到戾气,大多数人会发病。戾气致病既可大面积流行,也可散在发生。

（二）影响戾气形成与传染的因素

1. 气候因素　久旱、洪涝、酷热、湿雾瘴气等自然灾害常可滋生戾气而导致疫病的发生。

2. 社会因素　战乱、社会动荡不安、灾荒等社会因素常引起人们工作与生活环境恶劣,贫困、卫生条件落后均易导致疫病的发生与流行。

3. 环境卫生　水源、空气污染等不良的环境卫生或食物污染常可滋生疫病。

4. 预防隔离　戾气具有传染性与流行性,若预防隔离措施不当,则容易导致疫病的发生,甚至大面积流行,故一旦发现,应该进行有效的预防与控制。

三、气血失调的内伤七情

七情,即人的喜、怒、忧、思、悲、恐、惊七种情志活动。七情在正常的情况下,并不会致病。若突然、强烈、不良或长期持久的情志刺激,超过了人体生理所能调节的范围,则使人阴阳气血失和、脏腑功能紊乱,从而导致疾病的发生。因七情致病直接影响内脏,故属内伤病因,即"内伤七情"。

（一）七情与脏腑气血的关系

人体是以五脏为中心的有机整体,脏腑气血是情志活动的物质基础,故人体的情志活动与脏腑气血关系密切。若五脏功能活动正常,则气血运行调畅,情志活动有度,不易损伤人体;反之,五脏功能活动紊乱,则气血运行失调,情志活动异常,损伤人体而导致病。而异常的情志活动,也会导致气血失调,损伤有关脏腑,引起七情致病。

（二）内伤七情的致病特点

内伤七情的致病特点如表 5-2 所示。

1. 直接伤及内脏　七情分属于五脏,与各脏腑的功能活动密切相关,故情志异常则直接作用于内脏,导致内脏功能活动异常。并且不同的情志异常,常作用于不同的内脏,造成不同的损伤,其基本规律为:肝在志为怒,过怒伤肝;心在志为喜,过喜伤心;脾在志为思,过思伤脾;肺在志为忧,过悲、过忧伤肺;肾在志为恐,过惊、过恐伤肾。

2. 影响脏腑气机　内伤七情亦常致气的升降出入异常,对人体气机的正常活动造成影响,则导致不同的证候,《素问·举痛论》云:怒则气上,喜则气缓,悲则气消,恐则气下……惊则气乱……思则气结。

（1）喜则气缓:气缓,指心气弛缓。喜为心之志,过度的喜乐导致心气涣散,神不守舍,出现乏力、懈怠、失眠、注意力不集中,乃至失神、狂乱等表现。

表 5-2　内伤七情的致病特点

七　情	伤及脏腑	气机影响	常见临床表现	影响疾病变化
喜	心	气缓	神不守舍、注意力不集中、失神、狂乱等	情志舒畅，有利于疾病的痊愈；情志异常波动，可使病情加重或恶化
怒	肝	气上	头晕头痛、面红目赤、呕血、猝然昏厥等	
思	脾	气结	纳呆、便溏、脘腹胀满、神疲倦怠等	
悲	肺	气消	倦怠乏力、胸闷气短、精神萎靡不振等	
恐	肾	气下	二便失禁、遗精、早泄等	
惊	肾	气乱	惊恐、不安、心悸、心烦等	

（2）怒则气上：气上，指气机上逆。怒为肝之志，暴怒导致肝的疏泄太过，使气机上逆，血随气逆，并走于上，则出现头晕头痛、面红目赤、耳鸣目眩，乃至呕血或猝然昏厥等表现。

（3）思则气结：气结，指脾气郁结。思为脾之志，过度思虑导致脾气结滞，则出现纳呆、便溏、脘腹胀满、神疲倦怠等症状。思发于脾而成于心，思虑太过不但伤脾，还损及心，故有"思虑伤心脾"之说，导致心血耗伤，神失所养，出现心悸、怔忡、失眠、多梦、健忘等症状。

（4）悲则气消：气消，指肺气消耗。悲为肺之志，过度悲伤使肺气耗伤，出现倦怠乏力、胸闷气短、声低气怯、精神萎靡不振等表现。

（5）恐则气下：气下，指精气下陷。恐为肾之志，过度恐惧伤肾，导致肾气不固，气陷于下，出现二便失禁、遗精、早泄等表现。

（6）惊则气乱：气乱，指心气紊乱。心主血脉而藏神，猝然受惊导致心气紊乱，气血运行失调，心无所倚，神无所附，出现心悸、心烦、失眠、气短、惊恐、不安，乃至精神错乱等表现。

3. 影响疾病变化　情志波动可使病情发生改变。若情志舒畅，有利于疾病的痊愈；若情志异常波动，可使病情加重或恶化。

四、最伤脾胃的饮食失宜

正常的饮食是人体气血阴阳的主要来源，如饮食失宜则易导致多种疾病。脾主运化，饮食依靠脾胃消化吸收，故饮食失宜主要损伤脾胃，称为"饮食内伤"。饮食失宜主要包括饥饱失宜、饮食不洁、饮食偏嗜三个方面。

（一）饥饱失宜

过饱，即饮食明显超过了人的适宜饮食量。过饱导致食物阻滞中焦，脾胃损伤，常出现脘腹胀满、嗳腐泛酸、厌食、吐泻等食伤脾胃病证。过饥，即饮食量明显低于人的适宜饮食量，气血生化乏源，气血亏虚，脏腑功能减退，抵抗力下降，易使外邪入侵，从而继发其他疾病。目前，一些年轻人对自己外形认知扭曲，对自身的体重和体形极度关注，强烈害怕体重增加和发胖，并通过不当的方式减肥，如以饥饿与发作性暴食、呕吐等交替的方法减肥，导致神经厌食症的发生，从而出现进食障碍、体重显著减轻、营养不良、代谢和内分泌紊乱，甚至出现恶病质状态、机体衰竭等。

（二）饮食不洁

饮食不洁，即食用不清洁的、腐变的或有毒的食物。饮食不洁常导致多种胃肠疾病，引起胃肠紊乱，出现腹痛、吐泻、痢疾等；若引起寄生虫病，如蛔虫病、蛲虫病等，常出现腹痛、面黄肌瘦、嗜食异物等；进食腐变或有毒的食物，严重者可导致昏迷甚至死亡。

（三）饮食偏嗜

饮食偏嗜，常指饮食过寒过热、五味偏嗜、种类偏嗜等，均可引起人体阴阳失调、气血失和或某些营养缺乏致病。如过食生冷寒凉之物可损伤脾胃阳气，导致寒湿内生，出现腹痛、泄泻等；过食辛热燥火之品，则可引起脾胃积热，出现口渴、口臭、腹胀、便秘等；长期嗜好酸、苦、甘、辛、咸的某一种味道，会导致与之相应的脏腑的气血偏盛,久之影响其他脏腑的功能,阴阳气血失衡,导致疾病发生;偏嗜饮酒或肥甘,则可内生湿热或痰湿,从而导致肥胖、消渴、中风等。

五、不知进退的劳逸过度

合适的劳作与必要的休息是保证人体健康的重要条件,过劳或过逸均可导致疾病的发生。

(一)过劳

过劳指过度劳累,包括劳力过度、劳神过度和房劳过度三个方面。①劳力过度可损伤人体之气,出现少气懒言、喘息汗出、四肢困倦、神疲消瘦。②劳神过度是指思虑太过,劳伤心脾,可致耗伤心血,脾失健运。心血不足,心神失养则出现心悸、健忘、失眠、多梦;脾运失司,则出现纳呆、腹胀、便溏等症。③房劳过度是指房事过度或妇人早孕多产,耗伤肾精,出现腰膝酸软、头晕耳鸣、精神萎靡、性功能减退,或遗精、早泄等。

现代生产中脑力劳动者的数量日益增加,而随着社会竞争日益激烈,很多人承受的心理压力越来越大,为了生存和更好的生活不停奔波,长期超负荷工作,休息时间严重不足,过度劳累,尤其是劳神过度,心脾损耗,抑郁症的发病率逐渐上升,患者常出现闷闷不乐、悲痛欲绝、自卑抑郁,甚至悲观厌世等,还伴有一些躯体化的表现,如胸闷、气短、失眠、饮食障碍、体重减轻等。

(二)过逸

过逸是指过度安逸。过度安逸可导致脾胃功能减弱,出现纳少、体倦乏力、精神不振等。日久则气血、津液运行不畅,导致气滞血瘀或聚湿生痰之证。

六、运化失常的痰饮瘀血

痰饮和瘀血是人体在疾病过程中气、血、津液运化失常所形成的病理产物,又可直接或间接作用于某些脏腑组织而引起新病证的发生,故又属继发性病因。

(一)痰饮

痰饮是机体水液代谢障碍所形成的病理产物。一般稠浊的为痰,清淡的为饮。

1.痰饮的形成 痰饮的形成多由外感六淫、七情内伤或饮食所伤,使肺、脾、肾等脏腑功能失常,气化不利,津液代谢障碍,停滞而成。

2.痰饮的致病特点

(1)阻气机,碍血行:痰饮随气流行,无处不在,其为有形之邪,易阻滞于经脉,影响气血运行。若停滞于脏腑,则可影响脏腑功能和气机升降,如痰滞在肺,可见胸闷、喘咳、咳痰;痰阻于心,心血不畅,可见胸闷、心悸;痰停于肺,可见恶心、呕吐、脘腹胀满、大便溏等。若痰流注经络,则出现关节不利、肢体麻木、半身不遂等症。

(2)致病广,变化多:痰饮停留于体内,无所不至,影响多个脏腑组织,可以产生多种病证,症状表现各异,而且变化多端,故有"百病多由痰作祟"的说法。

(3)蒙心窍,扰心神:痰为秽浊之物,易蒙心窍,或上扰神明,出现头昏、目眩、精神不振,或失眠、神昏、狂病等。

(4)阻水液,损脏腑:痰饮本为水液代谢失常所形成的病理产物,一旦形成,又可作为致病因素反过来作用于人体,影响肺、脾、肾等脏腑的功能活动,导致水液代谢障碍,使水液进一步停留于体内,加重水液代谢障碍。

(二)瘀血

瘀血,即体内血液停滞所形成的病理产物,包括瘀积于体内的离经之血,或血运不畅,阻滞于经脉及脏腑内的血液。

1.瘀血的形成因素 气虚、气滞、血寒、血热、外伤等内外因素,影响血液正常运行,引起血液运行不畅,或致血离经而瘀积,均可导致瘀血。

2. 瘀血的致病特点 瘀血形成后,停聚内体不散,不仅失去正常血液的濡养作用,而且阻碍气血运行而导致新的病证。瘀血的致病特点主要包括以下几方面:易阻滞气机;影响新血生成;阻碍正常血液运行。

3. 瘀血的致病特点 瘀血的临床表现主要有疼痛,入夜尤甚,痛有定处,刺痛为主,拒按,肿块,推之不移;出血,少而不畅,血色紫暗,或夹有瘀血块;面色、舌质紫暗,肌肤甲错,涩脉或结代脉等。

任务二　审察病机无失气宜　谨守病机各司其属
——弄懂疾病关键

病机,亦称病变机理,指人体疾病发生、发展、变化的机制。中医学认为,疾病的发生取决于正气与邪气斗争的结果;在疾病过程中,病理变化的一般规律与基本原理主要包括邪正盛衰、阴阳失调、气血失调与津液失常等。

一、正邪相争——正气存内　邪不可干

(一)正邪相争与发病

发病,即疾病的发生。疾病的发生是一个错综复杂的过程,主要是正气与邪气这两种力量相互斗争的过程。正气是决定发病的内在因素,邪气是发病的重要条件。

1. 正气不足是发病的内在因素 正气,即人体的抗病能力与自我修复能力,是人体各种正常功能活动的总称,表现为机体的自我调节能力、抗邪防病能力、修复能力和适应能力等。

(1)正气存内,邪不可干:若正气充盛,足以抗邪,邪气不易入侵机体,即便有侵袭,亦因正盛能驱邪而不致发病,即正胜邪负。反之,若正气不足,抗病能力低下,难以抵御邪气,外邪乘虚而入而致发病,即正不胜邪。

(2)邪之所凑,其气必虚:正气虚损是发病的必要条件。正气虚,则机体的正常功能低下,抗邪防病和修复、调节能力不足,若邪气的致病力过强,超越了正气的抗病能力,使正气表现相对虚弱,邪气则可入侵机体而导致疾病发生。

2. 邪气侵扰是发病的重要条件 邪气泛指一切致病因素。邪气是发病的重要条件,是导致疾病发生的直接因素。邪气对人体的损害主要包括导致人体功能紊乱、直接造成实质性损伤、使机体抗病修复能力下降等。邪气还影响发病的性质、特征、类型,疾病的病位、病情及愈后等。在某些情况下,邪气在发病中起主导作用,如邪气的毒力强盛,即使正气不虚,也难不受其害而发病,这时邪气在疾病的发生过程中就起到决定性的作用。

3. 发病类型 病邪的性质、种类、毒力轻重的不同,人体的体质与正气强弱的差异,均会导致疾病的发病类型各异。常见的发病类型有猝发、伏发、继发、徐发、复发等。

(1)猝发:又称"顿发",指机体感邪后立即发病,是最常见的发病类型。多见于新感伤寒、感受疫气、急性外伤、情志剧变或毒邪伤人等引起的疾病。

(2)伏发:机体感受邪气后,邪气潜伏在体内一定时间,在一定诱因驱使下而发病。如破伤风、狂犬病等。

(3)继发:原有的疾病尚未痊愈,继而发生新的疾病。因继发病以原发病为基础,故二者具有密切的病理联系。

(4)徐发:又称"缓发",指感邪后徐缓发病,多见于内伤致病,如思虑过度、房事不节等引起机体渐进性病理性改变,逐渐出现症状。

(5)复发:疾病即愈或缓解期,在一定诱因的作用下,又再度发作或反复发作。复发常见的诱因包括

劳复、食复、药复、情志致复、重感致复。

（二）邪正盛衰与疾病的虚实

正邪斗争的结果不仅决定着疾病的发生，还影响着疾病发展过程中虚实病理变化。在疾病的发展过程中，机体正气与邪气之间的相互斗争必然会导致正邪双方力量发生盛衰变化，而随着体内邪正的消长盛衰，在疾病过程中则相应地表现出虚实病理变化。

1. 邪气盛则实　实是指邪气亢盛，而正气未衰的病理变化。正邪相搏，病理反应较强，临床表现出以亢盛、有余、不通为特征的实性病变。

2. 精气夺则虚　虚是指以正气亏虚为主，而邪不亢盛的病理变化。正邪相争无力，故难以出现剧烈的病理反应，临床表现出以衰退、虚弱、不足为特征的虚性病变。

3. 大实有羸状　即真实假虚，指实证之邪气深结不散，气血瘀积体内，经络阻滞，气血不能外达而出现四肢厥逆的真实假虚证。

4. 至虚有盛候　即真虚假实，指本为虚证，由于正气虚弱，推动无力，功能活动失于鼓动而出现腹胀、喘满等真虚假实证。真虚假实与真实假虚，均是在某些特殊情况下，出现疾病的本质与现象不一致的病理变化。

5. 实中夹虚，虚中夹实　在疾病过程中邪盛和正虚同时存在的病理状态。其中，以邪实为主，兼有正气不足者，称为"实中夹虚"；以正虚为主，兼有痰饮、水湿、瘀血等实邪内生，或外感邪气者，称为"虚中夹实"，两者统称为虚实夹杂。

（三）邪正盛衰与疾病的转归

在疾病发生、发展的过程中，正邪相互斗争所产生的消长盛衰变化决定着疾病的转归。疾病的转归主要有正胜邪退、邪盛正衰、正虚邪恋、邪去正虚四种情况。若正气比较充盛，则抗御能力强；或经及时、正确治疗，正气逐渐恢复，疾病趋于好转或痊愈，即正胜邪退；若正气衰弱，抗邪无力，或由于邪气过于强盛，严重损伤正气，导致机体抵抗力低下，不能抵御邪气，机体受损逐渐加重，甚至日趋恶化或死亡，即邪盛正衰。若正气已虚，邪气未尽，正气一时无力抗邪，邪气留恋不去，病势缠绵，即正虚邪恋；若邪气已除，但正气耗伤，有待逐渐恢复，即邪去正虚。

二、阴阳失调——阳胜则热　阴胜则寒

阴阳失调是机体阴阳双方失去平衡协调的统称。阴阳消长失去相对平衡，主要形成以阴阳偏盛或偏衰为核心的病理变化，与疾病的寒热性质密切相关。

（一）阴阳偏盛

阴阳偏盛，指阴或阳病理性亢盛状态，出现"邪气盛则实"的实证病机变化，可导致实热证或实寒证，即"阳胜则热，阴胜则寒"。

1. 阳胜则热　阳胜，即阳偏盛，指机体在疾病过程中出现阳气偏盛、功能亢奋、邪热过剩的病理变化。阳偏盛病变以热、动、躁为病理特点，多表现为发热、面红目赤、烦躁口渴、舌红苔黄、脉数等，即"阳盛则热"。此外，阳偏盛病变还有"阳胜则阴病"的表现。

2. 阴胜则寒　阴胜，即阴偏盛，指机体在疾病过程中出现阴寒过盛、产热不足及阴寒性病理代谢产物积聚的病理变化。阴偏盛病变以寒、静、湿为病理特点，多表现为形寒肢冷、口淡不渴、水肿、苔白、脉迟等，即"阴盛则寒"。此外，阴偏盛病变还有"阴胜则阳病"的表现。

（二）阴阳偏衰

阴阳偏衰，指阴或阳亏虚的病理状态，为"精气夺则虚"的虚证病机变化。

1. 阳虚则寒　阳虚，即阳偏衰，指机体阳气虚损，脏腑功能减退，温煦作用下降，产热不足的病理状态。阳虚不能制阴，阴相对偏盛，以虚、寒、润为病理特点。多表现为面色㿠白、小便清长、下利清谷、舌淡、脉迟或弱等。

2. 阴虚则热 阴虚，即阴偏衰，指机体精、血、津液等物质亏虚，机体滋润、宁静功能降低，阳热相对偏亢的病理状态。阴虚不能制阳，阳相对偏盛，以虚、热、躁为病理特点，多表现为两颧潮红、五心烦热、消瘦、口干咽燥、舌红少苔、脉细数等。

（三）阴阳互损

阴阳互损，指阴或阳任何一方虚损发展到一定程度，影响到另一方，形成阴阳两虚的病理状态。由于肾藏精，含真阴真阳，故肾阴亏虚或肾阳亏虚，易发生阴阳互损，最终形成肾阴阳两虚。

1. 阴损及阳 阴液亏损较重，无阴则阳无以化，导致阳气不足或者气无所依附而耗散，从而在阴偏衰的基础上，又导致阳气亏虚，形成以阴虚为主的阴阳两虚的病理状态。

2. 阳损及阴 阳气亏损较重，无阳则阴无以生，导致阴液不足，从而在阳偏衰的基础上，又导致阴虚，形成以阳虚为主的阴阳两虚病理状态。

（四）阴阳格拒

阴阳格拒，指阴或阳一方偏盛至极而阻遏于内，排斥另一方并将另一方格拒于外，迫使阴阳不能维系，从而出现真热假寒、真寒假热的复杂病理状态。阴阳格拒是阴阳失调中比较特殊的一类病理变化，多见于疾病的危重阶段。

1. 阴盛格阳 阴寒之邪壅盛于内，逼迫阳气浮越于外，使阴阳二气不相维系与相互格拒，出现真寒假热的病理状态，阴寒内盛是疾病的本质，多表现为四肢逆冷、面色苍白等阴寒的症状，但同时出现面红如妆、口渴、脉大无根等假热症状。

2. 阳盛格阴 邪热内盛，深伏于里，阳气被遏而不得外达于表，格阴于外的真热假寒病理状态，阳热内盛是疾病的本质，多表现为面红气粗、舌红、脉数大而有力等阳热症状，但同时出现四肢厥冷、脉沉伏等假寒证。

（五）阴阳亡失

阴阳亡失，指机体内阴或阳突然大量亡失，导致脏腑功能严重衰竭而生命垂危的病理状态。

1. 亡阳 机体的阳气突然大量脱失，导致脏腑功能极度衰竭的一种病理状态。亡阳的病机特点是阳气突然大量脱失。表现为精气不能内守而脏腑功能衰竭、阳虚阴盛的特征，出现精神萎靡、面色苍白、四肢厥冷、畏寒蜷卧、冷汗淋漓、脉微欲绝等症状。

2. 亡阴 机体的阴气突然大量亡失，导致机能极度衰竭的一种病理状态。亡阴的病机特点是阴液突然大量脱失。多表现为阴液大量脱失而脏腑功能衰竭、阴虚阳盛的特征，出现烦躁不安、大汗欲绝、热且黏手、口渴欲饮、脉数急等。

三、气血失常——血气不和　百病乃生

气血失常，主要包括气血不足、气血运行失常与气血关系失调三方面的病理变化。气血既是人体一切生理活动的物质基础，又是脏腑功能活动的产物。气血失常，必然会影响机体的正常生理功能而致疾病发生，脏腑疾病必将引起气血异常变化，故《素问·调经论》曰：血气不和，百病乃变化而生。

（一）气血不足

气血不足常由于先天禀赋不足、后天失养、脏腑功能失调，或久病、过劳、汗多、失血、吐利过度等因素导致，具体证候包括气虚、血虚或气血两虚等。气虚以脏腑功能减弱为特点，常出现自汗、怕冷、易感冒、气短、咳嗽无力、心悸、食少便溏等表现；血虚以血的濡养功能减退为特点，常出现面色与唇色淡白无华、失眠多梦、头晕心悸等表现。

（二）气血运行失常

气血运行失常指由致病因素导致气血运行不畅，或气的升降出入运动失调，或血行不寻常导致溢出

脉外的病理变化。气的运行失常,即气机失调,包括气滞、气逆、气陷、气闭、气脱;血的运行失常包括血瘀和出血。

(三)气血关系失调

气血密切相关,两者在生理上相互依存、相互为用、相互制约,病理上相互影响致气血同病。气血关系失调主要包括气滞血瘀、气不摄血、气血两虚、气随血脱等病理变化。气滞血瘀,以情志抑郁,肝失疏泄,气机阻滞致血瘀较为常见,常表现为胸胁胀满、疼痛、癥瘕积聚等。气不摄血多与脾虚摄血无力相关,常表现为各种出血,如吐血、尿血、便血、发斑、崩漏等。气血两虚多表现为面色㿠白、少气懒言、形体消瘦、心悸失眠、肢体麻木等。气随血脱属于危重的病理变化,常由大量出血所导致,常表现为精神萎靡或晕厥、冷汗淋漓,四肢逆冷,脉微细等。

四、津液失序——诸湿肿满 皆属于脾

津液失序,指津液的生成不足或分布、运行、排泄障碍,停滞于体内形成痰、饮、水、湿的病理状态,主要包括津液不足和水湿停滞。因脾主运化水湿,为津液代谢的枢纽,故津液失序常以脾运化不利为主要病机,正如《素问·至真要大论》云:诸湿肿满,皆属于脾。

(一)津液不足

津液不足指津液亏少致脏腑组织与孔窍失去润泽、濡养,而出现以干燥为特点的病理状态。常因燥热之邪灼伤津液,或过食辛辣燥热之品,或五志化火,或大汗、失血、吐泻、多尿、大面积烧伤,耗伤阴液所导致。因为津和液在性状、分布的位置以及生理功能上均有区别,所以津和液不足的病机与临床表现也有所差异。伤津,主要表现为皮肤干燥,口渴喜饮,尿少,甚者目陷,手指螺纹陷瘪等。脱液,主要表现为面容憔悴,形体瘦脱,皮毛枯槁,甚者手足震颤等。然津、液同源,可以互相转化,相互为用,因此津、液密切相关、相互影响。一般而言,脱液多有伤津,伤津却未必脱液。

(二)水湿停滞

水湿停滞指津液输布与排泄障碍,停滞于体内而致水湿痰饮。津液输布障碍,多由肺、脾、肝、三焦的功能失常引起,以脾失健运为关键所在。津液排泄障碍主要是指津液通过汗液、尿液排出障碍,多由肺宣发不利与肾气化失责引起。津液的输布与排泄障碍,相互联系,彼此作用,均导致水湿停滞,生成水湿痰饮。

五、内生五邪——邪之所凑 其气必虚

内生"五邪",是指在疾病过程中,因脏腑功能失调、气血津液代谢失调而产生类似风、寒、湿、燥、火五种外邪致病特点的病理变化,分别称为内风、内寒、内湿、内燥、内火。内生"五邪"并非致病因素,而是由脏腑与精气血津液的功能失调所致的综合性病机变化。

(一)内风

内风即风气内动,指脏腑气血失调、筋脉失养或体内阳气亢逆,而出现以"动摇"为特征的病理状态,如麻木、眩晕、震颤、抽搐等类似风动的表现。《素问·至真要大论》云:诸风掉眩,皆属于肝。因"内风"与肝的关系较为密切,故又称为肝风内动或肝风。内风证候主要包括肝阳化风、热极生风、阴虚风动、血虚生风等。

(二)内寒

内寒即寒从中生,指机体阳气亏虚,温煦气化功能失职,不能制阴寒,而出现以虚寒为特征的病理状态,常有畏寒肢冷、面色苍白、舌质淡胖、苔白滑、脉沉迟弱等表现。《素问·至真要大论》云:诸寒收引,皆属于肾。内寒的病机主要与脾肾阳虚有关,尤其与肾阳亏虚关系密切。

(三)内湿

内湿即湿浊内生,指脾运失司,引起水湿停滞的病理状态,常出现头身困重、脘腹痞闷、呕恶食少、口

中黏腻、便溏、舌苔厚腻等表现。《素问·至真要大论》云:诸湿肿满,皆属于脾。因内湿与脾虚引致运化不利密切相关,故又称为脾虚生湿。

(四)内燥

内燥即津伤化燥,指体内津液亏耗,机体组织与孔窍失去濡润,出现以干燥枯涩为特征的病理状态,常有肌肤干燥、口燥咽干、干咳少痰、尿少便秘等表现。正如《素问·阴阳应象大论》云:燥胜则干。内燥常因大病、久病及热盛,或大汗、大吐、大下,或亡血失精等导致津液亏少所致,津液亏少,脏腑、腠理、孔窍滋润不足,从而燥由内生。内燥病变可发生于各脏腑组织,以肺、胃及大肠为多见。

(五)内火

内火即火热内生,又称内热,指脏腑阴阳失调,阳盛有余或阴虚阳亢,从而引起以火热内扰、功能亢奋为特征的病理状态,常见目赤口苦、烦躁不安、口渴喜饮、尿赤便秘等阳盛实火证的表现,或两颧潮红、五心烦热、骨蒸盗汗、舌红少苔等虚热证的表现。火热内生证候主要有阳盛实热、肝郁化火、阴虚火旺等。

知识链接

《素问·至真要大论》病机十九条

诸风掉眩,皆属于肝;诸寒收引,皆属于肾;诸气膹郁,皆属于肺;诸湿肿满,皆属于脾;

诸热瞀瘛,皆属于火;诸痛痒疮,皆属于心;诸厥固泄,皆属于下;诸痿喘呕,皆属于上;

诸禁鼓栗,如丧神守,皆属于火;诸痉项强,皆属于湿;诸逆冲上,皆属于火;

诸胀腹大,皆属于热;诸躁狂越,皆属于火;诸暴强直,皆属于风;

诸病有声,鼓之如鼓,皆属于热;诸病胕肿,疼酸惊骇,皆属于火;

诸转反戾,水液浑浊,皆属于热;诸病水液,澄澈清冷,皆属于寒;

诸呕吐酸,暴注下迫,皆属于热。

(重庆三峡医药高等专科学校　李杏英)

→ 目标检测

一、单项选择题

1. 外感六淫中哪一种邪气具有轻扬、向上向外的特性?(　　)

A. 风邪　　　　　　B. 燥邪　　　　　　C. 火邪　　　　　　D. 湿邪

2. 寒邪的性质和致病特征是(　　)。

A. 黏滞而病程缠绵　　B. 凝滞而主痛　　C. 病证善行而数变　　D. 病状沉重而易困

3. 以下哪一项为暑邪伤人,常见胸闷、四肢困倦等症的主要原因?(　　)

A. 暑多夹湿,气滞湿阻　　　　　　B. 暑性升散,汗多伤津,肢体失养

C. 暑性升散,伤津耗气　　　　　　D. 暑性升散,易扰心神

4. 外感六淫中哪一种邪气易致干咳少痰,或痰黏难咯等症?(　　)

A. 风邪　　　　　　B. 寒邪　　　　　　C. 燥邪　　　　　　D. 湿邪

5. 以下哪一项为火邪的性质和致病特点?(　　)

A. 为阳邪,其性升发　　　　　　B. 为阳邪,其性燔灼趋上

C. 为阳邪,其性干涩　　　　　　D. 为阳邪,多夹湿邪

6. 湿邪致病缠绵难愈的主要原因是(　　)。

A.湿为阴邪,易阻遏气机,病难速愈　　　　　B.湿邪伤阳困脾,病难速愈

C.湿性黏滞,胶着难解,病难速愈　　　　　　D.湿性重浊,留滞体内,病难速愈

7. 内伤七情致病最常损伤的脏为(　　)。

A.肝　　　　　　　B.心　　　　　　　　C.脾　　　　　　　　D.肺

8. 饮食偏生冷、寒凉易耗伤(　　)。

A.心肾阳气　　　　B.脾胃阳气　　　　　C.肺胃阳气　　　　　D.脾肾阳气

9. 以下为劳神过度的临床症状的是(　　)。

A.腰酸腿软,精神萎靡　　　　　　　　　　B.眩晕耳鸣,性功能减退

C.心悸、失眠、纳呆　　　　　　　　　　　D.动则心悸,气喘汗出

10. 以下哪项与痰饮形成关系密切?(　　)

A.肺、脾、肾功能障碍　　　　　　　　　　B.肺、脾、肝功能障碍

C.脾、肝、肾功能障碍　　　　　　　　　　D.肝、肾、心功能障碍

11. 瘀血所致疼痛的特点为(　　)。

A.胀痛　　　　　　B.窜痛　　　　　　　C.灼痛　　　　　　　D.刺痛

12. 以下哪一项是疾病发生的内在根据?(　　)

A.邪气偏盛　　　　B.正气不足　　　　　C.邪盛正衰　　　　　D.正胜邪衰

13. "实"最根本的病机是(　　)。

A.邪气亢盛　　　　B.正气不足　　　　　C.气血失调　　　　　D.瘀血阻滞

14. 以下哪项属虚证的临床表现?(　　)

A.二便不通　　　　B.精神亢奋　　　　　C.烦躁不宁　　　　　D.二便失禁

15. 以下哪项为阳偏盛的病理状态?(　　)

A.阴不制阳,阳相对偏亢　　　　　　　　　B.病理性代谢产物积聚

C.功能亢奋,热量过剩　　　　　　　　　　D.阴液不足,火热内生

16. 阴偏衰的主要病机是(　　)。

A.阳气亢盛,阴气相对不足　　　　　　　　B.人体阴气不足,功能虚性亢奋

C.阳气亢盛,耗伤精血津液　　　　　　　　D.阴液亏损,阳气化生亦不足

17. 下列哪项与气滞血瘀发病最为密切?(　　)

A.肝　　　　　　　B.心　　　　　　　　C.脾　　　　　　　　D.肺

18. 机体感受邪气后,邪气潜伏在体内一定时间,在一定诱因驱使下而发病,称为(　　)。

A.触法　　　　　　B.伏发　　　　　　　C.诱发　　　　　　　D.继发

19. 以下不属于瘀血致病特点的是(　　)。

A.易阻滞气机　　　B.影响新血生成　　　C.影响脾胃功能　　　D.阻碍血脉运行

20. 《素问·至真要大论》病机十九条载:诸风掉眩,皆属于肝;诸痉项强,皆属于(　　)

A.风　　　　　　　B.寒　　　　　　　　C.湿　　　　　　　　D.燥

二、病例操作技能考核题

张某,女,23岁,未婚,身高160 cm,平素月经规律,因过度追求身材苗条,刻意减肥,每天很少摄入肉类和主食,主要进食蔬菜与水果,近3个月以来,体重从原来的56 kg减至48 kg,近2个月月经未来潮,伴有头晕心悸、注意力不集中、体倦乏力、面色唇色淡白无华、失眠多梦等表现,舌质淡,脉沉细。

请根据以上资料分析其发病原因和病机。

学望闻问切四诊　做守护健康卫士
——走近中医师的指头和枕头

扫码看 PPT

学习目标

▲ 能力目标

1. 能够正确、有效表达,提升人际沟通能力。
2. 能够正确望、闻、问、切。

▲ 知识目标

1. 掌握中医四诊概念,学好问诊、脉诊方法。
2. 熟悉中医四诊意义,理解中医四诊特点。

▲ 素质目标

1. 培育医者仁心情怀。
2. 强化健康至上意识。

课堂思政目标

1. 注重德技并修,能够知行合一。
2. 培育中医文化情怀,厚植健康服务情感。

案 例 导 入

　　张某,女,34 岁,演员。国庆节后从外地巡回演出归来,咳嗽频作,痰少而黏,伴有胸痛,以致影响演出。近三天来,干咳加剧,昨日曾咳出少许血丝。现咳嗽胸痛,咽喉干燥发痒,声音嘶哑,口渴,饮水不多,皮肤干燥,小便尚调,大便燥结,舌质偏红,舌苔薄而少津,脉细数。

　　问题导向:

　　1. 本案例运用了几种中医诊断方法来收集病情资料?

　　2. 本案例每种中医诊断方法收集的病情资料内容有哪些?

　　诊法,是指中医诊察疾病和收集病情资料的基本方法,包括望、闻、问、切四种诊法,简称"四诊"。

　　人体是一个有机的整体,外部的征象与脏腑功能关系密切,故而局部病变可影响全身,脏腑病变也可从神色、形态、五官、四肢及体表等各个方面反映出来。四诊合参是指通过运用望、闻、问、切四诊发现疾病显现在身体各个方面的症状和体征,系统地收集有关疾病的临床资料,进行科学的整理和归纳,并进一步分析、综合、推理、判断,从而了解疾病的原因、性质及内在的联系,为辨证论治提供充分的依据。

四诊从不同的角度来收集病情资料,各有其独特优势,不能互相替代。

任务一　望而知之谓之神
——如何做到目中有人、眼中有病?

望诊是医者运用视觉对患者的全身和局部表现、舌象及排出物等进行有目的的观察,以收集病情资料的一种诊察方法。望诊在中医诊断中占有重要地位,被列为四诊之首。因为在对客观事物认识过程中,视觉与其他感官相比较,获取信息较为直接、方便。人的精神状态、面部色泽、形体强弱、舌象变化等重要的生命信息往往通过望诊获取,固有"望而知之谓之神"之说。

望诊时应注意几个方面。

一是应在充足的光线下进行,以自然柔和光线为佳,要注意避开有色光源。

二是诊室温度适宜,患者自然放松,气血运行通畅,疾病的征象才能真实地显露出来。

三是充分暴露受检部位,以便完整、细致地观察。

四是望诊须结合病情,有步骤、有重点地仔细观察,一般分全身望诊和局部望诊。

一、全身望诊

全身望诊,是指在诊察病情时,首先对患者的神、色、形、态等全身情况进行有目的的观察,从而对患者的整体病情做出初步判断的过程。

(一)望神

1. 望神的概念及意义　神的含义有广义和狭义之分。广义之神,即"神气",是指整个人体生命活动的一切外在表现,包括语言、神态、步履等。狭义之神,即"神志",是指人的精神活动,如神志、意识、思维活动等。广义之神包括狭义之神。望神的神一般指广义之神,概括而言,望神是指通过观察人体生命活动的外在表现并结合患者的神志、意识、思维活动来诊察病情的方法。

望神对于判断疾病具有重要意义。因为神是以物质为基础,源于先天之精而产生,依赖于后天之精的滋养而健旺的。人体先后天之精充足,形体得以充养而健壮,神气亦随之旺盛;一旦脏腑精血亏损,形体失去充养而羸弱,神亦随之衰败。因此,观察患者神的旺衰,既可判断脏腑精血的盈亏和形体的强弱,也可判断病情的轻重和预后吉凶。

2. 望神的内容　神作为生命现象的高度概括,可以通过生命活动的许多方面表现出来,如精神意识、思维活动、面色眼神、形体动态、语言呼吸和对外界的反应等。由于临床望神必须做到快速准确,尤其是在病情危重之时,这就要求望神时要抓住要点,即重点观察眼神、神情、气色和体态。

(1)眼神:人的两目神态,主要从眼睛明亮还是晦暗、目珠运动是否灵活等方面反映出来。由于五脏六腑之精气皆上注于目,目系通于脑,为肝之窍、心之使、神之舍,故目最能反映脏腑功能的强弱与气血的盛衰。因此,医生望神时首先望目,特别是病情危急时,甚至只需望目,就可以对患者神的状况做出初步判断。

(2)神情:人的精神意识和面部表情。神情的具体表现有神志清楚或模糊、思维有序或混乱、反应灵敏或迟钝、表情丰富或淡漠等,是心神和脏腑精气盛衰的外在表现。

(3)气色:人的周身皮肤(以面部为主)和体表组织的色泽。气色的具体表现有荣润和枯槁的不同,可以反映脏腑气血的盛衰和功能的强弱。

(4)体态:人的形体、姿态。形体是丰满还是羸瘦,姿态是自如还是反常,两者都是反映神之盛衰的重要标志之一。

3. 神的表现形式　临床上神的表现形式有多样,若按其盛衰情况,可划分为得神、少神、失神、假神四种。此外,还有以神志异常为主要表现的一类病证,称神乱。

（1）得神：又称"有神"。表现为两目灵动、表情自然、神志清楚、言语清晰、反应灵敏、精力充沛、面色红润、呼吸顺畅、形体壮实、肌肉丰满等，提示正气充盛，脏腑功能未衰，或病情较轻，预后良好。

（2）少神：又称"神气不足"。表现为目光乏神、目珠运动迟慢、面色少华、神志清楚，但精神不振、思维迟钝、少气懒言、动作迟缓等，提示正气已伤、脏腑功能不足，多见于虚证或疾病恢复期。

（3）失神：又称"无神"。多见于神志昏迷，或烦躁狂乱，或精神萎靡，目睛呆滞或晦暗无光，反应迟钝，呼吸气微，甚至目闭口开，手撒尿遗，或撮空理线，循衣摸床等，提示正气大伤、脏腑功能虚衰，病情严重，预后较差。

（4）假神：又称"回光返照"，是指垂危患者突然出现某些症状暂时性"好转"的假象，如原本精神萎靡，面色晦暗，声低气弱，少食懒言，突然精神好转，两颧色红如妆，语声清亮，喋喋多言，思食索食等，提示病情恶化，脏腑精气将绝，是临终的征兆。

注意：假神应与重病转危为安的好转相区别。二者虽然都是以病情危重为前提，但假神多出现在重病治疗无效的前提下，突然有个别现象的短暂性好转，与整体病情危重情况不一致；而重病真正向愈则是在治疗有效的基础上，从个别症状的改善，逐渐发展为全身的、稳步的好转。

（5）神乱：神志异常，为狭义之神异常的表现。临床表现为焦虑恐惧，狂躁不安，淡漠痴呆和猝然昏倒等，提示心神受扰，病情较重。

（二）望色

望色又称"色诊"，是指通过观察患者全身皮肤的颜色和光泽变化来诊察病情的方法。皮肤色泽是脏腑气血之外荣，因而望色能了解脏腑的功能状态和气血的盛衰情况。临床一般以望面部色泽变化为主，兼望肤色、目睛、爪甲等部位。

1. 面部色诊的原理及意义　望面部色泽之所以能够判断疾病，是因为面部血脉分布丰富，人身"十二经脉，三百六十五络，其血气皆上于面而走空窍"（《灵枢·邪气脏腑病形》）；其次，面部皮肤薄嫩，体内气血盛衰变化，最易通过面部色泽变化显露出来；此外，患者面部位高且多暴露于外，方便医生观察。面部色泽对于疾病的判断具有十分重要的意义，可归纳为四个方面：判断气血的盛衰；识别病邪的性质；确定疾病的部位；预测疾病的转归。

2. 望面色应分清常色与病色

（1）常色：即健康人的面色与肤色，其特点是明润含蓄，因种族不同而异，中国人属黄种人，中国人的正常面色是微黄透红，明润光泽，这是人体精充神旺、气血津液充足、脏腑功能正常的表现。常色有主色与客色之分。主色指生来就有、一生基本不变的色泽；客色指受各种非疾病因素影响所致的色泽发生短暂性改变，常见影响因素有季节气候、生活和工作环境、饮食、情绪及运动等。

（2）病色：即人在疾病状态下全身出现的异常色泽变化，其特点是晦暗。病色大致可分为青、赤、黄、白、黑五种，分别提示不同脏腑和不同性质的疾病。这种根据患者面部五色变化以诊察疾病的方法称五色主病，又称"五色诊"。面部病色的显露程度与光泽的有无，受疾病的轻重、浅深、病性等多种因素的直接影响，又有善色与恶色之分。病色虽显但尚有光泽且润泽者为善色，多见于新病、轻病、阳证，说明脏腑精气轻度受损，胃气尚能上荣于面，表示病情轻浅，预后较好；病色显现晦暗枯槁而暴露者为恶色，多见于久病、重病、阴证，说明脏腑精气大衰，胃气不能上荣于面，表示病情较重，预后不佳。现将五色主病分述如下。

①青色：主寒证、气滞、瘀血、疼痛、惊风及肝病。寒邪凝滞，或气滞血瘀，或疼痛剧烈，或筋脉拘急，或热盛动风等，致脉络阻滞，血行不畅，故见青色。面色淡青或青黑者，多属阴寒内盛、疼痛剧烈，可见于寒盛所致的骤起脘腹疼痛患者，如寒滞肝脉等证。突见面色青灰、口唇青紫，肢凉脉微，多属心阳不振、心脉闭阻之象，可见于胸痹、真心痛等患者。久病面色与口唇青紫者，多属心气、心阳虚衰、心血瘀阻；或肺气闭塞，呼吸不利。面色青黄（即面色青黄相兼，又称苍黄）者，多属肝郁脾虚、血瘀水停，可见于臌胀，或胁下癥积的患者。小儿眉间、鼻柱、唇周发青者，多属惊风或惊风先兆，可见于高热抽搐患儿。

②赤色：主热证，亦可见于真寒假热之戴阳证。患者面色红赤，多因热迫血行，面部脉络扩张充盈，血色上荣于面所致。其中满面通红、目赤，为实热证，因热性炎上，血行加速而充盈于面，可见于脏腑火热炽盛或外感邪热亢盛患者；午后两颧潮红，为虚热证，因阴虚阳亢，虚火上炎所致，可见于肺痨等患者。久病重病患者面色苍白，却时而颧赤泛红如妆，游移不定，为戴阳证，是因久病阳气虚衰，阴寒内盛，阴盛格阳，虚阳浮越所致，属真寒假热之证，多见于久病脏腑精气极度衰竭的患者，为病情危重之征象。

③黄色：主脾虚、湿证、黄疸。患者面色发黄，多由脾虚失运，气血生化不足，无以上荣于面所致；或湿邪内蕴，脾失运化，以致脾土之色外现而见面色黄。面色黄而枯槁无光，称为萎黄，多属脾胃气虚，气血不足，因脾胃虚衰，无以运化水谷精微，气血化生无源，机体失养所致。面色黄而虚浮者，称为黄胖，属脾虚湿蕴，因脾失健运，水湿内停，泛溢肌肤所致。面目一身俱黄者，称为黄疸。其中黄而鲜明如橘皮色者，称为阳黄，多由湿热蕴结所致；黄而晦暗如烟熏者，称为阴黄，多因寒湿困阻而成。

④白色：主虚证、寒证、失血、夺气。虚证患者见面色白，是因气血亏虚，或失血、夺气，气血不能上荣于面所致。寒证患者见面色白，是因寒凝气收，脉络收缩，血行迟滞；或阳气虚弱，推动无力，以致运行于面的血液减少，故见白色。面色淡白无华，唇、舌色淡者，多属气血不足，或见于失血患者。面色㿠白者，多属阳虚寒证；㿠白虚浮者，则多属阳虚水泛证。面色苍白伴大出血者，为脱血；面色苍白伴四肢厥冷、冷汗淋漓等，多属阳气暴脱之亡阳证。

⑤黑色：主肾虚、寒证、水饮、血瘀、疼痛。肾属水，其色黑，故肾虚患者多面见黑色。肾阳虚衰，阴寒内盛，血失温养，或寒凝经脉，不通则痛，或水饮内停，皆可导致脉络拘急，血行不畅，故寒证、痛证、血瘀、水饮患者皆可见面色黑。面色黧黑晦暗，多属肾阳亏虚，为阳虚火衰，失于温煦，浊阴上泛所致。面色黑而干焦，多属肾阴亏虚，为阴虚内热，虚火灼精所致。面色紫暗黧黑，伴有肌肤甲错，多属瘀血，为瘀阻脉络，肌肤失养所致。眼眶周围发黑，多属肾虚水饮内停，或寒湿带下。

（三）望形体

通过观察患者形体的强弱、胖瘦、体质和异常表现来诊察病情的方法。正常人胖瘦适中，各部位组织匀称。

1. 望形体诊病的原理及意义 筋、脉、肉、皮、骨称为"五体"，是构成躯体身形的五种基本要素，与五脏关系密切，即肺合皮毛，心合血脉，脾合肌肉，肝合筋腱，肾合骨骼。五体有赖五脏精气充养，而五体又能反映五脏功能的盛衰。五脏精气充盛，五体得以充养，表现为形体强健；五脏精气衰弱，五体失充，则表现为形体虚弱。

因此，观察患者之形体的强弱胖瘦，可以测知其脏腑的虚实，气血的盈亏，进而判断病情的轻重和预后的吉凶，如《素问·三部九候论》云："必先度其形之肥瘦，以调其气之虚实。"

2. 望形体的内容

（1）形体强弱。

①体强：表现为骨骼粗大，胸廓宽厚，肌肉充实，皮肤润泽，筋强力壮等，同时精力充沛，食欲旺盛，为形气有余，提示体魄强壮，内脏坚实，气血旺盛，抗病力强，即使患病，也易于治疗，预后较好。

②体弱：表现为骨骼细小，胸廓狭窄，肌肉瘦削，皮肤枯槁，筋弱无力等，同时精神不振，食少乏力，为形气不足，提示体质虚衰，内脏脆弱，气血不足，抗病力弱，易于患病，病后难治，预后较差。

（2）形体胖瘦。

①体胖：体胖能食，肌肉坚实，神旺有力，提示形气有余，精气充足，一般见于身体健康的人；若体肥而食少，肉松皮缓，神疲乏力，多为形盛气虚，喜静少动，脾失健运，聚湿生痰，痰湿充斥形体所致。故中医有"肥人多湿""肥人多痰"之说。

②体瘦：体瘦食多，为中焦有火；体瘦食少，舌淡便溏，为中气虚弱；体瘦颧红，伴潮热盗汗、口咽干燥，多属阴虚火旺；若久病重病，卧床不起，骨瘦如柴，为脏腑精气衰竭，气液干涸，属病危。故中医有"瘦人多阴虚""瘦人多火"之说。

(四)望姿态

通过观察患者的动静姿态和肢体的异常动作来诊察疾病的方法。

1. 望姿态诊病的原理及意义 患者的动静姿态是疾病的外在表现。根据"阳主动,阴主静"的一般规律,凡躁动不安者多属阳证、热证、实证;安静懒动者多为阴证、寒证、虚证。所以,观察患者的动静姿态,可以判断病性的阴阳、寒热、虚实。正如《望诊遵经》曰:善诊者,观动静之常,以审动静之变,合乎望闻问切,辨其寒热虚实。

肢体活动与脏腑功能密切相关。《素问·灵兰秘典论》曰:肾者,作强之官,伎巧出焉。意指肾主骨生髓,若肾精充盛,骨髓充盈,则人体活动轻灵有力;肝主筋,若肝血充足,筋膜得养,则关节屈伸自如,肢体运动灵活;若肝血不足,筋脉失养,则可见手足震颤、屈伸不利等。因此,观察患者肢体的某些异常动作,有助于判断脏腑功能的情况。

2. 望姿态的内容

(1)坐卧姿态。

①坐姿:坐而喜仰,胸胀气粗,多为肺实气逆;坐而喜俯,少气懒言,多为肺虚少气;但坐不得卧,卧则气逆,多为咳喘肺胀或水饮停于胸腹;但卧不得坐,坐则晕眩神疲,不耐久坐,多为气血俱虚、脱血夺气或为眩晕病;坐卧不安,多见于烦躁。

②卧姿:卧时向外,身轻自能转侧,多属阳证、热证、实证;卧时向内,身重难于转侧,多属阴证、寒证、虚证。仰卧伸足,掀去衣被,多见于实热证;卧时蜷曲成团,多为剧痛,若同时喜加衣被,多见于虚寒证。

(2)异常姿态:不同的疾病可以产生不同的病态。

若盛夏突然昏倒,伴有高热面赤,呼吸气粗,汗出较多,甚至昏迷惊厥者,多为中暑。患者猝然昏倒,不省人事,若伴见口眼㖞斜,半身不遂,多见于中风之中脏腑;若无意识障碍,仅见口眼㖞斜,半身不遂,多为中风之中经络;若猝倒而口开,手撒遗尿,是中风之脱证;若见牙关紧闭,两手握固,是中风之闭证。

患者唇、睑、指、趾颤动,多为动风先兆或气血不足,筋脉失养;颈项强直,两目上视,四肢抽搐,角弓反张,多见于肝风内动、小儿惊风、破伤风等;猝倒神昏,口吐涎沫,四肢抽搐,醒后如常,则为痫病;肢体筋脉迟缓无力,丧失行动功能,则为痿证;关节拘挛疼痛,屈伸不利,活动受限,多为痹证;意识不清,循衣摸床、撮空理线,是失神表现。

痛证患者往往有特殊的姿态,如患者蹙额捧头,俯不欲仰者,多属头痛;两手护乳前,唯恐触碰者,多为乳痛;以手护腹,弯腰屈身者,多属腹痛;以手叉腰,扭转不能,多属腰痛。

> **知识拓展**
>
> #### 带你认识神医——扁鹊
>
> 扁鹊(公元前407—公元前310年),姬姓,秦氏,名越人,战国时医学家,齐国渤海郡莫州(今河北任丘)人,因医术高超被认为是神医,遂借用上古神话黄帝时神医"扁鹊"名号称呼他。扁鹊少时学医于长桑君,尽传其医术禁方,擅长各科,在赵国为妇科,在周国为五官科,在秦国为儿科,名闻天下。秦太医李醯因医术不如而嫉恨扁鹊,于是使人刺杀扁鹊。扁鹊奠定了中医学的切脉诊断方法,开启了中医学的先河,相传中医典籍《难经》为扁鹊所著。
>
> 《扁鹊见蔡桓公》是战国时期思想家韩非创作的一篇散文,此文讲述了蔡桓公讳疾忌医,最后病入骨髓、体痛致死的寓言故事,意在告诫世人应该正视治未病,及早采取救治措施。以下为文章节选:
>
> 扁鹊见蔡桓公,立有间,扁鹊曰:"君有疾在腠理,不治将恐深。"桓侯曰:"寡人无疾。"扁鹊出,桓侯曰:"医之好治不病以为功!"

居十日，扁鹊复见，曰："君之病在肌肤，不治将益深。"桓侯不应。扁鹊出，桓侯又不悦。

居十日，扁鹊复见，曰："君之病在肠胃，不治将益深。"桓侯又不应。扁鹊出，桓侯又不悦。

居十日，扁鹊望桓侯而还走。桓侯故使人问之，扁鹊曰："疾在腠理，汤熨之所及也；在肌肤，针石之所及也；在肠胃，火齐之所及也；在骨髓，司命之所属，无奈何也。今在骨髓，臣是以无请也。"

居五日，桓侯体痛，使人索扁鹊，已逃秦矣。桓侯遂死。

这个故事赞颂了扁鹊之神智，鞭挞了蔡桓公的固执、愚顽。大家对这个故事有什么感想呢？

二、局部望诊

局部望诊是在全身望诊的基础上，根据诊断病情的需要，重点观察患者某些局部形态、色泽等变化，以测知相应脏腑病变的诊察方法。人体是一个有机整体，整体的病变可反映于相应的局部，局部的病变也可影响全身，故观察局部的异常变化，对临床疾病的诊断有着重要意义。

局部望诊主要包括望头面、五官、躯体、二阴、皮肤、排出物、小儿指纹及望舌等内容。

（一）望头面

通过观察患者的头颈部和面部的异常变化来诊察病情的方法。具体来说，望头面包括望头部和望面部。望头部包括望头形、望囟门、望头发等内容；望面部包括望面形、望口眼、望面容异常等。

1. 望头部　头颅过大或过小或呈方形，多由先天发育不良或肾精不足所致。小儿囟门下陷称为囟陷，囟门迟闭称为解颅，为先天不足、脑髓空虚所致。小儿囟门高突称为囟填，多由温病火邪上攻所致，多为实证。小儿哭闹时囟门暂时突起不属病态。头部摇动而不能自主，多为风病或气血不足。发黑浓密润泽者，是肾气盛而精血充足的表现。头发稀疏不长、易落易断、发黄干枯多为肾虚精血不足；青少年白发伴腰酸耳鸣者为肾虚，伴失眠健忘者多为劳神伤血所致，亦有因先天禀赋所致而无症状者，不属病态。小儿发结如穗，枯黄无泽，伴面黄肌瘦，多是疳积病。突然片状脱发，显露圆形或椭圆形光亮头皮，称为斑秃，多为血虚受风所致。青壮年头发稀疏易脱，伴腰膝酸软、头晕耳鸣者，多为肾虚；伴头皮瘙痒、多屑多脂者，多为血热化燥或兼痰湿内蕴所致。

2. 望面部　以望面部神情与色泽为主，在望神与望色中已述。其他如下所述。

（1）面肿：面部水肿，多为水肿病，常是全身水肿的一部分，多因肺、脾、肾三脏功能失调，水液停聚，外渗肌肤所致，一般眼睑、颜面先肿，伴发热、恶风等症，发病较急者为阳水，多由外感风邪，肺失宣降所致。

（2）腮肿：一侧或两侧腮部以耳垂为中心肿起，边缘不清，局部灼热疼痛，多为痄腮，为外感温毒之邪所致，多见于儿童，属传染病。

（3）面脱：面部肌肉消瘦，两颧高耸，眼窝、面颊凹陷，伴全身骨瘦如柴，为气血虚衰，脏腑精气消耗殆尽所致，多见于慢性病晚期的病危阶段。

（4）口眼㖞斜：患侧口角下垂，向健侧歪斜，面肌弛缓，额纹消失，患侧眼睑不能闭合，鼻唇沟变浅。突发口眼㖞斜而无半身不遂者称为口僻，为风邪中络所致；若口角㖞斜兼半身不遂者称为中风，多为肝阳化风，风痰阻络所致。

（5）惊恐貌：面部表情呈现惊恐状，多见于小儿惊风、瘿瘤等；若遇声、光、风刺激，或闻水声时出现者，多为狂犬病。

（6）苦笑貌：呈现似哭非哭、似笑非笑的苦笑状面容，多为面部肌肉痉挛所致，乃破伤风的特殊征象。

（二）望五官

望五官是指通过观察患者面部的目、耳、鼻、口、舌等器官的异常变化来诊察病情的方法。具体来说，望五官主要包括望目、望耳、望鼻、望口唇、望齿龈等内容。

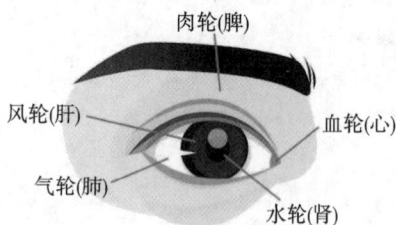

图 6-1　眼的五轮分属图

1. 望目　目为肝之窍,心之使,五脏六腑之精气皆上注于目。《灵枢·大惑论》将目的不同部位分属于不同脏腑,后世医家据此发展为中医特有的"五轮学说":瞳仁属肾,称为水轮;黑睛属肝,称为风轮;两眦及血络属心,称为血轮;白睛属肺,称为气轮;眼睑属脾,称为肉轮(图6-1)。因此,望目不仅是望神的重点,而且可以诊察相应脏腑的病变。望目主要是观察目神、目色、目形和目态的异常变化。

目神:眼睛黑白分明,视物清晰,内含神采是有神,虽病易治;若白睛暗浊,黑睛色滞,浮光外露,失却神采,视物模糊,为无神,病重难治。

目色:目赤肿痛,多属实热证;白睛发黄,多为湿热或寒湿蕴结;目眦赤痛为心火,淡白为血虚;目胞色黑而晦暗,多属肾精亏虚,或阳虚水泛;若瞳仁变色,眼生翳膜,视物不清,为内障、外障等眼病。

目形:目胞浮肿,多为水肿先兆和常见表现;眼眶凹陷为伤津脱液或气血虚衰之象,若久病、重病见眼眶深陷,甚则视不见人,伴骨瘦如柴,则为脏腑精气竭绝之候,属病危。眼球突出,多为肺胀或瘿病。胞睑红肿,若睑缘肿起结节如麦粒,红肿较轻者,称为针眼,若胞睑漫肿,红肿较重者,称为眼丹。二者皆为风热邪毒或脾胃蕴热上攻于目所致。

目态:瞳孔散大,对光反射迟钝或消失,提示病情危重。一侧瞳孔逐渐散大,多见于中风、颅脑外伤、颅内肿瘤等危重患者;若两侧瞳孔完全散大且对光反射消失,为脏腑功能衰竭,濒死危象。此外,瞳孔散大也可见于翳风内障或药物中毒等。瞳仁缩小,多属中毒或中风病情危重者。瞪目直视,伴神志昏迷,为脏腑精气将绝,属病危。目翻上视或斜视多见于肝风内动等;双目闭合障碍,多为瘿病;单侧闭合障碍,多为风中面络;昏睡露睛,常见于小儿脾虚或慢惊风,亦可见于中风等。双眼睑下垂者,多为先天不足,脾肾亏虚;单眼睑下垂者,多因脾气虚衰或外伤所致。

2. 望耳　耳为肾之窍,心寄窍于耳,手足少阳经布于耳,手足太阳经和足阳明经亦环绕耳周,故耳与全身均有联系。望耳主要观察耳廓色泽、形态及耳道的异常变化。

色泽:耳廓红润光泽是先天肾气充足、气血旺盛的正常现象。耳轮色白多见于阳虚寒盛或气血两亏;耳轮红肿多属肝胆湿热或热毒上攻;耳轮青黑多见于剧痛或阴寒内盛;耳轮干枯焦黑则可见于肾精亏耗;小儿耳背有红络,多为出麻疹之先兆。

形态:耳廓厚大,肾气足;耳轮瘦薄,肾气亏。耳轮肿大,多为邪气充盛;耳轮干枯萎缩,多为肾精耗竭;耳轮肌肤甲错(皮肤粗糙脱屑),为久病瘀血入络之症。

耳道:若耳内流脓,则称脓耳,早、中期脓黄而稠者,多为肝胆湿热循经上熏所致;日久不愈者,亦可由实转虚,而为肾阴亏虚,虚火上炎。若外伤后耳道流血水,多为颅底骨折,属病危。耳道内局部红肿疼痛,多为耳疖,多因邪热搏结耳窍所致;耳道内生赘物,称为耳痔,多因湿热痰火上逆,气血瘀滞耳道而成。

3. 望鼻　鼻为肺之窍,脾之所应,鼻梁属肝,鼻翼属胃,足阳明胃经分布于鼻旁。望鼻主要观察鼻的色泽、形态及鼻道的异常变化。

色泽:鼻色红黄隐隐,明润光泽,是胃气充足之征象。鼻色淡白多属血虚或气血两虚,色赤多属肺脾蕴热,色青多属阴寒腹痛,色微黑多属肾虚寒水内停。

形态:鼻头红肿生疖,多属胃热或血热;鼻头或鼻翼生红色粉刺,称为酒渣鼻,多因肺胃蕴热,侵入血络所致。鼻翼扇动,多见于哮病、喘病等,新病多属肺热壅盛,久病多属肺肾两虚。

鼻道:鼻道通气良好,提示肺气宣通。流清涕,多属外感风寒;流浊涕,多属外感风热;久流腥臭脓涕而不愈者,称为鼻渊,多为外邪侵袭或胆经蕴热上逆于鼻所致。鼻腔出血称鼻衄,多因肺胃蕴热或阴虚肺燥灼伤鼻络,或为外伤所致。鼻道内生赘物、气息难通,称为鼻痔,多为湿热邪毒蕴结鼻窍所致。

4. 望口唇　脾开窍于口,其华在唇。望口唇主要观察口唇的色泽、形态与动态的变化。

色泽:唇色红润,说明气血调和、胃气充盛。若唇色淡白为气血亏虚,深红为实热,青紫为血瘀,青黑多属寒盛或痛极等。

形态:口唇干裂,为津液已伤,多属燥热伤津或阴液亏损;嘴唇糜烂,多为脾胃湿热上蒸,灼伤唇部所致;唇边生疮,红肿疼痛,多为心脾积热;口角流涎,在小儿多属脾虚湿盛,在成人多为风中络脉或中风后遗症;唇内和口腔黏膜出现灰白色小溃疡,周围红晕,局部灼痛,为口疮;唇裂如兔唇者多为先天发育畸形所致。

动态:口张,即口开而不闭,属虚证;口噤,即口闭难开,牙关紧急,属实证;口撮,即上下口唇紧缩,多为正邪交争所致;口㖞,即口角向一侧歪斜,多为风痰阻络;口振,即口战栗鼓颔,口唇振摇,为阳衰寒盛或正邪剧争;口动,即口唇频繁开合,不能自禁或口角掣动不止,多属热极生风或脾虚生风。

5. 望齿龈　肾主骨,齿为骨之余,手足阳明经脉络于齿龈,所以望齿龈可测知肾与肠胃病。望齿龈主要观察牙龈的色泽、润燥、形态及牙齿状况。

望齿:正常人牙齿洁白润泽且坚固,说明肾气充盛,津液充盈。牙齿干燥,为胃阴已伤;齿燥如石,为阳明热甚,津液大伤;燥如枯骨,为肾阴枯竭,精不上荣,属病重。牙齿枯黄脱落,见于久病者,多为骨绝,属病重。牙齿松动,齿根外露,多见于肾虚或老年人;睡中龂齿,多因胃热、虫积或消化不良所致,亦可见于正常人。

望龈:牙龈淡红而润泽,说明胃气充足,气血调匀。牙龈淡白,多为血虚或气血两虚;牙龈红肿疼痛,多为胃火上炎。齿龈出血,痛而红肿者为胃热所致,不痛不红而微肿者则多为肾阴虚或脾胃气虚所致;齿龈萎缩,牙根暴露,牙齿松动,多属肾虚或胃阴不足。

6. 望咽喉　咽喉是呼吸与进食的要道,与肺、胃有关。望咽喉主要观察咽喉的色泽及形态变化。正常人咽喉色泽淡红润滑,呼吸通畅,发音正常,吞咽无阻。

咽部深红,灼痛明显,属实热证;咽部嫩红,微痛反复,属虚热证;咽部淡红漫肿,多为痰湿凝聚所致。咽部一侧或两侧喉核红肿疼痛,形如乳头,甚者溃烂有黄白色脓点,称为乳蛾,多为肺胃热盛所致。咽部溃烂处表面覆盖的一层黄白或灰白色膜,称为伪膜,伪膜松厚,容易拭去者,病情较轻;伪膜色灰白,坚韧不易拭去,重剥出血,旋即复生者,称为白喉,为外感火热疫邪所致,属烈性传染病。

（三）望躯体

望躯体是指通过观察患者躯体形态和动态的异常变化来诊察病情的方法。具体来说,望躯体包括望颈项、望胸胁、望腹部、望腰背部、望四肢等内容,主要观察外形和动态变化。

1. 望颈项　颈项是头和躯干连接的部分,前部称颈,后部称项。颈项起着支撑头部、连接头身的重要作用,为饮食、气血津液、经脉之气运行之要道,故望颈项可以诊察全身脏腑气血的病变。望颈项应注意观察颈项的外形及动态。

（1）外形:正常人颈项外形直立,两侧对称,气管居中,男性喉结突出,女性喉结不显,颈侧动脉搏动在安静时不易见到。其异常表现如下。

①瘿瘤:颈前喉结处有肿块突起,或大或小,或单侧或双侧,可随吞咽上下移动,多因肝郁气滞痰凝所致,或与地方水土有关。

②瘰疬:颈侧、颌下有肿块如豆,推之可移,累累如串珠,多由肺肾阴虚、虚火内灼、炼液为痰,结于颈部,或外感风热时毒,气血壅滞于颈部所致。

（2）动态:正常人颈项活动自如,其异常改变主要有如下几种。

①项强:项部筋肉拘急或强硬,活动受限。若头项强痛不舒,兼恶寒发热等症,多是外感风寒,太阳经气不利;若项部强直,不能前俯,兼壮热头痛,甚者神昏抽搐,多为火热内盛,燔灼肝经,见于温病热极生风或破伤风等;若睡醒后项部拘急疼痛不舒,称为落枕,是睡姿不当,经络气滞所致。

②项软:颈项软弱,抬头无力,常见于小儿,为"五软"之一,多属先天不足、肾精亏损,或后天失养,脾胃虚弱,以致发育不良,多见于佝偻病患儿。久病、重病颈项软弱,头部下垂,目眶深陷,则为脏腑精气衰

竭之象,属病危。

③颈脉异常:安静状态时颈脉搏动明显可见,多为肝阳上亢或血虚重证。半坐卧位或坐位时颈脉明显充盈怒张,平卧时更甚者,可见于水肿或臌胀等病。

2. 望胸胁 横膈以上,锁骨以下的躯干正面称为胸;胸部两侧,从腋下至第十二肋骨的区域谓之胁。望诊时应注意观察胸廓外形变化和呼吸运动有无异常等。

(1)胸廓外形:正常人胸廓两侧对称,呈扁圆柱形,左右径大于前后径,小儿和老年人则左右径略大于前后径或几乎相等。两侧锁骨上下窝对称。常见的胸廓变形如下。

①扁平胸:胸廓前后径不及左右径的一半,呈扁平状,多为肺肾阴虚或气阴两虚所致,亦可见于形瘦之人。

②桶状胸:胸廓前后径增大,与左右径相等,甚至超过左右径,肋间增宽且饱满,胸廓呈圆桶状,常见于肺胀病患者。

③佝偻胸:有鸡胸、漏斗胸、肋如串珠等不同表现。鸡胸,胸骨下部明显前突,胸廓前后径长而左右径短,肋骨侧壁凹陷,形似鸡的胸廓;漏斗胸,胸骨剑突显著内陷,形似漏斗;胸骨两侧的肋骨与肋软骨连接处明显隆起,状如串珠者,称为肋如串球。此三者多因先天不足或后天失养,肾气不充,骨骼发育异常所致,常见于佝偻病患儿。

④胸廓不对称:一侧胸廓塌陷,肋间变窄,多见于肺痿、肺部手术后等患者。

⑤一侧胸廓膨隆、肋间变宽:多见于悬饮病、气胸等患者。乳房肿溃,多因肝气不舒,胃热壅滞,或外感邪毒所致。

(2)呼吸运动:正常人呼吸均匀,节律整齐,每分钟16～18次,胸廓起伏左右对称。妇女以胸式呼吸为主,成年男子和儿童以腹式呼吸为主。常见的呼吸异常如下。

①形式异常:胸式呼吸增强,腹式呼吸减弱,多为腹部病变,亦可见于妊娠期妇女;胸式呼吸减弱,腹式呼吸增强,多为胸部病变等;若两侧胸部呼吸不对称,为呼吸运动减弱侧胸部病变。

②时间异常:吸气时间延长,伴吸气时胸骨上窝、锁骨上窝及肋间凹陷,多因吸气困难所致;呼气时间延长,伴口张目突、端坐呼吸,多为呼气困难所致。

③节律异常:呼吸急促,胸廓起伏显著,多为邪热、痰浊犯肺,肺失宣降所致;呼吸微缓,胸廓起伏不显,多为肺气亏虚,气虚体弱所致;呼吸不齐,表现为由浅渐深,再由深渐浅,甚至暂停,往返重复,或呼吸与暂停交替出现,皆为肺气衰竭之象,属病重。

3. 望腹部 腹部指躯干正面剑突以下至耻骨以上的部位。正常人腹部平坦对称,直立时腹部可稍隆起,约与胸平齐,仰卧时则稍凹陷。望腹部应注意观察其外形、动态变化。

(1)腹部膨隆:仰卧时前腹壁明显高于胸骨至耻骨中点连线。若腹部膨隆,脐心突出,皮肤紧绷,腹壁青筋暴露,四肢消瘦,属臌胀重证,多因肝郁脾虚,气滞、血瘀、水停所致。若腹部胀满,周身俱肿,按之凹陷不起者,多属水肿病,是水湿泛滥于肌肤的表现。

(2)腹部凹陷:仰卧时前腹壁明显低于胸骨至耻骨中点连线,亦称舟状腹,腹部凹陷见于新病,多为剧烈吐泻,津液大伤所致;若见于久病,伴肉削骨著者,则为脏腑精血耗竭所致,属病危之象。

(3)腹部动态:腹壁有半球状物突起,多发于脐孔、腹股沟等处,每于直立或用力后发生,多属疝气。

4. 望腰背部 背以脊柱为主干,为胸中之府;腰为身体运动枢纽,为肾之府。望腰背部观察脊柱及腰背部有无形态异常及活动受限。

(1)外形:正常人腰背部两侧对称,俯仰转侧自如,直立时脊柱居中,颈、腰段稍向前弯曲,胸、骶段稍向后弯曲,但无左右侧弯。其异常改变如下。

①脊柱后弯:脊骨过度后凸,形如驼峰,称为驼背或龟背,多由肾气亏虚,发育不良,或脊椎疾病所致,亦可见于老年人。

②脊柱侧弯:脊柱偏离正中线,向左或右歪屈者,多由小儿发育期坐姿不良所致,亦可见于肾精亏损、

先天发育不良的患儿和一侧胸部病变的患者。

(2)动态:正常人腰背部俯仰转侧自如。其异常改变如下。

①角弓反张:脊背后弯,反折如弓,兼见颈项强直、四肢抽搐,常见于肝风内动、破伤风等患者,为筋脉拘急之象。

②腰部拘急:指腰部疼痛,活动受限,转侧不利。多因寒湿内侵,腰部脉络拘急,或跌仆闪挫,局部气滞血瘀所致。

5. 望四肢 四肢包括上肢的肩、臂、肘、腕、掌、指,下肢的股、膝、胫、踝、趾等部位。望四肢主要观察四肢的外形和动态变化。

(1)外形:四肢肿胀,一般是全身水肿的一部分,按之凹陷久不平复,见于水肿病。四肢萎缩,指四肢或某一肢体肌肉消瘦、萎缩、松软无力,多因气血亏虚或经络闭阻,肢体失养所致。膝部肿大,若膝部红肿热痛,屈伸不利,多为热痹,由风湿热邪郁久化热所致。下肢畸形,直立时两踝并拢、两膝分离,称为膝内翻,又称"O"形腿或罗圈腿;直立时两膝并拢而两踝分离,称为膝外翻,又称"X"形腿;踝关节呈固定形内收位,称足内翻;呈固定形外展位,称足外翻。此四种情况皆为先天亏虚,肾气不充,或后天失养、发育不良所致。青筋暴露,指小腿脉络曲张,形似蚯蚓,甚则胀痛不舒,直立或行走时加剧,多因寒湿内侵,或瘀血阻络所致。手指畸形,一个或数个手指关节呈梭状畸形,活动受限,多由风湿久蕴,筋脉拘挛,或兼痰瘀阻络所致。

(2)动态:手足颤动,指双手或下肢颤抖或振摇不定,不能自主,多由血虚筋脉失养或饮酒过度所致,亦可为动风先兆。四肢抽搐,指四肢筋脉挛急与弛张间作,舒缩交替,动作有力,多因肝风内动,筋脉拘急所致。手足拘急,指手足筋肉挛急不舒,屈伸不利,多因寒邪凝滞或气血亏虚,筋脉失养所致。肢体痿废,指肢体肌肉萎缩,筋脉弛缓,痿废不用,多见于痿证。常因脾胃亏虚或湿热浸淫,筋脉失养所致。

(四)望二阴

二阴是指人体下部的前阴和后阴。前阴是指外生殖器和排尿器官,包括男子的阴茎、阴囊、睾丸和女子的阴户。后阴,指肛门。望二阴包括望前阴和望后阴两部分内容。对女性前阴的诊察要有明确的适应证,由妇科医生负责检查,男医生需在女护士陪同下进行。

1. 望前阴 主要看男子的阴茎、阴囊、睾丸是否正常,是否出现肿胀、硬结、溃疡等异变;女子是否出现红肿疼痛、异物突出等。前阴常见的异常改变如下。

(1)外阴肿胀:男性阴囊或女性阴户肿胀,无红肿痒痛,称阴肿,多为全身水肿的局部表现,见于严重水肿病。阴囊肿胀,多为疝气,多因小肠坠入阴囊,或内有瘀血、水液停积,多由肝郁、寒湿、湿热、气虚或久立远行所致。

(2)阴部湿疹:男子阴囊、阴茎或女子大小阴唇瘙痒灼热,甚者红肿湿烂,浸淫渗液,多为肝经湿热,循经下注所致;若日久患处皮肤粗糙变厚,呈苔藓样变,多为阴虚血燥之征。

(3)子宫脱垂:妇女子宫从阴道中脱出,又称阴挺,多由中气下陷所致,常见于体弱脾虚或产后劳伤之人。

(4)睾丸异常:小儿睾丸过小或触不到,多属先天发育异常,亦可见于痄腮后遗症。

2. 望后阴 主要是看肛门部位有无红肿、痔疮、肛裂及其他病变。

(1)痔疮:肛门内外生有紫红色柔软肿块,突起如峙者,称为痔疮。生于肛门齿线以内者为内痔,生于肛门齿线以外者为外痔,内外皆有者为混合痔。多由肠中湿热蕴结或血热肠燥,或久坐、负重、便秘等,肛门部血络瘀滞所致。

(2)肛裂:肛门皮肤与肛管黏膜有狭长裂伤,可伴有多发性溃疡,排便时疼痛出血,称为肛裂。多因热结肠燥或阴津不足,大便燥结坚硬,挣努排便而撑裂。

(3)肛痈:肛门周围局部红肿高起,疼痛明显,甚至溃脓,称为肛痈,多由湿热下注或外感热毒阻于肛周而发。

（4）脱肛：直肠或直肠黏膜组织反复脱出肛门外，轻者大便时脱出，便后缩回；重者脱出后不能自回，需用手慢慢推还，多由脾虚中气下陷所致。

（五）望皮肤

望皮肤是通过观察患者皮肤的色泽、外形以及是否出现水肿、斑、疹、水疱、疮疡等皮肤病变，来诊察病情的方法。

1. 望皮肤色泽　一般来说，肤色润泽则脏腑精气尚盛，虽病易治；若肤色干枯晦暗而无光泽，则为脏腑精气虚衰，病情较重。通过肤色能有效诊断的疾病有丹毒、黄疸等。

（1）皮肤发赤：皮肤发赤，色如涂丹，边缘清楚，灼热肿胀者，称为丹毒，发于头面者，称为抱头火丹；发于腰部者，称为缠腰火丹；发于小腿者，称为流火；发于全身，游走不定者，称为赤游丹。一般发于上部者多由风热化火所致，发于下部者多因湿热化火而成，亦有因外伤染毒而引起者。

（2）皮肤发黄：皮肤、面、目、爪甲俱黄者，为黄疸。若黄色鲜明如橘皮色者为阳黄，多因湿热蕴蒸，胆汁外溢肌肤而成；黄色晦暗如烟熏者为阴黄，多因寒湿阻遏，胆汁外溢肌肤所致。

（3）皮肤发黑：皮肤色黑而晦暗，多由肾阳虚衰，温运无力，血行不畅而引起；若色黑而干枯不荣，则属劳伤肾精，肌肤失养所致。

（4）皮肤白斑：皮肤白斑，皮肤局部明显变白，斑片大小不等，与正常皮肤界限清楚，无异常感觉，病程缓慢者，称为白癜风，多因风湿侵袭，气血失和，血不荣肤所致。

2. 望皮肤外形

（1）皮肤干燥：皮肤干涩不荣，甚则皲裂、脱屑，多为津液已伤，或营血亏虚，肌肤失养，或因外邪侵袭，气血滞涩所致。

（2）肌肤甲错：皮肤干枯粗糙，状若鱼鳞，称肌肤甲错。多因瘀血久停，肌肤失养所致。

3. 望皮肤病变　皮肤病变包括水肿、斑、疹、水疱、疮疡等。

（1）水肿：头面、胸腹、腰背、四肢皮肤紧绷，按之凹陷，抬手不起，称为水肿，为水湿内停、外溢肌肤所致。

（2）斑：凡色深红或青紫，多点大成片，平铺于皮肤，抚之不碍手，压之不褪色者，称为斑，分阳斑与阴斑两种。阳斑者，斑大成片，色深红或紫红，兼身热、面赤、脉数等实热表现，多由外感温热邪毒，热邪亢盛，内迫营血而发。阴斑者，色淡青或淡紫，隐隐稀少，兼面白、神疲、脉虚等气虚表现，多由脾气虚衰，血失统摄所致。

（3）疹：凡色红，点小如粟米，高出皮肤，抚之碍手，压之褪色者，称为疹。有麻疹、风疹、瘾疹的不同。

①麻疹：疹色桃红，形似芝麻粒，先见于发际颜面，渐延及躯干、四肢，后按发出顺序逐渐消退，因外感麻毒时邪所致，为儿科常见传染病。

②风疹：疹色淡红，细小稀疏，皮肤瘙痒，为外感风邪所致。

③瘾疹：皮肤突然出现淡红色丘疹，形态不一，小似麻粒，大如花瓣，皮肤瘙痒，出没迅速，多为外感风邪或身体过敏所致。

（4）水疱：皮肤上出现成簇或散在性小水疱，又有白痦、水痘、热气疮、湿疹等不同类型。

①白痦：皮肤出现白色小疱疹，晶莹如粟，内含水液，高出皮肤，擦破流水，多发于颈胸部，四肢偶见，面部不发，常兼身热不扬等症。多因外感湿热郁于肌表，汗出不彻而发。

②水痘：小儿皮肤出现粉红色斑丘疹，很快变成椭圆形小水疱，顶满无脐，晶莹明亮，浆液稀薄，皮薄易破，分批出现，大小不等，兼轻度恶寒、发热表现，多因外感湿热时邪所致，属儿科常见传染病。

③热气疮：口角、唇边、鼻旁出现成簇粟米大小水疱，灼热痒痛，多因外感风热或肺胃蕴热上熏所致。

④湿疹：周身或局部皮肤出现红斑、瘙痒，迅速形成丘疹、水疱，破后渗液，形成红赤湿润之糜烂面，多因湿热蕴结，复感风邪，郁于肌肤而发。

（5）疮疡：发于皮肉、筋骨之间的溃疡类外科疾病，主要有痈、疽、疔、疖等。

①痈：患部红肿高大，根盘紧束，灼热疼痛。其特点是未脓易消，已脓易溃，脓液稠黏，疮口易敛，属阳

证,多为湿热火毒蕴结,气血瘀滞而发。

②疽:患部漫肿无头,皮色不变或晦暗,局部麻木,疼痛不已。其特点是未脓难消,已脓难溃,脓汁稀薄,疮口难敛,属阴证,多为气血亏虚,阴寒凝滞而发。

③疔:患部顶白形小如粟,根硬而深,麻木痒痛,多发于颜面、手足。其特点是邪毒深重,易于扩散,因外感风热或内生火毒而发。

④疖:患部形小而圆,红肿热痛不甚,根浅、脓出即愈。其特点是病位浅表,症状轻微,因外感热毒或湿热内蕴而发。

(六) 望排出物

望排出物,是指通过观察患者排出物的形、色、质、量的变化来诊察病情的方法。具体来说,望排出物包括望痰涕涎唾、望呕吐物、望大小便等。排出物变化的一般望诊规律:色白清稀者,多属虚证、寒证;色黄稠浊者,多属实证、热证。

1. 望痰涕涎唾

(1) 望痰:痰白而清稀,多属寒痰;痰黄稠结块者,多属热痰;痰少而黏难咳者,多属燥痰;痰白滑量多易咳者,属湿痰;痰中带血或咯血者,多因热伤肺络;咳吐脓血痰,气腥臭者,为肺痈。

(2) 望涕:鼻流清涕是外感风寒。鼻流浊涕,是外感风热。鼻流腥臭脓涕,日久不愈者,称为鼻渊,多为外感风热或肝胆湿热上逆于鼻所致。

(3) 望涎:口流清涎量多者,多因脾胃虚寒,气不摄津所致;口流黏涎者,多因脾胃湿热,湿浊上泛所致;口角流涎不止,可见于中风后遗症;若小儿口角流涎,涎渍颐下,称为滞颐,多由脾虚不能摄津所致。

(4) 望唾:时吐多量唾沫,多为肾虚、胃寒、湿滞、宿食。

2. 望呕吐物　若呕吐物清稀无酸臭味,多为寒呕,由脾胃虚寒或寒邪犯胃所致;呕吐物秽浊酸臭,多为热呕,因邪热犯胃,胃有实热所致;呕吐痰涎清水,量多,胃脘有振水声,为痰饮,由水饮内停于胃,胃失和降所致;呕吐未消化的食物,酸腐味臭,多属伤食;若呕吐黄绿苦水,因肝胆郁热,胃失和降所致;呕吐鲜血或紫暗色血液有块,夹有食物残渣,多因胃有积热,或肝火犯胃,或胃腑血瘀所致。

3. 望大便　望大便,主要是观察大便的形状、颜色及便质、便量。大便色黄,呈条状,干湿适中,便后舒适者,是正常大便。大便清稀如水样,多属寒湿泄泻;大便黄褐如糜,多属湿热泄泻;大便清稀,完谷不化,或如鸭溏者,多属脾虚泄泻或肾虚泄泻;大便色灰白,溏结不调,多属黄疸;大便燥结,干如羊屎,排出困难,多为肠道津亏;大便如黏冻,夹有脓血,兼腹痛,里急后重者多属痢疾,为湿热蕴结大肠所致;大便带血,或便血相混,或排出全为血液者,称为便血,其中于排便前后滴出,或附在大便表面,血色鲜红者,为近血,多见于痔疮;若血色紫暗或黑如柏油,与大便均匀混合者,为远血,多因胃肠络脉损伤所致。

4. 望小便　观察小便要注意颜色、尿质和尿量的变化。正常小便颜色淡黄,清净不浊,尿后有舒适感。如小便清长量多,多属虚寒证;小便短黄量少,多属实热证;尿浑如米泔水或滑腻如膏脂,多是膏淋,多因肾气亏虚、固摄无力所致;尿有砂石,为石淋,多因湿热内蕴所致;尿中带血,为尿血、血淋,多因热伤血络,或脾肾不固,或湿热内蕴所致。

(七) 望舌

望舌,又称舌诊,是通过观察患者舌质和舌苔的变化以诊察病情的方法。望舌是望诊的重要组成部分,也是中医诊法的特色之一。

1. 望舌的内容　望舌主要是观察舌质与舌苔的变化。舌质又称舌体,是指舌的肌肉脉络组织,为脏腑气血之所荣。舌苔是指舌体上附着的一层苔状物,由胃气上蒸而成。望舌质又分神、色、形、态四方面;望舌苔则分苔质、苔色两方面。足太阴脾经、足少阴肾经、足厥阴肝经等均通过经络直接或间接地同舌产生联系,说明脏腑经络与舌有密切关系,一旦体内发生病变,就会出现舌象变化。

一般来说,舌质可反映脏腑的虚实、气血的盛衰;舌苔可反映胃气的存亡、病邪的深浅、邪正的消长。

前人在长期临床实践中发现舌的特定部位与相应的脏腑密切相关:舌尖主心肺,舌边主肝胆,舌中主

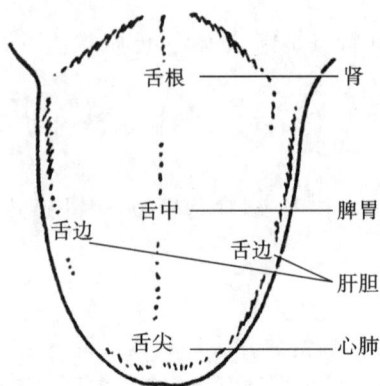

图6-2 舌诊脏腑部位分属图

脾胃,舌根主肾(图6-2)。若某脏腑有病变,在舌相应的部位可反映出来。

舌的分部诊察在临床上虽具有一定的参考价值,但仍须"四诊合参",灵活掌握。

2. 望舌的注意事项

(1) 光线充足,以自然光线为佳。

(2) 患者应注意伸舌姿态,伸舌时必须自然地将舌伸出口外,舌体放松,舌面平展,舌尖略向下,尽量张口使舌体充分暴露。

(3) 望舌过程既要迅速敏捷,又要全面准确。尽量减少患者的伸舌时间。如果一次望舌判断不清,可令患者休息3～5分钟,再次望诊。

(4) 注意辨别染苔,即某些食物或药物可以使舌苔着色,如乌梅、橄榄等可使舌苔染黑,黄连、核黄素等药物可使舌苔染黄,抽烟可使舌苔染成灰色或黑色等,必要时还应配合刮舌或揩舌验苔的方法,刮去浮苔,观察苔底。如发现疑问,可询问患者的饮食、服药情况。

3. 望舌的顺序 先看舌尖,再看舌中、舌边,最后看舌根。先看舌体的色质,再看舌苔。因为舌质的颜色易变,若伸舌时间过久,舌体易随血管变形而发生色泽变化,导致舌质色泽失真,而舌苔覆盖于舌体上,一般不会随观察的时间而变化,所以望舌应该先看舌质,再看舌苔。

4. 正常舌象 正常舌象的特征是舌色淡红鲜明,舌质滋润,舌体柔软灵活;胖瘦老嫩大小适中,无异常形态;舌苔均匀薄白而湿润,其下有根,不黏不腻,简称"淡红舌,薄白苔"。提示脏腑功能正常、气血津液充盈、胃气旺盛。

5. 舌象的生理性变化 正常的舌象受内外环境影响,可以产生生理性变化,常见因素有气候、年龄、性别、体质禀赋等,临床还须把真正的生理性变化与病变前期的病态舌象区分开来。

一般说来,异常舌象长期不变,无任何不适症状出现,属于生理性变化。否则,应考虑是疾病的前期病变,可以通过问诊加以区别。必要时进行随访再做出判断。

6. 望舌质

(1) 望舌神:舌神主要是指舌质的荣枯和灵动方面,是判断疾病预后的关键。舌质红活明润,舌体活动自如者,为有神,说明津液充足,气血充盈,正气未伤,病情轻浅;舌质干枯晦暗,舌体活动呆滞,为无神,说明津液亏乏,气血虚衰,正气已伤,病较危重。

(2) 望舌色:舌色即舌体的颜色,主病的舌色,主要有以下五种舌色。

①淡红舌:舌体颜色淡红润泽,为气血调和的征象,常见于正常人或外感病初起,病情轻浅,尚未伤及气血及脏腑时。

②淡白舌:舌色较淡红舌浅淡,由于阳气不足,生化阴血的功能减弱,推动血液运行的力量亦衰,血少不能上荣于舌而致,主阳虚、气血两虚。若舌淡白失润而舌体胖嫩,多为阳虚水停所致;淡白而舌体瘦薄者多为气血两虚所致。

③红舌:舌色较淡红舌为深,甚至呈鲜红色。多为热迫血行,舌之血脉充盈所致,主热证。全舌红,质粗有黄厚苔甚至起芒刺者多为实热新病;舌红而舌中干燥为热灼胃津;舌边红赤为肝胆火旺;舌尖红起刺多为心火上炎;舌质鲜红,少苔或无苔,多为阴虚内热。

④绛舌:舌色深红甚于红舌。主病有外感与内伤之分。在外感病,若舌绛或有红点、芒刺,为温病热入营血。在内伤杂病,若舌绛少苔或无苔,或有裂纹,则是阴虚火旺;另有舌绛少苔而津润者,多为血瘀。

⑤青紫舌:全舌呈均匀青色或紫色,或局部现青紫色斑点,均称青紫舌。青紫舌还可表现为淡青紫舌、绛紫舌或瘀斑舌,主气血运行不畅。绛紫色深,干枯少津,多系邪热炽盛,阴液两伤,气血不畅之征;淡

紫或青紫湿润,多因阴寒内盛,血脉瘀滞所致;舌上有瘀斑,多为瘀血内阻;全舌色青紫为瘀血之重症。

(3)望舌形:舌形是指舌的形状,包括老嫩、胖瘦、芒刺、裂纹、齿痕等。

①老嫩:辨虚实的关键。舌体坚敛苍老,纹理粗糙,为老舌,不论苔色如何,都属实证;舌体浮胖娇嫩或边有齿痕,纹理细腻,为嫩舌,一般属虚证。

②胖瘦:舌体比正常人大而厚,伸舌满口,为胖大舌,主脾虚湿蕴;舌体肿大满嘴,舌色鲜红或青紫,甚者不能闭口,不能缩回口中,为肿胀舌,主心脾热盛、酒毒;舌体比正常舌瘦小而薄,为瘦薄舌,主气血不足或阴虚火旺;舌淡白胖嫩,苔白水滑,多为脾肾阳虚,水湿停留;舌绛胖大,苔黄厚腻,多是脾胃湿热,痰浊停滞;舌赤肿胀而苔黄,乃热毒壅盛,心脾有热;舌肿胀紫暗多为中毒;舌瘦薄而淡红为气血两虚;舌瘦薄而绛、干燥多为阴虚火旺。

③芒刺:舌面有乳头高突如刺,扪之碍手,为芒刺舌,主热盛。舌尖芒刺为心火亢盛,舌中有芒刺为胃肠热甚,舌边有芒刺为肝胆火盛。芒刺兼苔焦黄者,多为气分热极;舌绛无苔而生芒刺者,为热入营血,阴分已伤;舌紫绛而干有芒刺,为热甚而气血壅滞。

④裂纹:舌面上出现各种形状的裂沟,多少不等,深浅不一,浅如划痕,深如刀割,称裂纹舌。如裂沟中有舌苔覆盖,为先天性裂纹舌;裂沟中无舌苔覆盖,为病理性变化。舌绛而有裂纹,多是热盛伤津,或阴虚液涸;淡白舌而有裂纹,多是血虚不润;若淡白胖嫩,边有齿痕而又有裂纹,则属脾虚湿侵。

⑤齿痕:舌边有牙齿痕迹称齿痕舌,常与胖大舌并见,主脾虚、水湿内停。舌质淡红而嫩,边有齿痕,多为脾虚;舌质淡白,苔白湿润而有齿痕,常为寒湿困脾或阳虚水湿内停。

⑥舌疮:舌生疮疡,形如粟米,散在舌四周上下,局部疼痛,称舌疮。若因心经热毒上壅而成,则疮凸于舌面而痛;若疮凹陷不起,红痛较轻,多是肝肾阴虚,虚火上炎所致。

⑦舌下络脉:舌尖上翘,可见舌底两侧络脉,呈青紫色。舌下络脉细而短,色淡红,舌色偏淡者,多属气血不足。舌下络脉粗大迂曲,或呈青紫、紫红、绛紫、紫黑色,兼见舌有瘀斑、瘀点,为血瘀之象。

(4)望舌态:舌态指舌体的动态,常见的异常舌态有舌体痿软、强硬、歪斜、颤动、吐弄、短缩等。

①痿软:舌体软弱无力,不能随意伸缩回旋,多为伤阴或气血俱虚。舌体痿软而绛、少苔,多见于外感热病后期,邪热伤阴,或内伤久病,阴虚火旺。舌体痿软而舌色枯白无华,多为久病气血俱虚,舌体失养所致。

②强硬:舌失柔和,屈伸不利,或板硬强直,不能转动。舌体强硬而舌绛少津,多见于热盛津伤之证;舌体强硬而舌苔厚腻,多见于痰浊阻滞;突然舌强,语言謇涩,口眼㖞斜,半身不遂者,多为中风。

③歪斜:伸舌时舌体偏向一侧,或左或右,多见于中风或中风先兆。

④颤动:舌体不自主地颤动,轻者仅伸舌时颤动,重者不伸舌时亦颤动。舌淡白而颤动者,多见于血虚动风;舌绛紫而颤动,多见于热极动风;舌红少苔而颤动,多见于阴虚动风。此外,舌体颤动还可见于酒毒内蕴者。

⑤吐弄:舌伸口外,久不回缩,为吐舌,伸舌即回缩或反复舐口唇四周,掉动不宁者,称弄舌。吐舌可见于疫毒攻心;病情危急时见吐舌,多为心气已绝。弄舌多为热甚动风的先兆。吐弄舌也可见于小儿智力发育不全。

⑥短缩:舌体卷短、紧缩,不能伸长,严重者舌不抵齿。舌短缩,舌色淡白或青紫而湿润,多属寒凝筋脉或气血虚衰;舌短缩,色绛而干,多属热病伤津,筋脉拘急;舌短缩而胖大,苔滑腻者,多属痰浊内蕴,风痰阻络。总之,短缩舌预示病情危重。此外,先天性舌系带过短,亦可影响舌体伸出,称为绊舌,无辨证意义。

7. 望舌苔　望舌苔要注意苔质和苔色两方面的变化。

(1)苔质:苔质即舌苔的质地、形态,主要观察舌苔的厚薄、润燥、腐腻、剥落、偏全等方面的改变。

①厚薄:反映病邪的深浅和轻重。透过舌苔能隐约见到舌质者为薄苔,不能透过舌苔见到舌质者为厚苔。薄苔者多邪气在表,病轻邪浅;厚苔者多邪入脏腑,病较深重。舌苔由薄渐厚,为病势渐增;由厚变

薄,为正气渐复;若厚苔骤然消退,舌上无新生薄苔,为正不胜邪,或胃气暴绝。

②润燥:反映津液盈亏和输布情况。舌苔润泽有津,干湿适中,不滑不燥,称为润苔;舌面水分过多,伸舌欲滴,扪之湿滑,称为滑苔;舌苔干燥,扪之无津,甚则舌苔干裂,称为燥苔。润苔表示津液未伤;滑苔主脾虚湿盛或阳虚水泛;燥苔多为津液耗伤,或热盛伤津,或阴液亏虚,亦可为阳虚不运,津不上承所致。

③腐腻:主要反映中焦湿浊情况。苔质颗粒粗大,苔厚疏松,状如豆腐渣,边中皆厚,易于刮脱者,称为腐苔,主食积胃肠,痰浊内蕴;苔质颗粒细腻致密,中厚边薄,刮之不脱者,称为腻苔,主湿浊、痰饮。若舌苔出现饭粒样糜点,刮之可去,旋即复生者,称霉腐苔,见于胃脘腐败之危象;若舌苔腐黏如疮脓,称脓腐苔,多为内痈。

④剥落:一般主胃气匮乏,胃阴枯涸或气血两虚。舌苔全部或部分剥落,剥落处舌面光滑无苔者,称为剥苔。舌苔多处剥落,舌面仅斑驳片存少量舌苔者,称花剥苔;舌苔全部剥落,舌面光滑如镜者,称镜面舌,是剥苔最严重的一种;舌苔剥落处,舌面不光滑,仍有新生苔质颗粒或乳头者,称类剥苔;舌苔大片剥落,边缘突起,界限清楚,剥落部位时时转移,称地图舌。

⑤偏全:舌苔仅布于舌的前、后、左、右之某一局部称为偏苔,舌苔满布舌面,称为全苔。舌苔偏于某一局部,常提示舌所分候的脏腑有邪气停聚;病中见全苔,常主邪气弥漫,多为湿邪,痰浊内阻。

(2)苔色:苔色的变化主要有白苔、黄苔、灰黑苔三类,临床上可单独出现,也可相兼出现。各种苔色变化需要同苔质、舌色、舌的形态变化结合起来,具体分析。

①白苔:多主表证、寒证、湿证。苔薄白为正常舌苔表现之一,或为病邪在表,病情轻浅;苔薄白而滑,主外感寒湿;苔薄白而干,为风热表证;苔白而厚腻,主湿浊内盛或寒湿痰饮;苔白厚而干,多为湿浊中阻,津液不得宣化;苔白如积粉,扪之不燥者,称为积粉苔,常见于外感温病和内痈;苔白厚而燥裂,扪之粗糙,提示燥热伤津。

②黄苔:多主里证、热证。根据苔黄的程度,有淡黄、深黄和焦黄之分,黄色越深,热邪越重。舌苔由白转黄或黄白相间,为外感表证,表里相兼,表邪入里化热的阶段;薄黄苔多为风热表证,或风寒化热入里。舌淡胖嫩,舌苔黄滑多津者,称黄滑苔,多为阳虚水湿不化,痰饮聚而化热;苔黄黏腻,为湿热或痰热食滞;苔焦黄干裂或有芒刺,为里热盛极,耗伤气阴。

③灰黑苔:主里热、里寒之重证。苔色浅黑为灰苔,苔色深灰为黑苔,灰苔与黑苔只是轻重程度之差别,常并称为灰黑苔。苔灰黑湿润多津,多由白苔转化而成,为寒湿;苔灰黑干燥无津液,多由黄苔转化而成,为火热;舌面湿润,舌边尖部呈白腻苔而舌中、舌根部呈灰黑苔,多为阳虚寒湿内盛或痰饮内停;舌边尖见黄腻苔,而舌中为灰黑苔多为湿热内蕴,日久不化所致;苔焦黑干燥,舌质干裂起刺者,无论是外感还是内伤,均为热极津枯之征。

8.望舌的临床意义 在疾病的发生发展过程中,舌质与舌苔的变化能客观地反映正邪斗争病邪进退,一般情况下,舌质与舌苔的变化和主病是一致的,如实热证多见舌红苔黄而干;虚寒证多见舌淡苔白而润。若舌质与舌苔变化不相一致,提示病情比较复杂,应结合全身症状,四诊合参,进行综合分析,做出正确判断。

一般认为,舌质主要反映脏腑虚实、气血盛衰的变化情况;舌苔主要反映病证寒热深浅、邪正消长变化情况。舌质与舌苔的变化能够客观反映正气的盛衰、病邪的深浅、邪气的性质、疾病的进退等,还可以判断疾病的转归和预后。

(1)判断正气盛衰:舌质红润,气血旺盛;舌质淡白,气血亏虚。舌苔薄白而润,胃气旺盛;舌光无苔,胃之气阴衰败。

(2)辨病位深浅:舌苔薄白,疾病初起,病位在表;舌苔厚,病邪入里,病位较深;舌质绛,热入营血,病情危重。

(3)区别病邪性质:苔薄白多主外感风寒;苔黄常主热证;舌淡而苔白滑,多主寒湿;舌红苔燥,多主燥热;腐腻苔多主食积、痰浊;舌紫暗或有瘀点、瘀斑主瘀血。

（4）推断病势进退：舌苔由白转黄，由黄转焦黑，表示病邪由表入里，由轻到重，病情发展；舌苔由润转燥，多是热邪渐盛而耗伤津液；舌苔由厚变薄、由黄转白、由燥转润，多是病邪渐退，津液复生，病情好转。

（5）估计病情预后：舌胖瘦适中，活动自如，淡红润泽，舌面有苔，是正气存内，胃气旺盛，预后较好；若舌质枯晦，舌苔骤剥，舌态异常，多属正气亏损，胃气衰败，病情危重，预后不良。

（八）望小儿指纹

指纹，也称食指络脉，是指虎口至食指掌侧的桡侧表浅静脉。望小儿指纹，就是观察此络脉的变化以诊察病情。适用于3岁以内的小儿。3岁以内的小儿寸口脉部短小，加之诊脉时不配合，易哭闹，常影响脉象的真实性，但一般对食指络脉色泽、形状影响不大，且小儿皮肤较薄嫩，食指络脉易于观察，故常以望食指络脉作为代替脉诊的一种辅助方法。

在望诊之前，医生应使小儿身体向光，用左手拇指和食指卡住小儿食指，再用右手拇指指腹从小儿食指指尖向指根部以轻重适中的力量推擦几次，使其指纹清晰地显露出来，然后观察指纹的变化。

小儿食指按指节分为三关：食指第一节（掌指横纹至第二节横纹之间）为风关，第二节（第二节横纹至第三节横纹之间）为气关，第三节（第三节横纹至指端）为命关（图6-3）。

正常小儿指纹表现为浅红隐隐，或略带紫色，可见于掌指横纹处或略超出掌指横纹的部位，其形态多为斜形、单支、粗细适中。而患有疾病的小儿，其指纹颜色、粗细、长短等都会出现异常的变化。

《幼幼集成》对小儿指纹病理改变及意义，用以下二十字进行了高度概括，即浮沉分表里、红紫辨寒热、淡滞定虚实、三关测轻重。

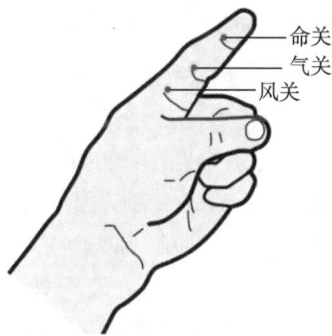

图6-3 小儿指纹三关示意图

1. 浮沉分表里 指纹的浮沉变化反映病位的深浅。一般指纹浮而显露，为病位较浅，可见于外感表证，因外邪袭表，正气抗邪，鼓舞气血趋向于表，故指纹浮显。指纹沉隐者，为病邪入里，可见于外感病的里证阶段或内伤病证，因邪气内困，阻滞气血，难以外达，故络脉沉隐。

2. 红紫辨寒热 指纹颜色的变化多反映病邪的性质。若指纹鲜红，多属外感风寒表证。指纹紫红，多属里热证。指纹色青，主疼痛、惊风。指纹紫黑，为血络郁闭，病属重危。指纹色淡，多见于脾虚等虚弱患儿。

3. 淡滞定虚实 指纹浓滞增粗，多属实证、热证，是因邪正相争，气血壅滞所致；指纹浅淡变细，分支不显者，多属虚证、寒证，是因气血不足，脉络不充所致。

4. 三关测轻重 指纹的长短反映病情的轻重。一般病情越重，指纹越长。如指纹显于风关，是邪气初入，病情轻浅；指纹达于气关，为病情发展，病位较深；指纹达于命关，为邪深病重。指纹透过三关直达指端者，称透关射甲，病多凶险，预后不佳。

任务二 闻而知之谓之圣
——如何做到闻香识人、嗅气知病？

闻诊是医生通过听声音和嗅气味来诊察疾病的方法。人体的声音和气味，都是在脏腑生理活动和病理变化中产生的，因而能够反映出脏腑的生理和病理变化，为辨证论治提供依据。

一、听声音

听声音,主要是听患者言语气息的高低、强弱、清浊、缓急等变化,以及咳嗽、呕吐、呃逆、嗳气等声响的异常,以分辨病情的寒、热、虚、实。

(一)正常声音

健康的声音,虽有个体差异,但发声自然、音调和畅,刚柔相济,音与意符,此为正常声音的特点。由于人们性别、年龄、身体等形质禀赋之不同,正常人的声音亦各不相同,男性多声低而浊,女性多声高而清,儿童则声音尖利清脆,老年人则声音浑厚低沉。

声音与情志的变化也有关系。如喜时发声多欢悦,怒时发声忿厉而急,悲哀时发声悲惨而断续,快乐时发声多舒畅而缓和等,这些因一时感情触动而发的声音,也属于正常范围,与疾病无关。

(二)病变声音

病变声音,指疾病反映于声音上的变化。一般来说,在正常生理变化范围之外以及个体差异以外的声音,均属病变声音。

1. 声音 通过声音变化来判断正气的盛衰、邪气的性质及病情的轻重。一般而言,语声高亢洪亮,发音连续不断,多属实证、热证;若感受风、寒、湿诸邪,声音常兼重浊;若语声低微无力,少言懒言,声音断续,欲言而无力复言,多属虚证、寒证或邪去正伤之证。

(1)音哑与失音:语声嘶哑者称"音哑",发不出声者称"失音"。临床发病往往先见音哑,病情继续发展则见失音,故二者病因病机基本相同,当先辨虚实。新病音哑或失音,多属实证,因外感风寒或风热袭肺,或因痰浊壅肺,肺失清肃所致,即所谓"金实不鸣";久病音哑或失音,多属虚证,因肺肾精气虚衰、虚火灼金所致,即所谓"金破不明"。

(2)呻吟:因痛苦而发出的哼哼声。患者呻吟,表示身有痛楚,多见于疼痛、胀满之证。新病呻吟,呻吟高亢有力,多为实证;久病呻吟,声音低微无力,多属虚证。

(3)惊呼:患者突然发出的惊叫声。其声尖锐,表情惊恐者,多为剧痛或惊恐所致;阵发性惊叫常见于小儿高热惊风;成人发出惊呼,除惊恐外,多属剧痛,或精神失常。

(4)呵欠:呵欠是张口深吸气,微有响声的一种声音。因困倦欲睡而呵欠者,不属病态。患者不拘时间,呵欠频频不止,称数欠,多为体虚阴盛阳衰之故。

2. 语言 主要是分析患者语言的表达能力有无异常、吐字是否清晰等来判断心神的病变情况。一般而言,因病而沉默寡言,语声低微,时断时续者,多属虚证、寒证;烦躁多言,或胡言乱语,声音高亢者,多属实证、热证。

(1)谵语:神志不清,胡言乱语,声高有力,多为热扰心神之实证。

(2)郑声:神志不清,语言重复,声音低弱,时断时续,为久病脏气衰竭,心神散乱之虚证。

(3)独语:自言自语,喋喋不休,首尾不续,逢人则止,多为气血大伤、心神失养,或气郁痰结,阻蔽心窍,蒙蔽心神所致。

(4)狂言:精神错乱,语无伦次,狂躁妄言,笑骂无常,弃衣而走,不避亲疏,多属阳证、实证,多因情志不遂、气郁化火、痰火扰神所致。

(5)错语:神志清楚,语言时有错乱,言后自知说错。虚证者多因气血不足,心神失养,或肾精亏虚,脑髓失养所致;实证者多为痰湿、瘀血、气郁等阻遏心神所致。

(6)言謇:神志清楚,思维正常,但语言不流畅,吐字不清,舌强不灵,称语言謇涩,简称"言謇"。因习惯而成者,称为口吃,不属病态。病中语言謇涩,每与舌强并见,常兼见半身不遂、口眼歪斜,见于中风先兆或中风后遗症。

3. 呼吸 主要辨析呼吸之强弱缓急快慢、是否均匀通畅等情况。呼吸与肺肾两脏关系最为密切。一般而言,呼吸声高、气粗而促,多为实证、热证;呼吸声低、气微而慢,多为虚证、寒证。

（1）喘：即气喘,呼吸急促困难,甚则鼻翼扇动,张口抬肩,难以平卧。临床上有虚实之分:实喘者发作急骤,呼吸困难,声高息涌气粗,唯以呼出为快,多为外邪袭肺或痰饮内停致肺失宣肃;虚喘者发病缓慢,喘声低微,呼吸短促似不相接续,动则加剧,唯以深吸为快,多因肺肾亏虚,气失摄纳所致。

（2）哮：呼吸急促似喘,喉中有哮鸣音,多时发时止,缠绵难愈,多因宿痰内伏,复感外邪所诱发。哮与喘常同时出现,故往往称为哮喘。哮以呼吸急促,喉间发出哮鸣音为特征;喘虽呼吸急促,但喉间并无哮鸣音,故哮必兼喘,而喘未必兼哮。哮是某些发作性疾病的特定症状,常反复发作,缠绵难愈,即所谓"哮有宿根"。

（3）短气：呼吸气急短促而不相接续,似喘而不抬肩,喉中无痰鸣声。短气有虚实之别,虚者多因肺气不足,实者多因痰饮、胃肠积滞、气滞或瘀血内阻。

（4）少气：少气又称气微,指呼吸微弱而声低,气少不足以息,言语无力,属诸虚劳损,多因久病体虚或肺肾气虚所致。

4. 咳嗽　咳嗽是肺失宣降、肺气上逆的表现。有声无痰为咳,有痰无声为嗽,有痰有声为咳嗽。辨咳嗽,应首先分辨咳声和痰的量、色、质变化,其次注意发病时间、病史及兼症等,以鉴别外感、内伤及寒、热、虚、实。一般而言,新病咳嗽,多属外感;久病咳嗽,多属内伤。咳声有力,多为实证;咳声无力,多为虚证。

如咳声重浊紧闷,痰多易咯,多属寒湿;咳声不扬,痰稠而黄,不易咯出,多属热证;咳声清脆,干咳无痰或痰少而黏,多属燥热;咳声阵发,连声不绝,咳声终止时有鸡鸣样回声,为顿咳,因其病程较长,缠绵难愈,又称"百日咳",多因风邪与痰热搏结所致,五岁以下的小儿多见;咳声如犬吠,伴有声音嘶哑,吸气困难,喉中见白色伪膜生长,擦破流血,随即复生,多见于白喉,多因肺肾阴虚,时行疫毒攻喉所致。

5. 呕吐　呕吐是胃失和降,胃气上逆的表现。有声有物为呕,有声无物为干呕,有物无声为吐。临床上难以截然分开,一般统称为呕吐。可根据呕吐声音的强弱,吐势的缓急,呕吐物的性状、气味及兼症等可判断寒热虚实等属性。一般暴病多实,久病多虚。虚证或寒证,吐势徐缓、声音微弱;实证或热证,吐势较猛,声响有力;呕吐酸腐食物,多属伤食;呕吐呈喷射状者,多为热扰神明,或因头颅外伤,颅内有瘀血、肿瘤等所致。

6. 呃逆　从咽喉发出的一种不由自主的冲击声,呃呃作响,声短而频,呈连续或间歇发作,不能自控的症状,俗称"打呃",唐代以前称"哕",是胃气上逆的表现。一般而言,呃声频作,高亢而短,其声有力者,多属实证;呃声低沉、声弱无力,多属虚证;新病呃逆,声响有力,多因邪客于胃;久病、重病呃逆不止,声低气怯无力,多为胃气衰败之危候。若突发呃逆,多因咽食匆促,或饮食刺激,或偶遇风寒,往往是暂时的,不治自愈,不视为病态。

7. 嗳气　胃中气体上冲,出于咽喉而发出声长而缓的症状,古称"噫",俗称"打饱嗝",是胃气上逆的一种表现。临床可根据嗳声和气味的不同来辨虚实。嗳声低沉断续,无酸腐之味,兼见纳呆食少者,多为胃虚气逆所致,属虚证;嗳声频作而响亮,嗳后腹满得减,嗳气酸腐或因情志变化而增减者,多为肝气犯胃,属实证;嗳气频作,无酸腐之味,兼见脘腹冷痛者,多为寒邪客胃,属寒证。日常饱食或饮汽水后,偶有嗳气,不属病态。

8. 叹息　又称太息,是指患者自觉胸中憋闷时发出的长吁或短叹声,叹息后自觉宽舒的症状。多为情志不遂,肝气郁结所致。

9. 鼻鼾　熟睡或昏迷时,喉鼻随呼吸发出的一种声响,是气道不利所发出的异常呼吸声。正常人熟睡时若有鼾声但无其他明显症状,不属病态。若鼻鼾伴有短暂的间歇性呼吸停止,易导致脏腑组织功能早衰,须及时治疗。

10. 喷嚏　肺气上逆于鼻而发出的声响。应注意打喷嚏的次数及有无兼症。常人偶发喷嚏,不属于病态。如鼻腔受特殊气体刺激而打喷嚏者,属正常生理反应。若新病喷嚏频作,兼有恶寒发热、鼻塞、流清涕等症状,多因外感风寒,鼻窍不利所致,属表寒证。若季节变化,反复出现打喷嚏、鼻痒、流清涕,多见于气虚、阳虚之体，易受风邪袭扰所致。

11. 肠鸣 又称腹鸣，指腹中胃肠蠕动所产生的声响。在正常情况下，肠鸣声低弱而和缓，一般难以直接闻及，而当腹中气机不利，导致胃肠中水气相搏发出声响，患者或旁人可以直接闻及。当肠道传导失常或阻塞不通时，则肠鸣声高亢而频急，或肠鸣音减少甚至完全消失。

（1）肠鸣音增多：脘腹部鸣响如囊裹浆，辘辘有声，起立行走或以手推抚胃脘部，其声下移者，称为振水声。若是饮水过后出现多属正常，若非饮水而常闻及此声，多为痰饮停聚于胃，阻滞中焦气机所致；如声在脘腹，饥肠辘辘，得温得食则减，受寒、饥饿时加重，此为中虚胃肠不实之病；若腹中肠鸣如雷，大便泄泻，多为风、寒、湿邪客于胃肠；若肠鸣阵作，伴腹痛，便急难忍，腹泻，或水样便，或伴呕吐者，属饮食不洁。

（2）肠鸣音减少：肠鸣音稀少多因肠道传导功能障碍所致；肠鸣音完全消失，脘腹部胀满疼痛拒按者，多属肠道气滞不通之重证。

二、嗅气味

嗅气味是指通过嗅病体、病体排出物和病室的异常气味来诊察疾病的方法。嗅气味可以了解病情，判断疾病的寒热虚实。

（一）病体之气

1. 口气 从口中发出的异常气味。口出酸臭之气，脘腹胀满，多属胃肠积滞；口出臭秽之气，多属胃热；口气腐臭，兼有咳吐脓血者，多为内有溃腐疮疡。

2. 汗气 汗有腥膻气味为湿热蕴蒸；腋下汗臭者，多为狐臭病。

3. 鼻气 鼻出臭气，流黄稠浊涕不止，多为鼻渊。

（二）病体分泌物和排泄物之气

有此异常的气味，病者也能自觉。因此，对于排泄物如痰涎、大小便、妇人经带等的异常气味，通过问诊可以得知。

1. 痰涕气味 如发热咳嗽、咳吐大量脓血腥臭痰，多属肺痈；鼻流浊涕，黄稠有腥臭，多为鼻渊。

2. 二便气味 大便臭秽为有热；大便微有腥臭为有寒；小便臊臭黄赤多为湿热；小便量多色清无臭为虚寒。

3. 经、带、恶露气味 月经臭秽者，多属热证；月经气腥者，多属寒证。带下色黄臭秽者，多属湿热；带下清稀微腥者，多属寒湿；带下奇臭，并杂见异常颜色者常见于癌症。产后恶露臭秽者，多属湿热证。

（三）病室之气

病室的气味由病体本身及其排出物等发出。室内有腐臭或尸臭气味，多属脏腑败坏，病属危重；有血腥气味，多患失血证；有尿臊气味，多见于水肿病晚期患者；有烂苹果味可见于消渴重证。

任务三　问而知之谓之工
——如何做一个问诊的工匠？

问诊是医生通过对患者及其家属进行有目的的询问，了解疾病的发生、发展、诊疗经过、现在症状和其他与疾病有关的情况，以诊察疾病的一种方法。

问诊在临床病情资料收集时起着不可替代的重要作用，明代张介宾视之为"诊病之要领，临证之首务"。通过翔实的问诊，可以收集其他三诊无法获取的病情资料，不仅能全面、系统地了解病情，还具有健康教育、心理治疗等作用。

一、问诊的方法

《难经·六十一难》曰："问而知之谓之工。""工"即指技巧。医生问诊水平的高低与其知识的掌握和运用、问诊的方法和技巧以及临床实践的多少等多方面因素有关。临床中要运用好问诊,除必须熟练掌握问诊的内容,具有较扎实的理论基础和较丰富的临床经验外,还应掌握问诊的方法和技巧,以获取及时、全面、准确的病情资料。

（一）环境安静适宜,避免受到干扰

问诊应在安静适宜的环境中进行,对某些病情不便当众表述者,应单独询问,以便使其能够坦诚地叙述病情。问诊时医生要做到态度和蔼而严肃认真,还要注意观察患者的面部表情、身体姿势等,予以及时、适当的语言或非语言形式的反馈。

（二）语言通俗易懂,反应平和恰当

问诊时语言要亲切,用词要通俗易懂,忌用患者听不懂的医学术语。在询问过程中,对于患者的病情,切忌有悲观、惊讶的语言和表情反应,以免给患者增加思想负担。

（三）抓住重点询问,全面深入细致

问诊既要重点突出,又要详尽全面。医生要善于抓住患者的主诉,并围绕其主诉有目的地进行深入细致的询问。既要重视疾病的主症,还要了解一般情况,全面地收集有关病情资料,以避免遗漏病情,影响诊断。

（四）适当鼓励提示,避免诱导暗示

问诊时,遇到患者叙述病情不够清楚、全面时,医生可对患者进行适当的提示,但应避免诱导暗示,以防止所获临床资料片面或失真,影响诊断。

（五）急重症患者,治疗抢救为先

对于急重症患者,应抓住主症迅速、扼要地询问,进行重点检查,以便争取时机,迅速抢救患者。待病情缓解后,再进行详细询问,切不可机械地苛求完整记录而延误治疗时机,给患者造成不良后果。

二、问诊的内容

问诊的内容主要包括一般情况、主诉、现病史、既往史、个人史、家族史等。

（一）一般情况

一般情况包括姓名、性别、年龄、职业、婚姻状况、民族、籍贯、工作单位、现住址及发病节气等。询问一般情况,一是便于与患者或家属进行联系和随访,对患者的诊治负责;二是可使医生获得与疾病有关的资料,作为诊治疾病的参考。

（二）主诉

主诉是患者在就诊时陈述的最感痛苦的症状、体征及其持续时间。主诉往往是疾病的主要矛盾所在,可为初步评估疾病的范畴、类别、病势的轻重缓急等提供重要线索。主诉是患者最痛苦的症状或体征,就诊时往往最先叙述,要将主诉所述症状或体征的部位、性质、程度、时间、治疗经过等询问清楚,不能笼统、含糊。

（三）现病史

现病史是指围绕主诉,从起病到此次就诊时疾病的发生、发展、变化及诊治经过。包括发病情况、病变过程、诊治经过及现在症状。

1. 发病情况　包括发病时间、起病缓急、发病原因或诱因、最初的症状及其特点、当时做过何种处理等。

2. 病变过程　从发病后到就诊时,病情变化的主要情况。一般按发病时间的先后顺序进行询问。

3. 诊治经过　患者患病后到此次就诊做过的诊断和治疗情况。

4. 现在症状　患者就诊时所感觉到的痛苦与不适,以及与其病情相关的全身情况。

(四)既往史

既往史又称过去病史,是指患者平素健康状况及既往所患疾病的情况。既往患病情况是指除本次所患疾病之外的既往患过的其他疾病,还包括过敏史、手术史、输血史、预防接种史等。

(五)个人史

个人史是指患者的日常生活、工作等方面的有关情况。一般包括患者的生活经历、饮食起居、精神情志及婚姻生育等方面的情况。

(六)家族史

家族史主要询问与患者有血缘关系的直系亲属(如父母、子女、兄弟姐妹等)及与患者生活有密切关系的亲属(如配偶等)的健康与患病情况。必要时,应询问直系亲属的死亡原因,有助于某些遗传性疾病及传染性疾病的诊断。

三、问现在症状

问患者的现在症状,是问诊的主要内容,是辨证的重要依据。问现在症状涉及的范围广泛,内容较多,现在仅将《景岳全书》所列十问加以增损进行研讨,余未备述。

(一)问寒热

问寒热是指询问患者有无怕冷或发热的感觉。寒与热是疾病的常见症状之一,是辨别病邪性质、机体阴阳盛衰及病属外感或内伤的重要依据。

寒即怕冷,是患者的主观感觉,临床又有恶风、恶寒、畏寒、寒战之别。恶风是指患者遇风觉冷,避之则缓;恶寒是指患者自觉寒冷,但加衣被或近火取暖仍不能缓解;畏寒是指患者自觉寒冷,但加衣被或近火取暖则能缓解;寒战是指患者恶寒严重,而伴有全身发抖。

热即发热,除指体温高于正常外,还包括体温正常,但患者自觉全身或某一局部发热。正常体温在腋窝处为 35.9～37.2 ℃,患者的体温高于正常即为发热。患者自觉胸中烦热,伴手足心发热,称为五心烦热;患者自觉有热自骨髓向外蒸发之感,称为骨蒸发热。

问寒热时,首先应询问患者有无怕冷或发热的感觉,如有,应进一步询问怕冷与发热是否同时出现,出现的时间、轻重,持续的时间及伴随症状等,临床常见的寒热症状有以下四种类型。

1. 恶寒发热 患者自觉恶寒的同时伴有体温升高,多见于外感表证。

(1)恶寒重发热轻:患者感觉恶寒明显,并有轻微发热,主风寒表证。

(2)发热重恶寒轻:患者感觉发热较重,同时又感轻微怕冷,主风热表证。

(3)发热轻而恶风:患者感觉有轻微发热,并有遇风觉冷,避之可缓,属伤风表证。

2. 但寒不热 患者只感怕冷而不觉发热的症状,多见于阴盛或阳虚所致的寒证。

(1)新病恶寒:患者自觉怕冷,加衣被或近火取暖不缓解,主实寒证。

(2)久病畏寒:患者身寒怕冷,加衣被或近火取暖可以缓解,主虚寒证。

3. 但热不寒 患者只感发热不觉寒冷,甚或反恶热者。主里热证。

(1)壮热:患者身发高热(体温 39 ℃以上),持续不退,甚至不恶寒反恶热者。主里实热证。

(2)潮热:按时发热,或按时热甚,如潮汐之有定时。临床常见有以下三种类型。

①阳明潮热:热势较高,日晡热甚(日晡即申时,下午 3—5 时),又称日晡潮热。见于阳明腑实证,属里实热证,常伴腹满硬痛拒按、大便秘结舌红苔黄燥等症。由于邪热入里,与胃肠糟粕互结,日晡之时阳明经气正旺,抗邪力最强,故此时发热更甚。

②阴虚潮热:午后或入夜低热,自觉其热有自骨内向外蒸发之感,又称"骨蒸潮热"。常伴形体消瘦、颧红、盗汗、舌红少苔等症。由阴虚不能制阳,虚热内生所致。

③湿温潮热:身热不扬(肌肤初扪不觉热,扪之稍久,即感灼手者),午后尤甚,常伴有身重、脘痞、苔腻等症,多见于湿温病。因湿热蕴结,湿邪遏制,热难透达,湿郁热蒸所致。

（3）微热：轻度发热，其热势较低，多在 37～38 ℃，或仅自觉发热而体温正常者，又称低热，按病机分为以下三种情况。

①气虚发热：表现为长期微热，烦劳则甚，常伴有神疲乏力、少气懒言、自汗、脉虚等症。多由脾气虚弱，清阳不升，久郁而发热所致。

②气郁发热：表现为情志不舒，时有微热，常伴有急躁易怒、胁肋胀痛、脉弦等症。多因情志不畅，肝气郁结化火所致。

③小儿夏季热：表现为小儿在夏季气候炎热时长期低热，至秋凉时不治自愈，常兼见烦躁口渴、无汗多尿等症。多因小儿气阴不足，不能适应夏季炎热气候所致。

4. 寒热往来　恶寒与发热交替发作，又称往来寒热。主半表半里证。临床常见以下两种类型。

（1）寒热往来无定时：寒热往来交替发作，发作无时间规律，常伴有口苦、咽干、目眩、胸胁满闷、不欲饮食、脉弦等症，见于少阳病。

（2）寒热往来有定时：寒战和高热交替发作，发作有时间规律，每日发作一次，或二三日发作一次，伴头痛剧烈、口渴、多汗等症，属疟疾。

（二）问汗

问汗是指询问患者有无汗出异常的情况。《灵枢·决气》曰："腠理发泄，汗出溱溱，是谓津。"由阳气蒸化津液从玄府出于体表者谓之汗。正常汗出具有调节体温、滋润皮肤、排除废物等作用。全身或身体的某一局部当汗出而无汗，或不当汗出而多汗者，均属病理现象。因此，询问患者出汗的异常情况，如有汗无汗，汗出的时间、多少、部位及主要兼症等，可判断病邪的性质及人体阴阳盛衰。

1. 有汗与无汗

（1）表证有汗：多属外感风热所致的表实热证或外感风邪所致的伤风表证。

（2）表证无汗：多属外感风寒所致的表实寒证。

（3）里证有汗：需根据出汗的时间、部位、汗量及伴随症状等辨别寒热虚实，内容见"特殊汗出"。

（4）里证无汗：多属久病、虚证。

（5）局部无汗：常见于中风、痿证和截瘫患者，病侧经常无汗。

2. 特殊汗出

（1）自汗：日间经常汗出，动则尤甚。伴神疲乏力、畏寒肢冷等症，多属气虚、阳虚证。

（2）盗汗：睡时汗出，醒则汗止，称为盗汗，伴潮热、颧红、舌红少苔等症，多属阴虚内热证；若气阴两虚，常自汗与盗汗并见。

（3）大汗：汗出量多者称大汗，属里实热证。

（4）绝汗：久病或重病者，突然出现大汗不止，也称为脱汗，见于亡阳或亡阴。

（5）战汗：先恶寒战栗抖动，表情痛苦，几经挣扎而后汗出。战汗是邪正剧烈相争的表现，为疾病发展的转折点。若汗出热退，脉静身凉，为邪去正复、疾病好转；若汗出而身热不减，甚或烦躁不安，脉来疾急，为邪盛正衰、疾病恶化。

（6）黄汗：汗出黏衣，色黄如柏汁，多因湿热交蒸所致。

3. 局部汗出

（1）头部汗出：患者仅见头部或头项部汗出较多，又称但头汗出，多因上焦热盛或中焦湿热上蒸或病危虚阳上越所致。头部汗出见于进食辛辣、热汤、饮酒之时，不属病态。

（2）半身汗出：身体一半出汗，另一半无汗，无汗的半身是病变的部位所在，多见于中风、痿证及截瘫患者。

（3）手足汗出：手足心部汗出过多，多与脾胃功能密切相关。汗出而微者，一般为生理现象。

（4）心胸汗出：心胸部容易汗出或汗出过多，多为虚证。

(三)问疼痛

疼痛是临床上最常见的自觉症状,病机为因实致痛,邪气闭阻,不通则痛;因虚致痛,正气不足,不荣而痛。问疼痛,应询问疼痛的部位、性质、程度、时间、喜恶及伴随症状等,可辨别疾病的虚实寒热。一般新病疼痛,痛势较剧,持续不止,痛而拒按,多属实证;久病疼痛,痛势较轻,时痛时止,痛而喜按,多属虚证;冷痛喜温,遇寒加剧者,属寒证;灼痛喜凉,遇寒觉舒者,属热证。

1. 问疼痛的部位

(1)头痛:头的某一部位或整个头部疼痛。头痛连项者,病在太阳经;两侧头痛者,病在少阳经;前额连眉棱骨痛者,在阳明经;颠顶痛者,在厥阴经;头痛连齿者,在少阴经。

(2)胸痛:两乳中(膻中穴)之上,谓之胸,胸下两乳中间至鸠尾外,谓之膺胸,一般统称为胸。胸属上焦,心肺藏于胸中,故胸部疾病,多属心肺疾病。

(3)胁痛:胁指侧胸部,胁痛指胁的一侧或两侧疼痛,多与肝胆病变密切相关。

(4)胃脘痛:上腹部胃之所在部位疼痛,是胃病的特征。

(5)腹痛:胃脘以下至耻骨毛际以上部位疼痛的症状。腹部的范围较广,可分为大腹、小腹、少腹。问腹痛常与按诊密切配合,查明疼痛的确切部位,判断病变所属脏腑经络。大腹(横膈以下,肚脐以上)包括胃脘部、左上腹和右上腹,统属脾胃与肝胆;小腹(脐以下至耻骨毛际以上)属肾、膀胱、胞宫、大小肠;少腹(小腹两侧)是足厥阴肝经循行部位,属肝。

(6)背痛:项以下至腰以上部位疼痛的症状。背部中央为脊骨,督脉贯脊而行于正中,脊背两侧为足太阳膀胱经所过之处,两肩背部又有手三阳经分布,故背痛原因甚多。背痛不可俯仰者,多因督脉损伤所致;背痛连及项部,常因风寒之邪客于太阳经而致;肩背作痛,多为风寒湿侵袭,经气不利所引起。

(7)腰痛:腰脊正中或腰部两侧疼痛。临床结合按诊,询问患者腰部两侧有无叩击痛,作为肾病诊断的重要指征。

(8)四肢痛:四肢的肌肉、筋脉、关节等部位疼痛。关节疼痛,屈伸不利,多见于痹证;四肢肌肉作痛,多因脾胃虚损所致;若独见足跟或胫膝酸痛,多属肾虚。

(9)周身疼痛:头身、腰背、四肢等部位皆痛。新病周身疼痛,多属实证,以感受风寒湿邪居多;久病卧床不起而周身作痛,多属虚证。

2. 问疼痛的性质

(1)胀痛:疼痛且有胀满的感觉,多为气滞所致。

(2)刺痛:疼痛如针刺,多为瘀血所致。

(3)走窜痛:痛处游走不定,或走窜攻痛。肢体关节疼痛而游走不定的,称为游走痛,多见于风邪偏胜所致之行痹;胸胁脘腹疼痛而走窜不定的,称为窜痛,多属气滞。

(4)固定痛:痛处固定不移。胸胁脘腹等处固定作痛,属血瘀;肢体关节疼痛固定不移,多为寒湿痹证。

(5)冷痛:疼痛有冷感,遇寒加重,得温痛减,主寒证。

(6)灼痛:疼痛有灼热感,遇热痛甚,遇冷痛缓,主热证。

(7)绞痛:疼痛剧烈如刀绞,主实证,多因有形实邪阻闭气机,或寒邪凝滞气机所致。

(8)隐痛:疼痛不甚剧烈,尚可忍耐,但绵绵不休者,主虚证。

(9)重痛:疼痛伴有沉重感,多主湿证;但头部重痛,亦可因肝阳上亢,气血上壅所致。

(10)酸痛:疼痛伴有酸楚不适感,多为湿邪致病;腰膝酸痛,多属肾虚。

(11)闷痛:疼痛伴有满闷、憋闷之感,常见于胸部心、肺病变,多因痰浊或痰瘀内阻,气机不畅所致。

(12)掣痛:一个部位的疼痛牵扯到其他部位疼痛,又称引痛、彻痛,多因经脉失养或阻滞不通所致。

(13)空痛:疼痛而有空虚感,属虚证,多因气血阴精亏虚,脏腑组织器官失养所致。

（四）问头身胸腹不适

1. 头晕 患者自觉头脑晕眩，轻者闭目则止，重者感觉自身或景物旋转，站立不稳，不能张目，常伴有恶心呕吐，甚则晕倒，多因正气不足或肝阳上亢或痰湿内阻所致。

2. 胸闷 自觉胸部有痞塞满闷之感，亦称胸痞，多与心、肺病变有关。

3. 心悸 患者经常自觉心慌、心跳不安，甚至不能自主，多是心神失藏或心脏病变的反映。因受惊而心悸，或心悸易惊，恐惧不安者，称"惊悸"，病情较轻；若无明显外界诱因而心跳剧烈，上至心胸，下至脐腹者，称"怔忡"，病情较重。惊悸、怔忡均属心悸的范畴。

4. 胁胀 患者自觉胁肋部一侧或两侧胀满不舒，多与肝胆病变有关。

5. 脘痞 患者自觉胃脘部胀满不舒，多属脾胃病变。

6. 腹胀 患者自觉腹部胀满不舒，甚则如物支撑，多因脾胃、肝肾、大小肠等病变，使中焦气机不畅所致。

7. 身重 患者自觉身体沉重，如负重物，多与水湿泛溢或气虚不运有关，常与肺、脾、肾三脏病变有关。

8. 麻木 又称不仁，患者自觉皮肤发麻，或肌肤感觉减退，甚至消失，多因气血亏虚、风寒入络、肝风内动，或痰湿、瘀血阻络所致。

9. 乏力 患者自觉肢体倦怠，疲乏无力，亦称疲乏。乏力是多种内科疾病的常见症状，常因气血亏虚、阳气虚衰或脾虚湿困等所致，与肝、脾、肾关系较为密切。

（五）问耳目

1. 问耳

（1）耳鸣：患者自觉耳内鸣响，如闻蝉鸣，或如潮声，妨碍听觉。突发耳鸣，声大如雷，或如潮声，以手按压，鸣声不减者，多属实证，多因肝胆火盛，上扰清窍所致；渐觉耳鸣，声音细小，如闻蝉鸣，以手按压，鸣声减轻或暂止者，多属虚证，多因肝肾阴虚，或肾虚精亏，耳窍失养所致。

（2）耳聋：患者有不同程度的听力减退，甚至听觉丧失。新病暴聋者，多属实证；久病或年老渐聋者，多属虚证。

（3）重听：患者自觉听力减退或听觉迟钝，属耳聋之轻证。日久渐发重听，虚证居多，常因肾精亏虚，耳窍失荣所致，多见于年老体衰者；骤发重听，实证居多，常因痰浊上蒙，或风邪上袭耳窍所致。

2. 问目

（1）目痛：患者自觉单目或双目疼痛。新病、痛剧者，多属实证；久病、痛微者，多属虚证。两目胀痛，兼面红目赤、急躁易怒者，为肝火上炎；目赤肿痛，兼羞明多眵者，为风热上扰；两目隐痛，渐发势缓，时作时止，昏花干涩者，多因气血不足或阴虚火旺所致。

（2）目眩：患者自觉视物旋转动荡，如在舟车之上，或眼前如有蚊蝇飞动之感，亦称眼花。由肝阳上亢、肝阳化风或痰湿上蒙清窍所致者，多属实证或虚实夹杂证；由气虚、血虚、阴精不足，目失所养导致者，多属虚证。

（3）目昏、雀盲、歧视：目昏指视物昏暗、模糊不清；雀盲指白昼视力正常，每至黄昏以后视力明显减退、视物不清；歧视指视一物成二物而不清（复视）。

三者均为视力不同程度减退的病变，虽各有特点，但病因、病机基本相同，多由肝肾亏虚，精血不足，目失充养而致，常见于久病或年老体弱之人。

（六）问睡眠

睡眠情况与人体卫气的循行和阴阳的盛衰有密切关系。《灵枢·口问》曰："阳气尽，阴气盛，则目瞑；阴气尽而阳气盛，则寤矣。"是说在正常情况下，卫气昼行于阳经，阳气盛则寤（醒来）；夜行于阴经，阴气盛则寐（入睡）。如因病而导致机体阴阳失调，阳不入阴则失眠，阳不出表则嗜睡，所以机体阴阳的转输和阴阳的盛衰变化是产生失眠的病理机制,但阴阳失调,必然影响心神,神志不安而导致失眠。

1. 失眠 又称不寐,是指患者经常不易入睡,或睡而易醒不能再睡,或睡而不酣时易惊醒,甚至彻夜不眠的症状,且常伴多梦。失眠是阳不入阴、神不守舍的病理表现,多由阴虚或阳盛所致。

2. 嗜睡 又称多寐,患者神疲困倦,不论昼夜睡意很浓,经常不自主地入睡,多因阳虚阴盛,或痰湿内盛、困阻阳气所致。

(七)问饮食口味

1. 口渴与饮水

(1)口不渴:患者口不渴,不欲饮水,提示津液未伤,多见于寒证、湿证,或无明显燥热的病证。

(2)口渴多饮:患者口渴明显,饮水量多,提示津液损伤,多见于燥证、实热证、消渴病等。口渴与饮水的多少直接反映体内津伤的程度。

(3)渴不多饮:患者虽有口干或口渴的感觉,但饮水不多或不想饮水,提示轻度津伤,或津液输布障碍。可见于阴虚、湿热、痰饮、瘀血等证。

2. 食欲与食量

(1)食欲减退:患者进食欲望减退,或不想进食,包括不欲食、纳少与纳呆。不欲食指不想进食,或食之无味,食量减少,又称食欲不振;纳少指进食量减少,常由不欲食引起。纳呆指无饥饿感和进食要求。新病食欲减退,伴脘腹胀满、嗳气酸腐、舌苔厚腻者,属饮食积滞;食少纳呆,伴头身困重、脘腹胀满、舌苔厚腻者,多因湿盛困脾所致;久病食欲减退,伴腹胀便溏、神疲倦怠、面色萎黄、舌淡脉虚者,多由脾胃气虚所致。

(2)厌食:厌恶食物,甚则恶闻食味。多因食滞或湿邪困阻脾胃所致。厌食兼嗳气酸腐、脘腹胀满,多属食滞胃脘;厌食油腻食物,伴脘腹胀满、呕恶便溏、舌苔黄腻者,多因湿热蕴脾所致;厌恶油腻厚味,伴胁肋胀痛灼热、口苦尿黄、身目发黄者,为肝胆湿热所致。妊娠早期有短暂厌食反应,属生理现象,但长期或严重者呕不能食,为妊娠恶阻,属病态反应。

(3)消谷善饥:患者食欲亢进,进食量多,食后不久即感饥饿,亦称多食易饥,多因胃火炽盛,腐熟太过所致。消谷善饥伴多饮多尿、形体消瘦者,为消渴病;多食易饥,兼大便溏泻者,属胃强脾弱。

(4)饥不欲食:患者虽有饥饿感,但不欲食,或进食很少,是胃阴虚证的特征表现。胃阴不足,虚火内扰,则有饥饿感;但因胃阴亏虚,受纳腐熟功能减退,故不欲食。

(5)食量变化:观察患者的食欲与食量变化,可测知病情的进退。如食欲恢复,食量渐增,是胃气渐复、疾病向愈之佳兆;若食欲渐退,食量渐减,是脾胃功能衰弱的表现,提示病情加重;久病或重病患者,原本毫无食欲或不能进食,突然食欲或食量大增,称为"除中",是脾胃之气将绝之危象,属假神。

(6)偏嗜食物或异物:患者偏嗜某种食物或异物。偏嗜肥甘,易生痰湿;偏嗜生冷,易伤脾胃;嗜食辛辣,易病燥热等。嗜食生米、纸张等异物,常见于小儿,多属虫积肠道;妇女妊娠期间,偏嗜酸辣等食物,属生理现象。

3. 口味 口味是指患者口中的异常味觉。口味异常常是脾胃功能失常或其他脏腑病变的反映。

(1)口淡乏味:口中无味,常伴食欲减退,多见于脾胃气虚,或寒湿中阻。

(2)口甜:自觉口中有甜味。口中甜而黏腻不爽,舌苔黄腻者为脾胃湿热;口甜但舌苔薄白,口中涎沫稀薄者为脾虚。

(3)口苦:自觉口中有苦味。多见于心火、肝胆火旺、胆气上逆等。

(4)口中泛酸:自觉口中泛酸水,或有酸腐气味。多见于肝胃郁热或食滞胃脘。

(5)口咸:自觉口中有咸味。多与肾虚及寒水上泛有关。

(6)口涩:自觉口中有涩味,如食生柿子感。多为燥热伤津,或脏腑热盛所致。

(7)口黏腻:自觉口中黏腻不爽,常伴舌苔厚腻,多属湿浊困阻中焦所致。如黏腻而甜,多为脾胃湿热;黏腻而苦,多属肝胆湿热。

（八）问二便

1. 问大便 健康人一般每日大便一次或隔日一次,排便通畅,成形不燥,多呈黄色,内无脓血、黏液及未消化的食物等。

（1）便次异常。

①便秘:大便干硬,排出困难,便次减少,亦称大便难。单纯表现为排便间隔时间延长,或便次正常但便质干燥者,均属便秘。便秘有寒热虚实之分。实证便秘者多因热结或寒凝肠腑、腑气不通所致;虚证便秘者,多因津液亏少、阴血不足,肠燥失润、传导失常,或气虚传化无力所致。

②泄泻:又称腹泻,指大便次数增多,便质稀软不成形,甚至稀如水样的症状。泄泻有寒热虚实之分。新病暴泻者多属实证;久病缓泻者多属虚证。泄泻伴有纳少腹胀痛、身倦消瘦者,多因脾虚运化减退;黎明前腹痛作泻,泻后则安,伴有形寒肢冷、腰膝酸软者,称为"五更泄泻",多为脾肾阳虚,寒湿内积;泻下暴作,伴有急迫腹痛、泻而不爽、肛门灼热者,多为湿热蕴结大肠;泻下清稀,伴腹冷痛、肠鸣、苔白腻者,多为寒湿内盛,脾失健运,清浊不分;泻下臭秽,伴有呕吐酸腐、腹胀纳减者,多为食滞内停;腹痛作泻,泻后痛减,伴有情志抑郁、脉弦者,多为肝郁乘脾。

（2）便质异常。

①完谷不化:大便中含有较多未消化的食物,多见于脾胃虚寒或肾阳虚衰所致的泄泻。

②溏结不调:大便时干时稀,多因肝郁脾虚;若大便先干后稀,多属脾虚。

③黏冻与脓血便:大便中夹有黄白色不透明黏冻或脓血的症状,常见于痢疾和肠癌等患者。

④便血:血液由肛门排出的症状。若先便后血,便血紫暗,则为远血,多因胃肠瘀血或脾不统血所致;先血后便,便血鲜红,则为近血,多为热邪内盛,肠风下血,或肛门局部脉络瘀血而成。

（3）排便感异常。

①肛门灼热:排便时肛门有灼热感,多见于大肠湿热。

②里急后重:腹痛窘迫、时时欲便、肛门重坠、便出不爽,见于痢疾,多因湿热内阻,肠道气滞所致。

③排便不爽:排便不通畅,有滞涩难尽之感。泻下如黄糜而黏滞不爽者,多因湿热蕴结,肠道气机不畅所致;腹痛欲便而排出不爽,兼胁胀嗳气者,为肝气犯脾,肠道气滞所致。

④滑泻失禁:大便不能控制,滑出不禁,甚则便出而不知,又称滑泻,多因脾肾虚衰、肛门失约所致。

⑤肛门气坠:肛门有下坠之感,甚则脱肛,常于劳累或排便后加重,多属脾虚中气下陷。

2. 问小便 健康成人在一般情况下,日间排尿 4～6 次,夜间 0～2 次,24 小时尿量为 1000～2000 ml,颜色淡黄而清亮,无特殊气味,尿次和尿量受饮水、温度、出汗、年龄等因素的影响。

（1）尿量异常。

①尿量增多:尿量、尿次明显超过正常。小便清长量多,畏寒喜暖者,属虚寒证;多尿而伴多饮、多食、消瘦、疲乏者,为消渴病。

②尿量减少:尿量、尿次皆明显少于正常。如尿赤量少,多属实热证或汗、吐、下太过;如尿少水肿,为水肿病。

（2）尿次异常。

①尿频:排尿次数增多,时欲小便,但每次尿量减少。新病小便频数,短赤而急迫,伴尿急、尿痛者,为膀胱湿热;小便频数,量多色清,夜间尤甚者,为肾阳亏虚,开合失度,膀胱失约。

②癃闭:小便不畅,点滴而出为癃;小便不通,点滴不出为闭,合称为癃闭。因肾阳不足,气化无力,开合失司所致者,多属虚证;因湿热蕴结或有瘀血、结石阻塞而成者,多属实证。

（3）排尿感异常。

①小便涩痛:小便排出不畅而痛,或伴急迫、灼热等感觉,多因湿热下注所致,见于淋证。

②余沥不尽:小便后点滴不净,又称尿后余沥,多因肾气不固,膀胱失约所致,常见于老年人或久病体弱者。

③小便失禁:患者神志清醒时,小便不能随意控制而自遗,称为尿失禁,多属肾气不固,膀胱失约,常见于老年人或久病体衰者。神志昏迷而小便自遗者,属病危。

④遗尿:睡眠中小便自行排出,俗称尿床。多属肾气不足,膀胱失约,多见于儿童,亦可见于先天禀赋不足者。

四、问妇女

(一) 问月经

月经是指发育成熟的女性,胞宫周期性出血的生理现象,一般每月一次,信而有期,又称月水、月信。

健康女子月经第一次来潮,称初潮,一般在 14 岁左右;月经闭止,称绝经,多在 49 岁左右。正常月经周期一般为 28 天左右,行经天数 3～5 天,每次经量一般为 50～100 mL,经色正红,经质不稀不稠,不夹杂血块。在妊娠期及哺乳期,月经一般不来潮。问月经时主要询问月经的周期,行经的天数,月经的量、色、质,有无闭经或行经腹痛等伴随症状,必要时可询问末次月经日期、初潮或绝经年龄等。

1. 经期异常

(1) 月经先期:又称月经提前,是指月经提前 7 天以上,并连续 3 个月经周期及以上的病证,多因气虚、血热所致。

(2) 月经后期:又称月经错后,指月经周期延后 7 天以上,并连续错后 3 个月经周期及以上的病证,多因血虚或气滞、寒凝血瘀,冲任受阻所致。

(3) 经期先后不定:又称月经愆期,指经期不定,月经或提前或延后 7 天以上,并连续 3 个月经周期以上的病证,多因肝气郁滞,或瘀血阻滞,或脾肾虚损,使冲任气血失调,血海蓄溢失常所致。

2. 经量异常

(1) 月经过多:月经量较常量明显增多,周期、经期基本正常者,多因血热、气虚、血瘀等引起。

(2) 崩漏:不在行经期间,阴道内忽然大量出血,或持续下血,淋漓不止者。一般来势急,出血量多者称崩,或称崩中;来势缓,出血量少而淋漓不止者称漏,或称漏下,统称崩漏。多因血热、气虚、血瘀所致。

(3) 月经过少:月经周期基本正常,经量明显减少,甚至点滴即净,或经期不足 2 天,连续出现 2 个月经周期以上者。因精亏血少或气血两虚所致,多属虚证;因寒凝、血瘀或痰湿阻滞而引起者,多属实证。

(4) 闭经:女子年逾 16 周岁,月经尚未来潮,或已行经后又中断,停经 6 个月以上者。因气虚血亏、血海空虚所致者,属虚证;因气滞、寒凝而血瘀或痰湿阻滞胞宫,胞脉不通而致者,为实证。

3. 经色、经质异常 月经颜色、经血质地异常。若经色淡红质稀,多为气虚或血少不荣;经色深红质稠,乃血热内炽;经色紫暗,夹有血块,兼小腹冷痛,多属寒凝血瘀。

4. 痛经 经期或行经前后(1 周以内),出现周期性小腹疼痛,或痛引腰骶,甚至剧痛难忍,多因气滞、血瘀、寒凝或气血两虚所致。

(二) 问带下

带下俗称白带,是指妇女阴道内的一种少量白色透明、无臭的分泌物,具有润滑和清洁阴道,防御外邪入侵的作用。月经前后、排卵期或妊娠期,带下量略有增加者,仍属生理现象;带下量过多,淋漓不断,或伴有颜色、质地、气味等异常改变者,称为病理性带下。问带下时,应注意询问带下的量、色、质和气味等情况。

1. 白带 带下色白量多、质稀、无臭味者,多属寒湿下注。

2. 黄带 带下色黄量多、质黏、臭秽者,多属湿热下注。

3. 赤白带 白带中混有血液,赤白杂见,多属肝经郁热,或湿热下注;若绝经后又见赤白带淋漓不断,可能由癌症引起,应及早进行妇科检查,以防延误病情。

五、问小儿

小儿科古称"哑科",问诊比较困难,医生主要通过询问陪诊者,获得有关疾病的资料。小儿的生理特点:脏腑娇嫩,生机蓬勃,发育迅速。病理特点:发病较快,变化较多,易虚易实。故对小儿的疾病,必须诊断正确、治疗及时,在问诊时,应着重询问以下几个方面。

（一）出生前后情况

新生儿(出生后至第 28 天)的疾病多与先天因素或分娩情况有关,应着重询问妊娠期及产育期母亲的营养健康状况,有何疾病,曾服何药,分娩时是否难产、早产等,以了解小儿的先天情况。

婴幼儿(1 个月至 3 周岁)时期,发育较快,应重点询问喂养方法及坐、爬、立、走、出牙、学语的迟早等情况,从而了解小儿后天营养状况和生长发育是否符合规律。

（二）预防接种、传染病史

预防接种可帮助小儿建立后天免疫功能,以减少感染发病。患过某些传染病(如麻疹)者,常可获得终身免疫力而不会再患此病。若密切接触过传染病患者,如水痘、丹痧及某些肝病等患者,常可引起小儿感染发病。因此,询问上述情况,有助于做出正确诊断。

（三）发病原因

小儿脏腑娇嫩,抵抗力弱,调节功能低下,易外感、易伤食、易受惊吓而发病,要了解小儿发病原因,应注意围绕上述情况进行询问。此外,还应询问小儿家族遗传病史。

任务四　切而知之谓之巧
——如何巧用切诊的"授受更亲"?

切诊是指医生用手对患者体表某些部位进行触、摸、按、压,从而获得病情资料的一种诊察方法。切诊包括脉诊和按诊两部分。

一、脉诊

脉诊又称切脉、诊脉,是医生用手指切按患者的脉搏,根据脉动应指的形象了解病情的诊察方法。

脉诊方法及
注意事项

（一）脉象的形成原理和临床意义

脉象是脉动应指的形象。心、脉是形成脉象的主要脏器,心主血脉,通过心脏搏动推动血液在脉管内正常运行,从而形成脉搏;气血运行是脉象形成的物质基础,气血对脉象的形成至关重要;各脏腑协调配合是脉象正常的保证。

脉象的形成和脏腑气血关系十分密切,脏腑气血发生病变,血液运行受到影响,脉象就有变化,故通过脉诊,可以判断疾病的病因、病位、性质、邪正盛衰等情况,还可推断疾病的预后。

（二）脉诊的部位、方法和注意事项

1. 脉诊的部位　脉诊的部位历代有多种,如三部九候法、三部诊法、寸口诊法。自晋代以来,主要采用寸口诊法,寸口又称气口或脉口,其位置在腕后高骨(桡骨茎突)内侧桡动脉所在部位。寸口在腕后,此处肌肤薄嫩,脉易暴露,切按方便,为脉诊的理想部位。每侧寸口又分寸关尺三部,两手合而为六部脉。寸关尺三部分候脏腑,一般认为,左寸候心,左关候肝,左尺候肾;右寸候肺,右关候脾,右尺候肾(命门)。

2. 脉诊的方法和注意事项

(1) 时间:脉诊时间以清晨未进食时最佳;脉诊操作时间,每手不少于 1 分钟,两手以 3～5 分钟为宜。

(2) 体位:脉诊体位,患者宜取坐位或仰卧位,前臂自然平直,与心脏保持同一水平,手腕伸直,掌心向上,腕关节置于脉枕垫上,使寸口部位充分暴露,局部气血通畅,便于诊察脉象。在脉诊前,患者应休息

片刻,放松身心,使气血运行不受干扰。

(3)平息:一呼一吸为一息,脉诊时医生应调匀呼吸,清心宁神,用自己一呼一吸的时间去计算患者脉搏的频率;另外,还提示医生脉诊时要全神贯注地体会脉象。

(4)指法:一般来说,切脉时医生以左手切按患者的右手,以右手切按患者的左手。

①定位:脉诊下指时,首先用中指定关,即医生用中指按在患者掌后高骨内侧关脉部位,接着用食指按关脉前的寸脉部位,无名指按关后的尺脉部位。小儿寸口部位甚短,多用"一指定关法"脉诊,即用拇指或食指统按寸关尺三部脉。

②布指:三指呈弓形,指端平齐,以指目按触脉体。布指疏密合适,身高臂长者,布指宜疏;身矮臂短者,布指宜密。

③单按与总按:三指平布,同时用力按脉,称总按,目的是总体体会三部九候脉象;分别用一指单按其中一部脉象,重点体会某一部脉象特征,称单按。临床上总按、单按常配合使用。

④举按寻:举按寻是脉诊时运用指力的轻重和手指的挪移,以探索、辨别脉象的指法。用指轻按在皮肤上称举,又称浮取或轻取;用指重按在筋骨间,称按,又称沉取或重取;指力从轻到重,从重到轻,左右前后推寻,以寻找脉动最明显的特征,称寻。寸关尺三部各有举、按、寻,即"三部九候"。脉诊时应细心体会举、按、寻之间的脉象变化。

在脉诊前必须了解正常人脉象情况,并注意年龄、性别、体格、情志、饮食、劳逸、季节、气候、地域等对脉象的影响。

此外,尚有脉搏不见于寸口而从尺部斜向手背的"斜飞脉"以及脉搏出现在寸口背侧的"反关脉",皆是生理特异的脉位,不属病脉。

(三)正常脉象

正常脉象又称平脉,指正常人在生理状态下出现的脉象,反映机体气血充盈、气机健旺、阴阳平衡、精神安和的生理状态,是健康的象征。

1. 正常脉象的形态特征 正常脉象的形态是寸、关、尺三部有脉,一息四五至(相当于 $72\sim80$ 次/分,成年人),不浮不沉,不大不小,从容和缓,柔和有力,节律一致,尺脉沉取有力,并随生理活动、气候环境的不同而有相应变化。

2. 正常脉象的特点 古人将正常脉象的特点概括为"有胃""有神""有根"。

(1)脉有胃气:脉以胃气为本,充则健、少则病、无则亡。脉象从容、和缓、流利,是有胃气的基本特征。即使是病脉,不论浮沉迟数,但有徐和之象,便是有胃气的征象。

(2)脉贵有神:脉之有神是心气血脉充盈的反映。脉象有神的主要表现是柔和有力、节律整齐。神以精气为物质基础,故诊神之有无,可察精气之盛衰。

(3)脉贵有根:肾气充足,反映于脉必根基坚实。脉象有根是指尺脉沉取应指有力。病虽重,尺脉尚滑实有力,提示肾气犹存,还有生机。

总之,脉象之有胃、有神、有根为正常脉象所必备。人体是统一的整体,脉之有胃、有神、有根是不可分割,相互包含的。无论何种脉象,只要有力之中不失柔和,和缓之中不失有力,节律整齐,尺部应指,就是有胃、有神、有根的表现。

(四)脉象要素

脉象的种类很多,古代医家主要从位、数、形、势四个方面分析脉象的基本要素;近代通过对脉学文献的深入理解和实验研究的资料总结,将构成各种脉象的主要因素大致归纳为部位、至数、长度、宽度、力度、流利度、紧张度、均匀度八个方面。这些特征的不同程度变化的组合,就表现为各种不同的脉象形态。

1. 部位 脉动显现部位的浅深。脉位表浅为浮脉,脉位深沉为沉脉。

2. 至数 脉搏的频率。中医以一个呼吸周期为脉搏的计量单位。一呼一吸为"一息"。一息脉来四五至为平脉,一息五至以上不足七至为数脉,一息不足四至为迟脉。

3. 长度　脉动应指的轴向范围长短。即脉动范围超越寸关尺三部称为长脉,应指不及寸、尺两部,但见关部或寸部者均称为短脉。

4. 宽度　脉动应指的径向范围大小,即手指感觉到脉道的粗细(不等于血管的粗细)。脉道宽大者为大脉,狭小者为细脉。

5. 力度　脉搏的强弱。脉搏应指有力为实脉,应指无力为虚脉。

6. 流利度　脉搏来势的流利通畅程度。脉来流利、圆滑者为滑脉,脉搏来势艰难、不流利者为涩脉。

7. 紧张度　脉管的紧急或弛缓程度。脉管绷紧为弦脉,弛缓为缓脉。

8. 均匀度　包括两个方面,一是脉动节律是否均匀;二是脉搏力度、大小是否一致。一致为均匀,不一致为参差不齐。

掌握上述几项主要因素,就能执简驭繁,知常识变,逐步学会辨识各种脉象的形态特征。

(五) 常见的脉象特征及其临床意义

1. 浮脉

【脉象特征】　轻取即得,重按稍减而不空。

【临床意义】　主表证,亦见于虚阳浮越证。

【分析】　外邪侵袭肌表,卫阳奋起抗邪,鼓动脉气于外,脉搏应指而见浮脉。但久病体虚,也有见浮脉的,多浮大无力。

2. 沉脉

【脉象特征】　轻取不应,重按始得。

【临床意义】　主里证。有力为里实,无力为里虚。

【分析】　邪郁于里,气血内困,则脉沉而有力;若脏腑虚弱,正气不足,阳虚气陷,不能升举,脉气鼓动无力,则脉沉而无力。

3. 迟脉

【脉象特征】　脉来迟缓,一息不足四至。

【临床意义】　主寒证。也可见于邪热结聚的里实热证。

【分析】　寒凝气滞,阳失健运,故脉象见迟,迟而有力为实寒;迟而无力为虚寒。但伤寒阳明腑实证邪热结聚,阻滞血脉流行,也可见迟脉,但迟而有力,按之必实。故脉迟不可概认为寒证,当脉症合参。

久经锻炼之人脉迟而有力,不属病脉。

4. 数脉

【脉象特征】　脉来急促,一息五六至。

【临床意义】　主热证。有力为实热,无力为虚热。亦可见于虚阳外浮之时。

【分析】　邪热亢盛,气血运行加快,则见脉数而有力;久病阴虚,虚热内生,则见脉数无力;若阳虚外浮而见数脉,则数大而无力,按之豁然而空。

5. 洪脉(附:大脉)

【脉象特征】　脉体宽大而浮,充实有力,状若波涛汹涌,来盛去衰。

【临床意义】　主气分热盛,亦主邪盛正衰。

【分析】　阳气有余,内热充斥,气盛血涌,脉道扩张,故脉见洪象。若久疲气虚,或虚劳、失血、久泄等病证见洪脉,则多属邪盛正衰的危候。

大脉:脉体宽大,但无汹涌之势,这是与洪脉区别的要点。脉大主邪盛病进,又主虚。脉大而数实为邪实,脉大而无力则为正虚。

6. 微脉

【脉象特征】　极细极软,按之欲绝,若有若无。

【临床意义】　主气血大虚,阳气衰微。

【分析】 气血大虚,脉道不充,阳气衰微,无力鼓动脉道,则见微脉。

7. 细脉(小脉)

【脉象特征】 脉细如线,但应指明显。

【临床意义】 主气血两虚,诸虚劳损,又主湿病。

【分析】 气虚无力推动血行,营血不足无以充盈脉道,则见脉体细小而软弱无力;湿邪阻滞脉道,气血运行不利,也见脉细。

8. 散脉

【脉象特征】 浮散无根,稍按则无,至数不齐。

【临床意义】 主元气离散,脏腑之气将绝。

【分析】 气虚血耗,阴不敛阳,元气耗散,脏腑之气将绝,脉气不能内敛,故举之浮散而不聚,重按则无,漫无根蒂。

9. 虚脉

【脉象特征】 三部脉举之无力,按之空虚。

【临床意义】 主虚证。

【分析】 气虚推动不足,故脉象无力;血虚充盈不足,则按之空虚。

10. 实脉

【脉象特征】 三部脉举按均有力,脉来去俱盛,坚实有力。

【临床意义】 主实证。

【分析】 邪气亢盛而正气不虚,邪正斗争剧烈,气血壅盛,脉道坚满,应指有力。

11. 滑脉

【脉象特征】 往来流利,如盘走珠,应指圆滑。

【临床意义】 主痰饮,食滞,实热。亦可见于正常青壮年、孕妇。

【分析】 实邪壅盛于内,正气不衰,气实血涌,故脉往来甚为流利,应指圆滑。

平人脉滑而冲和,是营卫充实之象,故亦为平脉。妇女妊娠亦常见滑脉,是气血充盛而调和的表现。

12. 涩脉

【脉象特征】 脉细而缓,往来艰涩不畅,如轻刀刮竹。

【临床意义】 主伤精,血少,气滞血瘀,夹痰,夹食。

【分析】 精伤血少,不能濡养经脉,血行不畅,脉气往来坚涩,故脉涩无力;气滞血瘀或痰食胶固,气机不畅,血行受阻,则脉涩有力。

13. 长脉

【脉象特征】 脉形长,首尾端直,超过本位。

【临床意义】 主肝阳有余,阳盛内热等有余之证。

【分析】 阳亢、热盛有余,使气逆壅盛,脉道充实,则脉长而满溢,超过尺寸。

若脉长而和缓,是中气充足,升降流行畅通,气血都无亏损,是健康人的脉象,所谓"长则气治"。

14. 短脉

【脉象特征】 首尾俱短,不及三部。

【临床意义】 主气病。有力为气郁,无力为气虚。

【分析】 气郁血瘀,或痰滞食积,阻遏脉气运行,致脉气不能伸展则见脉短而有力;气虚不足,无力鼓动血行,则脉短而无力,所谓"短则气病"。

15. 弦脉

【脉象特征】 端直以长,如按琴弦。

【临床意义】 主肝胆病,诸痛,痰饮,疟疾。亦主虚劳。

【分析】　弦为肝脉。邪气滞肝,疏泄失常,气机不利;诸痛,痰饮,阻滞气机,脉气紧张,则出现弦脉。张仲景云:"疟脉自弦"。虚劳内伤,中气不足,肝病乘脾,亦常见弦脉。若弦而细劲,如循刀刃,便是胃气全无,病多难治。

春季健康人常见脉弦而柔和者,不属病脉。

16. 芤脉

【脉象特征】　浮大中空,如按葱管。

【临床意义】　主失血,伤阴。

【分析】　突然失血过多、营血不足、无以充脉,或津液大伤、血不得充,或血失阴伤、阳无所附而散于外,故见芤脉。

17. 紧脉

【脉象特征】　脉来绷急,状如牵绳转索。

【临床意义】　主寒证、痛证、宿食。

【分析】　寒邪侵袭与正气抗争,以致脉道紧张而拘急,则见紧脉;剧痛、宿食之紧脉,也是寒邪积滞与正气相搏的缘故。

18. 缓脉

【脉象特征】　一息四至,来去缓怠。其脉率稍慢于正常脉而快于迟脉。

【临床意义】　主湿病,脾胃虚弱。

【分析】　湿性黏滞,气机为湿邪所困,或脾胃虚弱,气血不足以充盈鼓动脉道,则脉见缓怠无力。

有病之人脉转和缓,是正气恢复之征。若脉来从容不迫,均匀和缓,是正常人的脉象。

19. 革脉

【脉象特征】　浮而搏指,中空外坚,如按鼓皮。

【临床意义】　主亡血,失精,半产,漏下。

【分析】　正气不固,精血不能藏,气无所恋而浮越于外,以致脉来浮而搏指,外强中空,恰似绷急的鼓皮。

20. 牢脉

【脉象特征】　脉位沉,其形实大弦长,轻取、中取均不应,唯沉取始得,坚牢不移。

【临床意义】　主阴寒内实,疝气癥瘕。

【分析】　因阴寒内积,阳气沉潜于下所致。牢脉主实,有气血之分,癥积有形肿块,是实在血分;瘕聚、疝气为无形痞结,是实在气分。

21. 弱脉

【脉象特征】　极软而沉细。沉取方得,细弱无力。

【临床意义】　主气血不足。

【分析】　血虚脉道不能充盈,则脉细;气虚鼓动无力,则脉沉软。病后正虚,见脉弱为顺;新病邪实,见脉弱为逆。

22. 濡脉

【脉象特征】　浮而细软。轻取即得,重按不显。

【临床意义】　主诸虚,又主湿病。

【分析】　气虚不能内敛,则脉浮软无力;精血亏虚,脉道不充则脉细小。湿气阻压脉道,见脉浮而细软。

23. 伏脉

【脉象特征】　脉位深沉,重手推筋按骨始得,甚则伏而不见。

【临床意义】　主里证,常见于邪闭,厥证,痛极。

【分析】　邪气内伏,脉气不能宣通所致。

24. 动脉

【脉象特征】 脉形如豆,厥厥动摇,滑数有力。关部尤为明显,且动摇不定。

【临床意义】 主痛、惊。

【分析】 阴阳相搏,升降失和,气血冲动,故脉道随气血冲动而呈滑数有力,但脉体较短。痛则阴阳失和,气为血阻;惊则气血紊乱,脉行躁动不安,故痛与惊均可见动脉。

25. 促脉

【脉象特征】 脉来数而时一止,止无定数。

【临床意义】 主阳盛实热,气血、痰饮、宿食停滞,亦主肿痛。

【分析】 阳盛实热,阴不及阳,故脉来急数而时见歇止,凡气血、痰食、肿痛等实热证,均可见脉促有力。若脉促而细小无力,则为脏气虚弱,阴血衰少,致脉气不相接续,多是虚脱之象,临床应加注意。

26. 结脉

【脉象特征】 脉来缓而时一止,止无定数。

【临床意义】 主阴盛气结,寒痰血瘀,癥瘕积聚,亦主气血虚衰。

【分析】 阴盛而阳不和,故脉缓慢而时一止。寒痰瘀血,气郁不疏,脉气阻滞,则见脉结而有力;久病虚损,气血虚衰,脉气运行无力而涩滞,则见脉结而无力。

27. 代脉

【脉象特征】 脉来一止,止有定数,良久方来。

【临床意义】 主脏气衰微,风证,痛证,七情惊恐,跌打损伤。

【分析】 脏气衰微,气血亏损,元气不足,以致脉气不能衔接而止有定数。至于风证、痛证、七情惊恐、跌打损伤诸病而见代脉,是因病而致脉气不能衔接,脉亦见歇止。

28. 疾脉

【脉象特征】 脉来急疾,一息七八至。

【临床意义】 主阳极阴竭,元气将脱。

【分析】 疾脉是真阴竭于下,孤阳亢于上,而气短已极之象。伤寒、温病在热极时往往有疾脉,疾而按之益坚是阳亢无制,真阴垂危之候;疾而虚弱无力是元阳将脱之征。

劳瘵病亦可见疾脉,多属危候。婴儿脉来一息七至是平脉,不作疾脉论。

(六)相兼脉及主病

疾病是很复杂的,常由多种致病因素相兼为患,因而患者的脉象往往不只一脉独见,经常是两种或两种以上脉象相兼出现。凡同时出现的两种或两种以上脉象,即称为"相兼脉"或"复合脉"。相兼脉的主病,往往就是各组成脉象主病的综合。现将临床上常见的相兼脉及其主病举例如下。

浮紧脉,多主外感风寒表寒证,或风寒湿痹。

浮缓脉,主外感风邪所致的表虚证。

浮数脉,主风热袭表的表热证。

浮滑脉,多主表证夹痰或风痰,常见于素体痰盛而感受外邪者。

沉迟脉,多主里寒证,常见于脾肾阳虚、阴寒凝滞的病证。

沉弦脉,多主肝郁气滞、寒滞肝脉或水饮内停。

沉涩脉,多主血瘀,尤常见于阳虚而寒凝血瘀者。

沉缓脉,主脾虚而水湿停留。

沉细脉,多主阴虚或血虚。

细数脉,多主阴虚火旺。

滑数脉,多主痰热、痰火、湿热或食积内热。

洪数脉,主气分热盛,多见于外感热病。

弦细脉,多主肝肾阴虚、血虚肝郁或肝郁脾虚。

弦数脉,弦为肝脉,数脉主热,常见于肝郁化火或肝胆湿热等病证。

弦滑数脉,常见于肝火夹痰、风阳上扰或痰火内蕴。

总之,每种脉象均通过位、数、形、势体现出来,脉诊时须综合分析其变化,从而确认相兼脉象及主病,并且通过四诊合参,才能得出正确的诊断。

二、按诊

按诊是医生用手直接触摸或按压患者体表某些部位,以了解局部的异常变化,从而推断病变部位、性质和病情轻重等的一种诊察方法。

按诊的手法大致可分触、摸、按三类。

触,是以手指或手掌轻轻接触患者局部,如额部及四肢皮肤等,以了解凉热、润燥等情况。

摸,是以手抚摸局部,如肿胀部位等,以探明局部的感觉情况及肿物的形态、大小等。

按,是以手按压局部,如胸腹和肿物部位,以了解深部有无压痛,肿块的形态、质地等。在临床上,各种手法是综合运用的,常常是先触摸,后按压,由轻到重,由浅入深,以了解病变的情况。

按诊时应根据不同疾病要求选择适当体位和方法。医生要体贴患者,举止稳重大方,态度严肃认真,手法轻巧柔和,要边检查边注意观察患者的反应,了解其痛苦所在,积极争取患者的主动配合,保证检查结果的准确性。按诊的应用范围较广,临床上以按肌肤、手足、胸腹、腧穴等较常用,兹分述如下。

(一)按肌肤

通过触摸患者某些部位的皮肤,以探明其寒热、润燥、滑涩、疼痛、肿胀、皮疹、疮疡等情况。

1. 诊寒热 按肌肤寒热可判断病证的表里虚实,了解人体的阴阳盛衰。身热阳气盛,身寒阳气虚;初按热甚,久按热反轻者,是热在表;若久按热更甚,为热在里;若肌肤冷而大汗淋漓,脉微欲绝,为亡阳;若汗出如油,四肢肌肤尚温而脉躁疾无力,为亡阴。

2. 诊润燥、滑涩 按触皮肤润燥滑涩,可以了解汗出与否及气血津液盈亏情况。肌肤干燥,尚未出汗;干瘪为津液不足;湿润者,身已汗出;肌肤甲错者,为血虚失荣或瘀血日久所致。

3. 诊疼痛 肌肤柔软,按之痛减者,为虚证;肌肤硬痛而拒按者,为实证。轻按即痛者,痛在表浅;重按方痛者,病在深部。

4. 诊肿胀 按之凹陷,不能即起者,为水肿;按之凹陷,举手即起者,为气肿。

5. 诊疮疡 按触疮疡局部,肿硬不热,根盘平塌漫肿者,属寒证、阴证;肿处灼手,根盘紧束而有压痛者,属热证、阳证;患处坚硬热不甚者,多是脓未成;边硬顶软有波动感而热甚者,为脓已成。

(二)按手足

通过触摸患者手足部位的冷热程度,以判断病证寒热虚实。

1. 辨寒热 凡四肢手足俱冷者,为阳虚寒盛;四肢手足俱热者,为阳盛热炽。额上热甚于手心热者,为表热;手心热甚于额上热者,为里热。手足背热甚者,多为外感发热;手足心热甚者,多为内伤发热。

2. 辨病因 小儿手足按诊,一般足心热主热;足胫寒主寒;手指尖冷主惊厥;中指独热,主外感风寒;中指指尖独冷,为麻疹将发之兆。

3. 辨预后 如阳虚之证,四肢犹温,为阳气尚存,病虽重尚可治;若四肢厥冷,多预后不良。热证见手足热者,属顺候;热证反见手足逆冷者,属逆候,提示病情严重。

(三)按胸胁

根据病情的需要,有目的地对前胸、胁肋部进行触摸、按压或叩击,以了解局部及内脏病变的情况。前胸部缺盆(即锁骨上窝)至横膈以上。侧胸部又称胁部,即胸部两侧,腋下至第11肋骨和第12肋骨端的区域。胸内藏心肺,胁内包含肝胆,所以胸胁按诊除排除局部皮肤、经络、骨骼之病变外,主要是用以诊察心、肺、肝、胆等脏腑的病变。按胸胁包括按虚里、按胸部和按胁部三部分。

1. **按虚里** 主要了解宗气的强弱,病之虚实。
2. **按胸部** 主要诊察心、肺、胸膜及乳房等的病变情况。
3. **按胁部** 主要诊察右胁之肝胆、左胁之脾脏的病变情况。

(四)按脘腹

按脘腹包括按脘部和按腹部。膈以下统称为腹部。在剑突的下方称心下;心下至脐上部位称大腹;大腹上半部称胃脘部;脐周部位称为脐腹;脐下至耻骨上缘称小腹;小腹两侧称为少腹。

1. **按脘部** 主要诊察胃腑病变。
2. **按腹部** 主要通过了解腹部皮肤凉热、软硬度、胀满、压痛、肿块等情况,来推断相应脏腑病变。

(五)按腧穴

按腧穴是通过按压身体上某些特定腧穴,以了解这些腧穴的变化与反应,从而推断内脏病变的方法。

腧穴是脏腑经络之气转输之处,是内脏病变反映于体表的反应点。正常腧穴按压时有酸胀感,无压痛、无结节或条索状物、无异常感觉和反应。按腧穴要注意发现腧穴上是否有结节或条索状物,有无压痛或其他敏感反应,然后结合望、闻、问诊所得的资料,综合判断内脏疾病。如肺病可在肺俞穴摸到结节,或中府穴有压痛;肝病在肝俞穴和期门穴有压痛;胃病在胃俞穴和足三里穴有压痛。强调一种诊法而忽视其他诊法,则收集的病情资料不够全面,会影响对疾病的正确诊断。

(濮阳医学高等专科学校 常向辉)

目标检测

单选题

1. 脾胃气虚患者多见( )。
A. 面色萎黄　　B. 面黄虚浮　　C. 面目一身俱黄　　D. 面色青黄
2. 阴虚火旺的舌象可见( )。
A. 舌红苔黄燥　　B. 舌红少苔　　C. 舌红苔黄腻　　D. 舌红苔白
3. 肝胆湿热之呕吐物常为( )。
A. 吐物酸腐　　B. 吐清稀痰涎
C. 吐黄绿苦水　　D. 呕吐鲜血夹食物残渣
4. 外感风寒的咳声特点,多属( )。
A. 咳声重浊　　B. 咳声清脆　　C. 咳声紧闷　　D. 咳声不扬
5. 嗳气频发,声音响亮,得嗳气则脘腹舒畅者,多属( )。
A. 胃气上逆　　B. 肺气上逆　　C. 肝气郁滞　　D. 肝气犯胃
6. 疾病初期恶寒与发热同时并见,其证属于( )。
A. 风寒表证　　B. 风热表证　　C. 外感表证　　D. 半表半里证
7. 里实热证常见( )。
A. 恶寒发热　　B. 寒热往来　　C. 但寒不热　　D. 但热不寒
8. 患者身热不扬,午后热甚,头身困重,舌红苔黄腻,脉濡数,此证属于( )。
A. 阴虚潮热　　B. 湿温潮热　　C. 阳明潮热　　D. 气虚发热
9. 出现战汗多提示( )。
A. 邪去正安　　B. 邪胜正衰　　C. 邪正相争剧烈　　D. 阴阳离决
10. 自汗、盗汗并见,其病机是( )。
A. 阴阳两虚　　B. 阳气不足　　C. 津液亏虚　　D. 精血亏虚

11. 口渴,但欲漱水而不欲咽多属(　　　)。

A. 痰饮　　　　　　B. 湿热　　　　　　C. 阴虚　　　　　　D. 瘀血

12. 阳明经头痛的特征是(　　　)。

A. 前额连及眉棱骨痛　　　　　　　　　B. 头两侧太阳穴处痛

C. 后头连项痛　　　　　　　　　　　　D. 颠顶痛

13. 不会出现口渴多饮的是(　　　)。

A. 热盛津伤　　　　　B. 大量汗出　　　　　C. 剧烈呕吐　　　　　D. 湿热内阻

14. 患者自觉口甜,常见于(　　　)。

A. 脾胃虚弱　　　　　B. 脾阳虚　　　　　　C. 湿热蕴脾　　　　　D. 痰湿内阻

15. 小便频数、量少、色赤、涩痛不适,属(　　　)。

A. 膀胱湿热　　　　　B. 肾气不固　　　　　C. 膀胱失约　　　　　D. 下焦虚寒

善辩证思考　学整体施治　育仁爱匠心
——学好辨证论治　学会知行合一

扫码看 PPT

▲ 能力目标

1. 能够辨证思考。
2. 能运用八纲辨证。

▲ 知识目标

1. 掌握八纲辨证的概念意义。
2. 熟悉脏腑辨证的分类运用。
3. 知晓卫气营血辨证的要点。

▲ 素质目标

1. 培育医者仁心情怀。
2. 树立辨证论治、致中达和的中医临床思维。

课堂思政目标

1. 强化学思践悟,能够知行合一。
2. 善于辨证思考,培育仁爱匠心。

案例导入

　　刘某,女,43岁,教师。自诉近两年来反复咳嗽、痰中带血,在当地医院诊断为"肺结核",今日来院就诊时患者形体消瘦、两颧红赤,通过望闻问切四诊,症见咳嗽少痰,胸痛,痰中带血,口燥咽干,盗汗,舌红少苔,脉细数。

　　讨论:1. 请写出八纲结论。

　　　　　2. 如何进行辨证分析?

任务一　会分类八纲辨证

　　八纲是指表、里、寒、热、虚、实、阴、阳八个纲领。八纲是从各种具体证的个性中概括出来的具有普遍规律的共性纲领。表与里是用以辨别病位深浅的基本纲领；寒与热、虚与实是用以辨别疾病性质、邪正盛衰的基本纲领；阴与阳是区分病证类别的总纲，并可涵盖表、里、寒、热、虚、实六纲。

八纲辨证，即分析、辨认疾病的证候，是认识和诊断疾病的主要过程和方法，是通过运用八纲对四诊所收集的各种病情资料进行分析、归纳，从而辨别疾病现阶段病位深浅、疾病性质、邪正盛衰和病证类别的方法。通过八纲辨证，可找出疾病的关键所在，掌握其要领，确定其类型，推断其趋势，为临床治疗指明方向。因此，八纲辨证是用于分析疾病共性的一种辨证方法，是其他辨证方法的基础，在诊断过程中能起到执简驭繁、提纲挈领的作用。

尽管各种复杂病证都可用八纲辨证进行归纳、概括，但八纲辨证对疾病本质的认识尚不够具体、全面。例如，八纲辨证中的里证涵盖的内容广泛，不能明确病变所在的具体脏腑；寒证与热证不能完全概括湿、燥等邪气所致病证；虚证与实证所涵盖的各种具体证的内容尚未论及等。因此，八纲毕竟只是"纲"，八纲辨证的结果比较笼统、抽象，临床不能只满足于对八纲的分辨，而应结合其他辨证方法，对疾病的具体临床表现进行深入的分析，才能对证做出更加准确的判断，为临床论治提供更加全面、真实、可靠的依据。

八纲辨证是从八个方面对疾病本质做出纲领性辨别，并不意味着把患者的各种临床表现划分为孤立而毫不相关、界限分明的八类证。实际上，八纲之间既相互区别，又相互联系不可分割。八纲之间存在相兼、错杂、转化等关系，因此，对于八纲辨证的内容，既要掌握八纲的基本证，又要熟悉八纲之间相互组合形成的各种复合证。

一、表里辨证

表与里是辨别病变部位浅深的两个纲领。

表与里是相对的概念，如皮肤与筋骨相对而言，皮肤属表，筋骨属里；脏与腑相对而言，腑属表，脏属里；经络与脏腑相对而言，经络属表，脏腑属里；经络中三阳经与三阴经相对而言，三阳经属表，三阴经属里等。

一般而论，身体的皮毛、肌腠在外，属表；血脉、骨髓、脏腑在内，属里。但是临床辨证时，一般把外邪侵犯肌表，病位浅者，称为表证；病在脏腑，病位深者，称为里证。表证、里证的辨别主要以临床表现为依据，不能把表、里简单地理解为固定的解剖部位。

辨别表与里对外感疾病的诊断和治疗具有特别重要的意义。这是由于内伤杂病一般属于里证范畴，主要应辨别"里"所在的脏腑具体病位，而外感病则往往具有由表入里、由浅而深、由轻而重的发展转变过程。因此，表里辨证是对外感病发展阶段性的基本认识，可以说明病情的轻重、浅深及病变趋势，从而把握疾病演变的规律，得到诊疗的主动性。

（一）表证

表证是指六淫、疫疠等邪气，经皮毛、口鼻侵入机体的初期阶段，正气抗邪于肌表，以新起恶寒发热为主要表现的证。

【证候表现】　新起恶风寒，或恶寒发热，头身疼痛，打喷嚏，鼻塞，流涕，咽喉痒痛，微有咳嗽、气喘，舌淡红，苔薄，脉浮。

【证候分析】　外邪袭表，正邪相争，阻遏卫气的宣发、温煦功能，故见恶寒发热；外邪束表，经气郁滞不畅，不通则痛，故头身疼痛；肺主皮毛，鼻为肺窍，皮毛受邪，内应于肺，鼻咽不利，故打喷嚏、鼻塞、流涕、咽喉痒痛；肺气失宣，故微有咳嗽、气喘；病邪在表，尚未入里，舌象没有明显变化，故舌淡红，苔薄；正邪相争于表，脉气鼓动于外，故脉浮。

表证一般以新起恶寒，或恶寒发热并见，脉浮，脏腑症状不明显为特征，但因外邪有六淫、疫疠的不同，故表证的临床表现可有差别。表证见于外感病初期，具有起病急、病位浅、病程短的特点。表证是正气抗邪于外的表现，不能简单地理解为表证就是皮肤等浅表部位的病变，也不能机械地以为皮毛的病变就一定是表证。

(二)里证

里证是指病变部位在内,脏腑、气血、骨髓等受病,以脏腑受损或功能失调为主要表现的证。

【证候表现】 里证的范围极为广泛,其表现多种多样,概而言之,凡非表证(及半表半里证)的特定证,一般属里证的范畴。其特征是无新起恶寒发热并见,以脏腑症状为主要表现。

【证候分析】 形成里证的原因有三方面:一是外邪袭表,表证不解,病邪传里,形成里证;二是外邪直接入里,侵犯脏腑等部位,即所谓"直中"为病;三是情志内伤、饮食劳倦等因素,直接损伤脏腑气血,或导致脏腑气血功能紊乱而出现各种证。

里证可见于外感疾病的中、后期阶段,或内伤疾病。不同的里证可有不同的临床表现,故很难用几个症状或体征全面概括,但其基本特征一般是病情较重、病位较深、病程较长。

里证的病位虽然同属于"里",但仍有浅深之别,一般病变在腑、在上、在气者,较为轻浅;病变在脏、在下、在血者,较为深重。

(三)半表半里证

半表半里证是指病变既非完全在表,又未完全入里,病位处于表里进退变化之中,以寒热往来等为主要表现的证。

【证候表现】 寒热往来,胸胁苦满,心烦喜呕,默默不欲饮食,口苦,咽干,目眩,脉弦。

【证候分析】 半表半里证在六经辨证中通常称为少阳病证,多为外感病邪由表入里的过程中,邪正相争,少阳枢机不利所表现的证。

(四)表证与里证的鉴别

表证、半表半里证与里证的辨别,以审察寒热症状特点、脏腑症状是否突出及舌象、脉象等的变化为鉴别要点。此外,尚可参考起病缓急、病情轻重及病程长短等(表7-1)。

1. 寒热特点 外感病中,恶寒、发热同时并见者属表证;但热不寒或但寒不热者属里证;寒热往来者属半表半里证。

2. 兼症表现 表证以头身疼痛、鼻塞、打喷嚏等为常见症,脏腑症状不明显;里证则以脏腑症状,如心悸、咳喘、腹痛、呕吐之类表现为主症;半表半里证则有胸胁苦满等独特表现。

3. 舌脉变化 表证及半表半里证的舌象变化多不明显,里证舌象多有变化;表证多见浮脉,里证多见沉脉或其他多种脉象,半表半里证多见弦脉。

表 7-1 表证、半表半里证与里证的鉴别要点

鉴 别 要 点	表 证	半表半里证	里 证
寒热特点	恶寒、发热	寒热往来	但热不寒或但寒不热
脏腑症状	不明显	胸胁苦满等	明显
舌象	变化不明显	变化不明显	多有变化
脉象	浮脉	弦脉	沉脉或其他脉象

二、寒热辨证

寒与热是辨别疾病性质的两个纲领。

病邪有阳邪与阴邪之分,正气有阳气与阴液之别。阳邪致病导致机体阳气偏盛而阴液受伤,或是阴液亏损而阳气偏亢,均可表现为热证;阴邪致病导致机体阴气偏盛而阳气受损,或是阳气虚衰而阴寒内盛,均可表现为寒证。

《素问·阴阳应象大论》谓"阳胜则热,阴胜则寒";《素问·调经论》谓"阳虚则外寒,阴虚则内热",即是此义。因此,寒证与热证实际是机体阴阳偏盛、偏衰的具体表现。

寒象、热象与寒证、热证既有区别又有联系,如恶寒、发热等可被称为寒象或热象,是疾病的表现征

象,而寒证或热证是对疾病本质所做的判断。一般情况下,疾病的本质和表现的征象多是相符的,热证见热象,寒证见寒象。但某些特殊情况下,出现寒象或热象时,疾病的本质不一定就是寒证或热证。

因此,寒热辨证,不能孤立地根据个别寒热症状做判断,而是应在综合四诊资料的基础上进行分析、辨识。辨清寒证与热证,是确定"寒者热之,热者寒之"治则的依据,对于认识疾病的性质和指导治疗有重要意义。

(一) 寒证

寒证是指感受寒邪,或阳虚阴盛,导致机体功能活动受抑制而表现出具有"冷、凉"等症状特点的证。由于阴盛或阳虚都可表现为寒证,故寒证有实寒证与虚寒证之分。

【证候表现】 恶寒,或畏寒喜暖,肢冷蜷卧,局部冷痛,口淡不渴,痰、涎、涕清稀,小便清长,大便溏薄,面色白,舌质淡,苔白而润,脉紧或迟等。

【证候分析】 寒证因感受寒邪,或过服生冷寒凉所致。起病急骤,体质壮实者,多为实寒证;因内伤久病,阳气虚弱而阴寒偏胜者,多为虚寒证;寒邪袭于表者,多为表寒证;寒邪客于脏腑,或因阳虚阴盛所致者,多为里寒证。

由于寒邪遏制,阳气被郁,故见恶寒;或阳气虚弱,阴寒内盛,形体失却温煦,可见畏寒喜暖、肢冷蜷卧;寒邪凝滞或阳虚不温,均可见局部冷痛;寒不消水,津液未伤,故口淡不渴,苔白而润;阳不化津,水液代谢失司,故痰、涎、涕、小便、大便等分泌物、排泄物澄澈清稀;外寒阻遏阳气或阳气不足,气血不能运行于面,则见面色白,舌质淡;寒邪束遏阳气则脉紧,阳气阻滞或阳虚推动缓慢则脉迟。

(二) 热证

热证是指感受热邪,或脏腑阳气亢盛,或阴虚阳亢,导致机体功能活动亢进而表现出具有"热、温"等症状特点的证。由于阳盛或阴虚都可表现为热证,故热证有实热证、虚热证之分。

【证候表现】 发热,恶热喜冷,口渴欲饮,面赤,烦躁不宁,痰涕黄稠,小便短黄,大便干结,舌红少津,苔黄燥,脉数等。

【证候分析】 因外感火热阳邪,或过服辛辣温热之品,或寒湿郁而化热,或七情过激,五志化火等导致体内阳热过盛所致。病势急骤,形体壮实者,多为实热证;因内伤久病,阴液耗损而阳气偏亢者,多为虚热证;风热之邪袭于表者,多为表热证;热邪盛于脏腑,或因阴虚阳亢所致者,多为里热证。

由于阳热偏盛,津液被耗,或阴液亏虚阳气偏亢,故见发热面赤、恶热喜冷、烦躁不宁、舌红苔黄、脉数等热象;热伤阴津,故见口渴欲饮、痰涕黄稠、小便短黄、大便干结、舌红少津、苔黄燥等症。

(三) 寒证与热证的鉴别

1. 寒证与热证的鉴别要点 寒证与热证是机体阴阳偏盛偏衰的反映,寒证的临床表现以"冷、白、稀、润、静"等为特点,热证的临床表现以"热、红(黄)、稠、干、动"等为特点。

临床上在鉴别寒证与热证时,应对疾病的全部表现进行综合观察,尤其是应以寒热喜恶、四肢温凉、口渴与否、面色赤白及二便、舌象、脉象等作为鉴别要点(表7-2)。

表 7-2　寒证与热证的鉴别要点

鉴 别 要 点	寒 证	热 证
寒热喜恶	恶寒喜温	恶热喜冷
四肢温凉	冷	热
口渴与否	不渴	渴喜冷饮
面色赤白	白	红
大便	溏薄	干结
小便	清长	短黄
舌象	舌淡苔白润	舌红少津,苔黄燥
脉象	紧或迟	数

2. 寒证、热证的真假辨别 一般来说,寒证多表现为寒象,热证多表现为热象。但在某些疾病的危重阶段,可表现出一些不符合常规认识的征象,也就是当病情发展到寒极或热极的时候,会出现一些与其寒、热病理本质相反的"假象",即所谓"热极似寒,寒极似热",从而影响对寒证、热证的准确判断。具体来说,有真热假寒证和真寒假热证两种情况。

(1)真热假寒证:又称"热极似寒",指疾病的本质为热证却出现某些"寒象"。如里热炽盛之人,除出现胸腹灼热、神昏谵语、口臭息粗、渴喜冷饮、小便短黄、舌红苔黄而干、脉有力等里实热证的典型表现外,有时会伴随出现四肢厥冷、脉沉迟等症。从表面来看,这些"寒象"似乎与疾病的本质(热证)相反,但实际上这些表现是由于邪热内盛,阳气郁闭于内而不能布达于外所致,而且邪热越盛,厥冷的程度可能越重,即所谓"热深厥亦深"。值得注意的是,这些"寒象"与寒证的表现有所不同,如虽四肢厥冷,但胸腹灼热,不欲近衣被;虽脉沉迟,但按之有力。因此,这些"寒象"其实是热证发展到较为严重、复杂阶段的表现,也是阳热内盛的反映,只不过较常规热证的病机和表现更为复杂。

(2)真寒假热证:又称"寒极似热",指疾病的本质为寒证却出现某些"热象"。如阳气虚衰,阴寒内盛之人,除出现四肢厥冷、小便清长、大便溏薄甚至下利清谷、舌淡苔白、脉来无力等里虚寒证的典型表现外,尚可出现自觉发热、面色红、神志躁扰不宁、口渴、咽痛、脉浮大或数等症。从表面来看,这些"热象"似乎与疾病的本质(寒证)相反,但实际上这些表现是由于阳气虚衰,阴寒内盛,逼迫虚阳浮越于上、格拒于外所致,而非体内真有热邪。值得注意的是,这些"热象"与热证的表现有所不同。如虽自觉发热,但触之胸腹无灼热,且欲加衣被;虽面色红,但为两颧浮红,时隐时现;虽神志躁扰不宁,但自感疲乏无力;虽口渴,却欲热饮,且饮水不多;虽咽喉疼痛,但不红肿;脉虽浮大或数,但按之无力。因此,这些"热象"其实是危重寒证的表现,也是阴寒内盛的反映,但较一般寒证的病机和表现更为复杂。

当出现上述"热极似寒"或"寒极似热"的情况时,一定要注意在四诊合参、全面分析的基础上,透过现象抓本质。在具体辨别时,应注意以下几个方面。

一是了解疾病发展的全过程。一般情况下假象容易出现在疾病的后期及危重期。

二是辨证时应以表现于内部、中心的症状作为判断的主要依据,外部、四肢的症状可能为假象。

三是假象和真象表现不同,如"假热"之面赤,是面色㿠白而仅在颧颊上浅红娇嫩,时隐时现,里热炽盛的面赤却是满面通红;"假寒"常表现为四肢厥冷伴随胸腹部灼热,揭衣蹬被,而阴寒内盛者则往往身体蜷卧,欲加衣被。

三、虚实辨证

虚、实是辨别邪正盛衰的两个纲领。《素问·通评虚实论》载"邪气盛则实,精气夺则虚",《景岳全书》云"虚实者,有余不足也"。实主要指邪气盛实,虚主要指正气不足,故实与虚主要反映病变过程中人体正气的强弱和致病邪气的盛衰。

由于邪正斗争是疾病过程中的主要矛盾,阴阳盛衰及其所形成的寒、热证,亦存在着虚实之分。因此,分析疾病过程中邪正的虚实关系,是辨证的基本要求。《素问·调经论》有"百病之生,皆有虚实"之说。通过虚实辨证,可以了解病体的邪正盛衰,为治疗提供依据。实证宜攻,虚证宜补,虚实辨证准确,攻补方能适宜,才能免犯实实虚虚之误。

(一)虚证

虚证是指人体阴阳、气血、津液、精髓等正气亏虚,以不足、松弛、衰退为主要症状特征的证,基本病理为正气亏虚、邪气不著。

【证候表现】 由于人体阴阳、气血、津液、精髓等受损程度的不同及所影响脏腑的差异,虚证的表现也各不相同。因此,虚证的典型证候难以概括。

【证候分析】 虚证的形成,虽然可由先天禀赋不足所致,但主要是由后天失调或疾病耗损所产生。

例如,饮食失调,营血生化之源不足;思虑太过、悲哀猝恐、过度劳倦等,耗伤气血营阴;房事不节,耗损肾精元气;久病失治、误治,损伤正气;大吐、大泻、大汗、出血、失精等,使阴液、气血耗损等,均可形成虚证。

(二)实证

实证是指人体感受外邪,或疾病过程中阴阳气血失调,体内病理产物蓄积,以"有余、亢盛、停聚"为主要特征的证。其基本病理为邪气盛实、正气不虚。

【证候表现】 由于感邪性质与病理产物的不同,以及病邪侵袭、停积部位的差别,实证的表现也各不相同,同样难以全面概括。

【证候分析】 实证的形成主要有两方面原因:一是因风、寒、暑、湿、燥、火、疫疠及虫毒等邪气侵犯人体,正气奋起抗邪所致;二是脏腑功能失调,气化失职,气机阻滞,形成痰、饮、水、湿、脓、瘀血、宿食等病理产物,停积壅聚于体内所致。

(三)虚证与实证的鉴别

1. 虚证与实证的鉴别要点 虚证与实证可从病程、体质、症状及舌脉特点等方面加以鉴别(表7-3)。

表 7-3 虚证与实证的鉴别要点

鉴 别 要 点	虚 证	实 证
病程	较长(久病)	较短(新病)
体质	多虚弱	多壮实
精神	多萎靡	多亢奋
声息	声低息微	声高气粗
疼痛	喜按	拒按
胸腹胀满	按之不痛,胀满时减	按之疼痛,胀满不减
发热	多为潮热、微热	多为高热
恶寒	畏寒,添衣近火得温可减	恶寒,添衣近火得温不减
舌象	舌质嫩,苔少或无	舌质老,苔厚
脉象	无力	有力

2. 虚证与实证的真假辨别 一般来说,虚证具有不足、松弛、衰退的特征,实证具有有余、亢盛、停聚的特征。但疾病较为复杂或发展到严重阶段,可表现出一些不符合常规认识的征象,也就是当患者的正气虚损严重,或病邪极其盛实时,会出现一些与虚、实病理本质相反的"假象",从而影响对虚、实证的准确判断。具体来说,有真实假虚和真虚假实两种情况。

(1)真实假虚证:疾病的本质为实证,却出现某些"虚羸"的现象,即所谓"大实有羸状"。如实邪内盛之人,出现神情默默、身体倦怠、懒言、脉象沉细等貌似"虚羸"的表现,是由于火热,或痰食,或湿热,或瘀血等邪气或病理产物大积大聚,以致经脉阻滞,气血不能畅达,其病变的本质属实。因此,虽默默不语但语时声高气粗,虽倦怠乏力却动之觉舒,虽脉象沉细却按之有力,与虚证所导致的真正虚弱表现有所不同。同时还可能伴随疼痛拒按、舌质苍老、舌苔厚腻等实证的典型表现,可资鉴别。

(2)真虚假实证:疾病的本质为虚证,反出现某些"盛实"的现象,即所谓"至虚有盛候"。如正气亏虚较为严重之人,出现腹胀腹痛、二便闭塞、脉弦等貌似盛实的表现,是由于脏腑虚衰,气血不足,运化无力,气机不畅所致,其病变的本质属虚。因此,腹虽胀满而有时缓解,不似实证之常满不减;腹虽痛而按之痛减,不似实证之拒按;脉虽弦,但重按无力,与实证表现有所不同。同时可能伴随神疲乏力、面色无华、舌质娇嫩等虚证的典型表现,可资鉴别。

当出现上述"大实有羸状"或"至虚有盛候"的情况时,一定要注意围绕虚、实证的表现特点及鉴别要点综合分析,仔细辨别,从而分清虚实的真假。应特别注意:①脉象的有力无力、有神无神;浮候如何,沉候如何。尤以沉取之象为真谛。②舌质的胖嫩与苍老,舌苔的厚腻与否。③言语发声是响亮还是低怯。④患者体质的强弱,发病的原因,以及治疗经过等。

此外,还要注意证候中的可疑症状与"独处藏奸"的症状,如此则虚实真假便无从遁形了。

四、阴阳辨证

阴与阳是归类病证类别的两个纲领。

阴、阳分别代表事物相互对立的两个方面,无所不指,也无所定指,故病证的性质及临床表现,一般可用阴阳进行概括或归类。《素问·阴阳应象大论》云"善诊者,察色按脉,先别阴阳",《类经》云"人之疾病……必有所本,故或本于阴,或本于阳,病变虽多,其本则一",《景岳全书》也有"凡诊病施治,必须先审阴阳,乃为医道之纲领,阴阳无谬,治焉有差? 医道虽繁,而可以一言蔽之者,曰阴阳而已"之说。阴证与阳证是根据阴与阳的基本属性而划分的,还可以用于归纳疾病的病位、病性和病势,由此可见阴、阳在辨别病证中的重要性。

表证与里证、寒证与热证、虚证与实证,反映了病变过程中三对既对立又统一的矛盾现象。这三对证分别从不同的侧面来概括病情,故只能说明疾病在某一方面的特征,而不能反映出疾病的全貌。表、里、虚、实、寒、热六纲在八纲中的地位是平等的,相互之间虽然有一定的联系,但既不能相互概括,又不能相互取代。因此,为了对病情进行更高层面或总的归纳,可以用阴证与阳证概括其他六类证,即表证、热证、实证属阳,里证、寒证、虚证属阴,阴、阳两纲可以统领其他六纲而成为八纲中的总纲。

阴证与阳证的划分不是绝对的,是相对而言的。如与表证相对而言,里证属于阴证,但里证又有寒热、虚实之分,相对于里寒证与里虚证而言,里热证与里实证则又归于阳证的范畴。因此,临床上在对具体病证归类时会存在阴中有阳、阳中有阴的情况。

五、八纲证之间的关系

八纲中,阴阳、表里、寒热、虚实,各自概括着一个方面的病理本质,然而它们之间是互相联系的。寒热病性、邪正相争不能离开表里病位而存在,也没有可以离开寒热、虚实等病性而独立存在的表证或里证。因此,用八纲所分析、归类的证,并不是彼此孤立、静止不变的,证与证之间存在着相兼、错杂、转化的关系,甚至真假难辨,并且随着病情发展而不断变化。临床辨证时,不仅要注意八纲基本证的识别,更应把握八纲证之间的相互关系,只有将八纲综合起来对病情做全面的分析考察,才能对证有比较准确的认识。

八纲证之间的相互关系,主要可归纳为证的相兼、证的错杂和证的转化三个方面。

(一) 证的相兼

广义的证的相兼,是指多种证同时存在。本处所指为狭义的证的相兼,即在疾病某一阶段,出现不相对立的两纲或两纲以上的证同时存在的情况。

表里、寒热、虚实各自从不同的侧面反映疾病某方面的本质,故不能互相概括、替代,临床上的证亦不可能只涉及病位或病性的某一方面。因而辨证时,无论病位之在表、在里,必然要区分其寒热、虚实性质;论病性之属寒、属热,必然要辨别病位在表或在里,是邪盛或是正虚;论病情之虚实,必察其病位之表里、病性之寒热。

根据证的相兼的概念,除了对立两纲(表与里、寒与热、虚与实)之外的其他任意三纲均可组成相兼证。经排列组合可形成表实寒证、表实热证、表虚寒证、表虚热证、里实寒证、里实热证、里虚寒证、里虚热证八类证。但临床实际中很少见到真正的表虚寒证与表虚热证。

以往关于"表虚证"有两种说法:一是指外感风邪所致有汗出的表证,相对于外感风寒所致无汗出的"表实证"而言。其实,表证的有无汗出,只是在外邪的作用下,毛窍的闭与未闭,是邪正相争的不同反映;

毛窍未闭、肌表疏松而有汗出,并不说明疾病的本质属虚,因此,表证有汗出者并非真正的虚证。二是指肺(脾)气虚所致卫表不固证,但实际上该证属(阳)气虚弱之证。

相兼证的临床表现,多是相关纲领证临床表现的叠加,如表实寒证与表实热证,既同属于表证的范畴,又分别属于寒证与热证,分别以恶寒重发热轻、无汗、脉浮紧及发热重恶寒轻、口微渴、汗出、脉浮数等为辨证要点;里实寒证与里实热证既同属于里实证的范畴,又分别属于寒证与热证,分别以形寒肢冷、面白、口不渴、痰稀、尿清、冷痛拒按、苔白、脉沉或紧及壮热、面赤、口渴、大便干结、小便短黄、舌红苔黄、脉滑数或洪数为辨证要点;里虚寒证与里虚热证既同属于里虚证的范畴,又分别属于寒证与热证,分别以畏寒肢冷、神疲乏力、尿清便溏、冷痛喜温喜按、舌淡胖苔白、脉沉迟无力及形体消瘦、五心烦热、午后颧红、口燥咽干、潮热盗汗、舌绛、脉细数为辨证要点。

(二)证的错杂

证的错杂,是指疾病的某一阶段同时存在八纲中对立两纲的证。在错杂证中,矛盾的双方都反映着疾病的本质,临床辨证时当辨析疾病的标本缓急、因果主次,以便采取正确的治疗。八纲的错杂关系,从表与里、寒与热和虚与实的角度,分别可概括为表里同病、寒热错杂、虚实夹杂。而这三种类型又可交互错杂,形成如表实寒里虚热、表实寒里实热等,因此,临证时应对其进行综合分析。

1. 表里同病 表里同病是指在同一患者身上,既有表证,又有里证的情况。表里同病的形成可概括为三种情况:一是发病即同时出现表证与里证的表现;二是先有表证未罢,又传及里;三是先有内伤病未愈而又感外邪。

表里同病,临床上常见以下六种情况。

(1)表里俱寒:如素体脾胃虚寒之人,复感风寒之邪,或外感寒邪之后,同时伤及表里,出现恶寒重发热轻、头身疼痛、鼻塞流涕、脘腹冷痛、大便溏、脉迟或浮紧等。

(2)表里俱热:如素有内热之人,又感风热之邪,或外感风热未罢,又传及里,出现发热重恶寒轻、咽喉疼痛、咳嗽气喘、便秘尿黄、舌红苔黄、脉数或浮数等。

(3)表寒里热:如先有表寒未罢,又入里化热,或先有里热,复感风寒之邪,出现恶寒发热、无汗、头身疼痛、口渴喜饮、烦躁、便秘尿黄、舌红苔黄等。

(4)表热里寒:如素体阳气不足,复感风热之邪,出现发热恶寒、有汗、头痛咽痛、尿清便溏、腹部胀满等。

(5)表里俱实:如先有饮食停滞,复感风寒之邪,出现恶寒发热、鼻塞流涕、脘腹胀满、厌食便秘、脉浮紧等。

(6)表实里虚:如素体气血虚弱之人,复感风寒之邪,出现恶寒发热、无汗、头身疼痛、神疲乏力、少气懒言、心悸失眠、舌淡脉弱等。

2. 寒热错杂 寒热错杂指在同一患者身上,既有寒证,又有热证的情况。寒热错杂的形成,可以概括为三种情况:一是先有热证,复感寒邪,或先有寒证,复感热邪;二是先有外感寒证,寒郁而化热,虽已入里,但表寒未解;三是机体阴阳失调,出现寒热错杂。

结合病位,可将寒热错杂概括为表里的寒热错杂与上下的寒热错杂。表里的寒热错杂包括表寒里热与表热里寒(详见表里同病);上下的寒热错杂包括上热下寒及上寒下热。

(1)上热下寒:如患者同时存在胸中烦热、咽痛口干、频频呕吐等上焦热证及腹痛喜暖、大便溏薄等中焦脾胃虚寒证的表现。

(2)上寒下热:如患者同时存在胃脘冷痛、呕吐清涎等上部脾胃虚寒证及尿频、尿痛、小便短黄等下部膀胱湿热证的表现。

3. 虚实夹杂 虚实夹杂是指在同一患者身上,既有虚证,又有实证的情况。虚实夹杂的形成可概括为两种情况:一是先有实证,邪气太盛,损伤正气,以致正气亦虚,而出现虚证;二是先有正气不足的虚证,无力祛除病邪,以致病邪积聚,或复感外邪,又同时出现实证。

结合病位,虚实夹杂可概括为表虚里实、表实里虚,或上实下虚、上虚下实等证,但辨别虚实夹杂的关键是分清虚实的孰多、孰少,病势的孰缓、孰急,为临床确立以攻为主,或以补为主,或攻补并重的治疗原则提供依据。

因此,可将虚实夹杂概括为以虚证为主的虚中夹实、以实证为主的实中夹虚及虚证、实证难分轻重的虚实并重三种类型。

(1)虚中夹实:以正虚为主,邪实为次。例如,温热病后期,虽邪热将尽,但肝肾之阴已大伤,此时邪少虚多,虽有发热,但以低热不退、口干口渴、舌绛而干、少苔或无苔、脉细数等虚证的表现为主。

(2)实中夹虚:以邪实为主,正虚为次。例如,外感伤寒,经发汗或吐、下之后,心下痞硬,噫气不除,是胃有痰湿、浊邪而胃气受损的实中夹虚之证。

(3)虚实并重:正虚与邪实均表现明显。例如,小儿疳积,既有大便泄泻、完谷不化、形瘦骨立等脾胃虚弱的表现,又有腹部膨大、烦躁不安、食欲亢盛、舌苔厚浊等积滞化热的表现。

(三)证的转化

证的转化是指在疾病的发展变化过程中,八纲中相互对立的证在一定条件下可以相互转化。但证的转化往往有一个量变到质变的过程,因而在证的真正转化之前,可以呈现出证的相兼或错杂现象。

证转化后的结果有两种情况:一是病位由浅及深,病情由轻而重,向加重方向转化;二是病位由深而浅,病情由重而轻,向痊愈方向转化。

八纲证之间的转化包括表里出入、寒热转化、虚实转化三种情况。

1. 表里出入 表里出入是指病邪从表入里,或由里出表。一般而言,由表入里多提示病情转重,由里出表多预示病情减轻。

(1)表邪入里:先出现表证,因表邪不解,内传入里,致使表证消失而出现里证。例如,外感病初期出现恶寒发热、头身疼痛、无汗、苔薄白、脉浮紧等症,为表实寒证。如果失治误治,表邪不解,内传于脏腑,继而出现高热、口渴、舌苔黄、脉洪大等症,表示表邪已入里化热,原来的表实寒证已转化成为里实热证。

(2)里邪出表:某些里证因治疗及时、护理得当,机体抵抗力增强,驱邪外出,从而表现出病邪向外透达的症状或体征。其结果并不是里证转化为表证,而是表明邪有出路,病情有向愈的趋势。例如,麻疹患儿热毒内闭,则疹不出而见发热、喘咳、烦躁等症,通过调治后,麻毒外透,疹子发出而烦热、喘咳等减轻、消退;外感温热病中,出现高热、烦渴等症,随汗出而热退身凉、烦躁等症减轻,均是邪气从内向外透达的表现。

邪气的表里出入主要取决于正邪双方斗争的情况,因此,掌握病势的表里出入变化,对于预测疾病的发展与转归,及时调整治疗策略具有重要意义。

2. 寒热转化 寒热转化是指寒证或热证在一定条件下相互转化,形成相反的证。寒证化热提示阳气旺盛,热证转寒提示阳气衰惫。

(1)寒证化热:原为寒证,后出现热证,而寒证随之消失。寒证化热常见于外感寒邪未及时发散,而机体阳气偏盛,阳热内郁到一定程度,则寒邪化热,形成热证;或寒湿之邪郁遏,而机体阳气不衰,由寒而化热,形成热证;或因使用温燥之品太过,亦可使寒证转化为热证。例如,寒湿痹病,初为关节冷痛、麻木,病程日久,或过服温燥药物,而变成患处红肿灼痛等;哮病因寒引发,痰白稀薄,久之见痰黄而稠、舌红苔黄等,均属寒证转化为热证。

(2)热证转寒:原为热证,后出现寒证,而热证随之消失。热证转寒常见于邪热毒气严重的情况,或因失治、误治,以致邪气过盛,耗伤正气,正不胜邪,阳气耗散,故而转为虚寒证,甚至出现亡阳。例如,疫毒病初期,表现为高热烦渴、舌红脉数、泻痢不止等,由于治疗不及时,骤然出现冷汗淋漓、四肢厥冷、面色苍白、脉微欲绝等症,属于热证转化为寒证(亡阳证)。

寒证与热证的相互转化,是由邪正力量的对比所决定的,其关键在于机体阳气的盛衰。寒证转化为热证,是人体正气尚强,阳气较为旺盛,邪气才会从阳化热,提示人体正气尚能抗御邪气;热证转化为寒证,是邪气虽衰而正气不支,阳气耗伤并处于衰败状态,提示正不胜邪,病情加重。

3. 虚实转化　虚实转化是指在疾病的发展过程中,由于正邪力量对比的变化,虚证与实证相互转化,形成相反的证。实证转虚为疾病的一般规律,虚证转实临床少见,实际上常常是因虚致实,形成本虚标实的错杂证。

(1)实证转虚:原为实证,后出现虚证,而实证随之消失。邪正斗争的趋势,或是正气胜邪而向愈,或是正不胜邪而迁延。因此,病情日久,或失治误治,正气损伤而不足以御邪,皆可导致实证转化为虚证。例如,外感热病的患者,始见高热、口渴、汗多、烦躁、脉洪数等实热证的表现,因治疗不当,日久不愈,导致津气耗伤,而出现形体消瘦、神疲嗜睡、食少、咽干、舌嫩红无苔、脉细无力等虚象;本为咳嗽吐痰、息粗而喘、苔腻脉滑,久之见气短而喘、声低懒言、面白、舌淡、脉弱等,均是邪虽去而正已伤,由实证转化为虚证。

(2)因虚致实:正气不足,脏腑功能衰退,组织失去濡润充养,或气机运化无力,以致气血阻滞,病理产物蓄积,邪实上升为矛盾的主要方面,而表现以实为主的证。例如,心阳气虚日久,温煦无能,推运无力,则可使血行迟缓而成瘀,在原有心悸、气短、脉弱等心气虚证的基础上,出现心胸绞痛、唇舌紫暗、脉涩等症,则是心血瘀阻证,此时血瘀之实的表现较心阳气亏虚的表现更为突出。又如,脾肾阳虚不能温运气化水液,以致水湿泛滥,出现水肿等症,都是因虚而致实,并不是真正的虚证转化为实证。

总之,所谓虚证转化为实证,并不是指正气来复,病邪转为亢盛,形成邪盛而正不虚的实证,而是在虚证基础上转化为以实证为主要矛盾的证,其本质是因虚致实,本虚标实。这也体现了马克思主义矛盾论和辩证法的思想。

任务二　懂五脏六腑辨证

脏腑辨证是根据脏腑的生理功能和病理特点,辨别脏腑病位及脏腑阴阳、气血、虚实、寒热等变化,为治疗提供依据的辨证方法,对四诊所收集的各种病情资料进行分析、归纳,辨别疾病所在的脏腑部位及病性。脏腑辨证作为病位辨证的方法之一,其重点是辨别疾病所在的脏腑部位。

八纲辨证可以确定证的纲领,但辨证结果的具体病位尚不明确,因而还不是最后的诊断。要确切地辨明疾病的部位,必须落实到具体的脏腑。当然,每一脏腑的病证除了病位诊断之外,还包括了病性诊断,只有这样才能形成完整、规范的证名。脏腑辨证是中医辨证体系中的重要内容,是临床诊断的基本方法,也是内、外、妇、儿等各科辨证的基础,具有广泛的适用性。

脏腑病证是脏腑病理变化反映于外的客观征象。脏腑辨证的过程,首先是辨明脏腑病位。由于各脏腑的生理功能不同,疾病过程中所表现的症状、体征也各不相同。因此,熟悉各脏腑的生理功能及病理特点,是脏腑辨证的关键所在。其次要辨清病性,结合病变所在的脏腑病位,分辨在此病位上的具体病性。病性辨证是脏腑辨证的基础,只有辨清病性,才能确定治疗原则,只有辨清病位,才能使治疗更有针对性。

但是,由于病位与病性之间相互交织,临床辨证时既可以脏腑病位为纲,区分不同病性;也可在辨别病性的基础上,根据脏腑的病理特征确定脏腑病位。

一、心与小肠病辨证

心居胸中,为君主之官,主血脉,又主神志,为五脏六腑之大主,其华在面,开窍于舌,在体合脉,其经脉循肩臂内侧后缘,下络小肠,与小肠相表里。小肠具有受盛化物和泌别清浊的功能。

心病的主要病理为主血脉和藏神的功能失常,常见症状为心悸、怔忡、心痛、心烦、失眠、健忘、精神错乱、神志昏迷及某些舌体病变等。小肠病变主要反映在泌别清浊功能和气机的失常,常见症状为腹胀、腹痛、肠鸣、腹泻或小便赤涩疼痛、小便混浊等。

心病的常见证型中,虚证多见心血虚证、心阴虚证、心气虚证、心阳虚证及心阳虚脱证;实证多见心火亢盛证、心脉痹阻证、痰蒙心神证、痰火扰神证及瘀阻脑络证。小肠实证有小肠实热证,虚证有小肠虚寒证。这里主要介绍小肠实热证。

(一)心血虚证

心血虚证指血液亏虚,心失濡养,以心悸、失眠、多梦及血虚症状为主要表现的证型。

【证候表现】 心悸,失眠,多梦,健忘,头晕眼花,面色淡白或萎黄,唇舌色淡,脉细无力。

【证候分析】 多因劳神过度,或失血过多,或久病伤及营血引起;也可因脾失健运或肾精亏损,或禀赋不足,生血之源不足而致。心血虚,心失濡养,心动失常,故见心悸;心神失养,神不守舍,则为失眠,多梦;血虚不能上荣头、面,故见头晕眼花,健忘,面色淡白或萎黄,唇舌色淡;血少、脉道失充,故脉细无力。

【辨证要点】 心悸、失眠、多梦与血虚症状共见为主要表现。

(二)心阴虚证

心阴虚证指阴液亏损,心失滋养,或阴不制阳,虚热内扰,以心悸、心烦、失眠及阴虚症状为主要表现的证型。

【证候表现】 心悸,心烦,失眠,多梦,口燥咽干,形体消瘦,两颧潮红,或手足心热,潮热盗汗,舌红少苔乏津,脉细数。

【证候分析】 多因思虑劳神太过,暗耗心阴;或温热火邪,灼伤心阴;或肝肾阴亏,不能上养,累及心阴而成。心阴虚,心失濡养,心动失常,故见心悸;虚热扰心,神不守舍,故见心烦、失眠、多梦;阴虚失滋,故口燥咽干、形体消瘦;阴不制阳,虚热内生,故手足心热、潮热盗汗、两颧潮红、舌红少津、少苔、脉细数。

【辨证要点】 心悸、心烦、失眠与虚热症状共见为主要表现。

心血虚证与心阴虚证均可见心悸、失眠、多梦等症,但心血虚证以面色淡白、唇舌色淡等"色白"之血虚表现为特征;心阴虚证以口燥咽干、形体消瘦、两颧潮红、手足心热、潮热盗汗等"色红"及阴虚内热之象为特征。

(三)心气虚证

心气虚证指心气不足,鼓动无力,以心悸怔忡及气虚症状为主要表现的证型。

【证候表现】 心悸怔忡,气短胸闷,精神疲倦,或有自汗,动则诸症加剧,面色淡白,舌淡,脉虚。

【证候分析】 多因素体虚弱,或久病失养,或劳倦过度,或先天不足,或年老气衰等而导致。心气虚,鼓动乏力,心动失常,故见心悸怔忡;宗气衰少,功能减退,故气短胸闷,精神疲倦;气虚卫外不固,故自汗;动则气耗,故活动劳累后诸症加剧;气虚运血无力,气血不足,血脉不荣,故面色淡白、舌淡、脉虚。

【辨证要点】 心悸怔忡与气虚症状共见为主要表现。

(四)心阳虚证

心阳虚证指心阳虚衰,温运失司,虚寒内生,以心悸怔忡,或心胸疼痛及阳虚症状为主要表现的证型。

【证候表现】 心悸怔忡,胸闷气短,或心胸疼痛,畏寒肢冷,自汗,神疲乏力,面色㿠白,或面唇青紫,舌质淡胖或紫暗,苔白滑,脉弱或结、代或迟。

【证候分析】 多因心气虚进一步发展而来,或因其他脏腑病证损伤心阳而成。心阳虚衰,推动、温运无力,心动失常,轻则心悸,重则怔忡;心阳虚衰,宗气衰少,胸阳不展,故见胸闷气短;心脉失其温通而痹阻不畅,故见心胸疼痛;阳虚温煦失职,故见畏寒肢冷;阳虚卫外不固,故见自汗;温运乏力,面部血脉失充,血行不畅,故见面色㿠白或面唇青紫,舌质紫暗,脉弱或结、代;阳虚水湿不化,故舌淡胖嫩,苔白滑。

【辨证要点】 心悸怔忡,或心胸疼痛与阳虚症状共见为主要表现。

(五)心阳虚脱证

心阳虚脱证指心阳衰极,阳气欲脱,以心悸、胸痛、冷汗肢厥、脉微欲绝为主要表现的证型。

【证候表现】 在心阳虚症状的基础上,突然冷汗淋漓,四肢厥冷,面色苍白,呼吸微弱,或心悸,心胸剧痛,神志模糊或昏迷,唇舌青紫,脉微欲绝。

【证候分析】 多因心阳虚证进一步发展形成;亦可因寒邪暴伤心阳,或痰瘀阻塞心脉引起;还可因失血亡津,气无所依,心阳随之外脱引起。心阳衰亡,不能外固,故冷汗淋漓;不能温煦四肢,故见四肢厥冷;宗气外泄,不司呼吸,故见呼吸微弱;阳气外脱,脉道失充,运血无力,不能上输头面,故面色苍白;阳衰血脉失于温通,则见心痛剧烈,唇舌青紫;心神涣散,则见神志模糊,甚则昏迷;心阳衰竭,故脉微欲绝。

【辨证要点】 心悸胸痛、神志模糊或昏迷与亡阳症状共见为主要表现。心气虚证、心阳虚证和心阳虚脱证有密切联系,可以出现在疾病过程中的不同阶段。临床辨证应掌握心气虚证、心阳虚证、心阳虚脱证的特点:心气虚证以心悸怔忡为主症,同时出现心脏及全身功能活动衰弱的症状,如气短、胸闷、神疲、自汗等,且动则诸症加剧;心阳虚证在心气虚证的基础上出现虚寒症状,以畏寒肢冷为特征,且心悸加重,或出现心胸疼痛、面唇青紫等表现;心阳虚脱证,是在心阳虚证的基础上出现亡阳症状,以冷汗肢厥,或心胸剧痛、神志模糊或昏迷为特征。

(六)心火亢盛证

心火亢盛证指心火内炽,扰神迫血,火热上炎或下移,以心烦失眠、舌赤生疮、吐衄、尿赤及火热症状为主要表现的证型。

【证候表现】 心烦失眠,或狂躁谵语,神志不清;或舌上生疮,溃烂疼痛;或吐血,衄血;或小便短赤,灼热涩痛;伴见发热口渴,便秘尿黄,面红舌赤,苔黄脉数。

【证候分析】 多因情志抑郁化火,或火热之邪内侵,或过食辛辣刺激食物、温补之品,久蕴化火,扰神迫血引起。心火炽盛,热扰心神,故心烦失眠;火热闭窍扰神,故狂躁谵语,神志不清;火热迫血妄行,故见吐血,衄血;心火上炎舌窍,故见舌上生疮,溃烂疼痛;心火下移小肠,故见小便短赤,灼热涩痛;热蒸于外,故发热;热盛伤津,故口渴,便秘尿黄;火热内盛,故面红舌赤,苔黄脉数。

【辨证要点】 以心烦失眠、舌赤生疮、吐衄、尿赤与火热症状共见为主要表现。

(七)心脉痹阻证

心脉痹阻证指瘀血、痰浊、阴寒、气滞等因素阻痹心脉,以心悸怔忡、心胸憋闷疼痛为主要表现的证型。

【证候表现】 心悸怔忡,心胸憋闷疼痛,痛引肩背内臂,时作时止,或以刺痛为主,舌质晦暗,或有青紫斑点,脉细、涩、结、代;或以心胸憋闷为主,体胖痰多,身重困倦,舌苔白腻,脉沉滑或沉涩;或以遇寒痛剧为主,得温痛减,形寒肢冷,舌淡苔白,脉沉迟或沉紧;或以胀痛为主,与情志变化有关,喜太息,舌淡红,脉弦。

【证候分析】 多因正气先虚,心阳不振,运血无力,逐渐发展而成,常因气滞、血瘀、痰阻、寒凝等诱发,故其性质多为本虚标实。心阳不振,失于温运,心脉失养,心动失常,故见心悸怔忡;阳气不运,心脉阻滞不通,故心胸憋闷疼痛;手少阴心经之脉横出腋下,循肩背、内臂后缘,故痛引肩背内臂。

瘀阻心脉:以刺痛为特点,伴见舌质晦暗,或有青紫色斑点,脉细、涩、结、代等瘀血内阻的症状。

痰阻心脉:以憋闷为特点,多伴体胖痰多、身重困倦、苔白腻、脉沉滑或沉涩等痰浊内盛的症状。

寒凝心脉:以痛势剧烈,突然发作,遇寒加剧,得温痛减为特点,伴见形寒肢冷、舌淡或青紫、苔白、脉沉迟或沉紧等寒邪内盛的症状。

气滞心脉:以胀痛为特点,其发作多与精神因素有关,常伴见胁胀、善太息、脉弦等气机郁滞的症状。

【辨证要点】 心悸怔忡、心胸憋闷疼痛与血瘀、痰阻、寒凝或气滞症状共见为主要表现。

(八)痰蒙心神证

痰蒙心神证指痰浊内盛,蒙蔽心神,以神志抑郁、错乱、痴呆、昏迷及痰浊症状为主要表现的证型。痰蒙心神证又称痰迷心窍证。

【证候表现】 神情痴呆,意识模糊,甚则昏不知人;或精神抑郁,表情淡漠,喃喃独语,举止失常;或突然昏仆,不省人事,口吐涎沫,喉有痰声,并见面色晦暗,胸闷呕恶,舌苔白腻,脉滑等症。

【证候分析】 多因湿浊酿痰;或因情志不遂,气郁生痰;或痰浊内盛,夹肝风内扰,致痰浊蒙蔽心神而成。痰浊蒙蔽,心神不清,故见神情痴呆,意识模糊,甚则昏不知人;肝失疏泄,气郁生痰,蒙蔽心神,则见精神抑郁,表情淡漠,喃喃独语,举止失常;痰浊内盛,引动肝风,肝风夹痰,蒙蔽心神,故见突然昏仆,不省人事,口吐涎沫,喉有痰声;痰浊内阻,气血不畅,故面色晦暗;痰阻胸阳,胃失和降,则胸闷呕恶;舌苔白腻,脉滑,均为痰浊内盛之征。

【辨证要点】 神志抑郁、错乱、痴呆、昏迷与痰浊症状共见为主要表现。

(九) 痰火扰神证

痰火扰神证指火热痰浊交结,扰乱心神,以狂躁、神昏及痰热症状为主要表现的证型。痰火扰神证又称痰火扰心(闭窍)证。

【证候表现】 烦躁不宁,失眠多梦,甚或神昏谵语,胸闷气粗,咳吐黄痰,喉间痰鸣,发热口渴,面红目赤;或狂躁妄动,打人毁物,不避亲疏,胡言乱语,哭笑无常;舌红,苔黄腻,脉滑数。

【证候分析】 本证可见于外感热病和内伤杂病,多因精神刺激,思虑动怒,气郁化火,炼液为痰,痰火内盛;或因外感温热、湿热之邪,热邪煎熬,灼液为痰,痰火内扰所致。外感热病中,火热炼液为痰,痰热扰心,故烦躁不宁,失眠多梦;痰火闭窍,扰乱神志,故神昏谵语;邪热内盛,热蒸火炎,故见发热口渴,面红目赤。内伤杂病中,精神刺激,痰火内盛,闭扰心神,轻则烦躁、失眠;重则精神错乱;痰火扰乱心神,故见狂躁妄动,打人毁物,不避亲疏,胡言乱语,哭笑无常;痰火内壅,气机不畅,故胸闷气粗,咳吐黄痰,喉间痰鸣;舌红,苔黄腻,脉滑数,均为痰火内盛之象。

【辨证要点】 烦躁不宁、失眠多梦、狂躁、神昏谵语与痰热症状共见为主要表现。临床上痰蒙心神证须与痰火扰神证相鉴别。两证均可由情志所伤引起,皆与痰有关,均可出现神志、意识的异常。但痰蒙心神证为痰浊蒙蔽心神,其症状以意识模糊、抑郁、错乱、痴呆为主,兼见苔腻、脉滑等痰浊内盛的症状,无明显火热证表现;痰火扰神证则既有痰又有火,其症状以狂躁、谵语等动而多躁的表现为主,除了苔腻、脉滑等痰浊内盛的表现以外,还兼见舌红苔黄、脉数等火热的症状。

(十) 瘀阻脑络证

瘀阻脑络证指瘀血阻滞脑络,以头痛、头晕及血瘀症状为主要表现的证型。

【证候表现】 头晕不已,头痛如刺,痛处固定,经久不愈,健忘,失眠,心悸,或头部外伤后昏不知人,面色晦暗,舌质紫暗或有紫斑、紫点,脉细涩。

【证候分析】 多因头部外伤,瘀血停积脑络;或久痛入络,瘀血阻塞脑络而成。瘀血阻滞脑络,故头痛如刺,痛处固定,经久不愈;脑络不通,脑窍失于气血荣养,则头晕不已;瘀血不去,新血不生,心神失养,故健忘、失眠、心悸;外伤严重,元神无主,故昏不知人;面色晦暗,舌质紫暗或有紫斑、紫点,脉细涩,为瘀血内阻之征。

【辨证要点】 头痛、头晕与血瘀症状共见为主要表现。

(十一) 小肠实热证

小肠实热证指心火下移小肠,热迫膀胱,气化失司,以小便赤涩疼痛、心烦、舌疮及实热症状为主要表现的证型。

【证候表现】 小便短赤,灼热涩痛,尿血,心烦失眠,口渴,口舌生疮,脐腹胀痛,舌红,苔黄,脉数。

【证候分析】 多因心经有热,下移小肠而成。心火下移小肠,热迫膀胱,气化失司,故小便短赤,灼热涩痛;热伤血络,故尿血;邪热扰心,故心烦失眠;火热伤津,故口渴;火热上炎舌窍,故口舌生疮;小肠气机失调,故脐腹胀痛;舌红,苔黄,脉数,均为实热之征。

【辨证要点】 小便赤涩疼痛、心烦、舌疮与实热症状共见为主要表现。

二、肺与大肠病辨证

肺居胸中,上通喉咙,开窍于鼻,外合皮毛,肺为娇脏,为脏腑之华盖。其经脉下络大肠,与大肠相表里。肺主气、司呼吸,主宣发、肃降,通调水道,朝百脉,主治节等。大肠具有传化糟粕的功能,称为"传导之官"。

肺病的主要病理为宣发、肃降功能失常,常见症状为咳嗽、气喘、咳痰、胸闷胸痛、咽喉疼痛、声音嘶哑、鼻塞、流涕等,其中以咳、喘、痰为特征表现。大肠病的主要病理为传导功能失常,常见症状有便秘、泄泻等。

肺病证型有虚实之分。虚证有肺气虚证和肺阴虚证;实证有风寒犯肺证、风热犯肺证、燥邪犯肺证、肺热炽盛证、痰热壅肺证、寒痰阻肺证、饮停胸胁证、风水搏肺证等。大肠病常见证型亦有虚实之分。虚证有肠燥津亏证、肠虚滑泻证;实证有大肠湿热证、肠热腑实证、虫积肠道证等。

(一)肺气虚证

肺气虚证指肺气虚弱,宣肃、卫外功能减退,以咳嗽无力、气喘、自汗、易于感冒及气虚症状为主要表现的证型。

【证候表现】　咳嗽无力,气短而喘,咳痰清稀,声低懒言,动则尤甚;神疲体倦,面色淡白,自汗,畏风,易于感冒;舌淡苔白,脉弱。

【证候分析】　多因久患肺疾,耗损肺气,或脾虚致肺气生化不足所致。肺气亏虚,宣肃功能失职,气逆于上,故见咳、喘;肺气亏虚,津液不布,聚为痰浊,故咳痰清稀;肺气亏虚,宗气生成减少,故见声低懒言;劳则耗气,稍事活动则肺气益虚,诸症加重。神疲体倦,面色淡白,舌淡苔白,脉弱,均为气虚之象。肺气亏虚,气不摄津,而见自汗;气虚不能固表,则见恶风,易于感冒。

【辨证要点】　咳、喘、痰稀与气虚症状共见为主要表现。

(二)肺阴虚证

肺阴虚证指肺阴亏虚,虚热内生,肺失滋润,清肃失司,以干咳无痰,或痰少而黏及阴虚症状为主要表现的证型。

【证候表现】　干咳无痰,或痰少而黏,不易咳出,或痰中带血,声音嘶哑,形体消瘦,口干咽燥,五心烦热,潮热盗汗,两颧潮红,舌红少津,脉细数。

【证候分析】　多因内伤杂病,久咳耗阴伤肺;或痨虫蚀肺,消烁肺阴而成,亦可由外感热病后期肺阴损伤导致。肺阴不足,肺失滋润,清肃失司,气逆于上,故见干咳;虚热内生,炼津为痰,则见痰少而黏;阴虚火旺,肺系失濡,火灼咽喉,则现声音嘶哑;火热灼伤肺络,则痰中带血;肺阴亏虚,机体失濡,故见口干咽燥,形体消瘦;五心烦热,潮热盗汗,两颧潮红,为阴虚内热之典型见症;舌红少津,脉细数,亦属阴虚内热之征。

【辨证要点】　干咳无痰、痰少而黏与阴虚症状共见为主要表现。

(三)风寒犯肺证

风寒犯肺证指由于风寒侵袭,肺卫失宣,以咳嗽及风寒表证症状为主要表现的证型。

【证候表现】　咳嗽,痰稀白痰,恶寒发热,鼻塞流清涕,头身疼痛,无汗,苔薄白,脉浮紧。

【证候分析】　多因风寒邪气侵犯肺卫所致。风寒之邪经皮毛、口鼻内犯于肺,肺气失宣而上逆,则咳嗽;宣肃失职,津液不布,故见痰稀色白;风寒袭表,卫阳被遏,肌表失于温煦,故见恶寒;卫阳与邪气相争,则发热;风寒侵犯肺卫,肺气失宣,鼻窍不利,故见鼻塞,流清涕;寒邪凝滞经脉,气血运行不畅,故头身疼痛;腠理闭塞,则无汗;苔薄白,脉浮紧,乃风寒在表之象。

【辨证要点】　咳嗽、痰稀色白与风寒表证症状共见为主要表现。风寒犯肺证须与风寒表证进行鉴别。风寒犯肺证病位在肺卫,偏重于肺,症状以咳嗽为主,或兼见表证;风寒表证病位主要在表,症状以恶寒发热为主,或兼有咳嗽,一般咳嗽较轻。

(四) 风热犯肺证

风热犯肺证指由于风热侵犯,肺卫失宣,以咳嗽及风热表证症状为主要表现的证型。

【证候表现】 咳嗽,痰少色黄,发热微恶风寒,鼻塞流浊涕,口干微渴,咽喉肿痛,舌尖红,苔薄黄,脉浮数。

【证候分析】 多因风热邪气侵犯肺卫所致。风热犯肺,肺失清肃,肺气上逆,故见咳嗽;热邪灼津为痰,故痰少色黄;肺卫受邪,卫气被遏,肌表失于温煦,故恶寒;卫气抗邪,则发热;热为阳邪,郁遏卫阳较轻,故热重寒轻;肺系受邪,鼻窍不利,故见鼻塞涕浊;咽喉不利,故见咽喉肿痛;风热在肺卫,伤津不甚,故见口干微渴;舌尖红,苔薄黄,脉浮数,乃风热犯表之征。

【辨证要点】 咳嗽、痰黄稠与风热表证的症状共见为主要表现。风热犯肺证须与风热表证进行鉴别。风热犯肺证病位在肺卫,主要在肺,症状以咳嗽为主,或兼见表证的表现;风热表证病位主要在表,症状以发热恶寒为主,或兼有咳嗽,一般咳嗽较轻。

(五) 燥邪犯肺证

燥邪犯肺证指燥邪侵犯,肺失清润,肺卫失宣,以干咳无痰,或痰少而黏,以及口鼻干燥症状为主要表现的证型。

【证候表现】 干咳无痰,或痰少而黏,不易咳出,甚则胸痛,痰中带血,或咯血,口、唇、舌、鼻、咽干燥,或见鼻衄,发热恶风寒,少汗或无汗,苔薄干,脉浮数或浮紧。

【证候分析】 多因在秋季,或身处干燥环境,外感燥邪,侵犯肺卫所致。燥邪袭肺,肺气失宣,故生咳嗽;肺气失宣,津液不布,故少痰或无痰;燥性干涩,津伤失润,故唇、舌、鼻、咽干燥,少汗或无汗;邪犯卫表,卫气被遏,故发热恶风寒。燥证有温燥、凉燥之分,初秋温燥,夹夏热之余气,故发热微恶风寒,脉浮数;深秋凉燥,有近冬之寒气,故恶风寒微发热,脉浮紧。

【辨证要点】 干咳无痰,或痰少而黏与燥淫证的症状共见为主要表现。燥邪犯肺证与肺阴虚证均以干咳、痰少难咳为主症,均可兼见口、舌、咽干燥等津液亏少的表现。但前者属外感新病,病程短,多发于秋季或干燥环境,以燥邪伤津、不能滋润肺系的症状较为突出,可兼见恶寒发热、脉浮等表证的表现;后者属内伤久病,病程长,无季节性,兼症以虚热内扰的表现为主,无表证。

(六) 肺热炽盛证

肺热炽盛证指热邪壅肺,肺失清肃,以咳嗽、气喘及里实热症状为主要表现的证型。肺热炽盛证又称热邪壅肺证。

【证候表现】 咳嗽,气粗而喘,胸痛,气息灼热,咽喉红肿疼痛,发热,口渴,大便秘结,小便短赤,舌红苔黄,脉数。

【证候分析】 多因外感风热入里,或风寒之邪入里化热,蕴结于肺所致。热邪壅肺,肺失清肃,气逆于上,故见咳嗽,气粗而喘;热灼肺络,肺气不利,故见胸痛,气息灼热;肺热上熏咽喉,气血壅滞,故见咽喉肿痛;邪热蒸腾,则发热;热盛伤津,故见口渴,大便秘结,小便短赤;舌红苔黄,脉数,乃里实热盛之象。

【辨证要点】 咳嗽、气喘、胸痛与里实热症状共见为主要表现。肺热炽盛证须与风热犯肺证进行鉴别。两证均属肺热实证,表现以咳嗽为主,伴见发热。但前者以咳喘并重,发热明显,兼有里实热证;后者咳喘发热尚轻,兼有表证。

(七) 痰热壅肺证

痰热壅肺证指痰热交结,壅滞于肺,肺失清肃,以咳喘、痰黄稠及痰热症状为主要表现的证型。

【证候表现】 咳嗽,气喘息粗,胸闷,或喉中痰鸣,咳痰黄稠量多,或咳吐脓血腥臭痰,胸痛,发热,口渴,小便短赤,大便秘结,舌红苔黄腻,脉滑数。

【证候分析】 多因外邪犯肺,郁而化热,热伤肺津,炼液成痰;或素有宿痰,内蕴日久化热,痰与热结,壅阻于肺所致。痰热壅肺,肺失清肃,气逆于上,故见咳嗽、气喘息粗;肺热蕴郁,胸中气机不利,故见胸闷,胸痛;痰热交结,随气而逆,故见痰黄稠量多,或喉中痰鸣;若痰热壅滞肺络,火炽血败,肉腐成脓,则见咳吐脓血腥臭痰;里热蒸腾,阳盛则热,故见发热;内热伤津,故见口渴,大便秘结,小便短赤;舌红苔黄腻,脉滑数,乃痰热内蕴之象。

【辨证要点】 咳嗽、气喘息粗与痰热症状共见为主要表现。

(八)寒痰阻肺证

寒痰阻肺证指寒痰交阻于肺,肺失宣降,以咳嗽气喘、痰多色白及寒证症状为主要表现的证型。寒痰阻肺证又名寒饮停肺证、痰浊阻肺证。

【证候表现】 咳嗽气喘,痰多色白,喉中哮鸣,胸闷,形寒肢冷,舌淡苔白腻或白滑,脉濡缓或滑。

【证候分析】 多因素有痰疾,复感寒邪,内客于肺,或因寒湿外邪侵袭于肺,或因中阳受困,寒从内生,聚湿成痰,上干于肺所致。寒痰阻肺,宣降失司,肺气上逆,故见咳嗽、气喘;肺失宣降,津聚为痰,则见痰多色白;痰气搏结,上涌气道,故见喉中痰鸣;寒痰凝滞于肺,肺气不利,故见胸闷;阴寒凝滞,阳气郁而不达,肌肤失于温煦,故见形寒肢冷;舌淡苔白腻或白滑,脉濡缓或滑,均为寒饮痰浊内盛之象。痰稀者,为寒饮停肺证;痰稠者,为寒痰阻肺证;寒象不明显,仅以咳嗽气喘、痰多色白为主者,为痰浊阻肺证。

【辨证要点】 咳嗽、气喘与寒痰症状共见为主要表现。

(九)饮停胸胁证

饮停胸胁证指水饮停于胸胁,阻滞气机,以胸廓饱满、胸胁胀闷或痛及饮停症状为主要表现的证型,即属痰饮病之"悬饮"。

【证候表现】 胸廓饱满,胸胁部胀闷或痛,呼吸、咳嗽或转侧时牵引作痛,或伴头晕目眩,舌苔白滑,脉沉弦。

【证候分析】 多因中阳素虚,气不化水,水停为饮;或因外邪侵袭,肺通调水道失职,水液输布障碍,停聚为饮,流注胸腔所致。饮停胸胁,气机阻滞,络脉不利,故胸胁饱胀疼痛;水饮停于胸腔,气机不利,呼吸、咳嗽及身体转侧时引及饮邪壅迫于肺,故牵引作痛;饮为阴邪,遏阻阳气,清阳不升,故见头目晕眩;水饮内停,故可见苔白滑,脉沉弦。

【辨证要点】 胸廓饱满、胸胁胀闷或痛与饮停症状共见为主要表现。

(十)风水搏肺证

风水搏肺证指由于风邪袭肺,宣降失常,通调水道失职,水湿泛溢肌肤,以突起头面浮肿及卫表症状为主要表现的证型。

【证候表现】 浮肿始自眼睑、头面,继及全身,上半身肿甚,来势迅速,皮薄光亮,小便短少,或见恶寒重发热轻,无汗,苔薄白,脉浮紧;或见发热重恶寒轻,咽喉肿痛,苔薄黄,脉浮数。

【证候分析】 多由外感风邪,肺卫受病,宣降失常,通调失职,风遏水阻,风水相搏,泛溢肌肤所致。风属阳邪,风邪为患,上先受之;肺居上焦,为水之上源。风邪犯肺,肺宣发、肃降失职,水道失其通调,风水相搏,水气泛溢,故浮肿起于眼睑、头面;因其外邪新感,故发病较快,浮肿迅速,皮肤发亮;宣降失司,水液难以下输膀胱,则见小便短少;若风夹寒邪,则伴见恶寒重、发热轻、无汗、苔薄白、脉浮紧等症;若风与热合,则又常伴见发热重、恶寒轻、咽喉肿痛、舌红、脉浮数等症。

【辨证要点】 骤起面、睑浮肿与卫表症状共见为主要表现。

(十一)大肠湿热证

大肠湿热证指湿热壅阻肠道气机,大肠传导失常,以腹痛、泄泻及湿热症状为主要表现的证型。大肠湿热证又称肠道湿热证。

【证候表现】 腹痛,腹泻,肛门灼热,或暴注下泻,色黄味臭;或下痢赤白脓血,里急后重,口渴,小便短赤,或伴恶寒发热,或但热不寒;舌红苔黄腻,脉滑数或濡数。

【证候分析】 多因时令暑湿热毒侵袭,或饮食不洁,湿热秽浊积于大肠,伤及肠道气血所致。湿热侵袭大肠,壅阻气机,故见腹痛;湿热内迫肠道,大肠传导失常,故见腹泻,肛门灼热;湿热蕴积大肠,热迫津液随湿浊下注,可见便次增多,泻如黄水;湿热熏灼肠道,脉络损伤,血腐成脓,则见痢下脓血;湿热蒸迫肠道,肠道气机阻滞,故见里急后重;水液从大便外泄,故见小便短赤;热盛伤津,则见口渴;若属外感,表邪未解,则见恶寒发热;热盛于里,则但热不寒;舌红苔黄腻,脉滑数或濡数,皆为湿热内蕴之象。

【辨证要点】 腹痛、泄泻与湿热症状共见为主要表现。

(十二)肠热腑实证

肠热腑实证指邪热入里,与肠中糟粕相搏,以腹满硬痛、便秘及里热炽盛症状为主要表现的证型。肠热腑实证即六经辨证中的阳明腑实证。

【证候表现】 腹部硬满疼痛、拒按,大便秘结,或热结旁流,气味恶臭,壮热,或日晡潮热,汗出口渴,甚则神昏谵语、狂乱,小便短黄,舌质红,苔黄厚而燥,或焦黑燥裂起刺,脉沉数有力,或沉迟有力。

【证候分析】 多因邪热炽盛,汗出过多,或误用汗剂,津液外泄,致使肠中干燥,里热更甚,燥屎内结而成。热结肠道,气机壅滞,肠中燥屎内结,腑气不通,津液耗伤,肠道失润,故腹部硬满疼痛、拒按,大便秘结;若燥屎内结,加之邪热迫津下泄,故可见泻下稀水,气味恶臭,即所谓"热结旁流";大肠属阳明经,其气旺于日晡之时,故日晡潮热;邪热与燥屎胶结,火热愈炽,上扰心神,故见神昏谵语;里热蒸达,迫津外泄,故见壮热,汗出口渴,小便短黄;舌红,苔黄厚而燥,或焦黑燥裂起刺,脉沉数有力,或沉迟有力,均为里热炽盛之象。

【辨证要点】 腹满硬痛、便秘与里热炽盛症状共见为主要表现。

(十三)肠燥津亏证

肠燥津亏证指津液亏损,肠失濡润,传导失职,以大便燥结难下及津亏症状为主要表现的证型。肠燥津亏证又名大肠津亏证。

【证候表现】 大便干燥,状如羊屎,数日一行,腹胀作痛,或见左少腹包块,口干,或口臭,或头晕,舌红少津,苔黄燥,脉细涩。

【证候分析】 多因素体阴津不足,或年老阴津亏损,或嗜食辛辣之物,或汗、吐、下太过,或温热病后期耗伤阴液所致。阴津不足,肠道失濡,传导失职,则大便干结难解,状如羊屎,数日一行;燥屎结聚,气机阻滞,则腹胀作痛,或左下腹触及包块;腑气不通,秽浊之气上逆,则口气秽臭,甚至上扰清阳而见头晕;阴津亏损,濡润失职,则口干;舌红少津,脉细涩,为阴津亏损之象。

【辨证要点】 大便燥结难下与津亏症状共见为主要表现。肠热腑实证须与肠燥津亏证相鉴别。两证均可见大便秘结。后者为大肠阴津亏虚,肠失濡润,传导失职而致便秘,伴见津亏失润的症状,无腹胀、满、坚、实之征;而前者属燥热内结肠道,燥屎内结,腑气不通而见便秘,腹部硬满疼痛、拒按,兼有里热炽盛的症状。

(十四)肠虚滑泻证

肠虚滑泻证指大肠阳气虚衰不能固摄,以大便滑脱不禁及阳虚症状为主要表现的证型。肠虚滑泻证又称大肠虚寒证。

【证候表现】 下利无度,或大便失禁,甚则脱肛,腹痛隐隐,喜温喜按,畏寒神疲,舌淡苔白滑,脉弱。

【证候分析】 多因泻、痢久延不愈所致。久泻久痢,损伤阳气,大肠失其固摄,因而下利无度,甚则大便失禁或脱肛;大肠阳气虚衰,阳虚则阴盛,寒从内生,寒凝气滞,则腹部隐痛,喜温喜按,畏寒神疲;舌淡苔白滑,脉弱,均为阳虚阴盛之象。

【辨证要点】 大便失禁与阳虚症状共见为主要表现。

(十五)虫积肠道证

虫积肠道证指蛔虫等寄居肠道,阻滞气机,噬耗营养,以腹痛、面黄体瘦、大便排虫及气滞症状为主要表现的证型。

【证候表现】 胃脘嘈杂,时作腹痛,或嗜食异物,大便排虫,或突发腹痛,扪之有条索状物,甚至剧痛,呕吐蛔虫,面黄体瘦,睡中龂齿,鼻痒,或面部出现白斑,唇内有白色粟粒样颗粒,白睛见蓝斑。

【证候分析】 多因进食不洁的瓜果、蔬菜等,虫卵随饮食而入,在肠道内滋生繁殖所致。虫居肠道,争食水谷,噬耗精微,故觉胃中嘈杂不舒,久则面黄体瘦;蛔虫扰动,气机阻滞,则时作腹痛,虫静气畅则痛止,或随粪便排至体外;若蛔虫钻窜,聚而成团,结于肠道,阻塞不通,则腹痛且扪之有条索状物;蛔虫上窜,侵入胆道,气机逆乱,则脘腹阵发剧痛,呕吐蛔虫;虫积肠道,湿热内蕴,循经上熏,故可表现为鼻痒、龂齿,面部生白斑,唇内有颗粒;肺与大肠相表里,白睛属肺,蛔虫寄居肠道,故可见白睛蓝斑。

【辨证要点】 腹痛、面黄体瘦、大便排虫或与气滞症状共见为主要表现。

三、脾与胃病辨证

脾与胃同居中焦,通过经脉相互络属而互为表里。脾在体合肉,主四肢,开窍于口,其华在唇。脾主运化、消化水谷并转输精微和水液,脾主升清,上输精微并升举内脏,脾喜燥恶湿;胃主受纳、腐熟水谷,胃主通降、以降为和,胃喜润恶燥。脾胃阴阳相合,燥湿相济,升降相因,纳运相助,共同完成饮食物的消化吸收及精微的输布过程,化生气血,以营养全身,故称脾胃为"气血生化之源"和"后天之本"。

脾病主要病理为运化、升清、统血功能失常,常见症状有腹胀、便溏、食欲不振、浮肿、内脏下垂、慢性出血等。胃病主要病理为受纳、和降、腐熟功能障碍,常见症状有胃脘胀满或疼痛、嗳气、恶心、呕吐、呃逆等。

脾病和胃病常见证型均有虚、实之分。脾病虚证多见脾气虚证、脾虚气陷证、脾阳虚证、脾不统血证;脾病实证有湿热蕴脾证、寒湿困脾证。胃病虚证多见胃气虚证、胃阳虚证、胃阴虚证;胃病实证有寒滞胃脘证、胃热炽盛证、食滞胃脘证。

(一)脾气虚证

脾气虚证指脾气不足,运化失职,以纳少、腹胀、便溏及气虚症状为主要表现的证型。

【证候表现】 不欲食或纳少,腹胀,食后胀甚,便溏,神疲乏力,少气懒言,肢体倦怠,或浮肿,或消瘦,或肥胖,面色萎黄,舌淡苔白,脉缓或弱。

【证候分析】 多因饮食不节,或劳倦过度,或忧思日久,或禀赋不足、素体脾虚,或年老体衰,或久病耗伤,调养失慎等所致。

脾主运化水谷,脾气虚弱,运化无力,水谷不化,故不欲食或纳少,腹胀,便溏;食后脾气益困,故腹胀愈甚;气虚推动乏力,则神疲乏力,少气懒言;脾失健运,气血生化不足,肢体、肌肉、颜面、舌失于充养,故肢体倦怠,消瘦,面色萎黄,舌淡;脾虚失于运化水液,水湿不运,充斥形体,泛溢肌肤,则可见肢体浮肿或形体肥胖;脉缓或弱为脾气虚弱之征。

【辨证要点】 纳少、腹胀、便溏与气虚症状共见为主要表现。

(二)脾虚气陷证

脾虚气陷证指脾气虚弱,升举无力而反下陷,以眩晕、泄泻、脘腹重坠、内脏下垂及气虚症状为主要表现的证型。脾虚气陷证又名中气下陷证。

【证候表现】 眩晕,久泻,脘腹重坠作胀,食后益甚,或小便混浊如米泔,或便意频数,肛门重坠,甚或内脏下垂,或脱肛,神疲乏力,气短懒言,面白无华,纳少,舌淡苔白,脉缓或弱。

【证候分析】 多由脾气虚进一步发展,或久泻久痢,或劳累太过,或妇女孕产过多,产后失于调护等损伤脾气,清阳下陷所致。脾主升清,脾气虚,不能将水谷精微吸收并上输头目,头目失养,则见眩晕;水谷精微不能上升而下陷,清浊混杂,下注于肠道,则泄泻;精微不得输布,前走膀胱,则小便混浊如米泔;脾主升举,脾气亏虚,升举无力,气坠于下,故脘腹重坠作胀;餐后气被食困,故食后益甚;中气下陷,内脏失于举托,则便意频数,肛门重坠,甚或脱肛,或见胃、肾、子宫等脏器下垂;脾气虚弱,健运失职,则纳少;脾气虚,气血生化乏源,气虚推动乏力,血虚充养不足,则神疲乏力,气短懒言,面白无华,舌淡,脉缓或弱。

【辨证要点】 眩晕、泄泻、脘腹重坠、内脏下垂与气虚症状共见为主要表现。

(三) 脾阳虚证

脾阳虚证指脾阳虚衰,失于温运,阴寒内生,以纳少、腹胀、腹痛、便溏及阳虚症状为主要表现的证型。

【证候表现】 腹痛绵绵,喜温喜按,纳少,腹胀,大便清稀或完谷不化,畏寒肢冷,或肢体浮肿,或白带清稀量多,或小便短少,舌质淡胖或有齿痕,舌苔白滑,脉沉迟无力。

【证候分析】 多因脾气虚加重而形成,或因过食生冷、过用苦寒、外寒直中,久之损伤脾阳;或肾阳不足,命门火衰,火不生土所致。脾阳亏虚,虚寒内生,寒凝气滞,故腹痛绵绵,喜温喜按;脾阳虚衰,运化失职,则纳少、腹胀、大便清稀甚至完谷不化;脾阳亏虚,温煦失职,则见畏寒肢冷;脾阳不足,水液不化,泛溢肌肤,则肢体浮肿,小便短少;水湿下注,带脉不固,则白带清稀,色白量多;舌质淡胖,边有齿痕,苔白滑,脉沉迟无力,为脾阳虚衰、阴寒内生、水湿内停所致。

【辨证要点】 腹胀、腹痛、大便清稀与阳虚症状共见为主要表现。脾阳虚证须与脾气虚证进行鉴别。两证皆以纳少、腹胀、便溏为主症,皆可见全身功能活动减退的表现,但脾阳虚证多因脾气虚病久失治发展而成,故尚可见畏寒肢冷、腹痛绵绵、喜温喜按及脉沉迟无力等虚寒表现和白带清稀量多、舌胖或有齿痕、苔白滑等水湿内盛的表现。

(四) 脾不统血证

脾不统血证指脾气虚弱,统血失常,血溢脉外,以各种出血及脾气虚症状为主要表现的证型。

【证候表现】 各种出血,如呕血、便血、尿血、肌衄、鼻衄、齿衄,妇女月经过多、崩漏等,伴见食少、便溏、神疲乏力、气短懒言、面色萎黄、舌淡苔白、脉细弱。

【证候分析】 多由久病伤气,或忧思日久,劳倦过度,损伤脾气,统血失职,血溢脉外所致。脾气亏虚,统血无权,则血溢脉外,而见各种慢性出血:血液溢出胃肠,则见呕血或便血;溢出膀胱,则见尿血;溢出肌肤,则见肌衄;溢出于鼻、齿龈,则为鼻衄、齿衄。脾虚冲任不固,则妇女月经过多,甚或崩漏;脾气虚弱,运化失健,则食少、便溏;气虚推动乏力,则神疲乏力,气短懒言;脾气亏虚,气血生化不足,加之反复出血,营血愈亏,面、舌、脉失于充养,故面色萎黄,舌淡苔白,脉细弱。

【辨证要点】 各种出血与脾气虚症状共见为主要表现。

(五) 湿热蕴脾证

湿热蕴脾证指湿热内蕴,脾失健运,以腹胀、纳呆、便溏及湿热症状为主要表现的证型。

【证候表现】 脘腹胀满,纳呆,恶心欲呕,口苦口黏,渴不多饮,便溏不爽,小便短黄,肢体困重,或身热不扬,汗出热不解,或见面目发黄、色鲜明,或皮肤瘙痒,舌质红,苔黄腻,脉濡数。

【证候分析】 多因外感湿热之邪,或嗜食肥甘厚味,饮酒无度,酿成湿热,内蕴脾胃所致。湿热蕴结脾胃,气机阻滞,升降失常,则脘腹胀满,纳呆,恶心欲呕;湿热蕴脾,上蒸于口,则口苦口黏,渴不多饮;湿热下注大肠,肠道气机不畅,则便溏不爽;湿热下注膀胱,则小便短黄;脾主肌肉,湿热困脾,留滞肌肉,阻碍经气,故肢体困重;湿遏热伏,热邪难以散发,则身热不扬,汗出热不解;湿热蕴结脾胃,熏蒸肝胆,肝失疏泄,胆汁不循常道而泛溢肌肤,则见面目发黄、色鲜明;湿热泛溢肌肤,则皮肤瘙痒;舌质红,苔黄腻,脉濡数,均为湿热内蕴之征。

【辨证要点】 腹胀、纳呆、便溏与湿热症状共见为主要表现。

(六) 寒湿困脾证

寒湿困脾证指寒湿内盛,困阻脾阳,运化失职,以脘腹痞闷、纳呆、便溏、身重与寒湿症状为主要表现的证型。

【证候表现】 脘腹痞闷,腹痛便溏,口腻纳呆,泛恶欲呕,头身困重,面色晦黄,或身目发黄,黄色晦暗如烟熏,或妇女白带量多,或肢体浮肿,小便短少,舌淡胖,苔白腻,脉濡缓或沉细。

【证候分析】 多因淋雨涉水、气候阴冷潮湿、居处潮湿等外感寒湿,或过食肥甘、生冷等内生寒湿,以致寒湿内盛,脾阳失运。寒湿内盛,脾阳受困,运化失职,气滞中焦,故轻则脘腹痞闷,重则腹胀腹痛;脾失健运,水谷不化,故纳呆;水湿下渗,则便溏;寒湿内盛,湿邪上泛,则口中黏腻;脾失健运,影响胃气和降,胃气上逆,故泛恶欲呕;湿性重着,湿邪困脾,遏郁清阳,则头身困重;湿邪困脾,气血失畅,则面色晦黄;寒湿困脾,中焦气滞,土壅木郁,肝胆疏泄失职,胆汁外溢,加之气血运行不畅,故身目发黄,黄色晦暗如烟熏;寒湿下注,带脉不固,妇女可见白带量多;水湿不化,泛溢肌肤,则肢体浮肿,小便短少;舌体胖大,苔白腻,脉濡缓或沉细,均为寒湿内盛之象。

【辨证要点】　脘腹痞闷、纳呆、腹胀、便溏、身重与寒湿症状共见为主要表现。脾阳虚证须与寒湿困脾证进行鉴别。两证均属寒证,都有运化失职,水湿不化,见有纳少、腹冷痛、便溏、浮肿、白带清稀等症状,但两者病性有虚实的不同。脾阳虚证为脾阳虚衰,健运失职,寒湿内生,属虚证,伴见阳虚症状;寒湿困脾证为寒湿内盛,中阳受阻,运化失司,属实证,兼见寒湿之症。两证又可相互影响,寒湿之邪极易伤阳,故寒湿困脾日久可导致脾阳虚;而脾阳虚,温煦、运化无权,寒湿内生,可致寒湿困脾。

寒湿困脾证须与湿热蕴脾证进行鉴别。两证均有湿邪困脾,气机阻滞,可见脘腹胀闷、纳呆、便溏不爽、肢体困重、苔腻、脉濡等症状。但两者病性有寒热的不同,寒湿困脾证为寒邪与湿邪困阻脾阳,除了湿邪困脾的症状之外,尚可见身目发黄、黄色晦暗如烟熏、舌淡苔白等症状;湿热蕴脾证为热邪与湿邪困阻中焦,除了湿邪困脾的症状之外,尚可见面目发黄、色鲜明、口苦,身热不扬,舌红苔黄等热象。

（七）胃气虚证

胃气虚证指胃气虚弱,胃失和降,以纳少、胃脘痞满、隐痛及气虚症状为主要表现的证型。

【证候表现】　纳少,胃脘痞满,隐痛喜按,嗳气,面色萎黄,神疲乏力,少气懒言,舌质淡,苔薄白,脉弱。

【证候分析】　多因饮食不节,劳逸失度,久病失养,损伤胃气所致。胃气虚弱,失于和降,气滞于中,则胃脘痞满,甚则隐痛;按之胃气暂得以通畅,故喜按;胃气虚弱,受纳、腐熟功能减退,则纳少;胃气虚弱,失于和降,逆而向上,故嗳气;胃虚日久,气血乏源,血虚不能上荣于面,则面色萎黄;气虚推动无力,则神疲乏力,少气懒言,舌质淡,脉弱。

【辨证要点】　胃脘痞满、隐痛喜按、纳少与气虚症状共见为主要表现。

（八）胃阳虚证

胃阳虚证指胃阳不足,胃失温养,以胃脘冷痛及阳虚症状为主要表现的证型。

【证候表现】　胃脘冷痛,绵绵不已,喜温喜按,食后缓解,泛吐清水或夹有不消化食物,纳少脘痞,口淡不渴,倦怠乏力,畏寒肢冷,舌淡胖嫩,脉沉迟无力。

【证候分析】　多因嗜食生冷,过用苦寒,久病失养,其他脏腑病变伤及胃阳,或脾胃阳气素弱等所致。胃阳不足,虚寒内生,寒凝气机,故胃脘冷痛;因其性属虚寒,故其痛绵绵不已,时作时止;得温可使胃得暂时温养、气机暂时疏通,故疼痛食后缓解,喜温喜按;胃阳虚失于温化水液,津液内停,上逆于口,则泛吐清水或夹有不消化食物;胃阳虚,受纳腐熟功能减退,则纳少脘痞;阳虚内寒,津液未伤,则口淡不渴;阳虚气弱,推动温煦功能减退,则倦怠乏力,畏寒肢冷;舌淡胖嫩,脉沉迟无力,为阳虚之象。

【辨证要点】　胃脘冷痛与阳虚症状共见为主要表现。脾气虚证、脾阳虚证与胃气虚证、胃阳虚证的鉴别:四证均有食少、脘腹隐痛及气虚或阳虚的共同症状,但脾气虚证、脾阳虚证以脾失运化为主,胀或痛的部位在大腹,腹胀腹痛、便溏、水肿等症状突出;胃气虚证、胃阳虚证以受纳、腐熟功能减弱,胃失和降为主,胀或痛的部位在胃脘,脘痞隐痛、嗳气等症状明显。

（九）胃阴虚证

胃阴虚证指胃阴亏虚,胃失濡润、和降,以胃脘隐隐灼痛、饥不欲食及阴虚症状为主要表现的证型。

【证候表现】　胃脘隐隐灼痛,嘈杂不舒,饥不欲食,干呕,呃逆,口燥咽干,大便干结,小便短少,舌红少苔,脉细数。

【证候分析】 多因热病后期,或气郁化火,或吐泻太过,或过食辛温香燥,耗伤胃阴所致。胃阴不足,虚热内生,胃失濡润,气失和降,则胃脘隐隐灼痛,嘈杂不舒;胃中虚热扰动则饥,然胃虚失于和降,故不欲食;胃失和降,胃气上逆,可见干呕,呃逆;胃阴亏虚,阴津不能上滋则口燥咽干,不能下润则大便干结;阴津亏虚,尿液化源不足,故小便短少;舌红少苔,脉细数,为阴虚内热之征。

【辨证要点】 胃脘隐隐灼痛、饥不欲食与阴虚症状共见为主要表现。

(十)寒滞胃脘证

寒滞胃脘证指寒邪犯胃,阻滞气机,以胃脘冷痛、恶心呕吐及实寒症状为主要表现的证型。

【证候表现】 胃脘冷痛剧烈,得温痛减,遇寒加重,恶心呕吐,吐后痛缓,或口泛清水,口淡不渴,恶寒肢冷,面白或青,舌淡苔白润,脉弦紧或沉紧。

【证候分析】 多因过食生冷,或寒邪犯胃所致。寒邪犯胃,凝滞气机,不通则痛,故胃脘冷痛,痛势急剧;寒邪得温则散,故疼痛得温则减;遇寒气机凝滞加重,则痛势加剧;寒凝胃脘,胃失和降,胃气上逆,则恶心呕吐;吐后气滞暂得通畅,则吐后痛缓;寒凝气滞,津失输布,停积于胃,逆而向上,则口泛清水;寒邪不伤津液,故口淡不渴;寒邪阻遏,阳气失于温煦形体,则恶寒肢冷;寒凝血脉,血不上荣,则面白或青;舌淡苔白润,脉弦紧或沉紧,为阴寒内盛之象。

【辨证要点】 胃脘冷痛、恶心呕吐与实寒症状共见为主要表现。

(十一)胃热炽盛证

胃热炽盛证指火热壅滞于胃,胃失和降,以胃脘灼痛、消谷善饥及实热症状为主要表现的证型。

【证候表现】 胃脘灼痛、拒按,消谷善饥,口气臭秽,齿龈红肿疼痛,甚则化脓、溃烂,或见齿衄,渴喜冷饮,大便秘结,小便短黄,舌红苔黄,脉滑数。

【证候分析】 多因过食辛热、肥甘、温燥之品,化热生火;或五志过极,化火犯胃;或为邪热内侵,胃火亢盛而致。邪热内扰胃腑,胃气壅滞不畅,故胃脘灼痛而拒按;胃火炽盛,受纳、腐熟太过,则消谷善饥;胃火内盛,蒸腾胃中浊气上冲,则口气臭秽;胃火循经上炎,上蒸齿龈,气血壅滞,则齿龈红肿疼痛,甚至化脓、溃烂;邪热灼伤脉络,迫血妄行,则齿衄;热盛伤津,则口渴喜冷饮,小便短黄,大便秘结;舌红苔黄,脉滑数,为火热内盛之象。

【辨证要点】 胃脘灼痛、消谷善饥与实热症状共见为主要表现。胃阴虚证须与胃热炽盛证进行鉴别。两证均属胃的热证,可见脘痛、口渴、脉数等症。但前者为虚热证,常见嘈杂、饥不欲食、舌红少苔、脉细等症;后者为实热证,常见消谷善饥、口臭、牙龈肿痛、齿衄、脉滑等症。

(十二)食滞胃脘证

食滞胃脘证指饮食停积胃脘,以胃脘胀满疼痛、拒按、嗳腐吞酸、泻下臭秽及气滞症状为主要表现的证型。

【证候表现】 胃脘胀满疼痛、拒按,厌恶食物,嗳腐吞酸,或呕吐酸馊食物,吐后胀痛得减,或腹胀腹痛,泻下不爽,肠鸣,矢气臭如败卵,大便酸腐臭秽,舌苔厚腻,脉滑。

【证候分析】 多因暴饮暴食,食积不化;或因素体胃气虚弱,稍有饮食不慎,即停滞难化而成。食积胃脘,胃失和降,气机不畅,故胃脘胀满疼痛、拒按;食积于内,腐熟不及,则拒于受纳,故厌恶食物;胃失和降,胃气上逆,胃气夹积食、浊气上逆,则嗳腐吞酸,或呕吐酸馊食物;吐后胃气暂通,故胀痛得减;若积食下移肠道,阻塞气机,则腹胀腹痛,泻下不爽,肠鸣,矢气多而臭如败卵;腐败食物下注,则泻下之物酸腐臭秽;胃中腐浊之气上蒸,则舌苔厚腻;脉滑为食积之象。

【辨证要点】 胃脘胀满疼痛、嗳腐吞酸,或呕吐酸馊食物,或泻下酸腐臭秽与气滞症状共见为主要表现。

四、肝与胆病辨证

肝位于右胁,胆附于肝,肝胆互为表里。肝开窍于目,在体合筋,其华在爪。足厥阴肝经绕阴器,循少腹,布胁肋,络胆,系目,交颠顶。肝主疏泄,调畅气机,使气血畅达,助脾运化,疏泄胆汁,助食物的消化吸收,调节精神情志,有助于女子调经、男子泄精;肝又主藏血,具有贮藏血液和调节血量的功能。胆能贮藏和排泄胆汁,并主决断。

肝病的主要病理为疏泄与藏血功能失常,常见症状有胸胁、少腹胀痛或窜痛,情志抑郁或易怒,头晕胀痛,肢体震颤,手足抽搐,以及目部症状、月经不调、阴部症状等。胆病的主要病理为贮藏和排泄胆汁功能失常,常见症状有胆怯易惊、惊悸不宁、口苦、黄疸等。

肝病常见证型可有虚、实和虚实夹杂之分。实证多见肝郁气滞证、肝火炽盛证、寒凝肝脉证、肝经湿热证;虚证多见肝血虚证、肝阴虚证;虚实夹杂证多见肝阳上亢证、肝风内动证。胆病的常见证型有胆郁痰扰证。

(一)肝血虚证

肝血虚证指肝血不足,机体失养,以眩晕、视力减退、肢体麻木及血虚症状为主要表现的证型。

【证候表现】　头晕眼花,视力减退或夜盲,爪甲不荣,肢体麻木,失眠多梦,妇女月经量少、色淡,甚则闭经,面白无华,舌淡,脉细。

【证候分析】　多由脾胃虚弱,或肾精亏少,血源不足,或久病耗伤肝血,或失血过多等而形成。肝血不足,头目失养,故头晕眼花,视力减退或夜盲;爪甲失养,则干枯脆薄;筋脉失养,则肢体麻木;肝血不足,神魂不安,故失眠多梦;肝血不足,不能充盈冲任之脉,故月经量少、色淡,甚则闭经;血虚不能上荣于面、唇、舌,则见面、唇、舌淡白;血虚不能充盈脉道,则脉细。

【辨证要点】　眩晕、视力减退、肢体麻木与血虚症状共见为主要表现。

(二)肝阴虚证

肝阴虚证指肝阴不足,虚热内生,以眩晕、目涩、胁痛及虚热症状为主要表现的证型。

【证候表现】　头晕眼花,两目干涩,视物不清,胁肋隐隐灼痛,口燥咽干,五心烦热,两颧潮红,潮热盗汗,舌红少苔,脉弦细数。

【证候分析】　多因情志不遂,肝郁化火而伤阴;或热病后期,灼伤阴液;或多服久服辛燥药物,耗伤肝阴;或肾阴不足,水不涵木,累及肝阴所致。肝阴不足,头目失养,故头晕眼花,两目干涩,视物不清;阴虚内热,则肝络失养,虚火内灼,故胁肋隐隐灼痛;阴津亏虚,口咽失润,故口燥咽干;阴虚不能制阳,虚热内蒸,故五心烦热,午后潮热;阴虚内热,虚热内蒸,迫津外泄,故见盗汗;虚火上炎,故两颧潮红;舌红少苔,脉弦细数,为肝阴不足、虚热内生之象。

【辨证要点】　眩晕、目涩、胁肋隐痛与阴虚症状共见为主要表现。肝血虚证须与肝阴虚证进行鉴别。两证皆有头晕目眩、视力减退等头目失养的症状。但前者为血虚,常见爪甲不荣,肢体麻木,经少闭经,舌淡,脉细,且无热象;后者为阴虚,虚热表现明显,常见胁肋灼痛、眼干涩、潮热、颧红、五心烦热等症。

(三)肝郁气滞证

肝郁气滞证指肝失疏泄,气机郁滞,以情志抑郁,胸胁、少腹胀痛及气滞症状为主要表现的证型。肝郁气滞证又名肝气郁结证。

【证候表现】　胸胁、少腹胀满疼痛,走窜不定,情志抑郁,善太息,妇女可见乳房胀痛、月经不调、痛经、闭经,苔薄白,脉弦。

【证候分析】　多因精神刺激,情志不遂,郁怒伤肝,或其他病邪侵犯,致肝疏泄失职,气机不畅。肝失疏泄,经气不利,故胸胁、少腹胀满疼痛;肝气不疏,情志失调,则情志抑郁,善太息;肝失疏泄,气血失和,冲任失调,故月经不调,痛经或闭经;肝失疏泄,脉气紧张,故见弦脉。肝主疏泄、调畅气机,有助于水和血的运行。若肝气郁滞进一步发展,可导致水液和血液运行障碍,日久则生痰致瘀。痰气搏结于咽喉,可见咽部异物感;搏结于颈部,发为瘿瘤、瘰疬;气血瘀阻,结于胁下,日久形成肿块。

【辨证要点】　情志抑郁,胸胁和少腹胀痛,脉弦,与气滞症状共见为主要表现。

（四）肝火炽盛证

肝火炽盛证指火热炽盛,内扰于肝,气火上逆,以头痛、胁痛、烦躁、耳鸣及实热症状为主要表现的证型。肝火炽盛证又名肝火上炎证。

【证候表现】 头目胀痛,眩晕,面红目赤,口苦口干,急躁易怒,失眠多梦,耳鸣耳聋,或耳痛流脓,或胁肋灼痛,或吐血、衄血,大便秘结,小便短黄,舌红苔黄,脉弦数。

【证候分析】 多因情志不遂,气郁化火;或外感火热之邪;或嗜烟酒辛辣之品,酿热化火,犯及肝经,以致肝胆气火上逆而成。肝火炽盛,气火循经上逆于头面,故头目胀痛,眩晕,面红目赤,口苦口干;肝火内灼,则胁肋灼痛;火热内扰,神魂不安,则急躁易怒,失眠多梦;肝胆气火上冲于耳,故见耳鸣耳聋,甚则耳痛流脓;火热炽盛,迫血妄行,则见吐血、衄血;火热灼津,故小便短黄,大便秘结;舌红苔黄,脉弦数,皆肝火炽盛之征。

【辨证要点】 头目胀痛、胁痛、烦躁、耳鸣等与实热症状共见为主要表现。

（五）肝阳上亢证

肝阳上亢证指肝肾阴亏,阴不制阳,阳亢于上,以眩晕耳鸣、头目胀痛、头重脚轻、腰膝酸软等上实下虚症状为主要表现的证型。

【证候表现】 眩晕耳鸣,头目胀痛,面红目赤,急躁易怒,失眠多梦,腰膝酸软,头重脚轻,舌红少津,脉弦或弦细数。

【证候分析】 多因肝肾阴亏,不能潜阳,使肝阳亢逆;或长期恼怒焦虑,气火内郁,暗耗阴液,阴不制阳,阳亢于上而成。肝阳亢逆,气血上冲,故头目胀痛,眩晕耳鸣,面红目赤;肝肾亏虚,肝阳亢盛,肝失柔和,故急躁易怒;阳热内扰,神魂不安,故失眠多梦;肝肾阴亏,腰膝失养,则腰膝酸软;肝肾阴亏于下,肝阳亢逆于上,上实下虚,故头重脚轻;舌红少津,脉弦或弦细数,为肝肾阴亏、肝阳上亢之象。

【辨证要点】 头目胀痛、眩晕耳鸣、急躁易怒、头重脚轻、腰膝酸软等上实下虚症状为主要表现。肝阳上亢证须与肝火炽盛证进行鉴别。两证在病机与症状上都有类似之处,均有阳热亢逆的病理变化,故皆有头面部的阳热症状,如头晕胀痛、面红目赤、耳聋耳鸣等,并伴见急躁易怒、失眠多梦等神志不安的症状。二者的不同点是,肝火炽盛证是肝经火盛,气火上逆,病程较短,病势较急,属实证,故以口苦口渴、便干尿黄、耳痛流脓、两胁灼痛、舌红苔黄、脉弦数为特点;肝阳上亢证则是肝肾阴虚,肝阳偏亢,病程较长,病势略缓,属上实下虚,虚实夹杂,故以腰膝酸软、头重脚轻、舌红少津、脉弦细数为临床特点。

（六）肝风内动证

肝风内动证是因阳亢、火热、阴虚、血亏等所致,出现以眩晕、麻木、抽搐、震颤等以"动摇"症状为主要表现的一类证型。肝风内动证属内风证,根据病因病机与临床表现的不同,临床上分为肝阳化风证、热极生风证、阴虚动风证和血虚生风证四种。

1. 肝阳化风证 阴虚阳亢,肝阳升发无制,引动肝风,以眩晕头痛、肢麻震颤等为主要表现的证型。

【证候表现】 眩晕欲仆,头摇而痛,言语謇涩,手足震颤,肢体麻木,步履不正,或猝然昏倒,不省人事,口眼㖞斜,半身不遂,喉中痰鸣;舌红苔腻,脉弦。

【证候分析】 多因素体肝肾阴液不足,或久病阴亏,或肝火内伤营阴等,阴亏不能制阳,肝阳亢逆化风,导致肝风内动。阴虚阳亢,肝阳亢逆化风,气血随风阳上逆,故眩晕欲仆,头摇而痛,步履不正;肝肾阴亏,筋脉失养而挛急,故肢体麻木,手足震颤;肝风夹痰,阻滞络脉,经气不利,则口眼㖞斜,半身不遂,舌强语謇;风阳暴升,气血逆乱,肝风夹痰,上蒙清窍,则突然昏倒,喉中痰鸣,舌强不语;舌红苔腻,脉弦有力,为肝风夹痰之征。

【辨证要点】 眩晕欲仆、肢麻震颤、口眼㖞斜、半身不遂等为主要表现。

2. 热极生风证 邪热亢盛,燔灼筋脉,引动肝风,以高热、神昏、抽搐与实热症状为主要表现的证型。

【证候表现】　高热神昏,躁动谵语,颈项强直,四肢抽搐,角弓反张,牙关紧闭,舌质绛,苔黄燥,脉弦数。

【证候分析】　多因外感温热病邪,邪热亢盛,燔灼筋脉,热闭心神,引动肝风所致。阳热炽盛,蒸腾内外,故高热不退;热扰神明,心神不安,故躁动不安;热入心包,热闭神志,则神昏谵语;邪热内炽,燔灼肝经,筋脉挛急,故见抽搐项强、角弓反张等风动症状;舌质绛,苔黄燥,脉弦数,为肝经热盛之象。

【辨证要点】　高热、神昏、抽搐与实热症状共见为主要表现。

3. 阴虚动风证　肝阴亏虚,筋脉失养,虚风内动,以手足震颤或蠕动及虚热症状为主要表现的证型。

【证候表现】　手足震颤或蠕动,眩晕耳鸣,两目干涩,视物模糊,五心烦热,潮热盗汗,舌红少苔,脉弦细数。

【证候分析】　多因肝阴虚证进一步发展,或外感热病后耗伤阴液,或久病伤阴,以致阴液亏虚,筋脉失养,虚风内动。肝阴亏虚,筋脉失养,虚风内动而拘挛,故见手足震颤或蠕动;阴虚头目失养,故眩晕耳鸣,两目干涩,视物模糊;阴虚则生内热,故见潮热盗汗,五心烦热;舌红少苔,脉弦细数,皆属肝阴不足,虚热内生之征。

【辨证要点】　手足震颤或蠕动与阴虚症状共见为主要表现。

4. 血虚生风证　血液亏虚,筋脉失养,虚风内动,以手足颤动、肢体麻木及血虚症状为主要表现的证型。

【证候表现】　手足震颤,头晕眼花,夜盲,失眠多梦,肢体麻木,肌肉瞤动,皮肤瘙痒,爪甲不荣,面唇淡白,舌淡苔白,脉细或弱。

【证候分析】　多由肝血不足,失却濡养,筋脉挛急,导致虚风内动。血虚不能养筋,筋脉挛急,故见手足震颤,肌肉瞤动;肝血亏少,头目失养,故见头晕眼花,夜盲;肝血不足,则神魂不安,故失眠多梦;肝血亏少,筋脉、爪甲、面唇失养,故肢体麻木,爪甲不荣,面唇淡白;舌淡白,脉细,为血虚之象。

【辨证要点】　手足颤动、肢体麻木与血虚症状共见为主要表现。肝阳化风证、热极生风证、阴虚动风证、血虚生风证须进行鉴别。肝阳化风证有轻重之分,轻者以眩晕欲仆、头痛肢颤、语言謇涩、步履不正,重者突然昏倒、舌强语謇、口眼㖞斜、半身不遂、喉中痰鸣等为辨证要点;热极生风证以高热神昏、手足抽搐、颈项强直、两目上视及实热表现为辨证要点;阴虚动风证以手足蠕动与阴虚症状共见为辨证要点;血虚生风证以手足震颤、肌肉瞤动、肢体麻木与血虚症状共见为辨证要点。

(七)寒凝肝脉证

寒凝肝脉证指寒邪侵袭,凝滞肝经,以少腹、前阴、颠顶冷痛及实寒症状为主要表现的证型。

【证候表现】　少腹冷痛,阴囊收缩,睾丸引痛,或颠顶冷痛,遇寒痛甚,得温痛减,恶寒肢冷,舌苔白,脉沉弦或沉紧。

【证候分析】　多因感受寒邪,凝滞收引肝脉,使气血不畅,筋脉拘急而成。足厥阴肝经绕阴器,循少腹,上颠顶,寒邪侵入肝经,凝滞气血,收引筋脉,故以少腹、前阴挛缩冷痛及颠顶冷痛为其临床特点;遇寒则收引凝滞更盛,故痛甚,得温则寒能散,故痛减;阴寒内盛,阻遏阳气,机体失温,故恶寒肢冷;舌苔白,脉沉弦或沉紧,为寒盛之征。

【辨证要点】　少腹、前阴、颠顶冷痛与实寒症状共见为主要表现。

(八)胆郁痰扰证

胆郁痰扰证指痰热内扰,胆气不宁,以胆怯易惊、心烦失眠及痰热症状为主要表现的证型。

【证候表现】　惊悸失眠,胆怯易惊,烦躁不安,犹豫不决,口苦呕恶,胸胁闷胀,眩晕耳鸣,舌红苔黄腻,脉弦数。

【证候分析】　多由情志不遂,气郁生痰,蕴久化热,以致痰热内扰,胆气不宁而成。痰热内扰,胆气不宁,失于决断,故惊悸失眠,胆怯易惊,烦躁不安,处事犹豫不决;胆热犯胃,气逆于上,则口苦呕恶;胆失疏泄,气机不利,则胸胁闷胀;痰阻清阳,火扰清窍,故眩晕耳鸣;舌红苔黄腻,脉弦数,为痰热内盛之征。

【辨证要点】 惊悸失眠、胆怯易惊与痰热症状共见为主要表现。

五、肾与膀胱病辨证

肾位于腰部,左右各一,开窍于耳及二阴,在体为骨,生髓充脑,其华在发。肾主藏精,主生长、发育与生殖,又主水,主纳气。肾内寄元阴元阳,为脏腑阴阳之根本,故称先天之本。膀胱位于小腹中央,与肾直接相通,又有经脉相互络属,故肾与膀胱相表里。膀胱有储尿和排尿的功能。

肾病的主要病机为生长、发育迟缓,生殖功能障碍,水液代谢失常等。肾病的常见症状有腰膝酸软或腰痛,眩晕耳鸣,发育迟缓,智力低下,发白早脱,牙齿动摇,男子阳痿、早泄、遗精、不育,女子经少、经闭、不孕,以及水肿、二便异常、呼多吸少等。膀胱病的主要病机为储尿、排尿功能失常,常见症状为小便频急涩痛、尿闭及遗尿、小便失禁等。

肾病的常见证型以虚证为多,可见肾阳虚证、肾虚水泛证、肾阴虚证、肾精不足证、肾气不固证、肾不纳气证等。膀胱病的常见证型为膀胱湿热证。

(一)肾阳虚证

肾阳虚证指肾阳亏虚,机体失其温煦,以腰膝酸冷、性欲减退、夜尿多及阳虚症状为主要表现的证型。

【证候表现】 腰膝酸软冷痛,畏寒肢冷,下肢尤甚,面色㿠白或黧黑,神疲乏力;或见性欲冷淡,男子阳痿不育、滑精、早泄,女子宫寒不孕、白带清稀量多;或尿频清长,夜尿多;舌淡苔白,脉沉细无力,尺部尤甚。

【证候分析】 多因素体阳虚,或年高肾亏、久病伤阳,或房劳过度等所致。肾主骨,腰为肾之府,肾阳虚衰,温煦失职,不能温养筋骨、腰膝,故腰膝酸软冷痛;元阳不足,失于温煦,则畏寒肢冷,下肢尤甚;阳虚无力运行气血,血络不充,故面色㿠白;若肾阳衰惫,阴寒内盛,则本脏之色外现而面色黧黑;阳虚不能鼓动精神,则神疲乏力;肾阳虚弱,故性欲冷淡,男子阳痿不育,女子宫寒不孕;肾阳虚弱,固摄失司,则男子滑精、早泄,女子白带清稀量多,尿频清长,夜尿多;舌淡苔白,脉沉细无力,尺部尤甚,为肾阳不足之象。

【辨证要点】 腰膝酸冷、性欲减退、夜尿多与阳虚症状共见为主要表现。

(二)肾虚水泛证

肾虚水泛证指肾的阳气亏虚,气化无权,水液泛溢,以浮肿(腰以下为甚)、小便短少及肾阳虚症状为主要表现的证型。

【证候表现】 全身浮肿,腰以下为甚,按之没指,小便短少,腰膝酸软冷痛,畏寒肢冷,腹部胀满,或心悸气短,咳喘痰鸣,舌淡胖苔白滑,脉沉迟无力。

【证候分析】 多因素体虚弱,久病及肾,或房劳伤肾,肾阳亏耗所致。肾主水,肾阳不足,气化失司,水液内停泛溢肌肤,则全身浮肿,小便短少,此为阴水;水性下趋,故腰以下肿甚,按之没指;肾阳虚,机体失其温煦,故腰膝酸软冷痛,畏寒肢冷;水反侮土,脾失健运,气机阻滞,则腹部胀满;水气上逆,凌心则见心悸气短,射肺则见咳喘痰鸣;舌淡胖苔白滑,脉沉迟无力,均为肾阳亏虚、水湿内停之征。

【辨证要点】 浮肿(腰以下为甚)、小便短少与肾阳虚症状共见为主要表现。肾虚水泛证须与肾阳虚证进行鉴别:两证均为虚寒证,但肾阳虚证偏重于温煦、固摄、生殖、气化功能衰退,肾虚水泛证偏重于气化无权,水邪泛滥,以浮肿、尿少为主症。

(三)肾阴虚证

肾阴虚证指肾阴亏损,失于滋养,虚热内扰,以腰酸而痛、遗精、经少、头晕耳鸣及阴虚症状为主要表现的证型。

【证候表现】 腰膝酸软而痛,眩晕耳鸣,失眠多梦,形体消瘦,潮热盗汗,五心烦热,咽干颧红,或见性欲偏亢,男子阳强易举,遗精早泄,女子经少、经闭,或见崩漏,舌红少苔或无苔,脉细数。

【证候分析】 多因久病及肾,或温热病后期伤阴,或过服温燥劫阴之品,或房事不节,耗伤肾阴所致。肾阴为人体阴液之根本,具有滋养、濡润各脏腑组织器官,并制约阳亢之功。肾阴不足,腰膝、脑、骨、耳窍失养,故腰膝酸软而痛,眩晕耳鸣;肾水亏虚,不能上承于心,水火失济,心火偏亢,扰乱神明致心神不宁,则见失眠多梦;肾阴亏虚,阴不制阳,虚火内生,故见形体消瘦,潮热盗汗,五心烦热,咽干颧红;肾阴不足,相火妄动,则男子阳强易举,精室被扰则遗精早泄;女子以血为用,阴亏则经血来源不足,故经少或经闭;阴虚火旺,迫血妄行,则见崩漏;舌红少苔或无苔,脉细数,为阴虚内热之象。

【辨证要点】　腰酸耳鸣、男子遗精、女子月经失调与阴虚症状共见为主要表现。

(四)肾精不足证

肾精不足证指肾精亏损,脑、骨、髓失充,以小儿生长发育迟缓,成人生育机能低下、早衰等为主要表现的证型。

【证候表现】　小儿发育迟缓,身材矮小,囟门迟闭,骨骼痿软,智力低下;性欲减退,男子精少不育,女子经闭不孕;发脱齿摇,耳聋,耳鸣如蝉,腰膝酸软,足痿无力,健忘恍惚,神情呆钝,动作迟钝;舌淡苔白,脉弱。

【证候分析】　多因先天禀赋不足,或后天失于调养,久病伤肾,或房劳过度,耗伤肾精所致。肾精主生长、发育,小儿肾精不充,不能化气生血,不能主骨生髓充脑,则发育迟缓,身体矮小,囟门迟闭,骨骼痿软,智力低下;肾精主生殖,肾精亏虚,生殖无源,不能兴动阳事,故性欲减退,生育机能低下,男子表现为精少不育,女子表现为经闭不孕;成人肾精亏损,无以充髓实脑,则健忘恍惚,神情呆钝;精亏不足,则发脱齿摇;脑为髓海,精少髓亏,耳窍失养,则耳鸣,耳聋;肾精不养腰府,则腰膝酸软;精亏骨失充养,则两足痿软,动作迟钝;舌淡苔白,脉弱,亦为精血亏虚、脉道失充之象。

【辨证要点】　以小儿生长发育迟缓,成人生育机能低下、早衰为主要表现。肾精不足证须与肾阴虚证进行鉴别:两证皆属肾的虚证,均可见腰膝酸软、头晕耳鸣等症。但肾阴虚证有阴液不足、虚热内扰的表现,性欲偏亢,遗精,经少;肾精不足证主要为脑、骨、髓失充,生长发育迟缓,早衰,生育机能低下,无虚热表现。

(五)肾气不固证

肾气不固证指肾气亏虚,失于封藏、固摄,以腰膝酸软,小便频数清长、滑精、白带清稀量多、胎元不固及肾虚症状为主要表现的证型。

【证候表现】　腰膝酸软,神疲乏力,耳鸣耳聋;小便频数清长,夜尿频多或遗尿,或尿后余沥不尽,或尿失禁;男子滑精、早泄,女子月经淋漓不尽、白带清稀量多,或胎动易滑;舌质淡,舌苔白,脉弱。

【证候分析】　多因年幼肾气未充,或年高肾气亏虚,或房劳过度,或久病伤肾所致。腰为肾之府,肾主骨生髓,开窍于耳。肾气亏虚,骨髓、耳窍失养,故腰膝酸软,耳鸣耳聋;气不充身,则神疲乏力;肾气亏虚,固摄无权,膀胱失约,则小便频数,尿后余沥不尽,遗尿,夜尿多,甚则尿失禁;肾气虚精关不固,则男子滑精、早泄;带脉失固,则女子白带清稀量多;肾气不足,冲任失约,则女子月经淋漓不尽,胎元不固,则易滑胎;舌淡苔白,脉弱,为肾气虚弱之象。

【辨证要点】　腰膝酸软、小便频数清长、滑精、滑胎、白带清稀量多与肾气虚症状共见为主要表现。

(六)肾不纳气证

肾不纳气证指肾气亏虚,纳气无权,以久病咳喘、呼多吸少、动则尤甚及肾虚症状为主要表现的证型。肾不纳气证又称肺肾气虚证。

【证候表现】　久病咳喘,呼多吸少,气不接续,动则喘甚,腰膝酸软,或自汗神疲,声音低怯,舌淡苔白,脉沉弱;或喘息加剧,冷汗淋漓,肢冷面青,脉浮大无根;或气短息促,颧红心烦,口燥咽干,舌红少苔,脉细数。

【证候分析】　多因久病咳喘,肺病及肾;或年老肾亏,劳伤太过,致肾气亏虚,不能纳气。肺为气之主,主宣发肃降,肾为气之根,主摄纳肺吸入之清气,保证体内外气体的正常交换。咳喘久延不愈,累及肾,致肺肾气虚,则肾不纳气,气不归元,故呼多吸少,气不得续,动则喘息益甚;肾气不足,失其充养,则腰膝酸软乏力;气虚则神疲乏力,宗气不足则声音低怯,卫气不固则自汗;舌淡苔白,脉沉弱,皆为气虚之象。肾气虚极则肾阳亦衰,甚至虚阳浮越欲脱,则见喘息加剧,冷汗淋漓,肢冷面青,脉浮大无根。阴阳互根,肾气虚衰,若久延伤阴,或素体阴虚,均可致气阴两虚,而见气短息促,以及颧红心烦、口燥咽干、舌红少苔、脉细数等阴虚内热之象。

【辨证要点】 久病咳喘、呼多吸少、动则尤甚与肾气虚症状共见为主要表现。

(七)膀胱湿热证

膀胱湿热证指湿热侵袭,蕴结膀胱,以小便频急、尿道涩滞灼痛及湿热症状为主要表现的证型。

【证候表现】 尿频,尿急,尿道涩滞灼痛,小便短黄或混浊,或尿血,或尿中见砂石,小腹胀痛,或腰、腹掣痛,或伴发热,舌红苔黄腻,脉滑数。

【证候分析】 多因外感湿热,蕴结膀胱;或饮食不节,湿热内生,下注膀胱所致。湿热蕴结膀胱,气化不利,下迫尿道,则尿频,尿急,尿道涩滞灼痛;湿热熏灼津液,则小便短黄或混浊;湿热灼伤血络,则尿血;湿热久郁,煎熬尿中杂质,则尿中可见砂石;湿热阻滞,气机不利,故小腹胀痛;若累及肾脏,可见腰、腹掣痛;若湿热外蒸,可见发热;舌红苔黄腻,脉滑数,则为湿热内蕴之象。

【辨证要点】 尿频、尿急、尿道涩滞灼痛、小便短黄与湿热症状共见为主要表现。

六、脏腑兼病辨证

人体是一个以五脏为中心,通过经络连接六腑、四肢百骸、五官九窍、皮肉筋骨脉等构成的有机整体。五脏之间有生克乘侮的关系,脏腑之间有互为表里的关系。在进行辨证时,一定要从整体观念出发,不仅要考虑一脏一腑的病理变化,还须注意脏腑间的联系和影响。

在疾病发生发展过程中,同时出现两个或两个以上脏腑的证候,称为脏腑兼证。脏腑兼证并非单一脏腑证的简单相加,需要从脏腑之间的各种生理病理及经络的联系出发,弄清彼此存在的先后、因果、主次、并列等相互关系。脏腑兼证在临床上甚为多见,这里仅介绍临床较为常见的证型。

(一)心肾不交证

心肾不交证指心肾水火既济失调,以心烦、失眠、耳鸣、腰膝酸软等为主要表现的证型。

【证候表现】 心烦,心悸,失眠,多梦,头晕,耳鸣,腰膝酸软,梦遗,口燥咽干,五心烦热,潮热盗汗,便结尿黄,舌红少苔,脉细数;或阳痿,腰膝冷痛,脉沉细无力等。

【证候分析】 久病虚劳,房事不节,肾阴耗伤,不能上奉于心,心火偏亢;或劳神太过,或情志忧郁,化火伤阴,心火内炽,不能下交于肾;或心火独亢,不能下温肾水,肾水独寒,皆可导致水火既济失调。

肾阴亏损,不能上养心阴,心火偏亢,水不济火,扰动心神,心神不安,则见心烦、心悸、失眠、多梦;肾阴亏虚,脑髓、耳窍失养,则头晕、耳鸣;腰膝失养,则腰膝酸软;虚火内炽,扰动精室,精关不固,则梦遗;阴虚阳亢,虚热内生,津液亏耗,失其濡养,则口燥咽干、五心烦热、潮热盗汗;便结尿黄,舌红,少苔,脉细数,则为阴虚火旺之征。心火不能下温肾水,肾水独寒,则见阳痿、腰膝冷痛、脉沉细无力。

【辨证要点】 心烦、失眠、腰膝酸软、耳鸣、梦遗与虚热或虚寒症状共见为主要表现。

(二)心肾阳虚证

心肾阳虚证指心与肾的阳气虚衰,温煦失职,以心悸、腰膝酸冷、浮肿及阳虚症状等为主要表现的证型。浮肿明显者,可称为水气凌心证。

【证候表现】 心悸怔忡,腰膝酸冷,肢体浮肿,小便不利,形寒肢冷,神疲乏力,精神萎靡或嗜睡,唇甲青紫,舌胖、淡暗或青紫,苔白滑,脉弱。

【证候分析】 多因心阳虚衰,久病及肾,阴寒内盛,水气内停;或肾阳亏虚,气化无权,水气凌心所致。心肾阳虚,鼓动无力,故心悸怔忡;阳虚则寒,形体失于温养,脏腑功能衰退,则腰膝酸软,形寒肢冷;肾阳亏虚,蒸腾气化失司,三焦决渎不利,水湿内停,外溢肌肤,故肢体浮肿、小便不利;阳气不振,推动无力,功能衰退,则神疲乏力、精神萎靡或嗜睡;阳虚温运无力,血行不畅,故见唇甲青紫、舌淡暗或青紫;苔白滑,脉弱,则为心肾阳虚、水湿内停之象。

【辨证要点】 心悸怔忡、腰膝酸冷、肢体浮肿与虚寒症状共见为主要表现。

（三）心肺气虚证

心肺气虚证指心、肺两脏气虚，功能减退，以心悸、咳嗽、气喘及气虚症状为主要表现的证型。

【证候表现】　心悸胸闷，咳嗽，气喘，气短，动则尤甚，咳痰清稀，神疲乏力，声低懒言，自汗，面色淡白，舌淡苔白，甚者口唇青紫，脉弱或结、代。

【证候分析】　多因久病咳喘，耗伤肺气，累及心，致心气不足；或心气不足，导致肺气虚衰；或禀赋不足，老年体虚，劳倦太过，耗伤心肺之气所致。若心气亏虚，鼓动无力，气机不畅，故心悸胸闷；肺气亏虚，肃降无权，肺气上逆，故咳嗽、气喘；肺气虚，宗气不足，则气短、神疲乏力；肺气虚，津液输布无力，水液停聚为痰，故咳痰清稀；气虚，全身功能减弱，机体供养不足，劳则耗气，故声低懒言、自汗，且活动后诸症加重；面色淡白、舌淡苔白、脉弱等，则为气虚常见之征。

【辨证要点】　心悸、胸闷、咳嗽、气喘与气虚症状共见为主要表现。

（四）心脾两虚证

心脾两虚证指脾气亏虚，心血不足，以心悸怔忡、失眠多梦、食少、腹胀、便溏及气血两虚症状为主要表现的证型。

【证候表现】　心悸怔忡，失眠多梦，食欲不振，腹胀便溏，面色萎黄，眩晕耳鸣，神疲乏力，或见各种慢性出血，血色淡，舌质淡嫩，脉弱。

【证候分析】　多因饮食不节，损伤脾胃，气血生化不足，心失血养；或久病失调，思虑过度，暗耗心脾；或慢性失血，气血亏耗，导致心脾气血两虚。脾气亏损，气血生化不足，心失所养，心神不安，则心悸怔忡、失眠多梦；气血亏虚，头面失养，故眩晕，面色萎黄；脾气亏虚，运化失职，水谷不化，故食欲不振而食少，腹胀便溏；脾气亏虚，摄血无力，血不归经，则见各种慢性出血，血色淡；神疲乏力，舌质淡嫩，脉弱，均为气血亏虚之征。

【辨证要点】　心悸怔忡、失眠多梦、食少便溏、慢性出血与气血两虚症状共见为主要表现。

（五）心肝血虚证

心肝血虚证指血液亏少，心肝失养，以心悸、多梦、眩晕、爪甲不荣、肢麻及血虚症状为主要表现的证型。

【证候表现】　心悸怔忡，失眠多梦，健忘，眩晕，视物模糊，雀盲，爪甲不荣，肢体麻木，甚则震颤、拘挛，面白无华，妇女月经量少色淡，甚则闭经，舌淡苔白，脉细。

【证候分析】　多因思虑过度，暗耗心血，肝无所藏；久病亏损，失血过多及气血化源不足，心肝失养所致。心血亏虚，心神失养，神不守舍，则心悸怔忡、失眠多梦、健忘；肝血亏虚，头目失养，则眩晕、视物模糊、雀盲；肝血虚，爪甲、筋脉失于濡养，则爪甲不荣；血虚生风，则肢体麻木，甚则震颤、拘挛；心肝血虚，血海空虚，冲任失养，则月经量少色淡，甚则闭经；面白无华、舌淡、脉细等，皆为血虚常见之征。

【辨证要点】　心悸、失眠、眩晕、爪甲不荣、肢麻等与血虚症状共见为主要表现。心脾两虚证须与心肝血虚证进行鉴别：二证均有心血不足，心神失养的表现，见心悸、失眠多梦等症。不同点在于，前者兼有脾虚失运、血不归经的表现，常见食少、腹胀、便溏、慢性出血等症；后者兼有肝血不足，两目、爪甲、筋脉失于濡养，或血虚生风的表现，常见眩晕、肢麻、视物模糊、爪甲不荣等症。

（六）脾肺气虚证

脾肺气虚证指脾、肺两脏气虚，以咳嗽、气喘、食少、腹胀、便溏及气虚症状为主要表现的证型。

【证候表现】　久咳不止，气短而喘，咳声低微，咳痰清稀，食欲不振，腹胀便溏，面白无华，神疲乏力，声低懒言，或见面浮肢肿，舌淡苔白滑，脉弱。

【证候分析】　多因久病咳喘，耗伤肺气，子病及母，运化失常；或饮食劳倦，脾胃受损，土不生金，累及肺，宣降失司所致。久病咳喘，肺气受损，呼吸功能减弱，宣降失职，故咳嗽、气短而喘；脾气亏虚，运化失职，故食欲不振，腹胀便溏；肺脾气虚，水津不布，聚湿成痰，故咳痰清稀；气虚运血无力，肌肤失养，则面白无华;气虚推动无力,功能减退,则神疲乏力,声低懒言;脾虚水湿泛滥,则面浮肢肿;舌淡苔白滑,脉弱,则为肺脾气虚之征。

【辨证要点】 咳嗽气喘、痰液清稀、食少便溏与气虚症状共见为主要表现。心肺气虚证须与脾肺气虚证进行鉴别:两证均有肺气亏虚、宣降失常的表现,可见咳嗽气喘、气短、咳痰清稀等症。不同点在于,心肺气虚证兼有心气不足的表现,常见心悸怔忡、胸闷等症状;脾肺气虚证兼有脾虚失运的表现,常见食少、腹胀、便溏等症状。

(七)肺肾阴虚证

肺肾阴虚证指肺肾阴液亏虚,虚热内扰,以干咳少痰、腰酸、遗精及阴虚症状为主要表现的证型。

【证候表现】 干咳少痰,或痰中带血,或声音嘶哑,腰膝酸软,形体消瘦,口燥咽干,骨蒸潮热,盗汗,颧红,男子遗精,女子经少或崩漏,舌红少苔,脉细数。

【证候分析】 多因久病咳喘、痨虫、燥热等损伤肺阴,或久病、房劳耗伤肾阴,肾肺失于濡养所致。肺阴亏虚,火热内生,清肃失职,则干咳少痰;虚火伤络,则痰中带血;虚火熏灼,咽喉失润,则声音嘶哑;肾阴亏虚,腰膝失养,则腰膝酸软;虚火扰动精室,则为遗精;阴精不足,精不化血,冲任空虚,则月经量少;若虚火内盛,迫血妄行,则女子崩漏;肺肾阴虚,虚热内蒸,故口燥咽干、骨蒸潮热、颧红、盗汗、形体消瘦;舌红少苔,脉细数等,皆为阴虚内热之征。

【辨证要点】 干咳少痰、腰酸、遗精与虚热症状共见为主要表现。

(八)肝火犯肺证

肝火犯肺证指肝火炽盛,上逆犯肺,肺失清肃,以胸胁灼痛、急躁易怒、咳嗽阵作或咯血及实热症状为主要表现的证型。

【证候表现】 胸胁灼痛,急躁易怒,头胀头晕,咳嗽阵作,痰黄黏稠,甚则咯血,烦热口苦,面红目赤,舌红苔薄黄,脉弦数。

【证候分析】 多因郁怒伤肝,气郁化火,循经上逆;邪热内蕴,肝火炽盛,上犯于肺,肺失清肃所致。肝气郁结,气郁化火,经气不利,肝失柔顺,则胸胁灼痛、急躁易怒、烦热口苦;肝火上扰,气血上逆,则头胀头晕、面红目赤;肝火时动,上逆犯肺,肺失清肃,气机上逆,故咳嗽阵作;火热灼津,炼液成痰,则痰黄黏稠;火热迫血妄行,火灼肺络,络损血溢,则咯血;舌红苔薄黄,脉弦数,则为肝火内炽之征。

【辨证要点】 胸胁灼痛、急躁易怒、咳嗽阵作或咯血与实热症状共见为主要表现。

(九)肝胃不和证

肝胃不和证指肝气郁结,横逆犯胃,胃失和降,以胃脘、胁肋胀痛,嗳气,吞酸,情绪抑郁及气滞症状为主要表现的证型。

【证候表现】 胃脘、胁肋胀痛或窜痛,胃脘痞满,呃逆,嗳气,吞酸嘈杂,饮食减少,情绪抑郁,善太息,或烦躁易怒,舌淡红,苔薄白或薄黄,脉弦。

【证候分析】 多因情志不舒,肝气郁结,横逆犯胃,胃失和降所致。肝气郁结,肝失疏泄,横逆犯胃,胃气郁滞,故胃脘、胁肋胀满疼痛,走窜不定,胃脘痞满;胃气上逆,胃失和降,则呃逆、嗳气;肝胃气滞,郁而化火,故吞酸嘈杂;胃受纳失职,故饮食减少;肝失疏泄,故情绪抑郁,善太息,甚则气郁化火,柔顺失和,则烦躁易怒;苔薄白,脉弦,为肝气郁滞所致;舌苔薄黄,则为气郁化火之征。

【辨证要点】 胃脘、胁肋胀痛,嗳气,吞酸,情绪抑郁与气滞症状共见为主要表现。

(十)肝郁脾虚证

肝郁脾虚证指肝失疏泄,脾失健运,以胸胁胀痛、腹胀、便溏、情志抑郁症状为主要表现的证型。

【证候表现】 胸胁胀满窜痛,腹胀纳呆,腹痛欲泻,泻后痛减,或便溏不爽,肠鸣矢气,兼见善太息,情志抑郁,或急躁易怒,舌苔白,脉弦或缓。

【证候分析】 多因情志不遂,郁怒伤肝,肝失条达而横乘脾土;或饮食劳倦,损伤脾气,脾失健运,土壅侮木,肝失疏泄所致。肝失疏泄,经气郁滞,故胸胁胀满窜痛;脾失健运,水谷不化,气滞湿阻,则腹胀纳呆、便溏不爽、肠鸣矢气,或大便溏结不调;肝郁气滞,横逆犯脾,运化失调,则腹痛欲泻;泻后气机调畅,故泻后痛减;肝失疏泄,则情志抑郁、善太息;若气郁化火,则急躁易怒;舌苔白,脉弦或缓,则为肝郁脾虚常见之征。

【辨证要点】 胸胁胀痛、腹胀、便溏与情志抑郁症状共见为主要表现。肝胃不和证须与肝郁脾虚证进行鉴别:两证均有肝郁气滞的表现,可见胸胁胀满疼痛、善太息,情志抑郁或烦躁易怒。肝胃不和证兼有胃失和降的表现,见胃脘胀痛、痞满、嗳气、呃逆等症;肝郁脾虚证兼有脾失健运的表现,常见食少、腹胀、便溏等症。

(十一) 肝胆湿热证

肝胆湿热证指湿热内蕴肝胆,肝胆疏泄失常,以身目发黄、胁肋胀痛及湿热症状为主要表现的证型。以阴痒、带下黄臭及湿热症状为主要表现者,称肝经湿热(下注)证。

【证候表现】 胁肋胀痛,纳呆腹胀,泛恶欲呕,口苦厌油,身目发黄,大便不调,小便短黄;或寒热往来,舌红,苔黄腻,脉弦滑数;或阴部潮湿、瘙痒、湿疹,阴器肿痛,带下黄臭等。

【证候分析】 多由感受湿热病邪,或嗜食肥甘,化生湿热,或脾胃纳运失常,湿浊内生,郁而化热,熏蒸肝胆所致。肝主疏泄,调节胆汁分泌。湿热内蕴,肝胆疏泄失职,气机不畅,故胁肋胀痛;湿热阻滞,脾胃纳运失司,则纳呆腹胀、厌油、泛恶欲呕;若湿浊下注偏盛则便溏,若湿阻气滞则排便不爽,热偏盛则大便干结;湿热郁蒸,胆汁不循常道,泛溢肌肤,则身目发黄;胆气上溢,则口苦;湿热内蕴肝胆,少阳枢机不利,正邪相争,则寒热往来;若湿热循肝经下注,则阴部潮湿、瘙痒,或男子睾丸肿胀热痛,或妇人带下黄臭;舌红,苔黄腻,脉弦滑数,则为湿热常见之征。

【辨证要点】 肝胆湿热证以胁肋胀痛、身目发黄等与湿热症状共见为主要表现;肝经湿热证以阴部瘙痒、带下黄臭等与湿热症状共见为主要表现。肝胆湿热证须与湿热蕴脾证进行鉴别:两证均有湿热内阻的表现,常见发热、纳呆、恶心、黄疸、苔黄腻等症状。不同点在于,前者病位在肝胆,故胁肋胀痛明显,或见阴痒等肝经湿热症状;后者病位在脾,常见脾失健运的表现,如腹胀、便溏不爽等症状,而无胁肋胀痛。

(十二) 肝肾阴虚证

肝肾阴虚证指肝、肾两脏阴液亏虚,虚热内扰,以腰膝酸软、胁痛、两目干涩、眩晕、耳鸣、遗精及阴虚症状为主要表现的证型。

【证候表现】 头晕目眩,胸胁隐痛,两目干涩,耳鸣健忘,腰膝酸软,失眠多梦,男子遗精,女子月经量少,口燥咽干,五心烦热,或低热颧红,舌红少苔,脉细数。

【证候分析】 多因久病失调,或情志内伤,或房事不节,或温病日久等耗伤肝肾之阴,阴不制阳,虚热内扰所致。肝肾阴虚,水不涵木,肝阳偏亢,上扰清窍,故头晕目眩;肝阴亏虚,肝络失滋,故胸胁隐痛;肝肾阴虚,不能上达,目失濡养,则两目干涩;肾精不足,不能濡养清窍,髓海失养,则耳鸣健忘;肾阴不足,腰膝失养,故腰膝酸软;虚火上扰,心神不安,故失眠多梦;虚火扰动精室,精关不固,则见遗精;阴精不足,血海不充,冲任失养,则女子月经量少;口燥咽干,五心烦热,或低热颧红,舌红少苔,脉细数等,皆为阴虚失濡、虚热内炽之征。

【辨证要点】 胸胁隐痛、腰膝酸软、眩晕耳鸣、两目干涩与虚热症状共见为主要表现。

(十三) 脾肾阳虚证

脾肾阳虚证指脾肾阳气亏虚,温化失职,虚寒内生,以久泻久痢、浮肿、腰腹冷痛及阳虚症状为主要表现的证型。

【证候表现】 腰膝、下腹冷痛,久泻久痢,或五更泄泻,完谷不化,便质清冷,或全身浮肿,小便不利,形寒肢冷,面色㿠白,舌淡胖,苔白滑,脉沉迟无力。

【证候分析】　多因久病，耗伤脾肾之阳；或久泻久痢，脾阳损伤，不能充养肾阳；或水邪久踞，肾阳受损，不能温暖脾阳，终致脾阳、肾阳俱虚。肾阳亏虚，温煦失职，则腰膝、下腹冷痛；脾阳虚弱，运化失常，故久泻不止；黎明之前阳气未振，命门火衰，阴寒偏盛，故黎明前腹痛泄泻，完谷不化，便质清冷，称为五更泄；脾肾阳虚，不能温化水液，泛溢肌肤，故全身浮肿，小便不利；阳虚不能温煦全身，则形寒肢冷；阳虚水气上泛，故面色㿠白；舌淡胖，苔白滑，脉沉迟无力，皆为虚寒证常见之征。

【辨证要点】　腰腹冷痛、久泻久痢、五更泄泻与虚寒症状共见为主要表现。脾肾阳虚证须与心肾阳虚证进行鉴别：两证均可见肾阳虚衰、水湿内停的表现，常见形寒肢冷、腰膝酸软、浮肿、小便不利、舌淡胖、苔白滑等症状。不同点在于，前者兼有脾阳亏虚、运化无权的表现，常见久泻久痢、便质清冷等症状；后者兼有心阳虚衰、血行不畅的表现，常见心悸怔忡、唇甲紫暗等症状。

任务三　知卫气营血辨证

卫气营血辨证，由清代叶天士所创。外感温病由浅入深或由轻而重的病理过程分为卫分、气分、营分、血分四个阶段，卫气营血辨证就是以卫、气、营、血为纲，根据温病发生、发展及症状变化的特点，对临床表现进行综合分析和概括，以区分病程阶段、辨别病变部位、归纳证候类型、判断病机本质、决定治疗原则，并推测预后转归的辨证方法。

温热病邪从口鼻而入，首先犯肺，由卫及气，由气入营，由营入血，病邪步步深入，病情逐渐深重。卫分证主表，邪在肺与皮毛，为外感温热病的初起阶段；气分证主里，病在脏腑，为邪正斗争的亢盛期；营分证为邪入营分，热灼营阴，扰神窜络，病情深重；血分证为邪热深入血分，血热亢盛，耗血动血，瘀热内阻，为病变的后期，病情更为严重。

卫气营血辨证是外感温病的辨证纲领，弥补了六经辨证的不足，完善并丰富了中医学对外感病的辨证方法和内容。

一、辨卫气营血证

（一）卫分证

卫分证指温热病邪侵袭肌表，卫气功能失调、肺失宣降所致的证型，常见于外感温热病的初起阶段。

【证候表现】　发热，微恶风寒，头痛，口干微渴，舌边尖红，苔薄黄，脉浮数，或伴有咳嗽、咽喉肿痛。

【证候分析】　温热病邪侵袭肌表，卫气被邪热郁遏，故发热重，微恶风寒；温热之邪上扰清窍，则头痛；温热病初起，伤津不甚，故口干微渴；温热在表，故舌边尖红，脉浮数；温邪犯肺，肺气失宣，则咳嗽；温热上灼咽喉，气血壅滞，故咽喉红肿疼痛。

卫分证可因感受不同类型的温邪而有不同的病机和症状。如风热犯卫，肺卫失宣，症见发热，恶寒，头痛，微汗或无汗，咳嗽，咽红或痛，鼻塞流浊涕，口微渴，舌边尖红，苔薄白或微黄，脉浮数。暑湿犯卫，阻遏气机，症见发热，恶寒，无汗，头痛，身重，胃脘部痞满，心烦，口渴，舌红，苔白腻，脉濡数。湿热犯卫，湿遏热伏，气机阻滞，症见恶寒，身热不扬或午后热势加剧，头重如裹，肢体困重，胸闷脘痞，口黏不渴，舌苔白腻，脉濡数。燥热犯卫，肺失清肃，津伤不润，症见发热，微恶风寒，少汗，伴有皮肤及口鼻干燥，咽喉干疼，干咳少痰，舌红欠润，苔薄白而干，脉浮数。

【辨证要点】　发热、微恶风寒、舌边尖红、脉浮数等为主要表现。

（二）气分证

气分证指温热病邪内传脏腑，正盛邪炽，阳热亢盛所表现的里实热证。

【证候表现】　发热，不恶寒，反恶热，汗出，口渴，尿黄，舌红苔黄，脉数有力。或见咳喘、胸痛，咳痰黄稠；或见心烦懊恼，坐卧不安；或见日晡潮热，便秘腹胀，痛而拒按，甚或谵语、狂乱，苔黄干燥甚则焦黑起刺,脉沉实;或见口苦咽干,胸胁满痛,心烦,干呕,脉弦数。

【证候分析】 多因卫分之邪不解,传入气分,或因温邪直入气分,或气分伏热外发,或邪热由营分转出气分所致。温邪侵犯的部位不同,温热、湿热等病邪性质的不同,可兼有不同的症状。邪入气分,里热炽盛,邪正剧争,故发热恶热;邪热蒸腾,迫津外泄,则汗出;热灼津伤,则口渴,尿黄;热盛血涌,则舌红苔黄,脉数有力。

若热邪壅肺,肺失清肃,则见咳喘;热壅而灼津炼液,则痰黄黏稠。若热扰胸膈,心神不宁,则心烦懊恼,坐卧不安。若热结大肠,腑气不通,则便秘腹胀,痛而拒按;热扰心神,则谵语、狂乱;燥实内结,故苔黄干燥甚则焦黑起刺,脉沉实。若热郁胆经,胆气上逆,则口苦咽干;胆气郁滞,经气不利,故胸胁满痛;胆热扰心,则心烦;胆火犯胃,胃失和降,则干呕;胆经有热,则脉弦数。

湿热病邪所引起的气分证,其症状与一般温邪所引起的气分证有较大的不同,因湿热交蒸,郁阻气机而表现为发热、脘腹痞满、呕恶、便溏、苔腻等症。

【辨证要点】 发热、汗出、口渴、舌红苔黄、脉数有力等为主要表现。

(三)营分证

营分证指温病邪热内陷,营阴受损,心神被扰所表现的证候。营分证是温热病发展过程中较为深重的阶段。

【证候表现】 身热夜甚,口不甚渴或不渴,心烦不寐,甚或神昏谵语,斑疹隐隐,舌质绛无苔,脉细数。

【证候分析】 多因气分邪热传入营分而成,或由卫分证直接传入营分而成,称为"逆传心包";亦有营阴素亏,初感温热之邪盛,来势凶猛,发病急骤,起病即见营分证者。营行脉中,内通于心。邪热入营,灼伤营阴,夜与入阴之卫阳相搏,则身热夜甚;邪热蒸腾营阴,上潮于口,故口不甚渴或不渴;热深入营,侵扰心神,故心烦不寐,甚至神昏谵语;邪热入营,灼伤血络,则斑疹隐隐;营分有热,劫伤营阴,故舌质绛无苔,脉细数。

【辨证要点】 身热夜甚、心烦、舌绛、脉细数等为主要表现。

(四)血分证

血分证指温病邪热深入阴血,导致动血、动风、耗阴所表现的一类证候,是温热病发展过程中最为深重的阶段。血分证病变主要累及心、肝、肾三脏,根据病理改变及受损脏腑的不同,血分证可分为血分实热证和血分虚热证。

1. 血分实热证 温热病邪深入血分,闭扰心神,迫血妄行,或燔灼肝经所表现的证型。本证多为血分证的前期阶段。

【证候表现】 身热夜甚,躁扰不宁,甚者神昏谵语,舌质深绛,脉弦数;或见斑疹显露、色紫黑,或吐血、衄血、便血、尿血;或见四肢抽搐,颈项强直,角弓反张,目睛上视,牙关紧闭。

【证候分析】 多因邪在营分不解,传入血分而成;或气分热炽,劫营伤血,径入血分而成;或素体阴亏,已有伏热内蕴,温热病邪直入血分而成。邪热深入血分,病情更加深重,除了身热夜甚、心烦不寐等营分证表现之外,还可见血热内扰心神之躁扰不宁,或神昏谵语。邪热迫血妄行,溢于脉外,则见斑疹显露、色紫黑,或吐血、衄血、便血、尿血等。邪热燔灼肝经,炙伤筋脉,则可引动肝风,导致四肢抽搐、颈项强直甚至角弓反张、目睛上视、牙关紧闭等。

【辨证要点】 身热夜甚、躁扰神昏、舌质深绛、脉弦数与出血或动风症状共见为主要表现。

2. 血分虚热证 血热久羁,耗伤肝肾之阴,以持续低热,并见机体失养,或虚风内动等所表现的证型。本证多为血分证的后期阶段。

【证候表现】 持续低热,暮热早凉,五心烦热,或见口干咽燥,形体干瘦,神疲耳聋,舌干少苔,脉虚细,或见手足蠕动、瘈疭等。

【证候分析】 邪热久羁,劫灼阴分,余热未清,故持续低热、暮热早凉、五心烦热;伤阴耗液,穷必及肾,上窍失润,则口干咽燥、舌干少苔;形体失于充养,故见形体干瘦、脉虚细;阴耗精损,不能上充脑髓,神

151

窍失养,则神疲耳聋;肝阴亏损,筋脉失濡,虚风内动,则手足蠕动、瘛疭。

【辨证要点】 低热持续不退与形体干瘦,或手足蠕动、瘛疭等症状共见为主要表现。

二、卫气营血证的传变

温热病的整个发展过程,实际上就是卫气营血病证的传变过程。其传变有顺传和逆传两种形式。

(一)顺传

顺传指温热病邪按照卫分→气分→营分→血分的次序传变。顺传标志着病邪由表入里、由浅入深,病情由轻至重、由实至虚的发展传变过程,为温病发展演变的一般规律。

(二)逆传

逆传指温热病邪不按照上述次序及规律传变,如邪入卫分后,不经过气分阶段而直接深入营分、血分,出现神昏、谵语等重笃病情。逆传标志着邪气太盛或正气大虚,病势更加危急凶险。

此外,由于感受温邪的类别、患者体质的差异及治疗的影响等,温热病也有不按上述规律传变的。例如,温病初发,邪在卫分,经积极治疗后疾病痊愈而不向里传变;也有发病之初无卫分证,而见气分证或营分证;或卫分证未罢,又兼气分证,而致"卫气同病";或气分证尚存,又出现营分证或血分证,称为"气营两燔"或"气血两燔"。

温热病过程中,卫气营血病证的相互转化形式非常复杂。温热病整个发生、发展和演变过程中,卫、气、营、血四个阶段经常相互联系。

(桃江县中医医院 吴柳明)

→ 目标检测

单项选择题

1. 患者出现发热恶寒,头痛、咳嗽,咽干肿痛,大便溏薄,小便清长,证属( )。

A.上寒下热　　　B.真寒假热　　　C.表热里寒　　　D.真热假寒

2. 下列关于表证与里证区别的叙述中,错误的是( )。

A.表证脉多浮,里证脉多沉

B.表证病程较短,里证病程较长

C.表证以恶寒为主,里证以发热为主

D.表证舌象变化不明显,里证舌象多有变化

3. 实寒证的临床表现是( )。

A.精神不振　　　B.面色苍白　　　C.舌质淡嫩　　　D.大便溏薄　　　E.小便清长

4. 下列各项,属于肝阳上亢证临床表现的是( )。

A.头晕胀痛,痛如刀劈　　　　B.突出耳聋　　　　C.失眠,噩梦纷纭

D.小便短黄,大便秘结　　　　E.头重脚轻,腰膝酸软

5. 患者惊悸不宁,失眠多梦,烦躁不安,苔黄腻,其临床意义是( )。

A.心火亢盛证　　B.心阴虚证　　C.痰火扰神证　　D.胆郁痰扰证　　E.痰蒙心神证

6. 心阳虚证的患者突然冷汗淋漓,四肢厥冷,呼吸微弱,属于( )。

A.心阳虚证　　B.心阳暴脱证　　C.心气虚证　　D.心血虚证　　E.心阴虚证

7. 关于血分证的描述,错误的是( )。

A.温热病邪深入营血

B.出现动血、动风、耗阴证候

C.是温热病发展过程中最为深重的阶段

D.表现为心血虚、肝血虚、肾阴虚三类

E.病变主要累及心、肝、肾三脏

8. 以身热、大便不通、小便不畅为辨证要点的是(　　)。

A.邪热壅肺证　　B.邪扰胸膈证　　C.风热犯卫证　　D.热结肠道证　　E.燥热犯卫证

9. 热盛动风证的临床意义是(　　)。

A.阴虚阳亢,肝风内动　　　　　　B.气分热盛,引动肝风

C.燔灼肝经,引动肝风　　　　　　D.营分热盛,肝风内动

E.津血亏虚,筋脉失养

10. 血分证与营分证的共有症状是(　　)。

A.身热夜甚　　B.吐血衄血　　C.手足蠕动　　D.目睛上视　　E.头晕目眩

药有个性之特长 方有合群之妙用
——带你走近中药与方剂

扫码看 PPT

学习目标

▲ **能力目标**

1. 能够运用常用中药知识开展健康宣教。
2. 能够运用常用中成药知识指导养生保健。

▲ **知识目标**

1. 掌握中药的四气五味、配伍方法和毒性禁忌。
2. 知晓常用中药和中成药的功效和用法。
3. 了解常用中药的性味归经、用法用量和使用注意。

▲ **素质目标**

1. 培育精益求精的素养。
2. 强化健康至上的意识。

课堂思政目标

1. 理解方剂用药如用兵的神奇。
2. 感受中药排列与组合之奥妙。

中药是在中医理论指导下，用于预防、诊断、治疗疾病并具有康复与保健作用的物质，包含植物药、动物药和矿物药。方剂是以中药为基础，在中医理论指导下选择合适的药物及剂量配伍而成的制剂。中医治病讲究理、法、方、药，确定医理及治疗方法后，需要遣方用药，遣方用药时必须考虑药物的性味、功效和不同药物之间的配伍。中药学的正式文字记载可以追溯到公元前 1000 多年，春秋战国时期的《黄帝内经》记载了 13 首方剂，说明我国人民使用中药及方剂的经验丰富，中药学和方剂学是中医学的重要组成部分。

知识导入

中药古法炮制介绍——熟地的"九蒸九晒"

地黄为玄参科植物地黄的块根，为多年生草本。《本草纲目》记载：以水浸验之，浮者名天黄，半浮半沉者名人黄，沉者名地黄。以沉下者为贵，久而久之，遂名为地黄。地黄分为生地黄（简称生地）和熟地黄（简称熟地）两种，全国质量最优的生地当属怀庆地黄（即怀地黄）。

《本草纲目》记载：地黄生则大寒而凉血，血热者须用之；熟则微温而补肾，血衰者须用之。男子多阴虚，宜用熟地；女子多血热，宜用生地。

生地经过"九蒸九晒"古法炮制加工后即为熟地,炮制工艺极为独特(忌铁器,切制时只用竹刀或陶刀);九蒸九晒后的熟地可以"填骨髓,长肌肉。生精血,补五脏,利耳目、黑须发、通血脉",为祛病延年之佳品,质量上乘,名扬四海。

以下为古法炮制熟地"九蒸九晒"的具体方法。

第一天:生地洗净外表泥沙,晒干备用,放入砂仁、陈皮、黄酒拌匀,再装罐闷上12小时。目的是使辅料充分渗透进主料生地的内部。

第二天:上甑加水蒸24小时。

第三天:晒干。

第四天:入甑,直接蒸8小时。

第五天:取出再晒干。如此反复八次,也就是蒸一天晒一天,反复16天,加上最开始的一天,一共十七天。

第十八天:拌入黄酒、砂仁、陈皮,封罐闷蒸,蒸至外表油润,断面乌黑油亮即可。取出熟地晾晒。九制熟地微甜、微苦,稍有黏性,质地油润、柔软、细腻。

任务一 知产收储存 知炮制目的

一、中药产地

药材的生产和分布,与自然条件相关。我国地域辽阔,各地气候、水土、日照等生态环境也不同,因而中药在产量和质量方面有一定的地域性。即使是分布较广的药材,由于自然环境的差异,各地所产的药材质量和规格也不一样。正因如此,自古医家都非常重视道地药材。

道地药材(又称地道药材)是质优效佳药材的专用名词,是指历史悠久、产地适宜、品种优良、产量宏丰、炮制考究、疗效突出、带有地域特点的药材。古今比较有名的道地药材有山东东阿的阿胶、河南地黄、东北人参、广东新会的陈皮等,道地药材目前已不能完全满足需要,在不影响药效的情况下,可不拘泥于道地的地域限制。

二、中药采收储存

中药包含很多植物药。在植物生长发育的不同时期,根、茎、花、叶、果实各个部分所含有效成分的量不同,因而药效强弱也有较大差异。因此,一般药材的采收,应该在其有效成分含量最多时进行。通常情况下,以入药部位的成熟程度作为判断依据。

每种植物药均有一定的采收时节与采收方法,以下按药用部位进行归纳。

以全草入药的,大部分在植株充分成长,或在植株开花时采集。从根以上割取地上部分的,有益母草、荆芥、紫苏、豨莶草等;连根部一起入药,可以拔起全株的,有大蓟、小蓟(入药部位为地上部分)、车前草、柴胡(入药部位为根)、蒲公英、紫花地丁等。

以叶类入药的,通常在植物生长茂盛,花蕾将开或正盛,药力雄厚的阶段采收,如大青叶、枇杷叶、艾叶等;有些特定的药物(如霜桑叶)需在深秋或初冬经霜后采收。

以花入药的,一般在花正开放时采收。由于花朵次第开放,因此要分次采摘。采摘时间很重要,迟摘易致花瓣脱落和变色,影响质量,如菊花、旋覆花;有的则要求在含苞时采摘花蕾,如金银花、槐花、辛夷;有的需在花刚开放时采摘,如月季花;红花适合在花冠由黄色变橙红色时采摘。这些不同采收方法都是取其药效最强的阶段适时采收。

以果实入药的,除青皮、枳实、覆盆子等少数药材要在果实未成熟时采收果皮或果实外,大多在果实成熟时采集，如瓜蒌、马兜铃等。以种子入药的，如果同一果序的果实成熟期相近，可以割取整个果序，悬挂在干燥通风处，待果实全部成熟后进行脱粒。若同一果序的果实次第成熟，则应分次摘取成熟果实。

古时认为春初"津润始萌，未充枝叶，势力淳浓""至秋枝叶干枯，津润归流于下"，指出"春宁宜早，秋宁宜晚"。因此，一般选择在二月和八月采收植物根和根茎类药材。早春及深秋时植物根或根茎中有效成分含量较高，此时采收则产量较高，质量较好，如天麻、苍术、葛根、桔梗、大黄、玉竹等。也有少数例外的，如半夏、延胡索等以夏季采收为宜。

以树皮或根皮入药的，通常在春、夏季采收，此时植物生长旺盛，浆液充沛，药性较强，疗效较好，并容易剥离，如黄柏、厚朴、杜仲。另外一些植物根皮则以秋后采收为宜，如牡丹皮、地骨皮、苦楝皮等。

在采收药物时，需注意保护环境及维护可持续发展。

三、中药炮制

炮制是药物在应用前或制成各种剂型前必要的加工过程，包括对原药材进行一般修制整理和对部分药材进行特殊处理等。按照不同的药性和治疗要求，炮制方法有多种，包括修制、水制、火制、水火共制等。有些药材炮制时还要加用适宜的辅料，并且注意操作技术和讲究火候，正如前人所说："不及则功效难求，太过则气味反失。"

炮制是否得当，直接关系到药效。毒性药和烈性药的炮制是否合理，更关乎用药安全。炮制药物，一般是为了达到以下的目的。

（1）消除或降低药物的毒性、烈性或副作用。如川乌、草乌生用内服容易引起中毒，需炮制后服用；巴豆泻下作用强烈，宜去油取霜后服用；常山具有催吐作用，需酒炒后服用。

（2）改变药物性能，使其适应病情需要。如生地具有凉血作用，制成熟地后性转微温长于补血；为了减缓生姜的发散力增强其温中之效，可将其煨熟；何首乌生用能泻下通便，制熟后则失去泻下作用而专补肝肾等。

（3）便于制剂和储存。如对矿物、动物甲壳、贝壳及某些种子类药物进行粉碎处理，使有效成分易于溶出，便于制成各种剂型；有些药物储存前需进行烘焙、炒干等干燥处理，防止霉变腐烂等。

（4）去除杂质和非药用部分，使药物变纯净，才能保证药物用量准确，或利于服用。如一般植物药的根和根茎应洗去泥沙，拣去杂质；枇杷叶去毛；远志去心；蝉蜕去头、足；海藻、肉苁蓉应漂去咸味，以利于服用等。

任务二　辨四气五味　懂升降浮沉

药物之所以能够针对病情发挥祛除病邪和调节脏腑功能的作用，是因为每一味药物具有其各自的特性和功效，也称为药物的偏性。药物治病的性质和作用可从性、味、归经、升降沉浮及有毒无毒等方面进行概括，统称为药物的性能。

一、四气五味

药物都具有一定的性和味。性与味是药物性能的一个方面。药性是根据实际疗效反复验证然后归纳出来的，是从性质上对药物多种作用的高度概括。药味不仅表示人体感知的真实滋味，同时也反映药物的实际性能。

药性包括寒、热、温、凉四种。药物的寒、热、温、凉是从药物作用于人体所发生的反应和所获得的不同治疗效果中概括出来的，是与所治疾病的寒、热性质相对而言的。能够减轻或消除热证的药物，一般属于寒性或凉性药物，如黄芩、板蓝根对发热、口渴、咽痛等热证有清热解毒作用，表明这两种药物具有寒性。反之，能够减轻或消除寒证的药物，一般属于温性或热性药物，如附子、干姜对腹中冷痛、脉沉无力等寒证有温中散寒作用，表明这两种药物具有热性。温次于热，凉次于寒，即在共同性质中又有程度上的差异。《神农本草经》云:疗寒以热药,疗热以寒药。《素问·至真要大论》云:寒者热之,热者寒之。

五味源于药物的辛、甘、酸、苦、咸五种基本药味,各自具备独特的治疗功效。实际上,部分药物还具有淡味或涩味,因此,五味并不局限于五种。不过,辛、甘、酸、苦、咸作为基础的药味,仍被统称为五味。五味是在口尝和长期的临床实践观察过程中形成的。口尝指人通过感觉器官来辨别药物的真实味道,这是五味的基本来源。然而,更重要的是通过观察不同味道的药物在人体内产生的不同反应,以及所获得的治疗效果,从而总结并归纳出五味理论。因此,五味不仅是药物味道的真实反映,更是对药物作用的高度概括。

以下分别阐述五味的代表药物的作用及主治病证。

辛:具有发散、行气、行血等功效,主要用于表证及气血阻滞之证。如紫苏叶发散风寒,木香行气除胀,川芎活血化瘀。

甘:具有补益、和中、调和药性和缓急止痛的作用,多用于正气虚弱、身体诸痛等患者。如人参大补元气,甘草调和药性并解药食中毒。

酸:具有收敛、固涩的功效,主要用于体虚多汗、肺虚久咳、久泻滑肠、遗精滑精、遗尿尿频、崩漏不止等患者。如山茱萸敛汗固脱,五味子涩精止遗,乌梅敛肺止咳,五倍子涩肠止泻。

苦:具有清泄火热、通泻大便、降泄气逆、燥湿、坚阴的作用,多用于火热证、喘证、呕恶、便秘、湿证、阴虚火旺等患者。如栀子、黄芩清热泻火,杏仁降泄肺气,陈皮降逆止呕,大黄泄热通便,龙胆、黄连清热燥湿,苍术、厚朴苦温燥湿,知母、黄柏泻火存阴(坚阴)。

咸:具有软坚散结、泻下通便的作用,多用于大便燥结、痰核、瘰疬、瘿瘤、癥瘕痞块等。如芒硝泻下通便,海藻、牡蛎消散瘿瘤,鳖甲软坚消癥。

淡:具有渗湿、利小便的作用,多用于水肿、脚气、小便不利之证。如薏苡仁、通草、茯苓、猪苓、泽泻利水通便。

涩:与酸味药的作用相似,具有收敛固涩的作用,多用于虚汗、泄泻、尿频、遗精、滑精、出血等患者。如莲子固精止带,海螵蛸收涩止血。

二、升降浮沉

由于疾病常表现出向上(如呕吐、气喘)、向下(如泻痢、崩漏、脱肛),或向外(如自汗、盗汗)、向内(如表证不解)等病势趋向,因此,能够改善或消除这些病证的药物,也就分别具有升降浮沉的作用趋向。

升是上升,降是下降,浮表示发散,沉表示泄利。升浮的药物,一般具有升阳发表、祛风散寒、涌吐、开窍等功效;沉降的药物,一般具有泻下、清热、利尿渗湿、重镇安神、潜阳息风、消积导滞、降逆、收敛及止咳平喘等功效。但少数药物升降浮沉的性能不明显,或存在二向性,如麻黄既能发汗又可平喘、利水,川芎既上行头目又下行血海。

任务三　学配伍七情　明毒性禁忌

一、配伍七情

单味药的应用同药与药之间的配伍关系可以总结为药物的"七情"。

(一) 单行

单行指用单味药治病。病情比较单纯时,选用一种针对性强的药物即能获得疗效,如清金散单用一味黄芩治疗轻度的肺热咯血,现代单用鹤草芽驱除绦虫。

(二) 相须

相须指配合应用性能相类似的药物,可以增强原有药物的疗效。如石膏与知母配合,能明显增强清热泻火的治疗效果；大黄与芒硝配合，能明显增强攻下泄热的治疗效果。

（三）相使

相使指性能方面有某种共性的药物配合应用，而以一种药物为主，另一种药物为辅，辅药可提高主药的疗效。如补气利水的黄芪与利水健脾的茯苓配合应用时，茯苓能提高黄芪补气利水的治疗效果；清热泻火的黄芩与攻下泄热的大黄配合应用时，大黄能提高黄芩清热泻火的治疗效果。

（四）相畏

相畏指一种药物的毒性或副作用，能被另一种药物减轻或消除。如生半夏和生南星畏生姜，就是指生半夏和生南星的毒性能被生姜减轻和消除。

（五）相杀

相杀指一种药物能减轻或消除另一种药物的毒性或副作用。如生姜杀生半夏和生南星的毒就是指生姜能减轻或消除生半夏和生南星的毒性或副作用。实际上，相畏、相杀是同一配伍关系的两种提法，是药物间相互对待而言的。

（六）相恶

相恶指两种药物合用时，一种药物与另一种药物相互作用而致原有功效降低，甚至丧失药效。如莱菔子能削弱人参的补气作用，所以说人参恶莱菔子。

（七）相反

相反指两种药物合用产生毒性反应或副作用，如"十八反"和"十九畏"中的若干药物。

上述几个方面的配伍关系可以概括为四项：①有些药物因产生协同作用而增进疗效，是临床用药时要充分利用的；②有些药物可能互相拮抗而抵消、削弱原有功效，用药时应加以注意；③有些药物则由于相互作用，而减轻或消除原有的毒性或副作用，在应用毒性药或剧烈药时必须考虑选用；④单用无害的药物，因相互作用而产生毒性反应或强烈的副作用，则属于配伍禁忌，原则上应避免配用。

综上所述，从单味药的应用到药物的配伍的经验，是通过很长的实践与认识过程，逐渐积累并丰富起来的。药物的配伍应用是中医用药的主要形式。药物按一定法度加以组合，并按照一定的分量比例制成的适当剂型，即为方剂。方剂是药物配伍的发展，也是药物配伍应用的较高形式。

二、毒性禁忌

（一）药物的毒性

在本草典籍中，每种药物的性味下方常标注着"有毒"或"无毒"等标识。古代医药文献中的"毒药"一词，通常是对药物的统称。药物的性味各具偏性，这种偏性即为"毒"。

《素问·五常政大论》记载："大毒治病，十去其六；常毒治病，十去其七；小毒治病，十去其八；无毒治病，十去其九。"《神农本草经》将药物分为上、中、下三品，其分类依据便是药物的有毒与无毒，大致上将攻病愈疾的药物视为有毒，久服补虚的药物则被视为无毒。有毒药物在应用后常引起显著的反应。由此可见，古代对"毒"的概念有广义的理解。毒性作为药物性能之一，是一种偏性，以偏纠偏即为药物治病的基本原理。然而，为了确保用药安全，后世许多本草典籍在药物性味下方所标的"大毒""小毒"，多指具有一定毒性或副作用的药物，若使用不当，则可能导致中毒。

因此，"毒"的含义已不再是古代的广义概念。在医疗实践中，了解药物的毒性及毒性程度，可以运用"以毒攻毒"的原则，如选用适当的毒药解疮毒、祛毒疔、杀虫等。同时，认识各种药物的有毒、无毒、大毒、小毒，有助于我们理解药物作用的峻猛或缓和，以便根据病情适当选用药物并确定用量。此外，可通过必要的炮制、配伍制剂等环节，减轻或消除药物的毒性或副作用，确保用药安全。

（二）用药禁忌

1. 配伍禁忌　在复方配伍中，某些药物应避免合用。《神农本草经》将药物之间的关系称为"相恶"

和"相反"。《神农本草经》所载药物相恶的有60种，相反的18种。关于配伍禁忌的认识和发展，在古籍中说法并不一致。金元时期概括为"十九畏"和"十八反"，具体内容如下。

（1）十九畏：硫黄畏朴硝，水银畏砒霜，狼毒畏密陀僧，巴豆畏牵牛，丁香畏郁金，牙硝畏三棱，川乌、草乌畏犀角，官桂畏石脂，人参畏五灵脂。

（2）十八反：甘草反甘遂、大戟、海藻、芫花；乌头反贝母、瓜蒌、半夏、白蔹、白及；藜芦反人参、沙参、丹参、玄参、细辛、芍药。

《神农本草经》指出"勿用相恶相反者""若有毒宜制，可用相畏、相杀者，不尔，勿合用也"。自宋代以后，将"相畏"关系也列为配伍禁忌，与"相恶"混淆不清。因此，"十九畏"的概念与"配伍"一节中所谈的"七情"之一的"相畏"，含义并不相同。

"十九畏"和"十八反"中的部分药物，在实际应用中有所出入，有医家引古方为据，证明某些药物仍然可以合用。现代研究相对较少，部分实验研究初步表明，如甘草、甘遂两种药合用时，毒性的大小主要取决于甘草的用量；贝母和半夏分别与乌头配伍，未见明显的毒性增强；细辛配伍藜芦，则可导致实验动物中毒死亡。对于"十九畏"和"十八反"，还有待进一步做较深入的实验和观察，并研究其机理，因此，目前应采取慎重态度。一般说来，对于其中一些药物，若无充分根据和应用经验，仍须避免盲目配合应用。

知识拓展

中药配伍禁忌："十八反"与"十九畏"歌诀

十八反歌诀

本草明言十八反，半蒌贝蔹及攻乌，藻戟遂芫俱战草，诸参辛芍叛藜芦。

十九畏歌诀

硫黄原是火中精，朴硝一见便相争。水银莫与砒霜见，狼毒最怕密陀僧。
巴豆性烈最为上，偏与牵牛不顺情。丁香莫与郁金见，牙硝难合京三棱。
川乌草乌不顺犀，人参最怕五灵脂。官桂善能调冷气，若逢石脂便相欺。

---

2. 妊娠用药禁忌　某些药物具有损害胎元以致堕胎的副作用，应作为妊娠禁忌的药物。根据药物对胎元损害程度的不同，一般可分为妊娠禁用与妊娠慎用两类：妊娠禁用的大多是毒性较强或药性猛烈的药物，如巴豆、牵牛、大戟、斑蝥、商陆、麝香、三棱、莪术、水蛭、虻虫等；妊娠慎用的包括去瘀通经、行气破滞以及辛热等药物，如桃仁、红花、大黄、枳实、附子、干姜、肉桂等。妊娠禁用的药物绝对不能使用，妊娠慎用的药物可根据孕妇患病情况酌情使用。但若无必要，应尽量避免应用，以防发生事故。

3. 服药时的饮食禁忌　饮食禁忌，即通常所说的忌口。古代文献上有诸多记载，如常山忌葱，地黄、何首乌忌葱、蒜、萝卜，薄荷忌蟹肉，茯苓忌醋，鳖甲忌苋菜，以及蜜忌生葱等。这说明服用某些药物时不可同吃某些食物。另外，由于疾病的关系，在服药期间，凡属生冷、黏腻、腥臭等不易消化及有特殊刺激性的食物，都应根据需要予以避免。高热患者还应忌油。

任务四　懂剂量　会煎煮　知服用

一、剂量

剂量，即药物用量，主要包括两方面含义：一是指每味药的成人一日剂量，除非特别注明，此处所指的剂量均为干燥后的生药在汤剂中的成人一日内服用量；二是指方剂中各药物之间的比较分量，即相对剂量。通常，非毒性药物在单独使用时剂量较大，而在复方中则相应减小。主要药物的剂量可较大，辅助药物则通常采用低于主药的剂量。

在确定剂量时,需综合考虑患者的年龄、体质、病程、病势及药物性质和作用强度等多方面因素。老年人因气血渐衰,对药物的耐受力较弱,特别是作用峻烈的攻病祛邪药物易损正气,故剂量应适当低于成人;5岁以下的小儿用量为成人的四分之一,5岁及以上者用量可为成人的一半;体弱患者不宜用大剂量;久病者剂量应低于新病者。

应用补药时,老年人及身体极度虚弱者初始剂量宜小,逐渐增加,以免药力过猛而导致虚不受补。对于峻补药物,用量更应谨慎。在病势方面,若病势重而药力弱,药量小,则疗效不佳;若病势轻而药力猛,药量过大,则易损耗正气,皆需引起重视。

此外,药物方面,质轻者用量宜小,质重者可适当加大用量;性味浓厚、作用强者用量可较小,性味淡薄或作用较温和者可用较大量。毒性药物须严格控制在安全剂量范围内。除峻烈药、毒性药和某些精制药剂外,一般中药的常用内服剂量(即有效剂量)为5~10克,部分药物剂量较大,可达15~30克。

二、煎煮方法

先将药材浸泡30~60分钟,用水量以高出药面为度。一般中药煎煮两次,第二煎加水量为第一煎的1/3~1/2。两次煎液去渣滤净,混合后分2次服用。煎煮的火候和时间,要根据药物性能而定。一般来讲,解表药及芳香性药物宜武火煎煮,时间宜短,煮沸后煎3~5分钟即可;补虚药需用文火慢煎,时间宜长,煮沸后再续煎30~60分钟。某些药物因质地不同,煎法比较特殊,处方上需加以注明,归纳起来包括先煎、后下、包煎、另煎、烊化、泡服、冲服、煎汤代水等。

(一)先煎

主要针对那些有效成分难溶于水的矿物、动物骨骼、贝壳等中药,如磁石、牡蛎和龟甲等。在这种情况下,应当将药物打碎后先进行煎制,历时20~30分钟,再加入其他药物共同煎制。此外,对于毒性或副作用较强的药物,如附子和乌头等,建议先煎45~60分钟,以确保安全后再加入其他药物一同煎制。

(二)后下

芳香类药物长时间煎煮可能导致其有效成分挥发,药效降低。因此,在其他药材煎煮至沸腾后5~10分钟再加入此类药材,如薄荷、青蒿、香薷等,以保持药效。

(三)包煎

此法主要针对黏性强、粉末状及带有绒毛的药物,应先用纱布袋妥善包裹,再与其他药物共同煎煮。此举旨在避免药液变得混浊,或沉积于锅底而在加热时引发焦化或煳化,或刺激咽喉导致咳嗽。车前子、蒲黄、辛夷等药材即适用此法。

(四)另煎

另煎又称另炖,主要指某些贵重药为了更好地煎出有效成分,应单独另煎,即另炖2~3小时。煎液可以另服,也可与其他煎液混合服用,如人参、西洋参、鹿茸等。

(五)烊化

烊化又称溶化,主要指某些胶类药物及黏性大而易溶的药物,为避免粘锅或黏附其他药物而影响煎煮,可单用水或黄酒将此类药加热溶化后,用煎好的药液冲服,也可将此类药物放入用其他药物煎好的药液中加热烊化后服用,如阿胶、饴糖等。

(六)泡服

泡服又称焗服,主要指有效成分易溶于水或久煎易致药效破坏的某些药物,可以用少量开水或复方中其他药物的滚烫煎出液趁热浸泡,以减少有效成分的散失,不经煎煮直接服用药液,如胖大海、藏红花、番泻叶等。

(七)冲服

主要指某些贵重药的用量较小,为防止散失,常需要研成细末制成散剂,用温开水或复方中其他药物的煎液冲服,如麝香、牛黄、西洋参等。根据病情需要,为提高药效,某些药物也常研成散剂冲服,如三七、白及、血余炭、蜈蚣、全蝎、僵蚕、延胡索等。某些药物遇高温时,药效容易被破坏或有效成分难溶于水,只能制成散剂冲服,如雷丸、鹤草芽、朱砂等。此外,还有一些液体药物如竹沥、姜汁、鲜地黄汁等也须冲服。

(八)煎汤代水

为了防止某些药物与其他药物同煎而使煎液混浊,难以服用,宜先煎后取其上清液代水再煎煮其他药物,如灶心土等。此外,某些药物质轻用量多,体积大,吸水量大,如玉米须、丝瓜络、金钱草等,也须煎汤代水用。

三、服用方法

服药时,汤剂宜温服;发散风寒药宜热服;呕吐或中毒者,宜小量频服。丸剂、散剂等固体药剂,通常用温开水吞服。服药时间根据病情和药性而定,滋补药宜饭前服;驱虫药和泻药宜空腹服;健胃药和对胃肠刺激较大的药物宜饭后服;其他药物一般宜饭后服;安眠药宜睡前服。无论是饭前服药还是饭后服药,均有间隔,如饭前或饭后1~2小时,以免影响疗效。

一剂中药通常分每日3次服用。病情较缓者,可每日2次;病情严重者,可每隔4小时服药1次,昼夜不停。应用发汗药、泻下药等药力较强的药物时,注意患者个体差异,以出汗、泻下为度,适可而止,不可过量,以免损伤正气。

任务五　了解常用中药知识

一、解表药

以发散表邪、解除表证为主要功效的药物,被定义为解表药。这类药物通常具有辛味及轻盈质地,性质或温或凉,主要作用于肺经和膀胱经,具有发散解表的功效。主要用于治疗外感表证,患者主要症状包括恶寒、发热、头痛、身痛、无汗或有汗。

需要注意的是,解表药中发汗力较强的药物在使用时剂量不宜过大,以免过度发汗,耗伤阳气,损伤津液。对于表虚自汗、阴虚盗汗,以及疮疡日久、淋证、失血患者,即使出现表证,也应谨慎使用。此外,解表药多为辛散轻扬之品,入汤剂不宜长时间煎煮。

麻　黄

麻黄为麻黄科植物草麻黄、中麻黄或木贼麻黄的干燥草质茎(根亦入药,见收涩药)。主产于我国河北、山西、内蒙古、甘肃、辽宁、四川等地。立秋至霜降之间采收,阴干切段。生用、蜜炙或捣绒用。

性味归经:辛、微苦,温。归肺、膀胱经。

功效:发汗散寒,宣肺平喘,利水消肿。

应用:

(1)用于治疗外感风寒,恶寒发热,头、身疼痛,鼻塞,无汗,脉浮紧等表实证。本品能宣肺气,开腠理,散风寒,以发汗解表。常与桂枝相须为用,增强发汗解表力,如麻黄汤。

(2)用于治疗风寒外束,肺气壅遏所致的喘咳证。本品能开宣肺气,散风寒而平喘。与杏仁、甘草配伍,即三拗汤,可增强平喘功效;若兼内有寒饮,可配伍细辛、干姜、半夏等,以温化寒饮而平喘止咳,如小青龙汤;若属热邪壅肺而致喘咳,可与石膏、杏仁、甘草等药配伍以清肺平喘,如麻杏甘石汤。

(3)用于治疗水肿而兼有表证者。本品发汗利水,有助于消散水肿,常与生姜、白术等同用,如越婢加术汤。

此外,取麻黄温散寒邪的作用,配伍其他相应药物可以治疗风湿痹痛及阴疽、痰核等证。

用量用法:2~10 g。宜先煎。解表宜生用,平喘宜炙用或生用。

使用注意:本品发汗力较强,故外感风寒轻证、表虚自汗、阴虚盗汗及肺虚咳喘者均应忌用或慎用。

桂 枝

桂枝为樟科植物肉桂的干燥嫩枝,主产于我国广西、广东及云南等地,其中以广西产量最为高。春季时采摘嫩枝,晒干或阴干后,切成薄片或小段。

性味归经:辛、甘,温。归心、肺、膀胱经。

功效:发汗解肌,温通经脉,助阳化气,平冲降气。

应用:

(1)用于治疗外感风寒引发的头痛、发热、恶寒等。桂枝辛散温通的特性使其能外行肌表,解表功效显著。在外感风寒,表虚有汗而表证不解,恶风、发热的病例中,桂枝与白芍配伍可调和营卫,达到卫气自和的效果,如桂枝汤。若为表实无汗之证,桂枝与麻黄配伍,可助麻黄发汗,两者相须为用,如麻黄汤。

(2)用于风寒湿痹、肩背肢节痛的治疗。桂枝能祛风寒湿邪,温经通络,缓解疼痛,常与附子配伍,如桂枝附子汤。

(3)用于心脾阳虚、阳气不行、水湿内停所致痰饮证的治疗。桂枝能温化水湿,与茯苓、白术等配伍,可温运脾阳,化湿利水。桂枝能温膀胱之气,若膀胱气化不行、小便不利、水肿等,桂枝与茯苓、泽泻等配伍,可渗水利湿,如五苓散。

(4)用于治疗胸痹、胸痛或心悸、脉结代之证。桂枝能温通胸中阳气,与瓜蒌、薤白同用,如枳实薤白桂枝汤。此外,桂枝的通阳作用还可用于治疗心悸、脉结代之证,以助阳复脉,多与炙甘草、人参、阿胶等配伍,如炙甘草汤。

(5)用于治疗经寒瘀滞、经闭、痛经及癥瘕等证。桂枝能温通血脉,散寒逐瘀。常与当归、川芎同用以通经活血,如温经汤;与牡丹皮、桃仁等配伍,以逐瘀消癥,如桂枝茯苓丸。

用量:3~10 g。

使用注意:本品辛温助热,易伤阴动血,温热病、阴虚阳盛、血热妄行诸证者均忌用。孕妇及月经过多者应慎用。

生 姜

生姜为姜科植物姜的新鲜根茎,我国各地均有产出。采收时间为每年的 9—11 月,采挖后需去除须根,洗净切片,即可入药。生姜可捣汁,称之为生姜汁;取其皮,称之为生姜皮;煨熟后,则为煨姜。

性味归经:辛,微温。归肺、脾、胃经。

功效:解表散寒,温中止呕,化痰止咳,解鱼蟹毒。

应用:

(1)用于治疗外感风寒而导致的恶寒发热、头痛、鼻塞等。生姜辛散发表,能增强发汗功效,常入辛温解表剂(如桂枝汤等)中。对于轻微感冒,可煎汤加红糖热服。

(2)用于治疗胃寒呕吐。生姜能温胃和中,降逆止呕。生姜与不同药物配伍,可治疗多种呕吐症状,如与半夏同用治疗胃寒呕吐,即小半夏汤;若为热证呕吐,则可配伍竹茹、黄连等。

(3)用于治疗风寒客肺所导致的咳嗽。生姜可温肺除痰止咳,常与其他散寒止咳药配伍。

此外,本品能解半夏、南星、鱼蟹之毒。

用量用法:3~10 g,煎服或捣汁冲服。

使用注意:本品辛,微温,阴虚内热及热盛之证者忌用。

薄　荷

薄荷为唇形科植物薄荷的干燥地上部分。我国南北各地均有产出,其中以江苏、江西、浙江所产者较为知名。采收时间因地域而有所不同,通常每年可进行2～3次采摘。采摘后需阴干处理,使用时润软切短段。

性味归经:辛,凉。归肺、肝经。

功效:疏散风热,清利头目,利咽,透疹,疏肝行气。

应用:

(1)用于治疗风热感冒引起的头痛、发热等症。薄荷辛凉,擅长解表散热,多与其他辛凉解表药和清热解毒药一同使用。常见搭配药物包括荆芥、连翘、金银花等,如银翘散。

(2)用于治疗风热上攻导致的头痛、目赤等症。薄荷轻扬升浮,具有清利头目的作用。常与菊花、荆芥、桑叶等药物配伍。因其能疏散风热、利咽喉,可治疗风热壅盛所致的咽喉肿痛,可与桔梗、僵蚕、荆芥等药物搭配,如喉科六味汤。

(3)用于治疗麻疹初期或风热外束肌表导致的疹发不畅。薄荷轻扬宣散之性有助于疏散表邪,促进麻疹透发。常与蝉蜕、荆芥、牛蒡子、连翘等药同用。也可应用于风疹瘙痒者。

(4)用于治疗肝气郁滞、胸闷、胁肋胀痛等。薄荷具有疏解肝郁的作用,可与白芍、柴胡等药物配伍,如逍遥散。

用量与用法:2～10 g。不宜长时间煎煮。

使用注意:表虚自汗者不宜使用。

牛　蒡　子

牛蒡子为菊科植物牛蒡的干燥成熟果实,主产于我国河北、浙江等地,秋季果实成熟时采收并晒干。可生用或炒后捣碎使用。

性味归经:辛、苦,寒。归肺、胃经。

功效:疏散风热,宣肺透疹,解毒利咽。

应用:

(1)用于治疗外感风热、咳嗽咳痰不利、咽喉肿痛等证。牛蒡子具有疏散风热、清肺利咽的功效,较为常用。常与薄荷、荆芥、桔梗等配伍,如银翘散。

(2)适用于麻疹初期,疹出不畅及风热发疹等证。牛蒡子能疏散风热、透泄热毒,促使麻疹透发。常与金银花、薄荷、荆芥等配伍;若热毒壅盛,则常配伍紫草、升麻等药。

(3)用于治疗热毒疮肿、痄腮等证。牛蒡子具有清热解毒、散结消肿的功效,常与板蓝根、连翘、野菊花等配伍。

用量用法:3～10 g,煎服或入散剂。

使用注意:本品有滑肠作用,气虚便溏者慎用。

二、清热药

清热药是一类以清泄里热为主要功效的药物。其性质寒凉,具清热泻火、解毒、凉血及清虚热等作用,主要用于治疗热病高热、热痢、痈肿疮毒以及阴虚内热等引起的各类里热证候。然而,清热药的寒凉性质可能损伤脾胃,影响运化,因此对于脾胃虚弱的患者,在使用清热药的同时,应适当辅以健脾胃药物。此外,热病易导致津液损伤,而清热燥湿药性多燥,也可能加重津液耗损,所以针对阴虚患者,应在清热的同时,注重养阴,祛邪而不忘扶正。需要注意的是,脾胃虚寒、胃纳不佳、肠滑易泻的患者应谨慎使用清热药。在遇到阴盛格阳、真寒假热等证候时,更需明辨,切勿盲目投药。在使用此类药物时,应把握好病情,中病即止,避免过度克伐,损伤正气。

石 膏

本品为硫酸盐类矿物石膏族石膏,主含含水硫酸钙,分布广泛,我国各省区均有储备,主产于湖北、甘肃和四川,以湖北和安徽所产质量较佳。开采后需去除泥土等杂质,进行碾碎、研磨,生用或煅用。

性味归经:辛、甘,大寒。归肺、胃经。

功效:清热泻火,除烦止渴。

应用:

(1) 用于治疗温病邪在气分,壮热、烦渴、脉洪大等实热亢盛之证。石膏具有较强的清热泻火作用,常与知母配伍,如白虎汤。若病情渐深,肺胃热毒壅盛,高热不退且发斑疹,可与犀角(现临床使用水牛角)、牡丹皮、玄参等清热凉血药同用,共奏解毒化斑、气血两清之效,如清瘟败毒饮。

(2) 用于治疗肺热导致的咳嗽痰稠、发热及气喘等证。对于肺热所致的咳嗽痰稠、发热等,可与甘草、竹沥配伍;对于肺热气喘,可与麻黄、杏仁等配伍,共奏清宣肺热、平喘之效,如麻杏甘石汤。

(3) 用于治疗胃火上炎所致的头痛、牙龈肿痛。常与熟地、知母、牛膝等配伍,如玉女煎。

煅石膏末可用于外敷,治疗疮疡溃而不敛、湿疹、水火烫伤等,具有清热、收敛之效,可单用或配伍青黛、黄柏等。

用量用法:内服剂量为15～60 g,宜生用,入汤剂需打碎先煎。外用需经火煅研末。

使用注意:脾胃虚寒及阴虚内热者忌服。

知 母

知母为百合科植物知母的干燥根茎。主产于我国河北(以历县产者品质较优)、山西及广东等地。春、秋两季均可采收,采摘后去除地上部分及须根,洗净,晒干。处理过程中,先润软刮去皮,再切片,最后盐炒使用。

性味归经:苦、甘,寒。归肺、胃、肾经。

功效:清热泻火,滋阴润燥。

应用:

(1) 用于治疗温热病,如邪热亢盛、壮热、烦渴、脉洪大等肺胃实热证。在此类病证中,知母具有清热泻火、除烦的作用。与石膏配伍可产生协同效应,如白虎汤。

(2) 用于治疗肺热咳嗽或阴虚咳嗽等证。知母具有清泻肺火、滋阴润肺的功效。常与贝母配伍,以清肺化痰和止咳,如二母散。

(3) 用于治疗阴虚火旺、肺肾阴亏所致的骨蒸潮热、盗汗、心烦等。知母具有滋阴降火的作用。常与黄柏配伍,如知柏地黄丸。

(4) 用于治疗阴虚消渴,如口渴、多饮、多尿等。知母具有滋阴润燥、生津止渴的功效。与天花粉、五味子等配伍,可增强疗效,如玉液汤。

用量:6～12 g。

使用注意:知母性质寒润,能滑肠,因此脾虚便溏者不宜使用。

黄 芩

黄芩为唇形科植物黄芩的干燥根,主产于我国河北、山西、内蒙古、河南及陕西等地,其中山西产量较高,河北承德产的质量较佳。黄芩在春、秋两季进行采挖,去除残茎和须根后晒干,可蒸透或用开水润透后切片使用。黄芩生用、酒炒或炒炭亦可。

性味归经:苦,寒。归肺、胆、脾、大肠、小肠经。

功效:清热燥湿,泻火解毒,止血,安胎。

应用：

（1）用于治疗湿热引发的多种病证，如湿温、黄疸、泻痢、热淋、痈肿疮毒等。黄芩的苦寒性质使其具有燥湿泄热的功效，并能解毒。在治疗湿温发热、胸闷、苔腻等症状时，常与滑石、通草、白豆蔻等渗利化湿药配伍，如黄芩滑石汤。对于湿热引发的黄疸，可与栀子、茵陈等药配伍，以增强清肝利胆的功效。若为肠胃湿热导致的泻痢，常与黄连配伍；治疗下焦湿热、小便涩痛时，可与生地、木通等药配伍，如火府丹。在痈肿疮毒的治疗中，常与天花粉、白芷、连翘等药配伍。

（2）用于治疗湿热病引发的壮热烦渴、苔黄脉数等证。黄芩具有清气分实热和退热的功效，常与栀子、黄连、石膏等药配伍。在寒热往来证的治疗中，与柴胡配伍，可解少阳之邪，如小柴胡汤。

（3）用于治疗肺热咳嗽。黄芩擅长清肺热，单用即可，如黄芩散；与半夏、天南星配伍，如小黄丸，可治咳嗽痰壅之证。

（4）用于治疗内热亢盛、迫血妄行导致的吐血、咯血、衄血、便血、血崩等证。黄芩具有清热和止血的双重作用，可单用黄芩炭，或配伍生地、白茅根、三七等药。

（5）用于胎热不安者。黄芩有清热安胎的功效，常与白术、当归等药配伍。

用量用法：3～10 g，煎服或入丸散。清热多用生黄芩，安胎多用炒制品；清上焦热可用酒黄芩；止血则多炒用或制成炭用。

使用注意：黄芩苦寒，易伐生气，因此脾胃虚寒、食少、便溏者应避免使用。

金 银 花

金银花为忍冬科植物忍冬的干燥花蕾或带初开的花，在我国南北各地均有分布。夏初时节，当花含苞待放之时采收，经阴干处理后，可生用或制成露剂。

性味归经：甘，寒。归肺、心、胃经。

功效：清热解毒，疏散风热。

应用：

（1）用于治疗外感风热或温热病初起，发热且微恶风寒之证。金银花具有清热解毒之效，并具有轻宣疏散的作用。常与荆芥穗、连翘等配伍，以增强其疏散清热之力，如银翘散；若热入气分，出现壮热、烦渴、脉洪大等症，可与石膏、知母、连翘等同用，泻火解毒作用尤为显著。若热入营血，表现为斑疹隐隐、舌绛而干、神烦少寐等，可与牡丹皮、生地合用，共奏清营护阴、凉血解毒之效。

（2）用于治疗疮、痈、疖肿等。金银花是外科常用的清热解毒药。可单用，也可与蒲公英、野菊花、紫花地丁等配伍，以增强解毒消肿的作用，如五味消毒饮。此外，金银花鲜品捣烂外敷亦有效。还可用于肠痈证，常与薏苡仁、黄芩、当归等配伍，如清肠饮。利用金银花挥发性成分制成的金银花露，可清热解暑，并清头目。

（3）用于治疗热毒泻痢、下痢脓血之证。单用金银花生品浓煎频服，具有解毒、凉血、止痢的作用。重症患者可配伍黄连、白头翁、赤芍等。

用量：10～15 g，外用适量。

青 蒿

青蒿为菊科植物黄花蒿的干燥地上部分。广泛分布于全国各地，其中以黄花蒿数量较多，较为普遍。夏、秋两季进行采收，可鲜用或阴干，并切成段。

性味归经：苦、辛，寒。归肝、胆经。

功效：清虚热，除骨蒸，解暑热，截疟，退黄。

应用：

（1）用于治疗疟疾寒热。本品具有截疟和解热的作用。因青蒿能清暑热，故古人常将其用于疟疾兼感暑邪,但用于抗疟疾时的剂量应较一般用量大。《肘后方》治疟疾寒热,单用大量鲜品,加水捣汁服用。在复方中,也有配伍桂心制成散剂服用的,如《仁存孙氏治病活法秘方》的止疟方。若兼暑湿且有恶心、脘闷、发热等症状,可配伍黄芩、半夏等药物,如蒿芩清胆汤。

（2）用于治疗温热病后期,如温热之邪入阴分、夜热早凉、热退无汗等证,或温热病后低热不退等证。本品具有良好的清热凉血作用,常与鳖甲、牡丹皮、生地等药物同用,如青蒿鳖甲汤。

（3）用于治疗阴虚发热导致的骨蒸劳瘵、日晡潮热、手足心热等证。本品具有显著的退虚热作用,常与秦艽、鳖甲、知母等药物同用。

（4）用于治疗暑热外感,如发热无汗或有汗、头昏头痛、脉洪数等证。本品具有清解暑热的功效,多用鲜青蒿与绿豆、西瓜翠衣、荷叶等配伍。与鲜车前草配伍,还可用于小儿受暑热,发热、小便不利等症。

用量用法:3～10 g,煎服,或鲜用绞汁。

使用注意:不宜久煎。

三、泻下药

泻下药指能引起腹泻或促使大肠滑利、促进排便的药物。其功效在于通便,消除肠道积滞、水饮及有害物质,部分药物还能使热下行。适用于大便秘结、肠道积滞、实热内结和水肿停饮等里实证。

在使用泻下药时,需注意以下几点:若里实兼有表邪,应先解表,再攻里,必要时可将泻下药与解表药同用,实现表里双解,以免表邪陷入里;若里实而正虚,应与补益药同用,实现攻补兼施,使泻下而不伤正;泻下作用剧烈的药物,易损伤正气,因此久病体弱、妇女胎前产后及月经期应谨慎使用或避免使用。需要注意的是,此类药物易伤及胃气,一旦奏效即应停止使用,切勿过量。

大　黄

大黄为蓼科植物掌叶大黄、唐古特大黄或药用大黄的干燥根及根茎。北大黄指掌叶大黄和唐古特大黄,主产于青海、甘肃等地;南大黄指药用大黄,主产于四川。秋季茎叶枯萎或次春发芽前采挖,去皮、根须,切片或段,穿绳成串干燥或直接干燥。大黄可生用、酒炒、炒炭或制熟用。

性味归经:苦,寒。归脾、胃、大肠、肝、心包经。

功效:泻下攻积,清热泻火,凉血解毒,逐瘀通经,利湿退黄。

应用:

（1）用于治疗肠道积滞、大便秘结。大黄苦寒沉降,具有良好的泻下作用,为治疗积滞便秘的要药,尤其适用于治疗热结便秘。

（2）用于治疗血热妄行之吐血、衄血,以及火邪上炎所致的目赤、咽痛、牙龈肿痛等。取其苦寒沉降之性,使上炎之火得以下泄。

（3）用于治疗热毒疮疡及烧伤。大黄可清热解毒,借其通便作用,使热毒下泄。

（4）用于治疗瘀血证,如妇女经闭、产后恶露不下、癥瘕积聚及跌打损伤等。大黄能活血祛瘀,为治疗瘀血证的常用药。

（5）用于治疗黄疸、淋病等湿热证。大黄苦寒泄降,能清泄湿热。

用量用法:3～12 g。外用适量。生大黄泻下力较强,欲攻下者宜生用;入汤剂应后下,或用开水泡服,久煎则泻下力减弱。酒大黄泻下力较弱,活血作用较好,宜用于瘀血证及不宜峻下者。大黄炭则多用于出血证。

使用注意:妇女妊娠期、月经期、哺乳期应慎用或忌用。

芒　硝

本品为硫酸盐类矿物芒硝族芒硝,经加工精制而成的结晶体。主含含水硫酸钠。其主产于我国河北、河南、山东、江苏、安徽等碱土地区。通过热水溶解、过滤、冷却结晶等工艺,可得到名为朴硝或皮硝的物质。此外，将萝卜洗净切片，与朴硝共煮，取上层液冷却结晶，即可得到芒硝。芒硝经风化失去结晶水后，形成的白色粉末称玄明粉（元明粉）。

性味归经：咸、苦，寒。归胃、大肠经。

功效：泻下通便，润燥软坚，清火消肿。

应用：

（1）用于治疗实热积滞、大便燥结。芒硝具有泄热通便、润燥软坚的作用，常与大黄配伍，以增强泻下热结的功效，如大承气汤、调胃承气汤等。

（2）用于治疗咽痛、口疮、目赤及疮疡。芒硝多以外用形式发挥作用。如治疗咽痛、口疮的冰硼散，即以玄明粉与硼砂、朱砂、冰片同用；治疗咽喉病的西瓜霜，则以芒硝置西瓜中制成。玄明粉化水后，可用于滴眼、清洗疮口。治乳痈时，可用芒硝外敷，以消肿块，也可用于回乳。

用量用法：10～15 g。可冲入药汁内或开水溶化后服用。外用则需适量。

使用注意：孕妇应避免使用芒硝。

火 麻 仁

火麻仁为桑科植物大麻的干燥成熟果实，在我国各地均有栽培。秋季果实成熟时采收，去除杂质后晒干，生用时需打碎。

性味归经：甘，平。归脾、胃、大肠经。

功效：润肠通便。

应用：常用于治疗老年人、产妇及体弱者因津枯血少所致的肠燥便秘。其功效在于润滑肠道、促进排便。可与当归、熟地、杏仁等养血滋阴润燥之品配伍，如益血润肠丸。此外，火麻仁与大黄、厚朴、白芍等同用，可制成丸剂，治疗热邪伤阴或素体火旺所致的大便秘结、痔疮便秘、习惯性便秘等，如麻子仁丸。

用量：10～30 g。

四、祛风湿药

祛风湿药指以祛除风湿、缓解痹痛为主要作用的药物。这类药物能够清除滞留于肌肤、经络的风湿，部分药物还具有舒筋、通络、止痛及强筋骨等功效。祛风湿药适用于风湿痹痛、筋脉拘挛、麻木不仁、半身不遂、腰膝酸痛、下肢乏力等患者。痹症多为慢性疾病，为便于患者服用，可将祛风湿药制成酒剂或丸剂、散剂；酒剂还能增强祛风湿药的功效。部分祛风湿药辛温香燥，易耗伤阴血，因此阴亏血虚者应谨慎使用。

独 活

独活为伞形科植物重齿毛当归的干燥根，主产于湖北、四川等地。春初苗刚发芽或秋末茎叶枯萎时采挖，去除须根及泥沙，烘至半干，堆置 2～3 天，发软后再烘至全干。切片生用。

性味归经：辛、苦，微温。归肾、膀胱经。

功效：祛风除湿，通痹止痛。

应用：

（1）用于治疗风湿痹痛。独活辛散苦燥，善祛风湿、止痛。风寒湿邪痹着于肌肉关节的新久病证，均可应用。尤其适用于治疗下半身的痹症。如腰腿疼痛，两足痿痹不能行走，属寒湿所致者，本品为治疗要药。临床应用时，常与其他祛风湿药同用，并配伍地黄、杜仲、桑寄生等补肝肾药，以达到标本同治的效果，如独活寄生汤。

（2）用于治疗风寒表证，兼有湿邪者。独活能发散风寒湿邪而解表，但其力较羌活弱，常与羌活同用。

此外，独活还可用于治疗少阴头痛、皮肤湿痒。

用量：3～10 g。

威 灵 仙

威灵仙为毛茛科植物威灵仙、棉团铁线莲或东北铁线莲的干燥根及根茎,主产于我国江苏、安徽、浙江等地,应用范围广泛。秋季采挖,去除泥沙,晒干后即可使用。

性味归经:辛、咸,温。归膀胱经。

功效:祛风湿,通经络。

应用:

(1)用于治疗风湿痹痛。威灵仙性善走窜,能疏通经络,祛风湿,止痛效果显著。对于风湿痹痛、肢体麻木、筋脉拘挛、关节屈伸不利等患者,均可应用。古方中,有时会单独使用威灵仙,或制成蜜丸,或研成粉末,用酒送服。在复方应用中,可根据病情搭配相关药物。用于治疗风湿腰痛时,可与桂心、当归搭配应用。

(2)用于治疗诸骨鲠咽。将威灵仙煎汤后,缓缓咽下,通常可使骨鲠消失,也可加入米醋、砂糖服用。

此外,威灵仙还具有消痰水的功效,可用于治疗噎膈、痞积等。

用量:一般为5～10 g;治疗骨鲠可增至30 g。

使用注意:威灵仙性善走窜,长期服用易伤正气,体质虚弱者应谨慎使用。

五、芳香化湿药

芳香化湿药之命名,源于其香气浓郁且具有化湿运脾之功效。脾恶湿而喜燥,一旦湿浊内阻中焦,脾胃运化失常,病症随之而生。此类药物辛香温燥,能疏畅气机,宣化湿浊,健脾醒胃,故适用于脾为湿困、运化失职所引发的脘腹痞满、呕吐泛酸、大便溏薄、食少体倦、口甘多涎、舌苔白腻等症。

本类药偏于温燥,易伤阴,阴虚者应慎用。又因其芳香,含挥发油,入汤剂不宜久煎,以免降低药效。

苍 术

苍术为菊科植物茅苍术(又称茅术、南苍术)或北苍术的干燥根茎。前者主产于江苏、湖北、河南等地,以产于江苏茅山一带者质量最好,故名茅苍术。后者主产于内蒙古、河北、山西、辽宁、黑龙江等地。春、秋两季均可采挖,以秋季采者为好。挖取根茎后,去除残茎、须根及泥土,晒干。水或米泔水润透后切片,炒至微黄后使用。

性味归经:辛、苦,温。归脾、胃、肝经。

功效:燥湿健脾,祛风散寒,明目。

应用:

(1)用于治疗湿阻中焦证。苍术具有强烈的燥湿健脾作用,对于湿阻中焦、运化失司所致的脘腹胀满、食欲不振、恶心呕吐、倦怠乏力、舌苔浊腻等,本品为首选药物。常与厚朴、陈皮等具有行气、燥湿作用的药物配伍,如平胃散。此外,对于痰饮、水肿等脾湿偏盛之证,也可应用本品。

(2)用于治疗风寒湿痹、脚膝肿痛、痿软无力等。本品辛散温燥,能祛风湿,治疗痹证,尤其适用于寒湿偏胜者。因其兼具发汗之效,对于外感表证、风寒湿邪偏盛、肢体酸痛较甚者,可与羌活、防风、细辛等配伍。若湿热下注,导致足膝肿痛、痿软无力,应与黄柏配伍,寒温并用,即二妙散。

此外,本品尚可明目,用于治疗夜盲症及眼目昏涩(如角膜软化症)。本品还可单独使用,或与猪肝、羊肝蒸煮同食。

用量:5～10 g。

厚 朴

厚朴为木兰科植物厚朴或凹叶厚朴的干燥干皮、根皮及枝皮,主产于我国四川、湖北、浙江、贵州和湖南等地。剥取时间集中在每年的4—6月,其中,根皮和枝皮直接进行阴干处理;干皮则在沸水中微煮后,堆放在阴湿环境中,待内表面变为紫褐色或棕褐色时,蒸软,取出,卷成筒状,干燥。在使用时,通常需要经过姜汁制处理。

性味归经:苦、辛,温。归脾、胃、肺、大肠经。

功效:燥湿消痰,下气除满。

应用:

(1)用于治疗湿阻、食积、气滞导致的脾胃不和,脘腹胀满。厚朴具有苦燥辛散、温能祛寒的特性,擅长行气、燥湿、消积。作为消除胀满的重要药物,厚朴适用于治疗湿阻、食积、气滞所致的脘腹胀满,以治疗实证为主。在《斗门方》中,单独使用姜汁制厚朴为末,陈米饮送服,以治疗心腹胀满。在复方应用中,可根据病情搭配其他药物。若为湿阻中焦,可配伍苍术、陈皮,如平胃散;若为积滞便秘,可配伍大黄、枳实,如大、小承气汤;对于虚寒胀满,应在人参、甘草、生姜等益气、温中方药中,佐以厚朴,寓攻于补,以起到妥善治疗的效果。

(2)用于治疗咳嗽、气喘、痰多等。厚朴能下行肺气、消除痰涎、平稳咳喘。如在《伤寒论》中,对于桂枝汤证伴有喘息的患者,在桂枝汤中加入厚朴、杏仁。

用量:3～10 g。

广 藿 香

广藿香为唇形科植物广藿香的干燥地上部分,主产于我国广东地区。夏、秋季枝叶茂盛时进行采割,经日晒夜闷,反复至干。

性味归经:辛,微温。归脾、胃、肺经。

功效:芳香化浊,和中止呕,发表解暑。

应用:

(1)用于治疗湿阻中焦证。广藿香芳香行散,能化湿浊。对于湿阻中焦、中气不运,表现为脘腹胀满、食欲不振、恶心呕吐的患者,广藿香常与苍术、厚朴、半夏等药物配伍,如不换金正气散。

(2)用于治疗暑湿证及湿温证初起。广藿香性温而不燥,化浊又能发表。用于治疗暑月外感风寒、内食生冷导致的恶寒发热、头痛脘痞、呕恶泄泻时,广藿香可与紫苏、半夏、厚朴等药物配伍,如藿香正气散。对于湿温初起、湿热并重者,广藿香常与清热祛湿的滑石、黄芩、茵陈等药物同用,如甘露消毒丹。

(3)用于治疗呕吐。广藿香既能化湿浊,又能和中止呕,对于脾胃湿浊引起的呕吐尤为适用。单用即有效,若配伍半夏,止呕效果更佳。对于其他类型的呕吐,亦可根据病情进行配伍。如湿热者配黄连、竹茹;脾胃虚弱者,配党参、甘草;妊娠呕吐者,配砂仁、半夏等。

用量:5～10 g,鲜品加倍。

六、利水渗湿药

利水渗湿药指那些具有通利水道、渗泄水湿作用的药物。服用此类药物,可使尿量增加、小便畅通,将体内蓄积的水湿排出。部分利水渗湿药还具有清利湿热的效果。其主要用于治疗小便不利、水肿、淋病、痰饮、湿温、黄疸、湿疮等水湿病证。然而,利水渗湿药应用不当容易耗伤阴液,因此阴虚津伤者应谨慎使用。

茯 苓

茯苓为多孔菌科真菌茯苓的干燥菌核,主要寄生于松科植物赤松或马尾松等树根上,野生或栽培。主产于我国云南、安徽、湖北、河南、四川等地。采摘时间在每年的7—9月,采摘后需去除泥沙,经过"发汗"处理,摊开晾至表面干燥,再"发汗",反复多次,直至表面出现皱纹,内部水分大部分散失,然后进行阴干;或将其鲜品切制后阴干。

性味归经:甘、淡,平。归心、肺、脾、肾经。

功效:利水渗湿,健脾,宁心。

应用：

（1）治疗小便不利、水肿及停饮等水湿证。茯苓具有利水而不伤气的特点，药性平和，被誉为利水渗湿的要药。各类水湿、停饮症状均适用。常与猪苓、泽泻等药物配伍，以增强利水渗湿的效果。并根据湿热、寒湿等不同病邪性质，配伍相应药物。如湿热证可配伍用车前子、木通；寒湿证可配伍附子、干姜等。

（2）治疗脾虚证。茯苓具有健脾作用，对于脾虚体倦、食少便溏等症状，常与党参、白术、甘草等补脾药物一同使用，如四君子汤。

（3）治疗心悸、失眠。茯苓具有宁心安神的作用，常与朱砂、酸枣仁、远志等安神药物一同使用。

用量用法：10～15 g。若用于安神，可与朱砂拌用，处方中写朱茯苓或朱衣茯苓。

猪　　苓

猪苓为多孔菌科真菌猪苓的干燥菌核，寄生于我国各地桦树、枫树、柞树及柳树的腐朽根上，主产于陕西、河南、河北、四川、云南等地。春、秋两季为采挖期，去皮、去泥沙后晒干，切片入药，生用。

性味归经：甘、淡，平。归肾、膀胱经。

功效：利水渗湿。

应用：猪苓可用于治疗小便不利、水肿、泄泻、淋浊、带下等。猪苓的利水作用较茯苓更为显著，因此，所有水湿滞留的患者均可应用。古代医方中，有许多单用猪苓一味即能取效的案例，如《小品方》治妊娠子淋、《杨氏产乳方》治通身肿满、《子母秘录》治妊娠足肿等，皆采用单味猪苓为末，热水调服。

在现代临床应用中，猪苓多与其他药物配伍，如治小便不利、水肿等症状时，常与茯苓、泽泻等利湿药同用，如四苓散；对于阴虚患者，可配以阿胶、滑石等药物，如猪苓汤。

用量：5～10 g。

泽　　泻

泽泻为泽泻科植物东方泽泻或泽泻的干燥块茎，主产于我国福建、四川、江西等地。在冬季，当茎叶开始枯萎时进行采挖，洗净后，用微火烘干，再去除须根及粗皮。之后，用水润透切片，晒干。亦可麸炒或盐水炒用。

性味归经：甘、淡，寒。归肾、膀胱经。

功效：利水渗湿，泄热，化浊降脂。

应用：泽泻可用于治疗小便不利、水肿、泄泻、淋浊、带下、痰饮等。其利水渗湿的功效与茯苓相似，为治疗水湿证的常用药物。此外，泽泻性寒，能泄肾及膀胱之热，对下焦湿热者尤为适用。常与茯苓、猪苓等药物同用，以增强其利水渗湿的作用。在治疗泄泻及痰饮所致的眩晕时，可与白术配伍，如泽泻汤。

用量：5～10 g。

七、温里药

凡能温散里寒、治疗里寒证的药物，称为温里药。温里药味辛，性热，具有温暖中焦、健运脾胃、散寒止痛的功效；部分药物还具有助阳、回阳的作用。适用于治疗里寒证。里寒证可分为两方面：一是寒邪内侵，脾胃阳气被困，患者表现为脘腹冷痛、呕吐泻痢；二是阳气衰弱，阴寒内盛，患者表现为畏寒肢冷、面色苍白、小便清长、舌淡苔白、脉象沉细；或大汗亡阳，症状为四肢逆冷、脉微欲绝。以上证候，均可选用本类药物。"寒者温之"即为此意。

本类药物辛热而燥，若应用不当，则易耗伤津液。因此，热证、阴虚证及孕妇应忌用或慎用。

附　　子

附子为毛茛科植物乌头的子根的加工品，主产于四川，湖北、湖南等地亦有栽培。采挖时间在6月下旬至8月上旬，挖出后去除须根及泥沙，加工成盐附子、黑顺片或白附片。

性味归经:辛、甘,大热;有毒。归心、肾、脾经。

功效:回阳救逆,补火助阳,散寒止痛。

应用:

(1)用于治疗亡阳证,冷汗自出、四肢厥逆、脉微欲绝等。附子上助心阳以通脉,下补肾阳以益火,挽救散失之元阳,为回阳救逆之要药。常与干姜、甘草同用,以加强回阳救逆之功效,即四逆汤。若阳衰气脱,大汗淋漓、气促喘急,则与大补元气之人参同用,以回阳固脱,即参附汤。

(2)用于治疗阳虚证。本品善于补火助阳,适用于肾、脾、心诸脏阳气衰弱者。对于肾阳不足、命门火衰,表现为畏寒肢冷、腰酸脚弱、阳痿尿频者,每与肉桂、熟地、山茱萸等同用,如附桂八味丸。对于阴寒内盛,脾阳不振,表现为脘腹冷痛、大便溏泻者,可与益气温脾之人参、白术、干姜等同用,如附子理中丸。对于脾肾阳虚,水气内停,表现为小便不利、肢体浮肿者,用之有助阳化气之功,常与健脾利水药白术、茯苓等同用,如真武汤。对于心阳衰弱,表现为心悸气短、胸痹心痛者,可与人参、桂枝等同用。

(3)用于治疗痹痛。适用于寒湿偏盛、周身骨节疼痛较甚者,用之能祛除寒湿,温经止痛,可与桂枝、白术等同用,如甘草附子汤。

用量用法:3~15 g。入汤剂应先煎30~60分钟以减弱其毒性。

使用注意:孕妇忌用。

干　姜

干姜为姜科植物姜的干燥根茎,主产于我国四川、湖北、广东、广西、福建、贵州等地,均为人工栽培。冬季采挖,去除茎叶及须根后,洗净晒干或烘干。可切片生用或炮制后用。

性味归经:辛,热。归脾、胃、肾、心、肺经。

功效:温中散寒,回阳通脉,温肺化饮。

应用:

(1)用于治疗脾胃寒证,如脘腹冷痛、呕吐泄泻等。干姜能祛脾胃寒邪,助脾胃阳气。无论是外寒内侵之实证,还是阳气不足之虚证,均适用。可单用,如《千金要方》治中寒水泻、《外台秘要》治脘腹猝痛,均以干姜为末,水饮调服。复方应用时,可配伍其他温里药。对于胃寒呕吐者,干姜可配伍降逆止呕的半夏,如半夏干姜散。对于脾胃虚寒者,应与补脾益气的人参、白术、甘草配伍,如理中丸。

(2)用于治疗亡阳证。干姜辛热,通心助阳,祛除里寒。与附子同用,能辅助增强附子回阳救逆的功效,并可减低附子的毒性,如四逆汤即用干姜。

(3)用于治疗寒饮伏肺,如咳嗽气喘、形寒背冷、痰多清稀。干姜能温肺而化痰饮,常与麻黄、细辛、五味子等同用,如小青龙汤。

用量:3~10 g。

使用注意:孕妇慎用。

肉　桂

肉桂为樟科植物肉桂的干燥树皮。干皮去表皮者称为桂心,采自粗枝条或幼树干皮者称为官桂。主产于我国广东、广西、云南等地。在大暑前将树皮割裂,立秋后剥离,刮去栓皮,然后阴干。可用于切片或研末,生用。

性味归经:辛、甘,大热。归肾、脾、心、肝经。

功效:补火助阳,引火归原,散寒止痛,温通经脉。

应用:

(1)用于治疗肾阳不足,命门火衰所致的畏寒肢冷、腰膝软弱、阳痿、尿频等,以及脾肾阳衰引起的脘腹冷痛、食少便溏等。肉桂辛热纯阳,能温补命门之火,益阳消阴,为治下元虚冷之要药。常与附子、熟地、山茱萸等温补肝肾药同用,如附桂八味丸;脾肾阳衰者,配附子、干姜、白术等以温补脾肾,如桂附理中丸。若下元虚冷,虚阳上浮,见上热下寒,可用以引火归原。

(2) 用于治疗脘腹冷痛、寒湿痹痛、腰痛,以及血分有寒之瘀滞经闭、痛经等。肉桂既能散寒,又能通血脉,无论是寒凝气滞,还是寒凝血瘀所致的痛证,均可应用。可单味研末冲服,或配伍其他散寒止痛药;血分有寒,血行不畅者,宜配伍当归、川芎等活血通经的药物。

(3) 用于治疗阴疽及气血虚寒、痈肿脓成不溃,或溃后久不收敛等外科疾病。肉桂能散寒温阳,通畅气血。阴疽者,可配熟地、鹿角胶、麻黄等,如阳和汤;气血虚者,配黄芪、当归等,如托里黄芪汤。

此外,对于气衰血少之证,常以少量肉桂配入补气养血药中,有温运阳气、鼓舞气血生长的功效,如十全大补汤、人参养荣汤中应用本品,即是此义。

用量用法:2~5 g,研末冲服,每次 1~2 g,或入丸、散。入汤剂应后下。官桂作用较弱,用量可适当增加。

使用注意:阴虚火旺,里有实热,血热妄行者及孕妇忌用。

八、理气药

用于调节气机失调,能使气机畅通的药物,称为理气药。这类药物通常具有香气,性温,味辛、苦,擅长行散或泄降,具有调气健脾、行气止痛、顺气降逆、疏肝解郁或破气散结等功效,适用于治疗由气机不畅引发的气滞、气逆等。气机不畅主要与肺、肝、脾、胃等脏腑功能失调有关。肺主气,肝主疏泄,脾主运化,胃主受纳。寒暖失调、忧思郁怒、痰饮、湿浊、瘀阻、外伤及饮食不节等因素,均会影响脏腑气机的运行,导致肺失宣降、肝失疏泄、脾胃升降失常。

气滞者常表现为闷、胀、痛,气逆者常表现为呕恶、呃逆或喘息。具体发病部位和病情轻重有所不同。如肺失宣降,可表现为胸闷不畅、咳嗽气喘;肝气郁滞,则见胁肋疼痛、胸闷不舒、疝气疼痛、乳房胀痛或结块,以及月经不调;脾胃气滞、升降失常,则见脘腹胀满疼痛、嗳气泛酸、恶心呕吐、便秘或腹泻。此外,脏腑间关系密切,如肝失疏泄易导致脾胃气滞,聚湿生痰,影响肺气宣降。

本类药物辛燥者居多,易于耗气伤阴,故气虚及阴亏者慎用。

陈　皮

陈皮为芸香科植物橘及其栽培变种的干燥成熟果皮。主产于我国广东、广西、福建、四川、江西等地。秋季果实成熟时采摘,剥取果皮,晒干或低温干燥。切丝,生用。

性味归经:苦、辛,温。归肺、脾经。

功效:理气健脾,燥湿化痰。

应用:

(1) 可用于治疗脾胃气滞所致的脘腹胀满、嗳气、恶心呕吐等。其气香,性温,具有理气运脾、调中快膈的功效。脘腹胀满或疼痛时,常与枳壳、木香等配伍;胃失和降、恶心呕吐时,可与生姜同用,如橘皮汤。对于呕吐伴痰热之象者,可配竹茹、黄连等品;对于肝气乘脾所致的腹痛泄泻,可与白术、白芍、防风同用,即痛泻要方;对于脾胃气虚导致的消化不良,常与人参、白术、炙甘草等药配伍,如异功散。

(2) 可用于治疗湿浊中阻所致的胸闷腹胀、纳呆倦怠、大便溏薄、舌苔厚腻,以及痰湿壅滞、肺失宣降、咳嗽痰多气逆等。橘皮为脾、肺二经之气分药,既能理气,又能燥湿。对于湿浊中阻者,常配苍术、厚朴以燥湿健脾,如平胃散;对于痰湿壅滞者,常配半夏、茯苓以燥湿化痰,如二陈汤。

用量:3~10 g。

使用注意:本品辛散苦燥,温能助热,舌赤少津、内有实热者须慎用。

青　皮

青皮为芸香科植物橘及其栽培变种的干燥幼果或未成熟果实的果皮。5—6 月间采收,洗净,晒干。较大者用沸水烫过后十字形剖开,去除瓤瓣,晒干。生用或醋拌炒用。

性味归经:苦、辛,温。归肝、胆、胃经。

功效:疏肝破气,消积化滞。

应用:

(1)用于治疗肝气郁滞所致的胁肋胀痛、乳房胀痛和疝气疼痛等证。青皮具有辛散温通、苦泄下行的特点,与陈皮的功效有所不同。陈皮性质温和,主要作用于脾肺气分;青皮则能疏肝胆、破气滞,药性较为峻烈。在治疗胁痛时,青皮可搭配柴胡、郁金等药物;针对乳房胀痛或结块,青皮可与柴胡、香附、青橘叶等药物配伍;在治疗乳痈肿痛时,青皮常与瓜蒌、金银花、蒲公英、甘草等共同应用;若为寒疝腹痛,青皮可配伍乌药、小茴香、木香等药物以散寒理气止痛,如天台乌药散。

(2)用于治疗食积不化。青皮的消积散滞作用较强。在治疗食积气滞、胃脘痞闷胀痛时,青皮常与山楂、麦芽、神曲等消导药物联合应用,如青皮丸。

此外,对于气滞血瘀所致的癥瘕积聚,以及久疟癖块等症,青皮可与三棱、莪术、郁金等药物共同使用,皆取本品破气散结的功效。

用量:3～10 g。

使用注意:本品性烈耗气,气虚者应谨慎使用。

枳　　实

枳实为芸香科植物酸橙及其栽培变种或甜橙的干燥幼果,主产于我国四川、江西、福建、浙江、江苏、湖南等地。7—8月采收,横剖成两半(小者不剖亦可),晒干。使用时,将原药洗净,闷一夜使其变软,切片。可生用或麸炒用。

性味归经:苦、辛、酸,微寒。归脾、胃经。

功效:破气消积,化痰散痞。

应用:

(1)用于治疗食积停滞、腹痛便秘,以及泻痢不畅、里急后重等。枳实苦泄辛散,行气之力猛,能破气除胀,消积导滞。对于食积不化,脘腹胀满,嗳腐气臭,可配山楂、麦芽、神曲等以消食散积;对于热结便秘,腹痛胀满,可配厚朴、大黄以行气破结,泄热通便,即小承气汤;对于脾胃虚弱,运化无力,食后脘腹痞满作胀,常与白术配伍,即枳术丸,可消补兼施,健脾消痞;对于湿热积滞,泻痢后重,可配大黄、黄连、黄芩等药以泄热除湿,消积导滞,如枳实导滞丸。

(2)用于治疗痰浊阻塞气机,胸脘痞满等。取本品行气消痰,以通痞塞。若胸阳不振,寒痰内阻,胸痹兼心下痞满、气从胁下上逆,可配薤白、桂枝、瓜蒌等同用,如枳实薤白桂枝汤;若心下痞满,食欲不振,神疲体倦,可配厚朴、半夏、白术等品,如枳实消痞丸;若病后劳复,身热,心下痞闷,可配栀子、豆豉,即枳实栀子豉汤。

用量:3～10 g,大剂量可用至15 g。

使用注意:脾胃虚弱者及孕妇慎用。

九、消食药

凡以消食化积为主要功效的药物,统称为消食药。消食药的功效不仅限于消化饮食积滞,多数药物还具有开胃和中之力,个别药物甚至具备运脾之功。本类药物适用于治疗食积不化所致的脘腹胀满、嗳气吞酸、恶心呕吐、大便失常,以及脾胃虚弱、消化不良等患者。在临床应用过程中,应根据不同证候,适当配伍其他药物。

山　　楂

山楂为蔷薇科植物山里红或山楂的干燥成熟果实。我国河南、江苏、浙江、安徽、湖北、贵州、广东等地均有产出。秋末、冬初为采收期,晒干后可供药用。山楂可生用或炒用。

性味归经:酸、甘,微温。归脾、胃、肝经。

功效:消食健胃,行气散瘀,化浊降脂。

应用:

(1)用于治疗食滞不化、肉积不消、脘腹胀满、腹痛泄泻等。山楂具有助脾健胃、促进消化的作用,为消除油腻肉食积滞的要药。如《简便方》中治疗肉食不消,单用山楂煎服即可;治疗食滞不化,可与神曲、麦芽等配伍,增强消食化积的功效;若兼有脘腹胀痛,可加入木香、枳壳等药物以行气消滞;若因伤食导致腹痛泄泻,可用焦山楂10 g研末,开水调服,以消食止泻。

(2)用于治疗产后瘀阻腹痛、恶露不尽、疝气偏坠胀痛等证。山楂具有活血散瘀、消肿的作用。对于产后瘀阻腹痛,常与当归、川芎、益母草等配伍;对于疝气偏坠胀痛,可与小茴香、橘核等同用。

用量:10~15 g,大剂量可达30 g。

神　曲

神曲为一种由面粉及其他药物混合发酵而成的加工品,原产于我国福建,如今全国各地均有生产,只是制作规格略有不同。其主要制作方法是将大量面粉、麸皮与杏仁泥、赤小豆粉,以及鲜青蒿、鲜苍耳、鲜辣蓼混合拌匀(湿度适中),制成小块,放入筐内,覆盖麻叶或楮叶,保温发酵1周,待菌丝(生黄衣)长出后,取出晒干即可。神曲可生用,也可炒至略具焦香气后入药。

性味归经:甘、辛,温。归脾、胃经。

功效:消食和胃。

应用:用于治疗食积不化、脘腹胀满、食欲不振及肠鸣泄泻等。神曲能消食健胃和中,常与山楂、麦芽等药物配伍。

此外,对于丸剂中含金石药品,难以消化吸收的情况,可使用神曲糊丸以助消化,如磁朱丸。

用量:6~15 g。

麦　芽

麦芽为禾本科植物大麦的干燥成熟果实经发芽干燥的炮制加工品,我国各地均有生产,并可随时制备。将成熟大麦用水浸约1日,捞起后装入篓中或用布包裹,经常洒水至发短芽,晒干。生用或炒黄用。

性味归经:甘,平。归脾、胃经。

功效:行气消食,健脾开胃,回乳消胀。

应用:

(1)用于治疗消化不良、食积不化、食欲不振、脘腹胀满等。本品具有辅助消化淀粉类食物的作用,尤其适用于米、面、薯、芋等积滞不化者。常与山楂、神曲、鸡内金等药物配伍。对于脾胃虚弱导致的运化不畅,可在使用补脾益气药物的同时,适当添加本品,以免补益太过而致滞。

(2)用于治疗妇女断乳或因乳汁瘀积导致的乳房胀痛等。麦芽具有回乳的功效,可每日使用生麦芽或炒麦芽30~60 g,煎汁分服。

此外,本品具有疏肝作用。在治疗肝郁气滞或肝脾不和的证候时,本品可作为辅助治疗药物。

用量:10~15 g,大剂量可达30~120 g。

使用注意:哺乳期妇女不宜使用。

十、止血药

止血药的主要作用为制止体内外出血。此类药物主要应用于各类出血病症,如咯血、衄血、吐血、尿血、便血、崩漏、紫癜及创伤出血等。若出血症状未得到及时有效的控制,可能导致血液耗损,甚至失血过多而引发机体衰弱。严重者,大出血不止,会引发气随血脱而威胁生命。止血药在治疗一般出血及创伤、战伤的救护中,具有举足轻重的地位。

在使用止血药过程中,需密切关注瘀血的存在。若瘀血尚未清除,应在处方中适当加入活血祛瘀药,以避免单纯止血而遗留瘀血的问题。

大　蓟

大蓟为菊科植物蓟的干燥地上部分。在我国各地均有分布。夏、秋季花开时采割地上部分,去除杂质,晒干后切段。生用或炒用均可。

性味归经:甘、苦,凉。归心、肝经。

功效:凉血止血,散瘀解毒消痈。

应用:

(1)用于治疗咯血、衄血、崩漏、尿血等出血证。大蓟具有凉血止血的功效,可用于治疗血热妄行所致的出血证。大蓟可单味应用,也可与小蓟、侧柏叶等同用。

(2)用于治疗疮痈肿毒。其性凉味苦,兼具破血散瘀、解毒消痈之效。无论是内服还是外敷,皆有一定疗效,以鲜品应用为佳。

用量用法:10~15 g,鲜品可用 30~60 g。外用则取适量捣敷患处。

小　蓟

小蓟为菊科植物刺儿菜的干燥地上部分。我国南北各地均有产出。夏、秋季花开时采集,洗净、晒干后切段处理。生用,鲜品尤为佳品。

性味归经:甘、苦,凉。归心、肝经。

功效:凉血止血,散瘀解毒消痈。

应用:

(1)适用于治疗血热妄行导致的咯血、衄血、吐血、尿血及崩漏等证。本品能凉血泄热以止血,兼具利尿之效,因此擅长治疗尿血。常与蒲黄、木通、滑石等合用,如小蓟饮子。

(2)可用于治疗热毒疮痈。可单味内服,亦可将鲜品捣烂外敷。其解毒消痈之力与大蓟相近,但药力较弱。

用量:10~15 g;鲜品可用 30~60 g。外用适量。

十一、活血祛瘀药

活血祛瘀药又称活血化瘀药,简称活血药,主要指具有通利血脉、促进血行、消散瘀血作用的药物。活血祛瘀药具有行血、散瘀、通经、利痹、消肿及定痛等功效,善于走散,适用于治疗血行失畅、瘀血阻滞之证。瘀血证在临床各科中颇为常见,其主要症状包括疼痛(痛处固定不移)或麻木、身体外部或内部出现肿块,或外伤引起的血肿、内出血时伴有紫黑色血块,皮肤、黏膜或舌质出现瘀斑。

瘀血内阻是多种病证的主要致病因素,同时,许多疾病在发病过程中会出现血滞瘀阻的证候,如血滞经闭、产后瘀阻腹痛、胸痹、胁痛、肢体不遂、风湿痹痛、癥瘕痞块、痈疡疮肿及跌打损伤、骨折等病。需要注意的是,本类药物不宜用于月经过多的女性,对于孕妇,更应谨慎使用或避免使用。

川　芎

川芎为伞形科植物川芎的干燥根茎,是我国四川的道地药材,主产于四川的灌县、温江等地,同时云南、湖南、湖北、贵州、甘肃、陕西等地也有栽培。每年 5 月下旬采挖,经去除茎叶、烘干、去除须根等工序制备,使用时再润透切片。川芎可生用,也可酒炒、麸炒。

性味归经:辛,温。归肝、胆、心包经。

功效:活血行气,祛风止痛。

应用:

(1) 可用于治疗月经不调、痛经、闭经、难产、产后瘀阻腹痛、胁肋作痛、肢体麻木,以及跌打损伤、疮痈肿痛等证。川芎具有辛香行散、温通血脉的特点,既能活血祛瘀以调经,又能行气开郁而止痛,被誉为血中之气药,实具通达气血的功效。常与当归配伍,可增强活血散瘀、行气止痛之功。

(2) 用于治疗头痛、风湿痹痛等证。川芎祛风止痛的效果显著,又具有升散之性,能上行头目,为治疗头痛的要药。对于不同类型的头痛,如外感风寒头痛、风热头痛、风湿头痛、血瘀头痛及血虚头痛,均有较好的疗效。此外,川芎还可用于治疗风湿痹阻、肢节疼痛等证。

用量用法:3~10 g,也可研末吞服,每次 1~1.5 g。

使用注意:本品辛温升散,阴虚火旺、舌红口干者不宜应用;妇女月经过多及出血性疾病患者亦不宜应用。

乳　香

乳香为橄榄科植物乳香树及其同属植物树皮渗出的树脂,主要产地包括非洲的索马里、埃塞俄比亚,以及土耳其、利比亚、苏丹、埃及等地。在春季和夏季,依次由下而上切伤树干皮部,使树脂从伤口渗出,数天后凝结成硬块,予以收集。在药用时,多采用炒制的方法。

性味归经:辛、苦,温。归心、肝、脾经。

功效:活血定痛,消肿生肌。

应用:

(1) 用于治疗痛经、经闭、胃脘疼痛、风湿痹痛、跌打伤痛以及痈疽肿痛、肠痈等证。其具有辛散温通的特性,既能活血化瘀,又能行气散滞。在临床内科、妇科、外科等中,对于瘀滞疼痛证,使用乳香活血止痛效果显著。如治疗痛经、经闭,可搭配当归、川芎、香附等;针对胃脘疼痛,可搭配川楝子、延胡索等;治疗风寒湿痹,可搭配羌活、秦艽、当归、海风藤等,如蠲痹汤;治疗损伤瘀痛,可搭配没药、血竭、红花、麝香等,如七厘散;防治痈疽肿毒、坚硬疼痛,可配没药、雄黄、麝香,即醒消丸;治疗肠痈,可配红藤、紫花地丁、连翘、金银花等,如红藤煎。

(2) 用于治疗疮疡溃破久不收口。将乳香与没药共同研成细末,即海浮散,外敷患处,具有消肿止痛、去腐生肌的功效;也可与其他收敛生肌药一同使用。

此外,乳香常与活血散瘀药或祛风止痛药配伍,制成膏药,用作敷贴剂,或加入洗剂,用于治疗跌打损伤、瘀滞肿痛或风湿痹痛等。

用量:3~10 g。外用适量。

使用注意:乳香味苦,入煎剂常致汤液混浊,多服易致胃弱者呕吐,故用量不宜过大,胃弱者更应谨慎使用。无瘀滞者及孕妇不宜使用。

没　药

没药为橄榄科植物地丁树或哈地丁树的干燥树脂。主要产地包括非洲的索马里、埃塞俄比亚及印度等地。采集自树皮裂缝处渗出的白色油胶树脂,暴露于空气中变为红棕色且坚硬的圆块。打碎后,炒至焦黑色方可应用。

性味归经:辛、苦,平。归心、肝、脾经。

功效:散瘀定痛,消肿生肌。

应用:用于治疗经闭、痛经、胃腹疼痛、跌打损伤、痈疽肿痛及肠痈等。其功效与乳香相近,因此在上述瘀痛病症中,常与乳香配伍,以增强活血止痛之效。前人总结实践经验后认为,乳香擅长活血伸筋,而没药则偏重于散血化瘀。因此,在治疗痹证的蠲痹汤中,用乳香而不用没药;在治疗血瘀气滞较重的胃痛时,用没药而不用乳香,如手拈散,将其与五灵脂、延胡索、草果共同应用。

此外,没药外用具有消肿生肌的功效,常与乳香共同使用。

用量:3~10 g;用法与乳香相同。

使用注意:与乳香共同使用时,两药的用量均宜相应减少。

十二、化痰止咳平喘药

化痰止咳平喘药指具有祛痰、消痰作用及能够缓解或制止咳嗽和喘息的药物。在多数情况下,咳嗽和喘息会伴随着痰的出现,痰的产生也会引发咳嗽和喘息。因此,许多化痰药兼具止咳和平喘的功效,止咳平喘药也往往具有化痰的作用。因此,这两类药物被统一归为化痰止咳平喘药。

对于伴有轻微出血的咳嗽,不适合使用具有强烈刺激性的化痰药,以免引发更多的出血。在麻疹初期,咳嗽的治疗应以清宣肺气为主,避免使用止咳药,尤其是那些具有温性或收敛性质的化痰止咳药,以免助长热邪或影响麻疹的透发。

半　夏

半夏为天南星科植物半夏的干燥块茎,我国南北各地均有生长,以长江流域生产最多。夏秋间收挖,洗净,去除外皮及须根,晒干,为生半夏。用生姜、明矾等炮制后使用者,称为制半夏。

性味归经:辛,温;有毒。归脾、胃、肺经。

功效:燥湿化痰,降逆止呕,消痞散结。

应用:

(1)用于治疗脾不化湿、痰涎壅滞所致的痰多、咳嗽、气逆等症。本品具温燥之性,能燥湿化痰,并具止咳作用,为治湿痰的要药,常与陈皮、茯苓配伍,以增强燥湿、化痰的功效,如治痰要方二陈汤。若兼有寒象、痰多清稀,可配温肺化饮之品如细辛、干姜等;若兼有热象、痰稠色黄,则需与清热化痰药同用,如黄芩、知母、瓜蒌等。

(2)用于治疗胃气上逆,恶心呕吐。半夏既能燥湿化痰,又能降逆和胃。本品善于治疗寒饮呕吐,常与生姜同用,如小半夏汤。本品又可用于治疗多种病证的呕吐,如大半夏汤配人参、白蜜,可治胃虚呕吐;如属胃热呕吐,则可与黄连、竹茹等清胃之品同用;至于妊娠呕吐,可与紫苏梗、砂仁等理气安胎、和胃止呕之品配用。

(3)用于治疗胸脘痞闷、梅核气及瘿瘤痰核、痈疽肿毒等。半夏有辛散消痞、化痰散结之功。治疗痰热互结所致的胸脘痞闷、呕吐等证,以本品配黄连、瓜蒌,如小陷胸汤;治疗气郁痰结、咽中如有物阻的梅核气证,无热象者,常与厚朴、紫苏叶、茯苓等药同用,如半夏厚朴汤;治疗瘿瘤痰核,可与昆布、海藻、浙贝母等软坚散结药同用;治疗痈疽发背及乳疮,《肘后备急方》以生半夏研末,用鸡蛋清调敷患处。

此外,本品能燥湿和胃,与和胃安神之秫米配伍,可用于胃不和而卧不安者,如半夏秫米汤。

用量用法:5~10 g。外用生品适量,研末用酒调敷。

使用注意:本品反乌头。因本品性温燥,阴亏燥咳、血证、热痰等证,当忌用或慎用。

天　南　星

天南星为天南星科植物天南星、异叶天南星或东北天南星的干燥块茎。主产于我国河南、河北、福建、四川等地。秋、冬季采挖,去除茎叶、须根和外皮,洗净后晒干,即可得到生南星。经过白矾水浸泡,再与生姜共煮,切片晒干,即为制南星。

性味归经:苦、辛,温;有毒。主归肺、肝、脾经。

功效:散结消肿。

应用:

(1)用于治疗顽痰咳嗽、胸膈胀闷等症。生南星具有燥湿化痰的功效,温燥之力胜于半夏。常与陈皮、半夏、茯苓、枳实等药配伍,以治痰湿壅滞所致的咳嗽、痰多稀薄、苔腻胸闷等,如导痰汤。若属肺热咳嗽、咳痰黄稠,也可配伍黄芩、瓜蒌等清热化痰之品。

(2) 用于治疗风痰眩晕、中风痰阻、口眼歪斜、癫痫及破伤风等。生南星具有祛风止痉的作用,可与其他药物配伍。

(3) 用于治疗咽红肿痛、痈肿疮毒等。生南星具有解毒消肿的功效。治疗咽红肿痛、发热时,生南星可与鸭跖草、莽草等配伍;治疗痈肿疮毒时,可将新鲜天南星洗净,捣烂敷于患处,也可与其他清热解毒药一起煎服。

(4) 用于治疗湿热黄疸。生南星具有利湿退黄的功效,常与茵陈、虎杖、地耳草等药物同用。

用量用法:10~30 g。外用适量。

百　部

百部为百部科植物直立百部、蔓生百部或对叶百部的干燥块根。直立百部主产于山东、河南,并分布于长江流域中下游各省及福建;蔓生百部产于我国北部、中部、东南部各省;对叶百部则产于长江流域及海南。春、秋两季采挖,洗净,去除须根,沸水烫或蒸至无白心,晒干,切段。生用或蜜炙用。

性味归经:甘、苦,微温。归肺经。

功效:润肺下气止咳,杀虫灭虱。

应用:

(1) 用于治疗新久咳嗽、百日咳、肺痨咳嗽等。百部具有润肺止咳之功,适用于暴咳、久咳者,《续十全方》治暴咳,《千金要方》治久咳,均单用本品煎浓汁服。通常配入复方中应用,如止嗽散以百部配荆芥、桔梗、紫菀等治伤风咳嗽;治百日咳,与沙参、川贝母、白前等药配伍;治肺痨咳嗽,与麦冬、生地、山药等配伍。

(2) 用于治疗蛲虫病及杀灭头虱、体虱等。本品具有杀虫灭虱的作用。治蛲虫病,可每日用生百部30 g煎取浓汁30 mL,在晚上9时至10时做保留灌肠,连用5日为一个疗程。用本品制成20%的醇浸液或50%水煎剂涂搽,对人的头虱、体虱及虱卵都有杀灭作用。

此外,本品尚可用于治疗荨麻疹、皮炎、体癣、蚊虫叮咬,以鲜品切断,用断面涂搽患部。

用量:5~10 g。外用适量。

紫　菀

紫菀为菊科植物紫菀的干燥根和根茎。主产于东北、华北、西北等地,各地多有栽培。春、秋两季采挖,洗净晒干,切段。生用或蜜炙用。

性味归经:辛、苦,温。归肺经。

功效:润肺下气,消痰止咳。

应用:用于治疗咳嗽气逆、痰液不爽、肺虚久咳及痰中带血等各类咳嗽症状。本品性质温润、苦泄,具有较好的化痰止咳效果。治疗外感风寒、痰多咳嗽,可搭配荆芥、白前、陈皮等;治疗肺虚久咳、咯血,可搭配知母、川贝母、阿胶等,如紫菀汤。

用量:5~10 g。

十三、安神药

具有安定神志功效的药物称为安神药。心主藏神,因此安神药主要归心经;肝主藏魂,故与肝也存在一定关联。安神药主要用于心气虚、心血虚或心火旺等所致的心神不宁、心悸怔忡、失眠多梦,以及惊风、癫痫、狂躁等患者。从药材来源来看,安神药较多采用矿物药与种子类植物药。矿物药质重性降,因此具有重镇安神的作用;种子类药物质润性补,多具备养心安神的效果。

需要注意的是,矿物药若以丸、散形式服用,可能损伤胃气,此时应适当搭配养胃健脾的药物,且仅宜短期服用。部分药物具有毒性,使用时更需谨慎,遵循医嘱。

朱　砂

朱砂,别名辰砂,为硫化物类矿物辰砂族辰砂,主含硫化汞。主产于我国湖南、四川、贵州、云南等地,可随时开采。将辰砂矿石击碎,去除非石块杂质,研磨至极细,装瓶备用。

性味归经:甘,微寒;有毒。归心经。

功效:清心镇惊,安神,明目,解毒。

应用:

(1)用于治疗心火亢盛所致的心神不安、胸中烦热、惊悸不眠等证。朱砂具有寒降之性,故对上述诸证疗效显著。常与清心火之黄连、甘草配伍,以增强清心安神之力。若兼有心血虚,再加补血养心之当归、生地等品,共奏清心、养血、安神之功,如朱砂安神丸。治疗惊恐或心虚所致惊悸怔忡,可将本品纳入猪心中炖服。治疗血虚心悸失眠,可与当归、柏子仁、酸枣仁等养血安神之品同用。亦常用于治疗癫痫,与磁石、神曲配伍,即磁朱丸。

(2)用于治疗疮疡肿毒、瘴疟等证。朱砂内服或外用均具有清热解毒之效。常与雄黄配伍,如紫金锭。针对咽喉肿痛、口舌生疮,可配冰片、硼砂等外用。

此外,本品可与其他药物(如茯苓等)拌制后应用,以增强安神作用;亦可用作丸剂外衣,除加强安神功效外,还具有防腐作用。

用量用法:0.3～1 g,研末冲服,入丸、散,或拌他药同煎。外用适量。

使用注意:内服不宜过量,亦不可持续服用,以免汞中毒。肝、肾功能不全者,慎用朱砂,以免加重病情。

龙　骨

龙骨为古代哺乳动物如三趾马、犀类、鹿类、牛类、象类等的骨骼化石,产地包括山西、内蒙古、陕西、甘肃、河北、湖北等地。全年均可采挖(须与考古单位沟通协调,禁止随意挖掘),挖出后需清除泥沙杂质,储存在干燥环境中。使用时需敲碎,生用或煅用。

性味归经:甘、涩,平。归心、肝、肾经。

功效:平肝潜阳,镇惊安神,收敛固涩。

应用:

(1)用于治疗阴虚阳亢引发的烦躁易怒、头晕目眩等证。龙骨能平肝潜阳,可与牡蛎、白芍、代赭石等联用,如镇肝熄风汤。

(2)用于治疗神志不安、心悸失眠,以及惊痫、癫狂等证。龙骨具有镇惊安神的作用,可与朱砂、远志、酸枣仁等配伍;或与牡蛎同用,如救逆汤。

(3)用于治疗遗精、带下、虚汗、崩漏等证。龙骨具有收敛固涩之功。治疗肾虚遗精,可与牡蛎、沙苑子、芡实等搭配;治疗带下赤白及月经过多,可与牡蛎、海螵蛸、山药等搭配;治疗虚汗,常与牡蛎、五味子等搭配。另外,煅龙骨研末外用具有吸湿敛疮的作用,可用于湿疮痒疹及疮疡溃后久不愈合者。

用量用法:内服 15～30 g,煎剂宜先煎。外用适量。收敛固涩煅用,其他生用。

十四、补虚药

补虚药指能补充人体物质、增强机能、提高抗病能力并消除虚弱证候的药物,又称为补益药或补养药。虚弱证候大致可分为气虚、阳虚、血虚、阴虚四类。

补虚药不适用于实邪未祛的病证,因为其可能导致"闭门留寇",加重病情。然而,在实邪未除而正气已虚的情况下,可在祛邪的过程中适当选用补虚药,以"扶正祛邪",从而达到治愈疾病的目的。若补虚药使用不当,可能导致副作用而无所裨益。例如,阴虚有热者使用补阳药,阳虚有寒者使用补阴药,皆可能产生不良后果。在运用补虚药时,还需兼顾脾胃功能,适当搭配健脾胃药物,以避免影响消化吸收和疗效。

人 参

人参为五加科植物人参的干燥根和根茎。野生者称为野山参,人工培育的则称为园参。我国东北各省为主要产区,其中以吉林抚松的产量最大,质量最优,因此该地所产人参又有吉林参之称。通常种植六七年后,于秋季茎叶枯萎时采挖,去皮、芦头,洗净晒干,得生晒参;经沸水浸烫后,浸糖汁中,取出晒干称糖参(白参);蒸熟晒干或烘干称红参;细根则称参须。野山参亦可按上述方法加工,去芦头后切片入药。

性味归经:甘、微苦,微温。归脾、肺、心、肾经。

功效:大补元气,复脉固脱,补脾益肺,生津养血,安神益智。

应用:

(1) 用于治疗气虚欲脱。大失血、大吐泻等疾病可导致元气虚极,出现体虚欲脱、脉微欲绝。人参能大补元气,故有挽救虚脱的功效。可单用大量浓煎服,也可与附子同用,以增强回阳作用。

(2) 用于治疗脾气不足。脾胃为后天之本,生化之源。脾气不足可导致倦怠无力、食欲不振、上腹痞满、呕吐泄泻等。人参能大补元气,益脾气,适用于脾气不足之证,常与白术、茯苓、炙甘草等健脾胃药同用,如四君子汤。

(3) 用于治疗肺气亏虚。肺为主气之脏,肺气亏虚可导致呼吸短促、行动乏力、动辄气喘、脉虚自汗等。人参能大补元气,益肺气,故用人参治肺气亏虚之证有效。多与胡桃、蛤蚧等药同用,如人参胡桃汤、人参蛤蚧散。

(4) 用于治疗津伤口渴、消渴。人参能益气生津止渴,适用于治疗热病气津两伤,身热而渴,汗多,脉大无力之证。可与石膏、知母、甘草、粳米等药同用,如白虎加人参汤,可清热益气,生津止渴。也可与麦冬、五味子同用,即生脉散,可以益气养阴,止渴,止汗。治消渴症,常与养阴生津药同用,如生地、玄参、麦冬等。

(5) 用于治疗心神不安、失眠多梦、惊悸健忘。人参能大补元气,有安神益智的功效,适用于气虚血亏引起的上述证候。多配伍当归、龙眼肉、酸枣仁等养血安神药,如归脾汤。

人参还可用于治疗血虚及阳痿等症。治疗血虚,当配伍熟地、当归等补血药,可益气生血,增强疗效。治疗阳痿,多与鹿茸等补阳药同用,可以起到益气壮阳的效果。对于体虚外感或里实正虚之证,可与解表、攻里药同用,以扶正祛邪。

用量用法:5～10 g,宜文火另煎,将参汁兑入其他药汤内饮服。研末吞服,每次 1～2 g,日服 2～3次。如挽救虚脱,当用大量(15～30 g)煎汁分数次灌服。

使用注意:实证、热证而正气不虚者忌服。人参反藜芦,畏五灵脂,恶皂荚,均忌同用。服人参不宜喝茶和吃萝卜,以免影响药力。

鹿 茸

鹿茸为鹿科动物梅花鹿或马鹿的雄鹿未骨化密生茸毛的幼角。在我国东北、西北、西南山区均有分布,目前许多地区开展人工饲养,以扩大药源。夏季和秋季,雄鹿长出的新角尚未角化时,将其锯下或砍下,称锯茸或砍茸。处理过程中,先在沸水中略烫,然后晾干,再烫,再晾,直至积血排尽。将其存放在密闭容器中,置于阴凉干燥处,以防蛀蚀。使用时,燎去毛发,用瓷片或玻璃片刮净,用黄酒滋润或湿布包裹使其稍软,切片后烘干。

性味归经:甘、咸,温。归肾、肝经。

功效:壮肾阳,益精血,强筋骨,调冲任,托疮毒。

应用:

(1) 用于治疗肾阳不足、精血亏虚所致的畏寒肢冷、阳痿早泄、宫冷不孕、小便频数、腰膝酸痛、头晕耳聋、精神疲乏等。鹿茸能补肾阳、益精血,可用于上述诸症。可单用研末服,也可与人参、熟地等补气养血益精药同用,以增强疗效,如参茸固本丸。

(2)用于治疗精血不足、筋骨无力或小儿发育不良、骨软行迟、囟门不合等。鹿茸能补益肝肾精血,因此具有强筋骨的功效。常与熟地、山药、山茱萸等药配伍,如加味地黄丸。

(3)用于治疗妇女冲任虚寒、带脉不固、崩漏不止、带下过多等。鹿茸能补益肝肾、调理冲任、固摄带脉,可用于治疗崩漏带下属虚寒症状者。如《千金要方》以本品配伍当归、乌贼骨、蒲黄等治崩漏不止;《济生方》以本品配伍狗脊、白蔹治白带过多。

此外,鹿茸还可用于疮疡久溃不敛、阴疽内陷不起等症,具有温补内托的功效。

用量用法:1~3 g,研细末,一日3次分服。或入丸、散,随方配制。

使用注意:服用鹿茸宜从小量开始,逐渐增加,避免骤用大量,以免阳升风动、头晕目赤或伤阴动血。阴虚阳亢、血分有热、胃火盛、肺有痰热及外感热病者均忌服。

当　归

当归为伞形科植物当归的干燥根,主产于我国甘肃省东南部的岷县,产量丰富,品质上乘。陕西、四川、云南、湖北等地亦有栽培。秋末采挖,去除芦头和须根,待水分部分蒸发后,根据大小粗细分别捆绑成小把,采用微火缓缓熏干或硫黄烟熏以防蛀防霉。切片生用,或经酒拌、酒炒后使用。

性味归经:甘、辛,温。归肝、心、脾经。

功效:补血活血,调经止痛,润肠通便。

应用:

(1)用于治疗血虚诸证。当归为良好的补血药,适用于治疗血虚引起的各种证候。常与补气药配伍,如当归补血汤,由当归、黄芪二药组成,治疗血虚证有效。

(2)用于治疗月经不调、经闭、痛经。当归既能补血活血,又善止痛,为妇科调经要药。如四物汤,由当归、川芎、熟地、白芍组成,为妇科调经的基本方剂。若经闭不通,可加入桃仁、红花等祛瘀通经药;若经行腹痛,可加入香附、延胡索等行气止痛药。

(3)用于治疗虚寒腹痛、瘀血作痛、跌打损伤、痹痛麻木。当归补血活血,善止血虚血瘀之痛,且有散寒功效。如当归建中汤、当归生姜羊肉汤,均用本品治虚寒腹痛。活络效灵丹以本品配伍丹参、没药、乳香,治肢体瘀血作痛。复元活血汤,以本品配伍大黄、桃仁、红花等治跌打损伤。蠲痹汤以本品配伍羌活、桂枝、秦艽等祛风湿药,治关节痹痛或肌肤麻木。

(4)用于治疗痈疽疮疡。当归补血活血,能起到消肿止痛、排脓生肌的功效,故也为外科所常用。如仙方活命饮以本品配伍金银花、赤芍等,可以消肿止痛。十全大补汤以本品配伍黄芪、人参、熟地、肉桂等,可以排脓生肌。

(5)用于治疗血虚肠燥便秘。当归有补血润肠的功效,可与肉苁蓉、生首乌、火麻仁等润肠药同用。

用量用法:5~15 g。补血用当归身,破血用当归尾,和血(即补血活血)用全当归。酒制能加强活血的功效。

使用注意:湿盛中满、大便泄泻者忌服。

南　沙　参

南沙参为桔梗科植物轮叶沙参或沙参的干燥根,主产于安徽、浙江、江苏、贵州等地。春、秋二季采挖,去除须根,洗后趁鲜刮去粗皮,洗净,干燥。切厚片,生用。

性味归经:甘、微寒。归肺、胃经。

功效:清肺养阴,益胃生津,化痰,益气。

应用:

(1)用于治疗肺热燥咳,阴虚劳嗽,干咳痰黏。本品甘润微寒,能补肺阴、润肺燥,亦能清肺热,用于阴虚劳嗽,肺热燥咳,干咳少痰、咽干音哑或咯血等症,常与麦冬、知母、川贝母等养阴润肺止咳药同用。本品因有化痰之功,故宜用于肺燥痰黏、咳痰不利者。

(2)用于治疗胃阴不足,食少呕吐,气阴不足,烦热口干。本品甘寒养阴,能养胃阴、清胃热,用于胃阴虚有热之口燥咽干、大便秘结、食少呕吐、舌红少津等症。本品兼能补益脾气,对于胃阴脾气俱虚之证,有气阴双补之功,故尤宜于热病后期,气阴两虚而余热未清不受温补者,常与玉竹、麦冬、生地等养胃阴、清胃热药配伍,如益胃汤。用于气阴不足、烦热口干者,常配伍人参、麦冬等补气、养阴清热药。

用量:9~15 g。

使用注意:不宜与藜芦同用。

北 沙 参

北沙参为伞形科植物珊瑚菜的干燥根。主产于山东、河北、辽宁等地。春、秋二季采挖,去除须根,洗净,稍晾,置沸水中烫后,去除外皮,干燥。或洗净直接干燥。本品气特异,味微甘。切段,生用。

性味归经:甘、微苦,微寒。归肺、胃经。

功效:养阴清肺,益胃生津。

应用:

(1)用于治疗肺热燥咳,阴虚劳嗽痰血。本品甘润微苦微寒,能补肺阴,兼能清肺热,宜用于阴虚肺燥有热之干咳少痰、久咳老嗽或咽干音哑等症。常与麦冬、玉竹、桑叶等配伍,如沙参麦冬汤;治阴虚劳热、咳嗽咯血,可与知母、川贝母、麦冬、鳖甲等同用。

(2)用于治疗胃阴不足,热病津伤,咽干口渴。本品甘寒能养胃阴,苦寒能清胃热。常用于胃阴虚有热之口干多饮、饥不欲食、大便干结、舌苔光剥或舌红少津,或胃脘隐痛、干呕、嘈杂,或热病津伤,咽干口渴,常与石斛、玉竹、乌梅等养阴生津之品同用。胃阴脾气俱虚者,宜与山药、太子参、黄精等养阴、益气健脾之品同用。

用量:5~12 g。

使用注意:不宜与藜芦同用。

任务六 辨君臣佐使组方 学方剂基本知识

一、方剂与治法

1. 方剂与治法的关系 方剂与治法,共同构成了中医学理、法、方、药体系的核心部分。临床辨证论治过程是一个从分析问题到解决问题的过程。辨证的主要目的在于识别证候,进而把握病机,而论治的核心在于针对病机确立相应的治法。只有辨证准确,治法的针对性才能得以明确,依据治法所选的药物组方才能达成预期的疗效。因此,治法成为连接辨证理论与药物组方的纽带,亦是学习和运用方剂过程中不可或缺的基础。

(1)治法:在明确证候、病因及病机的基础上,有针对性地实施的治疗原则。治法内容根据特点可分为两个层次。一是针对某一类病机共性所确立的治疗大法,如表证用汗法、寒证用温法、热证用清法、虚证用补法、实证用泻法等。后续"常用治法"所讨论的"八法"即为此层次。二是针对具体证候所施行的治疗法则,即具体治法。各具体方剂的"功用"即体现了相应治法。在临床应用时,唯有精确掌握具体治法,方能确保在病证治疗中具有较强针对性。

(2)方剂:在辨证论治确立治法之后,遵循治法指导,选择适宜药物,确定用量,并根据组方原则,恰当配伍而成,是临床辨证论治的重要工具之一。

2. 常用治法　治法内容丰富多样,各具特色,归属于不同的治法体系。清代医家程钟龄在《医学心悟·医门八法》提出"八法"概念:"论病之原,从内伤、外感四字括之。论病之情,则以寒、热、虚、实、表、里、阴、阳八字统之。而论治病之方,则又以汗、和、下、消、吐、清、温、补八法尽之。"

(1)汗法:通过开泄腠理、调畅营卫、宣肺散邪等,使在表的外感六淫之邪随汗而解的一类治法。汗法使腠理开、营卫和、肺气畅、血脉通,从而祛邪外出,使正气调和。汗法主要治疗外感六淫之邪所致的表证,同时也适用于腠理闭塞、营卫郁滞的寒热无汗,或腠理疏松、虽有汗但寒热不解的病证。如麻疹初起、水肿(腰以上肿甚)、疮疡初起伴恶寒发热及疟疾、痢疾伴寒热表证等,均可采用汗法治疗。然而,因病情有寒热、邪气有兼夹、体质有强弱,汗法可分为辛温、辛凉,并可与其他治疗方法如补法、下法、消法等结合运用。

(2)吐法:利用涌吐的方式,使停留在咽喉、胸膈、胃脘的痰涎、宿食或毒物从口中排出的治法。这种治法适用于中风痰壅、胃脘宿食、毒物在胃、痰涎亢盛的癫狂、喉痹,以及霍乱导致的呕吐、腹泻等患者。这些病症主要表现为病位居上、病势急暴、内蓄实邪、体质壮实。然而,由于吐法容易损伤胃气,体虚气弱者、新产妇人、孕妇等应谨慎使用。

(3)下法:一种通过荡涤肠胃,排泄肠中积滞、积水、瘀血的治疗方法,可使胃肠停留的宿食、燥屎、冷积、瘀血、结痰、停水等从下窍排出,以达到祛邪除病的目的。适用于邪在肠胃,导致大便不通、燥屎内结、热结旁流,以及停痰留饮、瘀血积水等邪正俱实的患者。根据病情的寒热、正气的虚实、病邪的兼夹,下法可分为寒下、温下、润下、逐水、攻补兼施等,也可与其他治疗方法相结合。

(4)和法:通过和解与调和的方式,以解决半表半里之邪,或脏腑、阴阳、表里失和之证的治疗方法。和解是专门针对邪在半表半里的一种治疗手段。寒热并用称为和,补泻合剂称为和,表里双解称为和,平其亢厉称为和。和法适用于邪犯少阳、肝脾不和、肠寒胃热、气血营卫失和等证。和法的应用范围广泛,分类多样,主要包括和解少阳、透达膜原、调和肝脾、疏肝和胃、分消上下、调和肠胃等。在《伤寒论》中,对于某些经过汗、吐、下或自行吐利后余邪未解的情况,适宜采用缓剂或峻剂小量分服,使余邪得以清除,而不重伤其正,这也称为和法,此属广义和法的范畴,与和解、调和治法的含义不同,不在此治法讨论之列。

(5)温法:通过温中祛寒,治疗里寒证的一类治法。里寒证的成因有多种,包括外感寒邪、内伤阳气、失治误治等。同时,因里寒证的部位、程度也有所不同,因此温法可分为温中祛寒、温经散寒和回阳救逆等。在寒证的形成和发展过程中,阳虚与寒邪往往并存,因此温法常与补法相结合。

(6)清法:清热、泻火、凉血、解毒之法,旨在解除里热之邪,治疗里热证。里热证有热在气分、营分、血分、热壅成毒,以及热在某一脏腑之分,因此清法包括清气分热、清营凉血、清热解毒、清脏腑热等。鉴于热证易伤阴,大热易耗气,清热剂中常配伍生津、益气之品。若为温病后期,热灼阴伤,或久病阴虚而热伏于里,则清法与滋阴并用,避免纯用苦寒直折之法。

(7)消法:利用消食导滞、行气活血、化痰利水及驱虫之法,使气、血、痰、食、水、虫等所结聚而成的有形之邪渐消缓散。适用于饮食停滞、气滞血瘀、癥瘕积聚、水湿内停、痰饮不化、疳积虫积及疮疡痈肿等病证。消法与下法虽同是治疗有形实邪的方法,但在适应证上有所不同。下法所治病证,病势急迫,形证俱实,邪在脏腑之间,须速除,且可以从下窍而出。消法所治病证主要在脏腑、经络、肌肉之间,邪坚病固,来势较缓,属渐积形成,多虚实夹杂,尤其是气血积聚而成的癥瘕痞块、痰核瘰疬等,无法迅速消除,须渐消缓散。消法常与补法、下法、温法、清法等治法配合运用,但以消为主要目的。

(8)补法:通过补益人体气血阴阳的不足或衰退,以恢复脏腑功能平衡。这种治疗方法的目标是借助药物的补益作用,纠正人体气血阴阳或脏腑之间的失调,使其回归协调平衡。在机体正气虚弱、无法祛邪外出时,补法可助力正气,并与其他治疗方法配合,以达到助正祛邪的效果。尽管补法能间接达到祛邪的目的,但一般在无外邪的情况下使用,以防"闭门留寇"之弊。

补法的种类繁多,包括补益气、血、阴、阳等不同方面及侧重于五脏分补的方法。然而,临床常用的治法分类仍以补气、补血、补阴、补阳为主，这些方法已包含了五脏分补的内容。

上述八种治法适用于表里寒热虚实不同的证候。在实际治疗中，病情往往复杂多变，单一治法难以满足治疗需求。多数情况下，需要多种治法相互配合，才能全面治疗，确保无遗留邪气。因此，尽管分为八种治法，实际应用时变化丰富。如《医学心悟》所言：一法之中，八法备焉，八法之中，百法备焉。在临床开具处方时，必须根据具体病证，灵活运用八种治法，使其符合病情，以达到理想疗效。

二、方剂的组成

方剂的诞生源于单味药的治疗实践，并在此基础上发展演变为多味药的联合应用。其发展经历了从辨病论治到辨证论治的逐步完善的过程。药物的合理配伍至关重要，通过调其偏性、制其毒性、增强或改变原有功效，使各药物融为一个全新的有机整体，方能更有效地治疗复杂疾病。

1. 组成原则 方剂的组成原则，首先需依据病情，进行辨证立法，进而遵循法度组建处方。所组建的方剂应遵循君、臣、佐、使的基本结构，以清晰展现药物间的主次、相须及相制等关系，实现组方的主次分明、全面兼衡、发挥优势、规避劣势，进而提升临床治疗效果。

（1）君药：在方剂中，针对主病或主证发挥主要治疗作用的药物，其在方剂中不可或缺，且药力居首。

（2）臣药：具有两种含义，一是辅助君药以增强对主病或主证的治疗效果的药物，二是针对兼病或兼证发挥主要治疗作用的药物。

（3）佐药：具有三种含义。一是佐助药，与君药、臣药协同作用，以增强治疗效果，或直接治疗次要兼证的药物；二是佐制药，用于消除或减轻君药、臣药的毒性，或制约君药、臣药峻烈之性的药物；三是反佐药，在病重邪甚，可能拒药的情况下，配用与君药性味或作用相反，但在治疗过程中能起到相辅作用的药物，以防止药病格拒。

（4）使药：具有两种含义。一是引经药，能引导方中诸药抵达病灶的药物；二是调和药，具有协调方中诸药作用的药物。

在药物配方中，除了君药之外，臣药、佐药、使药均具有两种及以上的含义，并无固定的模式规定在组方时必须具备臣药、佐药、使药，或者每种药物仅担任一种职务。具体药味的数量及君、臣、佐、使的配备，皆取决于病情的需求，因此，药物配方的组成从属于理法原则之下。然而，通常情况下，方剂中君药的缺失是不可接受的。君药的药味较少，但用量较大，即在药物常规用量的范围内，君药的用量相对较大。对于一些药味繁多或由多个基本方剂组合而成的"复方"，在分析时只需根据药物的功用进行归类，并明确主次即可。

2. 组成变化 方剂的构建既遵循严格的原则，又具备广泛的灵活性。在实际应用中，需将原则性与灵活性紧密结合，以更好地实现预期目标。在运用成方或遣药组方时，务必根据病情、患者个体差异、时机及环境因素进行调整，从而实现治疗的个性化，正所谓"方剂之精髓，在于灵活变化"。

方剂组成的变化主要有以下三种方式。

（1）药味调整：药物是决定方剂功效的关键因素，当方剂中的药物数量发生变化时，方剂的配伍关系随之改变，从而导致方剂功效的转变。这种转变在临床应用中具有重要意义，旨在使方剂更加符合病情需求。此处所提及的药味调整，主要指在主病、主证、基本病机及君药不变的基础上，调整方剂中的次要药物，以满足病情需求，即通常所说的"随证加减"。需要注意的是，在对方剂进行调整时，务必确保所治病证的病机和主证与原方基本一致。此外，还需谨记，在对方剂进行调整时，不得去除君药，否则便不能称为某方加减，而应视为新组方剂。

（2）药量加减：药物用量的大小直接影响药效的强弱，但在某些方剂中，用量比例的调整会改变方剂的配伍关系，从而可能导致功用的变化。以四逆汤与通脉四逆汤为例，两者均由附子、干姜、炙甘草三种中药组成。然而，四逆汤中干姜、附子的用量较小，因此主要针对阳微寒盛引起的四肢厥逆、恶寒蜷卧、下利、脉微细或沉迟细弱的证候，具有回阳救逆的功效。而在通脉四逆汤中，干姜、附子的用量较大，因而主治阴寒极盛，阳气被拒于外，导致四肢厥逆、身反不恶寒、下利清谷、脉微欲绝的证候，具有回阳逐阴、通脉救逆的功效。由此可见,药量的增减不仅可能导致药力的改变,还可能因配伍关系的调整,使功效和主治发生变化。

(3)剂型更换:中药制剂繁多,各具特色。因其剂型差异,功用与主治亦各有侧重。以九味羌活汤为例,该方适用于治疗外感风寒湿邪,兼有里热之感冒症状者,若将汤剂改为丸剂,药效温和,疗效持久,可用于治疗内伤杂病。药味、药量、剂型等变动可以单独应用,亦可联合使用,有时难以截然区分。这些变化充分展现了方剂在临床应用中的具体特点。只有熟知这些特点,方能应对千变万化的病情,从而达到预期的治疗目标。

任务七　了解常用方剂知识

一、解表剂

凡以解表药为主,具有发汗、解肌、透疹等作用,主治表证的方剂,统称解表剂。解表剂以《伤寒论》麻黄汤为代表方。

麻　黄　汤

【组成】　麻黄9 g,桂枝6 g,杏仁6 g,炙甘草3 g。

【用法】　水煎服,温覆取微汗。

【功效】　发汗解表,宣肺平喘。

【主治】　外感风寒表实证。恶寒发热,头疼身痛,无汗而喘,舌苔薄白,脉浮紧。

【方解】　本方证为外感风寒、肺气失宣所致。风寒之邪侵袭肌表,邪正相争,正盛邪实,故恶寒发热、无汗、头疼身痛。肺主气,外合皮毛,风寒之邪袭表,皮毛闭塞,肺气失于宣肃,故无汗而喘。治宜发汗解表,宣肺平喘。方中麻黄发汗解表,祛肌表之风寒,宣肺平喘,为君药。臣以桂枝,解肌发表,温通血脉,助麻黄加强发汗解表之功。二药相须为用,是辛温发汗的常用组合。佐以杏仁,降利肺气,与麻黄相伍,一宣一降,增强宣肺平喘之力,为宣降肺气的常用组合。炙甘草调和诸药,缓和麻黄、桂枝发汗之峻烈,为佐使药。四药合用,表寒得散,肺气得宣,则诸症可愈。

【使用注意】　本方为辛温发汗之峻剂,只宜用于外感风寒表实证且体质壮实者。对于外感表虚自汗患者、体虚外感患者、新产妇人、失血患者等,虽见表寒证,均不宜应用。本方只宜暂用,不可久服,一服汗出,汗止后服。

二、泻下剂

凡以泻下药为主,具有通便、祛肠胃积滞、荡涤实热,或逐水饮、寒积等功效,用于治疗里实证的方剂,称为泻下剂。泻下剂以《伤寒论》大承气汤为代表。

大　承　气　汤

【组成】　大黄12 g,厚朴15 g,枳实12 g,芒硝9 g。

【用法】　水煎服,先煎厚朴、枳实,后下大黄,芒硝溶服。

【功效】　峻下热结。

【主治】

① 阳明腑实证:大便不通,频转矢气,脘腹痞满,腹痛拒按、按之则硬,甚或潮热谵语,手足濈然汗出,舌苔黄燥起刺或焦黑燥裂,脉沉实。

② 热结旁流证:下利清水、色纯青、其气臭秽,脐腹疼痛,按之坚硬有块,口舌干燥,脉滑实。

【方解】　邪热入里,与肠中燥屎相搏结,消灼津液,肠胃气滞,腑气不通,故见大便不通,频转矢气,脘

185

腹痞满,腹痛拒按,按之则硬。阳明里热炽盛,迫津外泄,故潮热,手足汗出。热盛于里,上扰心神,则见神昏谵语,甚则发狂。热盛伤津,燥屎内结,故见舌苔黄或焦黄起刺,甚则焦黑燥裂、脉沉实等。腑热炽盛,燥屎内结肠中而不能出,逼迫肠中浊液从旁而下,则见下利清水、色纯青、其气臭秽等"热结旁流"之症。方中大黄苦寒降泄,泄热通便,荡涤胃肠实热积滞,为君药。芒硝咸寒润降,软坚润燥,助大黄泄热通便,为臣药。厚朴下气除满,枳实行气消痞,既能消痞除满,又助硝、黄荡涤积滞,为佐药。本方峻下热结,能承顺胃气下行,故方名"承气"。

【使用注意】 本方为泻下峻剂,凡气血亏虚或肠胃无热结,以及年老、体弱者等均应慎用。孕妇禁用。中病即止,以免耗损正气。

三、和解剂

具有和解少阳、调和肝脾、调理肠胃等功效,用于治疗伤寒邪在少阳、肝脾失调、肠胃不和等病症的方剂,统称为和解剂。和解剂以《伤寒论》小柴胡汤为代表方。

小 柴 胡 汤

【组成】 柴胡 24 g,黄芩 9 g,人参 9 g,炙甘草 9 g,半夏 9 g,生姜 9 g,大枣 4 枚。

【用法】 水煎服。

【功效】 和解少阳。

【主治】

① 伤寒少阳证:往来寒热,胸胁苦满,默默不欲饮食,心烦喜呕,口苦咽干,目眩,舌苔薄白,脉弦者。

② 热入血室证:妇人中风,经水适断,寒热发作有时,以及疟疾、黄疸等病而见少阳证者。

【方解】 此方为和解少阳之典型方剂。邪在半表半里,邪正相争,故出现往来寒热之症。少阳经脉穿越胸胁,足少阳之脉始于目锐眦,其分支下胸中,贯膈,络肝,属胆,循胁里。邪气滞留少阳,经气不畅,气郁化热,胆火上炎,导致胸胁胀痛、心烦、口苦、咽干、目眩。胆热侵及胃部,胃失和降,故默默不欲饮食,喜呕。若女性经期遭受风邪,邪热内传,热与血结,血热瘀滞,疏泄失常,故经水不当断而断、寒热发作有时。治疗原则:邪在表当汗解、邪在里当吐下,今邪气不在表不在里,而在表里之间,非汗、吐、下所适宜,唯有和解之法可行。方中柴胡具有透泄少阳之邪与疏泄气机之郁滞的功效,使少阳半表之邪得以疏散,为君药。黄芩清泄少阳半里之热,为臣药。君臣协同,一透一清,和解少阳。胆气犯胃,胃失和降,故佐以半夏、生姜和胃降逆止呕;邪从太阳传入少阳,缘于正气本虚,又佐以人参、大枣益气健脾,一则扶正以助祛邪,二则益气以御邪内传。炙甘草协助人参、大枣扶正,且能调和诸药,为使药。诸药共用,以和解少阳为主,兼补胃气,使邪气得解,枢机得利,胃气调和,诸症自愈。

【使用注意】 本方为治疗少阳病证的基础方,亦是和解少阳的典型代表。在临床应用中,只需把握一二主要症状,便可用本方进行治疗,无须等待所有症状完全出现。如《伤寒论》所述:"伤寒中风,有柴胡证,但见一证便是,不必悉具。"然而,因柴胡具有升散之效,黄芩、半夏药性燥烈,故阴虚血少者当禁用本方。

四、清热剂

清热剂是一类以清热药为主,具有清热、泻火、凉血、解毒等功效的方剂,主要用于治疗里热证。清热剂以《伤寒论》白虎汤为代表方。

白 虎 汤

【组成】 石膏 30 g,知母 9 g,炙甘草 6 g,粳米 9 g。

【用法】 将药材加水煎煮至米熟汤成,去滓后温服。

【功效】 清热生津。

【主治】 气分热盛证。壮热面赤,汗出恶热,烦渴引饮,脉洪大有力或滑数。

【方解】 本方所治之证为里热炽盛,表现为壮热面赤,恶热。里热蒸腾,迫津外泄,故汗出。热盛伤津,故烦渴引饮。治疗当清热除烦,生津止渴。方中石膏具有清热泻火、解肌透热之效,为清泄气分实热之要药,故为君药。知母苦寒质润,清热生津,与石膏相须为用,为臣药。粳米、炙甘草有益胃生津之效,并可防止大寒之剂损伤胃气,为佐药。炙甘草兼能调和诸药,为使药。四药合用,以辛寒清气为主,生津益胃为辅,使热去津复。

【使用注意】 表证未解、无汗、发热、口不渴、脉象浮细或沉者,血虚发热、脉洪不胜重按者,以及真寒假热者,均不宜使用。

五、温里剂

温里剂是一类以温热药为主,具有温里助阳、散寒通脉功效的方剂,主要用于治疗里寒证。温里剂以《伤寒论》理中丸为代表方。

理 中 丸

【组成】 人参、干姜、炙甘草、白术各9 g。

【用法】 制成蜜丸,每次服用9 g,每日2次;亦可水煎服。

【功效】 温中祛寒,补气健脾。

【主治】

① 中焦虚寒证:呕吐、下利、脘腹疼痛、喜温喜按、不欲饮食、畏寒肢冷、舌淡苔白、脉沉细等。

② 阳虚失血证:如吐血、衄血、便血、崩漏等,血色暗淡,四肢不温者。

③ 其他:小儿慢惊、病后喜唾涎沫,以及胸痹等由中焦虚寒所致的病症。

【方解】 脾胃虚寒导致运化失常,升降失调,从而出现呕吐、下利、不欲饮食等;脾气虚寒,不能摄血,进而出现便血、吐衄,或妇女崩漏。小儿慢惊多由先天不足、后天失调,或病中过服寒凉之品,或大病后调理不当,损伤脾胃所致。干姜味辛性热,具有温阳散寒的功效,为君药。人参味甘性温,能补中气,培补后天,以助运化,为臣药。君臣相配,恢复中阳,增强脾气。佐以白术,燥湿健脾。佐使炙甘草,益气和中,调和诸药。四药配伍,温补并用,以温为主,共奏温中祛寒、补气健脾之功效。

六、补益剂

凡以补益药为主,具有补益人体气、血、阴、阳等作用,用于治疗各种虚证的方剂,统称补益剂。补益剂以《太平惠民和剂局方》四君子汤为代表方。

四 君 子 汤

【组成】 人参9 g,白术9 g,茯苓9 g,炙甘草6 g。

【用法】 水煎服。

【功效】 益气健脾。

【主治】 脾胃气虚证。面色萎白,语声低微,气短乏力,食少便溏,舌淡苔白,脉虚缓。

【方解】 本证由脾胃气虚、运化乏力所致。脾胃为后天之本,气血生化之源,脾胃虚弱,气血生成不足,故面色萎白、语声低微、气短乏力。脾虚受纳与运化乏力,则湿浊内生,故食少便溏。舌淡苔白、脉虚缓为脾胃气虚之象。治宜益气健脾。方中人参健脾养胃,为君药。白术健脾燥湿,助君药之力,为臣药。茯苓渗湿健脾,为佐药。茯苓、白术合用,健脾祛湿之功更著。炙甘草益气和中,调和诸药,为使药。四药性味平和,补而不滞,利而不峻,犹如宽厚中庸之君子,故名"四君子"。

七、安神剂

凡以安神药为主,具有安神定志作用,用于治疗神志不安的方剂,统称安神剂。安神剂以《内外伤辨惑论》朱砂安神丸为代表方。

187

朱砂安神丸

【组成】 朱砂 1 g，黄连 18 g，炙甘草 16 g，生地 5 g，当归 7 g。

【用法】 上药研末为丸，朱砂为衣，水蜜丸每次 6 g，蜜丸每次 9 g，临睡前以温开水送服；亦可用作汤剂，用量按原方比例酌减，朱砂 1 g 研细末水飞，以药汤送服。

【功效】 镇心安神，清热养血。

【主治】 心火亢盛，阴血不足证。失眠多梦，惊悸怔忡，心烦，舌尖红，脉细数。

【方解】 本方主治心火亢盛、阴血不足之证。心火亢盛，则心神被扰，阴血不足，则心神失养，故见失眠多梦、惊悸怔忡、心烦等症；舌尖红、脉细数，是心火盛而阴血虚之征。治当泻其亢盛之火，补其阴血之虚而安神。方中朱砂甘寒质重，专入心经，寒能清热，重可镇怯，既能重镇安神，又可清心火，治标之中兼能治本，为君药。黄连清心泻火，以除烦热，为臣药。君臣相伍，重镇安神，清心除烦。佐以生地滋阴清热；当归补血，合生地滋补阴血以养心。使以炙甘草调药和中，以防黄连之苦寒、朱砂之质重碍胃。诸药合用，标本兼治，清中有养，使心火得清，阴血得充，心神得养，则神志安定，是以"安神"名之。

【使用注意】 方中朱砂含硫化汞，不宜多服、久服，以免引起汞中毒。阴虚或脾弱者不宜服。

八、理气剂

理气剂是一类以理气药为主，具有行气或降气作用，用于治疗气滞或气逆证的方剂。理气剂以《丹溪心法》越鞠丸为代表方。

越 鞠 丸

【组成】 香附、苍术、川芎、栀子、神曲各 6 g。

【用法】 可制成水丸；也可制成汤剂，水煎服。

【功效】 行气解郁。

【主治】 六郁证。胸膈痞闷，脘腹胀痛，嗳腐吞酸，恶心呕吐，饮食不消。

【方解】 六郁证的成因主要是肝脾气机郁滞，导致气、血、痰、火、食、湿等郁结不畅。肝气不疏，气郁血滞，热化火郁，湿、痰、食停滞。气、血、火三郁主要责之肝，湿、痰、食三郁主要责之脾。本证以气郁为主，治疗以行气解郁为主，气郁得疏，其他诸郁亦随之而解。香附行气开郁，畅利三焦，为君药。川芎活血行气，栀子泻火除烦，苍术燥湿健脾，神曲消食和胃，四药合用，共为臣佐。全方以行气解郁为主，可使气畅郁舒、血行热清、湿去食消，气、血、火、湿、食五郁尽数解除。虽未专门配伍祛痰药，但痰郁可随气滞、湿聚、热灼等症状的缓解而自消。

【使用注意】 本方旨在展示"治郁"之法，临床应用时，应根据"六郁"证候的侧重或有无，选择适宜的君药，并灵活加减化裁，不宜拘泥于原方。

九、理血剂

凡以理血药为主，具有活血化瘀或止血作用，主治瘀血证或出血病证的方剂，统称理血剂。理血剂以《医林改错》血府逐瘀汤为代表方。

血府逐瘀汤

【组成】 桃仁 12 g，红花 9 g，当归 9 g，生地 9 g，川芎 4.5 g，赤芍 6 g，牛膝 9 g，桔梗 4.5 g，柴胡 3 g，枳壳 6 g，甘草 6 g。

【用法】 水煎服。

【功效】 活血化瘀，行气止痛。

【主治】 胸中血瘀证。胸痛，头痛，日久不愈，痛如针刺而有定处，或呃逆日久不止，或饮水即呛，干呕，或内热瞀闷，或心悸怔忡，失眠多梦，急躁易怒，入暮潮热，唇暗或两目暗黑，舌质暗红，或舌有瘀斑、瘀点,脉涩或弦紧。

【方解】　本证为瘀血内阻胸部、气机郁滞所致,血瘀于胸中,气机阻滞,则胸痛如针刺,且有定处。血瘀于上焦,郁遏清阳,清窍失养,故头痛。胸中血瘀,影响及胃,胃气上逆,故呃逆干呕,甚则水入即呛。瘀久化热,则内热瞀闷、入暮潮热。瘀热扰心,则心悸怔忡、失眠多梦。瘀滞日久,肝失条达,故急躁易怒。至于唇、目、舌、脉所见,皆为瘀血征象。治宜活血化瘀,兼以行气止痛。方中桃仁破血行滞而润燥,红花活血祛瘀以止痛,共为君药。赤芍、川芎助君药活血祛瘀;牛膝入血分,性善下行,能祛瘀血,通血脉,并引血下行,使血不瘀于胸中,瘀热不上扰,共为臣药。生地清热凉血,滋阴养血;合当归养血,使祛瘀而不伤正;合赤芍清热凉血,以清瘀热。三者养血益阴,清热活血为佐药。桔梗、枳壳,一升一降,宽胸行气,桔梗能载药上行;柴胡疏肝解郁,升达清阳,与桔梗、枳壳同用,尤善理气行滞,使气行则血行,亦为佐药。甘草调和诸药,为使药。合而用之,使血活瘀化气行,则诸症可愈。

十、祛湿剂

凡以祛湿药为主,具有化湿利水、通淋泄浊等作用,用于治疗水湿病证的方剂,统称祛湿剂。祛湿剂以《简要济众方》平胃散为代表方。

平　胃　散

【组成】　苍术 120 g,厚朴 90 g,陈皮 60 g,炙甘草 30 g。

【用法】　共研细末,每服 4～6 g,生姜、大枣煎汤送下;亦可制成汤剂,加生姜 2 片,大枣 2 枚,水煎服。

【功效】　燥湿运脾,行气和胃。

【主治】　湿滞脾胃证。脘腹胀满,不思饮食,口淡无味,恶心呕吐,嗳气吞酸,肢体沉重,怠惰嗜卧,常多自利,舌苔白腻而厚,脉缓。

【方解】　本证由湿阻气滞、脾胃失和所致。湿困脾胃,气机失畅,故见脘腹胀满。脾运不健,胃失和降,则食少无味、恶心呕吐、嗳气吞酸、泄泻。肢体沉重、怠惰嗜卧、舌苔白腻、脉缓等,皆为湿邪困阻之象。治疗应以燥湿运脾为主,辅以行气和胃,使气行则湿化。方中苍术为燥湿健脾要药,去湿健脾,为君药。厚朴行气除满,与苍术相须为臣药。陈皮理气和胃,燥湿醒脾,协苍术、厚朴,燥湿行气之力益彰,为佐药。炙甘草益气补中,实脾,使祛邪而不伤正,调和诸药,为佐使药。生姜、大枣的加入,增强了补脾和胃之效。

【使用注意】　本方药物辛温燥烈,易耗气伤津,因此,阴津不足、脾胃虚弱者及孕妇不宜使用。

十一、祛痰剂

凡以祛痰药为主,具有消除痰饮作用,治疗各种痰病的方剂,统称祛痰剂。祛痰剂以《太平惠民和剂局方》二陈汤为代表方。

二　陈　汤

【组成】　半夏 15 g,橘红 15 g,白茯苓 9 g,炙甘草 4.5 g。

【用法】　加生姜 7 片、乌梅 1 个,水煎服。

【功效】　燥湿化痰,理气和中。

【主治】　湿痰证。咳嗽痰多、色白易咳,胸膈痞闷,恶心呕吐,肢体困重,或头眩心悸,舌苔白滑或腻,脉滑。

【方解】　本证多由脾失健运,湿无以化,聚而成痰。湿痰为病,上犯于肺,致肺失宣降,则咳嗽痰多、色白易咳。痰阻气机,肺失宣发,胃失和降,则见胸膈痞闷、恶心呕吐。湿性重滞,则肢体困重。湿痰阻遏清阳,则头目眩晕。痰浊凌心,则心悸。舌苔白滑或腻、脉滑为湿痰之象。治宜燥化之法,以消湿痰。方中半夏尤善燥湿化痰,且能和胃降逆,为君药。湿痰既成,每致气机阻遏,故以橘红为臣药,既可理气行滞,又能燥湿化痰。痰由湿生,湿自脾来,故佐以白茯苓健脾渗湿,以杜生痰之源。加生姜,既能制半夏之毒,又能助半夏化痰降逆、和胃止呕;复用少许乌梅,收敛肺气,与半夏、橘红相伍,散中兼收,使其祛痰不伤正气,且有"欲劫之而先聚之"之意,共为佐药。炙甘草为佐使,健脾和中,调和诸药。诸药配伍,散收相合,标本兼顾,燥湿理气祛已生之痰,健脾渗湿杜生痰之源。

【使用注意】 燥痰者慎用。吐血、消渴、阴虚、血虚者忌用本方。

十二、消食剂

凡以消食药为主,具有消食健脾、化积导滞等作用,主治各种食积证的方剂,统称消食剂。消食剂以《丹溪心法》保和丸为代表方。

保 和 丸

【组成】 山楂18 g,神曲6 g,半夏、茯苓各9 g,陈皮、连翘、莱菔子各3 g。

【用法】 上药共为末,水泛为丸,每服6~9 g,温开水送下;亦可制成汤剂,水煎服。

【功效】 消食化滞,理气和胃。

【主治】 食积证。脘腹痞满胀痛,嗳腐吞酸,恶食呕逆,或大便泄泻,舌苔厚腻,脉滑。

【方解】 本证系由饮食不节、暴饮暴食所致。饮食不节,过食酒肉油腻之物,脾胃运化不及,则停滞而为食积。食积内停,中焦气机受阻,故见脘腹胀满,甚则疼痛。食积中阻,脾胃升降失职则嗳腐吞酸,浊阴不降则呕吐。清阳不升则泄泻。舌苔厚腻,脉滑,皆为食积之候。治宜消食化滞,理气和胃。方中以山楂为君药,可消一切饮食积滞,尤善消肉食油腻之积。臣以神曲消食健胃,更善于消酒食陈腐之积;莱菔子消食下气,善于消麦面痰气之积。三药同用,可消各种饮食积滞。佐以半夏、陈皮行气化滞,和胃止呕;茯苓健脾利湿,和中止泻。食积易于化热,故又佐以苦而微寒之连翘,既可散结以助消积,又可清解食积所生之热。全方合用,共奏消食和胃之功,使食积得化,脾胃调和,热清湿去,则诸症可愈。

【使用注意】 本方属攻伐之剂,不宜久服。

任务八 知晓常用中成药

一、解表类

方 名	组 成	功 用	主 治
银翘解毒丸	金银花、连翘、薄荷、荆芥、淡豆豉、牛蒡子(炒)、桔梗、淡竹叶、甘草	辛凉解表、清热解毒	风热感冒、发热头痛、咳嗽口干、咽喉疼痛
桑菊感冒片	桑叶、菊花、连翘、薄荷素油、苦杏仁、桔梗、甘草、芦根	疏风清热、宣肺止咳	风热感冒初起,咳嗽、头痛、口干、咽痛
通宣理肺丸	紫苏叶、黄芩、枳壳(炒)、甘草、陈皮、桔梗、茯苓、苦杏仁、前胡、麻黄、制半夏	解表散寒、宣肺止咳	外感咳嗽、发热恶寒、头痛无汗、肢体疼痛、鼻流清涕
藿香正气水	苍术、陈皮、厚朴(姜制)、白芷、茯苓、大腹皮、生半夏、甘草浸膏、广藿香油、紫苏叶油	解表祛暑、化湿和中	四时外感、中暑头晕、脘腹胀痛、呕吐泄泻
午时茶胶囊	红茶、连翘、苍术、柴胡、防风、枳实、前胡、桔梗、山楂、川芎、羌活、陈皮、广藿香、紫苏叶、六神曲(炒)、厚朴、甘草、麦芽(炒)、白芷	解表和中、消食化痰	感冒风寒、寒热咳嗽、腹痛吐泻、内停食积、不思饮食

续表

方　名	组　成	功　用	主　治
感冒清热颗粒	荆芥穗、柴胡、桔梗、苦地丁、薄荷、紫苏叶、苦杏仁、芦根、防风、葛根、白芷	解表清热	感冒头痛、发热恶寒、全身酸痛、咳嗽咽干、鼻流清涕

二、补益类

方　名	组　成	功　用	主　治
参茸丸	人参、巴戟天、枸杞子、芡实、鹿茸、丹参、肉苁蓉、龙眼肉、熟地、党参、莲子、远志、山药等	补气固肾、益精安神	体虚神疲、耳鸣心悸、遗精早泄、贫血萎黄、神经衰弱
桑麻丸	桑叶、黑芝麻	滋养肝肾、祛风明目	肝肾不足、头晕眼花、迎风流泪
二冬膏	天冬、麦冬	养阴清肺	肺胃燥热、咽喉疼痛、痰涩咳嗽
河车大造丸	紫河车、麦冬、盐黄柏、天冬、熟地、牛膝(盐炒)、盐杜仲、醋龟甲	补肺益肾	肺肾阴虚、潮热咳嗽、盗汗、腰膝乏力
首乌延寿丹	首乌(炮制)、地黄、牛膝(酒炮制)、桑椹膏、女贞子、墨旱莲膏、桑叶(炮制)、黑芝麻、菟丝子(酒蒸)、金樱子膏、补骨脂(盐炒)、豨莶草(炮制)、金银花(炮制)	补肝肾、强筋骨、乌须发	肝肾两虚、头晕目花、耳鸣、腰酸肢麻、头发早白、高脂血症
五子衍宗丸	枸杞子、覆盆子、五味子(蒸)、盐车前子、菟丝子(炒)	补肾益精	肾亏腰疼、尿后余沥
补肾丸	远志、砂仁、川芎、菟丝子、五味子、陈皮、龙眼肉、熟地、甘草、白芍、黄芪、黄精、枸杞子、丹参、蛤蚧、白术、麦冬、百合、党参、芡实、红枣	滋阴补肾	肾亏体弱、腰脚无力、贫血、滑精、食少肢冷、失眠健忘
耳聋左慈丸	煅磁石、熟地、山茱萸(制)、牡丹皮、山药、茯苓、泽泻、竹叶柴胡	滋肾平肝	肝肾阳虚、耳鸣耳聋、头晕目眩
启脾丸	人参、麸炒白术、茯苓、甘草、陈皮、山药、炒莲子、山楂(炒)、六神曲(炒)、麦芽(炒)、泽泻	健脾和胃	脾胃虚弱、饮食减少、消化不良、腹胀便溏
乌鸡白凤丸	乌鸡(去毛爪肠)、人参、鹿角胶、煅牡蛎、白芍、当归、黄芪、醋鳖甲、桑螵蛸、生地、熟地、川芎、甘草、丹参、芡实、山药、银柴胡、鹿角霜、天冬、醋香附	补气养血、调经止带	气血亏损而致身体瘦弱、腰膝酸痛、月经不调、崩漏带下
八宝坤顺丸	熟地、生地、白芍、当归、川芎、人参、白术、茯苓、甘草、益母草、黄芩、牛膝、橘红、沉香、木香、砂仁、琥珀	调经养血	血虚体弱、月经不调、痛经、腰腿酸痛、经期浮肿

续表

方　　名	组　　成	功　　用	主　　治
女金丹（丸）	当归、川芎、白芍、熟地、党参、白术（炒）、茯苓、甘草、肉桂、益母草、牡丹皮、没药（制）、醋延胡索、藁本、白芷、黄芩、白薇、醋香附、砂仁、陈皮、煅赤石脂、鹿角霜、阿胶	调经养血、理气止痛	体虚血滞、月经不调、腰腿酸痛、腹痛胀满
调经丸	当归、酒白芍、川芎、熟地、醋艾叶（炭）、醋香附、陈皮、清半夏、茯苓、甘草、炒白术、制吴茱萸、盐小茴香、醋延胡索、醋没药、益母草、牡丹皮、续断、酒黄芩、麦冬、阿胶	理气和血、调经止痛	气郁血滞、月经不调、经来腹痛、崩漏白带
八珍益母丸	益母草、党参、麸炒白术、茯苓、甘草、当归、酒白芍、川芎、熟地	补气血、调月经	妇女气血两虚、体弱无力、月经不调

三、清热类

方　　名	组　　成	功　　用	主　　治
牛黄解毒丸（片）	人工牛黄、冰片、雄黄、桔梗、黄芩、甘草、大黄、石膏	清热解毒	温热郁火、咽喉肿痛、牙痛龈肿、口舌生疮、目赤肿痛、大便干燥
清宁丸	大黄、绿豆、车前草、炒白术、制半夏、黑豆、醋香附、桑叶、桃枝、姜厚朴、麦芽、陈皮、侧柏叶、牛乳	清热泻火、润肠通便	脏腑积热引起的咽喉肿痛、口舌生疮、头晕耳鸣、目赤肿痛、腹中胀满、大便秘结
婴儿保肺散	川贝母、橘红、半夏、桔梗、硼砂、竹黄、百部、紫苏子（炒）、紫苏梗、石膏、赭石、滑石、冰片	清肺化痰、止咳降逆	肺热咳嗽、喘满痰盛、呕吐
紫金锭	山慈菇、红大戟、五倍子、千金子霜、朱砂、人工麝香、雄黄	辟秽解毒、消肿止痛	腹痛、吐泻、小儿痰厥，外治疔疮、疖肿
冰硼散	冰片、硼砂（煅）、玄明粉、朱砂	清热解毒、消肿止痛	咽喉、牙龈肿痛，口舌生疮
珠黄散	珍珠、人工牛黄	解毒消肿、化腐生肌	咽喉、口舌肿痛、糜烂

四、祛风湿类

方　　名	组　　成	功　　用	主　　治
毛鸡药酒	毛鸡、当归、川芎、白芷、红花、赤芍、桃仁、千年健、茯苓	温经祛风、活血祛瘀	产后眩晕、四肢酸痛、无力、血瘀痛经
木瓜丸	木瓜、白芷、牛膝、制草乌、当归、威灵仙、鸡血藤、人参、川芎、狗脊（制）、海风藤、制川乌	祛风散寒、活络止痛	风寒湿痹、四肢麻木、遍身疼痛、腰膝无力、行步艰难

续表

方　名	组　成	功　用	主　治
狗皮膏	枳壳、青皮、大风子、赤石脂、赤芍、天麻、甘草、乌药、牛膝、羌活、黄柏、补骨脂、威灵仙、生川乌、木香、续断等	祛风散寒、舒筋活络、消瘀止痛	风寒湿痹、腰腿疼痛、肌肤麻木、跌打损伤
伤湿止痛膏	草乌、川乌、乳香、没药、马钱子、丁香、肉桂	祛风除湿、活血止痛	风湿引起的关节、肌肉痛

五、理气类

方　名	组　成	功　用	主　治
九气拈痛丸	醋香附、高良姜、郁金、醋莪术、五灵脂（醋炒）、甘草、陈皮、木香、槟榔、醋延胡索	理气活血、消瘤止痛	脘腹两胁胀满疼痛、癥瘕积块
茴香橘核丸	盐小茴香、盐橘核、桃仁、昆布、肉桂、川楝子、醋延胡索、木香、醋莪术、八角茴香、荔枝核、醋青皮、醋香附、盐补骨脂、乳香、槟榔等	散寒行气、消肿止痛	小肠疝气、寒疝、睾丸肿痛
开胸顺气丸	槟榔、炒牵牛子、陈皮、木香、醋三棱、猪牙皂、醋莪术、姜厚朴	消积化滞、行气止痛	停食停水、气郁不舒、胸痞腹胀、胃脘疼痛
十香丸	沉香、木香、炒荔枝核、猪牙皂、丁香、炒小茴香、制香附、陈皮、乌药、盐水炒泽泻	行气散结、祛寒止痛	气滞腹痛、诸疝胀痛、妇女痛经
舒肝丸	厚朴、片姜黄、豆蔻仁、麸炒枳壳、沉香、酒白芍、陈皮、砂仁、醋延胡索、木香、川楝子、茯苓、朱砂	疏肝解郁、止痛	胸胁苦满、胃脘刺痛、呕逆嘈杂、嗳气吞酸

六、活血祛瘀类

方　名	组　成	功　用	主　治
化癥回生丹	人工麝香、乳香（醋炙）、三棱等	清癥瘕、化瘀血	妇女产后，瘀血攻心、癥瘕积块、干血痨、血瘀痛经
益母丸	益母草、当归、川芎、木香	活血调经、行气止痛	气滞血瘀、月经不调、经期腹痛、产后恶露不净
跌打丸	三七、当归、土鳖虫、血竭、乳香（制）、没药（制）、煅自然铜、牡丹皮、姜黄、北刘寄奴、红花、桃仁、赤芍、白芍、烫骨碎补、续断、苏木、醋三棱、甜瓜子、枳实（炒）、桔梗、木通、防风、甘草	活血散瘀、消肿止痛	跌打损伤、闪腰岔气、瘀血肿痛
云南白药	以云南特产药及其他药物组成	止痛、止血、去瘀生新	跌打刀伤、常年瘀患、劳积内伤，咯血吐血、筋骨肿痛、风湿麻木、心胃积痛、产后腹痛

续表

方　名	组　成	功　用	主　治
金黄散	姜黄、大黄、天花粉、黄柏、苍术、厚朴、陈皮、甘草、白芷、生天南星	清热解毒、消肿止痛	痈疖肿痛、痰湿流注、下肢丹毒、天疱疮、乳痈等

七、安神开窍类

方　名	组　成	功　用	主　治
牛黄抱龙丸	牛黄、胆南星、茯苓、全蝎、炒僵蚕、天竺黄、琥珀、雄黄、朱砂、人工麝香	清热镇惊、祛风化痰	小儿风痰壅盛、壮热神昏、惊风痰厥
安神补心丸	丹参、五味子(蒸)、石菖蒲、合欢皮、女贞子(蒸)、地黄、菟丝子、首乌藤、墨旱莲、珍珠母	养心安神	心悸、失眠、头晕耳鸣
牛黄保婴丸	牛黄、琥珀、胆南星、竹黄、僵蚕(炒)、麝香、全蝎、朱砂、茯苓、雄黄	清热定惊、祛风化痰	小儿惊风抽搐、高热神昏、痰涎壅盛
盐蛇散	盐蛇(炭)、冰片、珍珠、地龙(炭)、琥珀、陈皮、朱砂、人工麝香、蛇胆汁、人工牛黄	定惊解痉、清热除痰	小儿惊风、痰涎壅盛
猴枣散	猴枣、牛黄、麝香、珍珠、琥珀等	除痰、镇惊通窍	小儿痰涎壅盛、咳嗽气喘、惊风发热
避瘟散	檀香、零陵香、白芷、香排草、姜黄、甘松、玫瑰花、丁香、木香、冰片、朱砂、薄荷脑、人工麝香	芳香辟秽、开窍止痛	伤风头痛、鼻塞流涕、暑令受热、晕船晕车

八、止咳化痰类

方　名	组　成	功　用	主　治
橘红丸	化橘红、浙贝母、苦杏仁、茯苓、麦冬、石膏、瓜蒌皮、陈皮、地黄、桔梗、紫菀、半夏(制)、炒紫苏子、甘草、款冬花	清热润肺、化痰止咳	肺热咳嗽、痰多气促、胸中满闷、口舌干燥
蛇胆川贝散	蛇胆汁、川贝母	清肺、除痰、止咳	肺热咳嗽、痰多
治咳枇杷露	枇杷叶、桔梗、百部、白前、桑白皮等	润肺止咳	风热咳嗽
蛇胆陈皮散	蛇胆汁、陈皮(蒸)	顺气化痰、祛风健胃	风寒咳嗽、痰多呕逆

九、消导药

方　名	组　成	功　用	主　治
保济丸	钩藤、菊花、蒺藜、厚朴、木香、苍术、天花粉、广藿香、葛根、化橘红、白芷、薏苡仁、稻芽、薄荷、茯苓、广东神曲	清滞祛秽、止呕吐	腹痛、吐泻、噎食、嗳酸、恶心呕吐、肠胃不适、消化不良、晕车晕船、四时感冒
大山楂丸	山楂、六神曲(麸炒)、炒麦芽	开胃消食	食欲不振、消化不良、脘腹胀满
更衣丸	芦荟、朱砂	泻火通便	内热肠燥、大便秘结

十、明目药

方　名	组　成	功　用	主　治
黄连羊肝丸	黄连、胡黄连、黄芩、黄柏、柴胡、龙胆、青皮(醋炒)、密蒙花、木贼、芜蔚子、决明子(炒)、石决明(煅)、夜明砂、鲜羊肝	泻肝火、明眼目	肝火旺盛、目暗羞明、目赤胀痛、胬肉攀睛
明目地黄丸	熟地、山茱萸、牡丹皮、山药、茯苓、泽泻、当归、白芍、枸杞子、菊花、蒺藜、石决明(煅)	滋肾、养肝、明目	肝肾阴虚、目涩畏光、视物模糊、迎风流泪
八宝眼药	珍珠、熊胆、炉甘石、海螵蛸、朱砂、硼砂、冰片、麝香、地栗粉	清热、消肿、明目	目赤肿痛、眼缘溃烂、畏光怕风、眼角涩痒

（顺德职业技术学院　梁飞红　湖北省长阳土家族自治县中医院　范安静）

目标检测

一、单项选择题

1. 历史悠久、产地适宜、品种优良、产量宏丰、炮制考究、疗效突出、带有地域特点的药材被称为（　　）。

A. 稀有药材　　　　　B. 道地药材　　　　　C. 名产药材　　　　　D. 贵重药材

2. 生何首乌制熟的目的是（　　）。

A. 降低毒性　　　　　B. 改变药性　　　　　C. 增强疗效　　　　　D. 便于服用

3. 四气的确定是（　　）。

A. 从人体的感官感觉出来的

B. 从疾病的性质中总结出来的

C. 从药物作用于人体所发生的反应和所获得的不同疗效中概括出来的

D. 从季节的不同变化中总结出来的

4. 相须、相使配伍可产生（　　）。

A. 协同作用,提高疗效　　　　　　　　B. 拮抗作用,减弱疗效

C. 减毒作用　　　　　　　　　　　　D. 增强毒副作用

5. 入汤剂需先煎的药物是（　　）。

A. 磁石、牡蛎　　　　B. 蒲黄、海金沙　　　　C. 薄荷、豆蔻　　　　D. 人参、鹿茸

6. 入汤剂需后下的药物是（　　）。

A. 磁石、牡蛎　　　　B. 蒲黄、海金沙　　　　C. 薄荷、豆蔻　　　　D. 人参、鹿茸

7. 能温中止呕,且能解鱼蟹毒的药物是（　　）。

A. 柴胡　　　　　　　B. 辛夷　　　　　　　C. 升麻　　　　　　　D. 生姜

8. 能发汗解表、温经通阳的药物是（　　）。

A. 麻黄　　　　　　　B. 辛夷　　　　　　　C. 桂枝　　　　　　　D. 生姜

9. 既能清热泻火,又能除烦止渴的药物是（　　）。

A. 金银花　　　　　　B. 黄芩　　　　　　　C. 知母　　　　　　　D. 石膏

10. 既能止痹痛，又能治骨鲠的药物是（　　）。

A. 防己　　　　　　B. 狗脊　　　　　　C. 威灵仙　　　　　　D. 独活

11. 可治疗寒热虚实、各种水肿的药物是（　　）。

A. 泽泻　　　　　　B. 猪苓　　　　　　C. 茯苓　　　　　　D. 车前子

12. 外感表证，疹出不透，疮疡初起兼有表证者，宜选用的治法是（　　）。

A. 汗法　　　　　　B. 和法　　　　　　C. 温法　　　　　　D. 下法

13. 白虎汤主治证候的临床表现不包括（　　）。

A. 汗出恶热　　　　B. 壮热面赤　　　　C. 烦渴引饮　　　　D. 胸膈痞闷

14. 四君子汤的功效是（　　）。

A. 清热泻火　　　　B. 和解少阳　　　　C. 清热生津　　　　D. 益气健脾

15. 血府逐瘀汤主治的临床表现不包括（　　）。

A. 痛如针刺　　　　B. 入暮潮热　　　　C. 两目暗黑　　　　D. 食少便溏

二、名词解释

1. 道地药材

2. 四气

3. 相须

4. 汗法

5. 君药

三、简答题

1. 简述中药配伍禁忌的基本内容。

2. 简述方剂的组成原则。

学中医体质知识　会体质辨识应用
——带你学会中医体质评估与应用

扫码看 PPT

▲ **能力目标**

1. 能够运用中医体质知识进行评估。
2. 能够运用中医体质知识指导养生保健。
3. 能将中医体质辨识融于健康管理。
4. 提升医患人际沟通能力。

▲ **知识目标**

1. 弄懂中医体质的概念与分型。
2. 通晓中医体质的辨识方法。

▲ **素质目标**

1. 培育精益求精的素养。
2. 厚植为人民健康服务的情感。

课堂思政目标

1. 培育中医优秀文化情怀。
2. 强化中医守正创新意识。

体质是人类生命活动的一种表现形式,与人体健康、亚健康和疾病息息相关。中医体质学说融合中医学、生物学、社会学和心理学等学科内容,主要研究个人的体质与生命、健康、疾病、保健、养生之间的关系。

本项目将带你走近中医体质学说,帮助你学习中医体质知识,掌握中医体质的辨识应用,会用《中医体质分类与判定自测表》,了解中医体质评估与应用的神奇,感悟中医药文化的博大精深。

知识导入

中医体质学的创始人——王琦

王琦,男,1943 年出生,江苏高邮人,享受国务院政府特殊津贴专家,国医大师,中医体质学创始人,中医男科学创始人,北京中医药大学博士生导师,中医体质与生殖医学研究中心主任,中华人民共和国人力资源和社会保障部、国家卫生健康委员会及国家中医药管理局遴选的第二、三批全国老中医药专家学术经验继承工作指导老师之一。

王琦教授擅长治疗过敏性疾病、脂肪肝、高脂血症、抑郁症、尿毒症、内分泌失调、糖尿病、胆石症、尿路结石症、胆囊炎、偏头痛、顽固性失眠、不孕不育症、前列腺疾病和性功能障碍等。王琦教授先后获奖16项,主编《中医男科学》《王琦男科学》《中医体质学》《中国腹诊》《中医藏象学》等专著40余部,发表论文500余篇,培养博士后、博士研究生、硕士研究生、全国老中医药专家学术经验继承人20余名,多次应邀赴欧洲、美洲等讲学。中央电视台《东方之子》栏目及人民日报、新华社等海内外50多家新闻媒体曾专题报道王琦教授的学术成就。

任务一 弄懂体质的概念与特点

中医对体质的论述始于《黄帝内经》,散见于少数医著。20世纪70年代,北京中医药大学王琦教授开始对中医体质的理论基础与临床进行研究,提出了体质过程论、心身构成论、环境制约论和禀赋遗传论四项基本原理,以及辨体、辨病和辨证三辨诊疗模式理论,由此确立了中医体质理论体系。

中医体质理论是中医基础理论的创新点,具体表现为体质可分论(体质可以根据临床依据和生物学基础客观分类,具有文献依据)、形神构成论(体质是躯体素质与心理素质的综合体)、体病相关论(体质类型影响发病,与疾病存在相关性)、体质可调论(体质具有稳定性和可变性,可以干预调整)。

一、带你认识体质

体为身体、形体、个体,质乃素质、质量、性质,体质是人体精气神(即身体素质、形体质量与个体特质)的总和,是脏腑、经络、气血、阴阳等方面盛衰偏颇形成的素质特征。具体来讲,体质是指人体生命过程中在先天禀赋与后天获得的基础上,形成的形态结构(精)、生理功能(气)和心理状态(神)等方面综合的、相对的固有特质,是在生长发育过程中形成的与自然社会环境相适应的个性特征。

芸芸众生,体质各异。体质因人而异,因时因地而变,因情因食而变。体质的不同,表现在生理状态下对外界刺激的反应和适应差异性,以及发病过程中对致病因子的易感性和疾病发展的倾向性。体质辨识能够应用于中医养生保健与康复实践,对未病先防、既病防变、调体通络、四时养生具有指导意义。

二、知晓正常体质的特点

正常体质无明显阴阳偏颇,具体表现为形体匀称、胖瘦适中、身体健壮、头发乌黑茂密,面色红润,肤色红黄隐隐,明润含蓄;目光有神,精彩内含,鼻色明润,嗅觉通利,嘴唇红润;胃腐熟受纳功能良好,四肢灵活有力,能耐寒热,二便正常,脉象从容和缓,节律均匀,舌质红润苔薄白。

体质在先天因素和后天因素的共同影响下,呈现出形神一体性、稳定性与可变性、普遍性与差异性、连续性与预测性等特点。

任务二 弄通体质的生理基础与影响因素

一、了解体质的生理基础

中医的整体观念强调,人体是一个以五脏为中心,以气血津液为基础,通过经络联系五脏六腑、五官九窍、四肢百骸,形成与自然环境和社会环境融合的有机整体。体质是以个体形态、脏腑功能、身心特性为基础,是人体脏腑、经络、气血津液和阴阳虚实表现出的综合生理状态。

（一）脏腑与体质

不同个体受先天因素和后天调养因素的影响,表现为脏腑之气的盛衰偏颇和脏腑的相对优劣倾向,从而决定着个体体质的差异。五脏六腑是构成和维持人体功能活动的中心,个体不能脱离脏腑功能而活动,体质与脏腑活动关系密切。

（二）经络与体质

人体功能活动的协调,依赖于经络的联络沟通。体质主要通过外部形态特征来表现,外部形态不能离开经络,经络遍布全身,沟通表里,协调内外,联络脏腑。不同的个体,脏腑精气盈亏和阴阳盛衰不同,通过经络沟通的形体必然出现体质的差异性。

（三）气血与体质

人有阴阳,即为血气。阳主气,故气全则神旺;阴主血,故血盛则形强。

气血津液是人体生存之本,是体质的构成基础。气血津液盈亏,精气盛衰,影响体质的偏颇和类型。气血津液充足则体质正常,气血津液不足则体质偏虚。

二、了解体质的影响因素

体质既禀赋于先天因素,又与后天的饮食营养、功能锻炼、生活状态和生存环境等息息相关。体质的稳定性由相似的遗传背景形成,年龄、性别等因素也可使体质表现出一定的稳定性,但体质的稳定性不是绝对的,也不是一成不变的,每一个生命个体在生老病死的过程中,受环境、精神状况、营养、锻炼、疾病等诸多因素的影响,体质会发生变化。

因此,中医认为体质既具有相对的稳定性,又具有动态的可变性,这种特征称为体质的可调性。

（一）先天因素

王充所著《论衡·气寿》记载,强寿弱夭,谓禀气渥薄也……夫禀气渥则其体强,体强则寿命长;气薄则其体弱,体弱则命短,命短则多病寿短。个体的体质和生老病死,与先天因素关系密切。父母的体质、父精母血的质量、父母的生育年龄、饮食营养和生理心理状况等,决定体质的形成与发展,是体质强弱与偏颇的前提条件。

（二）后天因素

1. 性别因素 男子阳刚,以气为本,体格多高大有力,性格多豁达开朗理性,气常不足;女子阴柔,以血为先,身材多娇小柔美,性格多细腻内敛感性,血常不足。

2. 年龄因素 人体五脏六腑的气血盛衰与年龄密切相关,生长、发育、成熟、衰老不同时期的体质自然各异,如小儿脏腑娇嫩、形气未充,易寒易热,体质为稚阴稚阳;青壮年脏腑旺盛、血气方刚,体质多壮实;老年人英雄迟暮,脏腑功能衰退,气血亏虚,体质多虚中夹瘀或夹痰。

3. 饮食因素 孙思邈所著《千金要方》记载,安身之本,必资于食。不知食宜者,不足以存生也。饮食习惯对体质有着重要影响,不同膳食具有寒、热、温、凉四气之分和酸、苦、甘、辛、咸五味之别,含有不同的营养成分。五味入五脏,不同性味的食物濡养不同脏腑的气血,增强五脏六腑与十二经脉的生理功能,根据五行学说,具体归纳为酸入肝经、苦入心经、甘入脾经、辛入肺经、咸入肾经。

《难经·四十四难》将人体消化道的七个重要关口称为"七冲门":唇为飞门、齿为户门、会厌为吸门、胃为贲门、太仓下口为幽门、大肠和小肠交汇处为阑门、下极为魄门。

脾胃和七冲门功能正常,饮食习惯科学规律,食物配伍合理得当,营养状况良好,有利于体质的维护和增强。饮食习惯和相对固定的膳食结构,可以通过脾胃的运化功能,影响脏腑气血阴阳的盛衰偏颇,形成稳定的功能趋向和体质特征,具体表现为饮食充足、营养良好、进食规律者,体形适中,体质良好;饮食不足、缺乏营养、进食紊乱者,体形失常,体质异常;喜食煎炸烧烤或嗜好烟酒者,久则气阴耗伤,易形成气虚质或阴虚质;食物性质生冷,久食者寒凝脏腑,易形成阳虚质;暴饮暴食或偏嗜油腻者,脾胃损伤致运化失常,聚湿生痰,易形成痰湿质;偏食肥甘厚味,化热生火,易形成湿热质;喜食肥腻,痰湿内蕴,阻遏气机,气郁日久,血运不畅,则瘀血内生,易形成血瘀质;过食辛辣和海鲜发物,引起致敏性增强,容易过敏,而形成特禀质。

4. 情志因素 人的体质状态与精神情志相互影响,不同的体质具有不同的心理特征和情绪状态。情志既是影响体质的重要因素,也是导致体质变化的重要原因。七情六欲的异常,影响脏腑功能和气血运行,致使气血津液异常,导致体质变化。心态平和,情绪稳定,思维理性,性情豁达,则气血调达畅通,五脏六腑功能协调,体质大多平和;心态扭曲,情绪多变,思维无常,性情狭隘,则气血运行异常,五脏六腑功能失调,体质多会偏颇。

情志活动是五脏功能的外在表现,情志舒畅,精神愉快,气血调和,脏腑功能协调,则正气旺盛。体质平和,内可抵制喜、怒、忧、思、悲、恐、惊七情之伤,外可防御风、寒、暑、湿、燥、火六淫之害。反之,情志不遂,精神异常,脏腑气机不调,阴阳气血失和,必然会导致体质偏颇,引起多种疾病的发生。

中医认为怒伤肝、喜伤心、思伤脾、悲伤肺、恐伤肾,怒则气上、喜则气缓、思则气结、悲则气消、恐则气下、惊则气乱。情志的异常会影响并损害五脏的功能和气血的运行,情志的变化会导致脏腑功能失调与全身气血的紊乱,久而久之就会对体质产生重大影响,具体表现为喜则气缓,气为血帅,气滞则血瘀,久而导致血瘀质;长期悲伤忧愁,耗伤肺气,可致气虚质;久受惊恐,心神不宁,元阳不固,四肢冰冷,可见阳虚质;急躁易怒,肝气郁结,火邪内生,耗伤阴津,导致气郁质和阴虚质,进而气滞血瘀,日久产生血瘀质;思虑过度,思则气结,脾气壅滞,运化失常,痰湿内生,致痰湿质。

5. 劳逸因素 生命在于运动,运动促进健康。运动是维持和促进人体健康的有效途径,适度的劳动或体育锻炼,可以壮筋骨、强肌肉、通经络、利关节,使气机运行顺畅,调和气血阴阳,增强脏腑功能,培育人体正气,抗御病邪侵袭。适度的休息和调养,可以有效消除疲劳,利于气顺血宁,静心凝神,可帮助维持体质正常。

不科学的运动和过度的劳心劳力,导致肌肉发育过度紧实,阻碍气血运行与经络通畅,致使脏腑功能减弱,久而久之难免形成气郁质、血瘀质等实性偏颇体质;过度劳倦易损伤筋骨肌肉,消耗气血,致使脏腑精气不足,功能减退,容易形成气虚质、阳虚质、阴虚质和特禀质等虚性偏颇体质;因此,运动量要以适度为宜,忌太过与不及;运动时不但要锻炼形体,更应注重调养精、气、神。生活安逸不思进取,或养尊处优碌碌无为,气血运行不畅,筋骨关节不利,经络活动不通,则水湿内停成饮,可能形成夹虚夹瘀体质。

6. 环境因素 中国地大物博,不同地域的自然环境、水土风貌、气候特点、风俗习惯和社会环境各异,如北方人身材多高大壮实、腠理致密,南方人身材多瘦小、腠理疏松;西南地区寒冷潮湿,容易形成痰湿质或寒性体质;海滨湖泊湿气较重,容易形成湿性体质。

任务三 学好中医体质的九种类型

中华中医药学会2009年4月9日发布的《中医体质分类与判定》,是我国第一部指导和规范中医体质分类和体质辨识研究及应用的规范性文件,旨在为体质辨识、疾病防治、养生保健、健康管理提供依据,使体质分类科学化、规范化,适用于从事中医体质研究的临床医生、科研人员及相关人员,是临床实践、判定规范与质量评定的重要参考依据。

该标准将体质分为平和质、气虚质、阳虚质、阴虚质、痰湿质、湿热质、血瘀质、气郁质和特禀质九种类型。

一、平和质(A型):平和质是正常体质

(1) 总体特征:阴阳气血调和,以体态适中、面色红润、精力充沛等为主要特征。

(2) 形体特征:体形匀称健壮。

（3）常见表现：面色、肤色润泽，头发稠密有光泽，目光有神，鼻色明润，嗅觉通利，唇色红润，不易疲劳，精力充沛，耐受寒热，睡眠良好，胃纳佳，二便正常，舌色淡红，苔薄白，脉和缓有力。

（4）心理特征：性格随和开朗。

（5）发病倾向：平素患病较少。

（6）对外界环境适应能力：对自然环境和社会环境适应能力较强。

（7）调养要点：重在维护，平时只要注意饮食有节，劳逸结合，坚持锻炼即可。

二、气虚质（B型）：素体气弱少力的体质

（1）总体特征：元气不足，以疲乏、气短、自汗等气虚表现为主要特征。

（2）形体特征：肌肉松软不实。

（3）常见表现：平素语音低弱，气短懒言，容易疲乏，精神不振，易出汗，舌淡红，舌边有齿痕，脉弱。

（4）心理特征：性格内向，不喜冒险。

（5）发病倾向：易患感冒、咳喘、胃下垂、子宫下垂等病；病后康复缓慢。

（6）对外界环境适应能力：不耐受风、寒、暑、湿邪。

（7）调养要点：以益气健脾为主，可以多食黄豆、白扁豆、鸡肉、香菇、大枣、桂圆、蜂蜜等，少食空心菜、生萝卜等耗气之品，起居有常，建议夏季适当午休，保持充足睡眠；注意保暖，避免劳动或剧烈运动后出汗受风，不要过劳而损伤正气，运动宜柔缓，不宜剧烈运动。

三、阳虚质（C型）：素体阳气亏虚，阴寒内盛的体质

（1）总体特征：阳气不足，以畏寒怕冷、手足不温等虚寒表现为主要特征。

（2）形体特征：肌肉松软不实。

（3）常见表现：形体肥胖，面色少华，毛发易脱，两目胞色晦暗，鼻头冷或色微青，口唇淡红，形寒肢冷，倦怠，背部、脘腹部畏寒，喜偏热食物，大便溏薄，小便清长，平素畏冷，手足不温，精神不振，舌淡胖嫩，脉沉迟。

（4）心理特征：性格多沉静、内向。

（5）发病倾向：易患寒病、痰饮、肿胀、腹泻、阳痿等病，感邪易从寒化。

（6）对外界环境适应能力：耐夏不耐冬，易感风、寒、湿邪。

（7）调养要点：以温阳补气为主，预防腹泻、阳痿等疾病，宜多食牛肉、羊肉、韭菜、生姜、葱头等温阳之品，少食梨、西瓜、荸荠等生冷寒凉食物，少饮绿茶；起居有常，注意保暖，特别是背部及下腹丹田部位，避免长时间待在空调房，防止出汗过多，阳光充足时宜户外活动，运动避风寒、大雾、大雪及空气污染环境。

四、阴虚质（D型）：阴液亏虚，失于滋润，阴虚阳亢的体质

（1）总体特征：阴液亏少，以口燥咽干、手足心热等虚热表现为主要特征。

（2）形体特征：体形偏瘦。

（3）常见表现：面红或颧红，皮肤干燥，口燥咽干，喜冷饮，手足心热；两眼干涩，视物昏花，白睛暗浊或有红丝，鼻中微干或有血，唇红微干，大便干燥，小便短赤，舌红少苔或无苔少津，脉细数。

（4）心理特征：性情急躁，外向好动，活泼。

（5）发病倾向：易患咳嗽、干燥综合征、虚劳、失精、不寐、甲亢等病，感邪易从热化。

（6）对外界环境适应能力：耐冬不耐夏，不耐受暑、热、燥邪。

（7）调养要点：以滋阴为主，宜多吃瘦猪肉、鸭肉、绿豆、冬瓜等甘凉滋润之品，少食羊肉、韭菜、辣椒、葵瓜子等性温燥烈之品；起居调养忌熬夜，避免在高温酷暑下工作；运动不宜太过，注意控制出汗量，及时补充水分，不宜蒸桑拿。

五、痰湿质（E型）：由于体内痰饮水湿潴留而形成的体质

（1）总体特征：痰湿凝聚，以形体肥胖、腹部肥满、口黏苔腻等痰湿表现为主要特征。

(2) 形体特征:体形肥胖,腹部肥满松软。

(3) 常见表现:面黄暗或白滑多油,鼻部微黑;四肢沉重,多汗且黏,胸闷,痰多,口中黏腻不爽,喜食肥甘,嗜酒茶;大便正常或不实,小便不多或微浑;舌苔腻,脉濡或滑。

(4) 心理特征:性格偏温和、稳重谦恭,多善于忍耐。

(5) 发病倾向:易患消渴、中风、胸痹等病。

(6) 对外界环境适应能力:对梅雨季节及湿重环境适应能力差。

(7) 调养要点:以化痰祛湿为主;饮食护理宜清淡,少食肥甘厚味和油腻之品,可多食海带、冬瓜等;起居环境宜干燥而不宜潮湿,平时多进行户外活动,经常进行日光浴,湿冷气候应减少户外活动,避免受寒淋雨,不要过于安逸;因形体肥胖易困倦,运动可根据个人情况循序渐进,应长期坚持运动锻炼。

六、湿热质(F型):性格多急躁易怒

(1) 总体特征:湿热内蕴,以面垢油光、口苦、苔黄腻等湿热表现为主要特征。

(2) 形体特征:形体中等或偏瘦。

(3) 常见表现:面垢油光,易生痤疮,口苦口臭,皮肤瘙痒,身重困倦,大便黏滞或燥结,小便短黄,男性易阴囊潮湿,女性易白带增多,舌质偏红,苔黄腻,脉滑数。

(4) 心理特征:容易心烦急躁。

(5) 发病倾向:易患疮疖、黄疸、热淋等病。

(6) 对外界环境适应能力:对夏末秋初湿热气候,湿重或气温偏高环境较难适应。

(7) 调养要点:以清热利湿为主;饮食护理以清淡为主,可多食绿豆、芹菜、黄瓜、藕等味甘寒平的食物;忌辛温滋腻之品,少食羊肉、韭菜、生姜、辣椒、胡椒、花椒等甘温滋腻的食物以及火锅、烹炸、烧烤等辛温助热的食物;起居注意避暑湿,居住环境宜干燥通风;不宜熬夜或过于劳累;运动宜增强,适合大强度大运动量锻炼,但盛夏时节暑湿重,宜减少户外活动时间。

七、血瘀质(G型):经脉不畅,血瘀不行,或瘀血内阻的体质

(1) 总体特征:血行不畅,以肤色晦暗、舌质紫暗等血瘀表现为主要特征。

(2) 形体特征:胖瘦均见。

(3) 常见表现:性格内郁,心情易烦,急躁健忘;毛发易脱,面色黧黑,肤色晦暗或见红斑,色素沉着,或面颊有红丝赤缕,皮肤比较粗糙,或有肌肤甲错;眼眶暗黑,白睛血丝或青紫,鼻部暗滞,口干欲漱,饮不欲咽,牙龈容易出血,口唇淡暗或紫;舌质暗或有瘀点,舌下络脉紫暗或增粗,脉弦沉、细涩或结代。

(4) 心理特征:易烦,健忘。

(5) 发病倾向:易患癥瘕及痛证、血证等。

(6) 对外界环境适应能力:不耐受寒邪。

(7) 调养要点:以行气活血为主,注意预防肿瘤、中风、胸痹等疾病。饮食护理宜多食山楂、醋、玫瑰花、金橘等行气活血、疏肝解郁之品,少食肥甘厚味。起居不宜过于安逸,以免气机郁滞致血行不畅,保持足够的睡眠,注意早睡早起,多锻炼。

八、气郁质(H型):脏腑功能失调,特别是气机郁滞为基本状态的体质

(1) 总体特征:气机郁滞,以神情抑郁、忧虑脆弱等气郁表现为主要特征。

(2) 形体特征:形体瘦者居多。

(3) 常见表现:神情抑郁,忧虑脆弱,多愁善感,烦闷不乐;胆小易惊,乳房及胁肋胀痛,胸闷,太息,咽喉常有堵塞感或异物感,失眠;舌淡红,苔薄白,脉弦。

(4) 心理特征:性格内向不稳定、敏感多虑。

(5) 发病倾向:易患脏躁、梅核气、百合病、抑郁症、神经官能症和乳腺增生等。

(6) 对外界环境适应能力:对精神刺激适应能力较差;不适应阴雨天气。

（7）调养要点：以宽胸理气为主，宜多食黄花菜、海带、山楂、玫瑰花等行气解郁、消食醒神之品；起居护理时宜动不宜静；居住环境应安静，避免嘈杂环境影响心情；不宜长期待在家里，应尽量增加户外活动；睡前避免饮用茶和咖啡等提神醒脑之品；适当参加群体性体育运动。

九、特禀质（I 型）：因禀质特征情况而有不同

特禀质是一种特殊的体质。特禀质的人，即使不感冒也经常鼻塞、打喷嚏、流鼻涕，容易患哮喘，容易对药物、食物、气味、花粉过敏，皮肤易起荨麻疹，因过敏而出现紫红色瘀点和瘀斑，皮肤搔抓后容易出现抓痕。

（1）总体特征：先天失常，以生理缺陷、过敏反应等为主要特征。

（2）形体特征：过敏体质者一般无特殊表征；先天禀赋异常者或有畸形，或有生理缺陷。

（3）常见表现：过敏体质者常见哮喘、风团、咽痒、鼻塞、打喷嚏等；患遗传性疾病者有垂直遗传、先天性、家族性特征；患胎传性疾病者具有母体影响胎儿个体生长发育及相关疾病特征。

（4）心理特征：随禀质不同情况各异。

（5）发病倾向：过敏体质者易患哮喘、荨麻疹、花粉症及药物过敏等；患遗传性疾病者有血友病、先天愚型等患者；患胎传性疾病者有五迟（立迟、行迟、发迟、齿迟和语迟）、五软（头软、项软、手足软、肌肉软、口软）、解颅、胎惊等患者。

（6）对外界环境适应能力：适应能力差，如过敏体质者对易致过敏季节适应能力差，易引发宿疾。

（7）调养要点：注意预防哮喘和皮肤疾病；饮食宜清淡，建议多食益气固表的食物，少摄入荞麦（含致敏物质荞麦荧光素）、蚕豆、白扁豆、牛肉、鹅肉、鱼、虾、蟹、茄子、酒、辣椒、浓茶、咖啡等。

气虚质、阳虚质、阴虚质属于正虚体质，调养重点以扶正益气、温阳滋阴为基本原则；血瘀质、气郁质、痰湿质、湿热质、特禀质属于邪盛体质。临床上也不乏因虚致实的情况，如正气亏虚无力推动血液运行，致使血液瘀阻，久之出现血瘀质；或脾阳亏虚，运化不力，痰湿内生，阻碍气机，形成痰湿质或气郁质等。

知识拓展

《黄帝内经·灵枢》记载的五型人

一、太阴型人

心理特征是贪而不仁，表面谦虚正经，内心城府很深，好得而恶失，喜怒不形于色，坐看别人成败，再决定自己的动向。这种人体内阴阳不和，缓筋厚皮，面色阴沉暗黑，双目常下视，故作卑躬屈膝，春夏易患病。

二、少阴型人

心理特征是贪图小利，常存害人之心，因他人失败而满足，因他人有获而嫉妒，缺乏情感。这种人六腑不调顺，行动鬼祟，站时躁动不安，行时俯伏难直立，春夏易患病。

三、阴阳和平型人

心理特征是不计名利，心境安宁，不贪欲妄想和过分欢欣，不与人争，善适时令，以德感人而无所畏惧。这种人阴阳之气和谐，血脉调顺，举止大方，态度严肃，目光慈祥，开朗坦荡，光明磊落。

四、太阳型人

心理特征是过于自信，意气用事，高谈阔论，好高骛远，且庸俗平常，不知改过。这种人多阳而无阴，挺胸凸肚，身躯向后反张而两膝曲折，秋冬易患病。

五、少阳型人

心理特征是自尊心强，爱虚荣，善交际，不愿默默无闻，爱自我炫耀。这种人经脉小而络脉大，气外泄，立时爱仰头，走路时摇晃，喜欢两臂肘反挽在背后，秋冬易患病。

任务四　学会运用《中医体质分类与判定自测表》

一、明确中医体质辨识的基本程序

需要接受中医体质辨识者，在中医师或获得中医体质评估与应用"1＋X"职业技能等级证书的专业人员的指导下，填写《中医体质分类与判定自测表》。

该自测表将被测者最近一年的主观感受、症状和体征等，分为没有（根本不）、很少（有一点）、有时（有些）、经常（相当）和总就是（非常）五种级别，被测者依据主观感受填写和打分后，由体质辨识医生或用电脑中医体质分析系统进行分析，计算出各条目的评分演算结果，并根据此结果，将被测者对各种体质的符合情况判定为"就是""基本就是"（或"倾向就是"）和"否"中的一种。

目前，国内各大医院开展的中医体质辨识检查与判断均采用以上方法，该方法缺点是时间长、被测者对专业术语和概念理解有误差。中医体质辨识报告包含了被测者当前的体质类型、体质偏颇严重程度、复合体质存在情况、对环境的适应力、健康隐患、易患疾病，以及自身调护建议等各方面信息。

被测者阅读中医体质分类与判定自测报告，必须明确自己的体质类型属于单一体质或复合体质（同时具有两种以上体质）。复合体质较为普遍，因为机体表里、寒热、气血、阴阳的失衡情况较为复杂，可能存在"上热下寒""表寒里热""虚实夹杂""肝郁脾虚"等兼夹证型。

因此，中医师或获得中医体质评估与应用"1＋X"职业技能等级证书的专业人员在进行分析时，必须分析复合体质中各种体质之间的因果关系，如气虚质可以导致痰湿质，气郁质可以导致血瘀质，气虚质也可以导致血瘀质，为被测者进行详细讲解，指导调节、护理偏颇体质的具体方法，以帮助被测者明确自己属于哪一种或哪几种体质，以及体质的偏颇程度、调护方法。

健康工作者在预防、治疗、护理患者时，提前了解其体质类型，判断气血阴阳的偏颇情况，有的放矢地制订康养、医疗和调护计划，有效地改变个体的生活环境、饮食因素，通过科学的锻炼和药物等摄生方法，补偏救弊，逐渐使体质的偏性得到纠正，预防可能发生的某些疾病，所谓"审察其形气有余不足而调之，可以知逆顺矣"。

二、熟悉《中医体质分类与判定自测表》填写要求

填写《中医体质分类与判定自测表》，首先必须收集被测者的基本信息，具体采集内容见表 9-1；九种中医体质判定表，分别见表 9-2 至表 9-10。

表 9-1　中医体质分类与判定自测表基本信息表

姓名		性别		年龄	
职业		民族		填表日期	
居住地址					
工作单位					
联系电话		身高(厘米)		体重(千克)	

表 9-2　平和质（A 型）自测表

请根据近一年的体验与感觉,回答以下问题	没有（根本不）	很少（有一点）	有时（有些）	经常（相当）	总就是（非常）
(1) 您是否精力充沛?	1	2	3	4	5
(2) 您是否容易感到疲乏?	5	4	3	2	1
(3) 您是否说话声音无力?	5	4	3	2	1
(4) 您是否感到闷闷不乐?	5	4	3	2	1
(5) 您是否比一般人耐受不了寒冷(冬天的寒冷,夏天的空调、电扇)?	5	4	3	2	1
(6) 您是否能适应外界自然与社会环境的变化?	1	2	3	4	5
(7) 您是否容易失眠?	5	4	3	2	1
(8) 您是否容易忘事(健忘)?	5	4	3	2	1

得分:　　　　　　转化分:

判断结果:□就是　□基本就是　□否

表 9-3　气虚质（B 型）自测表

请根据近一年的体验与感觉,回答以下问题	没有（根本不）	很少（有一点）	有时（有些）	经常（相当）	总就是（非常）
(1) 您是否容易感到疲乏?	1	2	3	4	5
(2) 您是否容易气短(呼吸短促,接不上气)?	1	2	3	4	5
(3) 您是否容易心慌?	1	2	3	4	5
(4) 您是否容易头晕或站起时晕眩?	1	2	3	4	5
(5) 您是否比别人容易患感冒?	1	2	3	4	5
(6) 您是否喜欢安静、懒得说话?	1	2	3	4	5
(7) 您是否说话声音无力?	1	2	3	4	5
(8) 您是否活动量稍大就容易出虚汗?	1	2	3	4	5

得分:　　　　　　转化分:

判断结果:□就是　□倾向就是　□否

表 9-4　阳虚质（C 型）自测表

请根据近一年的体验与感觉,回答以下问题	没有（根本不）	很少（有一点）	有时（有些）	经常（相当）	总就是（非常）
(1) 您是否手脚发凉?	1	2	3	4	5
(2) 您是否胃脘部、背部或腰膝部怕冷?	1	2	3	4	5
(3) 您是否感到怕冷、衣服比别人穿得多?	1	2	3	4	5
(4) 您是否比一般人耐受不了寒冷(冬天的寒冷,夏天的空调和电扇等)?	1	2	3	4	5
(5) 您是否比别人容易患感冒?	1	2	3	4	5

请根据近一年的体验与感觉,回答以下问题	没有 (根本不)	很少 (有一点)	有时 (有些)	经常 (相当)	总就是 (非常)
(6)您是否吃(喝)凉的东西会感到不舒服或者怕吃(喝)凉的东西?	1	2	3	4	5
(7)您是否受凉或吃(喝)凉的东西后,容易腹泻(拉肚子)?	1	2	3	4	5

得分:　　　　　转化分:

判断结果:□就是　□倾向就是　□否

表9-5　阴虚质(D型)自测表

请根据近一年的体验与感觉,回答以下问题	没有 (根本不)	很少 (有一点)	有时 (有些)	经常 (相当)	总就是 (非常)
(1)您是否感到手脚心发热?	1	2	3	4	5
(2)您是否感觉身体发热?	1	2	3	4	5
(3)您是否感到皮肤或口唇干?	1	2	3	4	5
(4)您口唇的颜色是否比一般人红?	1	2	3	4	5
(5)您是否容易便秘或大便干燥?	1	2	3	4	5
(6)您是否面部两侧潮红或偏红?	1	2	3	4	5
(7)您是否感到眼睛干涩?	1	2	3	4	5
(8)您是否活动量稍大就容易出虚汗?	1	2	3	4	5

得分:　　　　　转化分:

判断结果:□就是　□倾向就是　□否

表9-6　痰湿质(E型)自测表

请根据近一年的体验与感觉,回答以下问题	没有 (根本不)	很少 (有一点)	有时 (有些)	经常 (相当)	总就是 (非常)
(1)您是否感到胸闷或腹部胀满?	1	2	3	4	5
(2)您是否感到身体不轻松或不爽快?	1	2	3	4	5
(3)您的腹部是否肥满松软?	1	2	3	4	5
(4)您是否有额部油脂分泌多的现象?	1	2	3	4	5
(5)您的上眼睑是否比别人肿(有轻微隆起的现象)?	1	2	3	4	5
(6)您嘴里是否有黏黏的感觉?	1	2	3	4	5
(7)您是否平时痰多,特别是咽喉部总感到有痰堵着?	1	2	3	4	5
(8)您是否舌苔厚腻或有舌苔厚厚的感觉?	1	2	3	4	5

得分:　　　　　转化分:

判断结果:□就是　□倾向就是　□否

表 9-7 湿热质(F 型)自测表

请根据近一年的体验与感觉,回答以下问题	没有 (根本不)	很少 (有一点)	有时 (有些)	经常 (相当)	总就是 (非常)
(1) 您的面部或鼻部是否有油腻感或者油亮发光?	1	2	3	4	5
(2) 您是否容易生痤疮或疮疖?	1	2	3	4	5
(3) 您是否感到口苦或嘴里有异味?	1	2	3	4	5
(4) 您是否有大便黏滞不爽、解不尽的感觉?	1	2	3	4	5
(5) 您小便时尿道是否有发热感、尿色浓(深)?	1	2	3	4	5
(6)(限女性)您带下是否色黄(白带颜色发黄)?	1	2	3	4	5
(7)(限男性)您的阴囊部位是否潮湿?	1	2	3	4	5

得分: 转化分:

判断结果:□就是 □倾向就是 □否

表 9-8 血瘀质(G 型)自测表

请根据近一年的体验与感觉,回答以下问题	没有 (根本不)	很少 (有一点)	有时 (有些)	经常 (相当)	总就是 (非常)
(1) 您的皮肤是否在不知不觉中会出现青紫瘀斑(皮下出血)?	1	2	3	4	5
(2) 您的两侧颧部是否有细微红丝?	1	2	3	4	5
(3) 您的身体是否有哪里疼痛?	1	2	3	4	5
(4) 您是否面色晦暗或容易出现褐斑?	1	2	3	4	5
(5) 您是否容易有黑眼圈?	1	2	3	4	5
(6) 您是否容易忘事(健忘)?	1	2	3	4	5
(7) 您的口唇颜色是否偏暗?	1	2	3	4	5

得分: 转化分:

判断结果:□就是 □倾向就是 □否

表 9-9 气郁质(H 型)自测表

请根据近一年的体验与感觉,回答以下问题	没有 (根本不)	很少 (有一点)	有时 (有些)	经常 (相当)	总就是 (非常)
(1) 您是否感到闷闷不乐?	1	2	3	4	5
(2) 您是否容易精神紧张、焦虑不安?	1	2	3	4	5
(3) 您是否多愁善感、感情脆弱?	1	2	3	4	5
(4) 您是否容易感到害怕或受到惊吓?	1	2	3	4	5
(5) 您的胁肋部或乳房是否胀痛?	1	2	3	4	5
(6) 您是否无缘无故叹气?	1	2	3	4	5
(7) 您的咽喉部是否有异物感,且吐之不出、咽之不下?	1	2	3	4	5

得分: 转化分:

判断结果:□就是 □倾向就是 □否

表 9-10 特禀质(I型)自测表

请根据近一年的体验与感觉,回答以下问题	没有 (根本不)	很少 (有一点)	有时 (有些)	经常 (相当)	总就是 (非常)
(1)您在没有感冒时也会打喷嚏吗?	1	2	3	4	5
(2)您在没有感冒时也会鼻塞、流鼻涕吗?	1	2	3	4	5
(3)您是否有因季节变化、温度变化或异味等而咳喘的现象?	1	2	3	4	5
(4)您是否容易过敏(对药物、食物、气味、花粉过敏或在季节交替、气候变化时过敏)?	1	2	3	4	5
(5)您的皮肤是否容易起荨麻疹(风团、风疹块、风疙瘩)?	1	2	3	4	5
(6)您的皮肤是否因过敏出现过紫癜(紫红色瘀点、瘀斑)?	1	2	3	4	5
(7)您的皮肤是否一抓就红,并出现抓痕?	1	2	3	4	5

得分: 转化分:

判断结果:□就是   □倾向就是   □否

三、弄懂《中医体质分类与判定自测表》的判定说明

(一)判定方法

(1)回答《中医体质分类与判定自测表》中的全部问题,每个问题按五级评分,计算原始分及转化分,依标准判定体质类型。

(2)原始分＝各个条目的分相加。

(3)转化分＝[(原始分－条目数)/(条目数×4)]×100。

(二)判定标准

平和质为正常体质,其他八种体质为偏颇体质,判定标准见表 9-11。

表 9-11 平和质与偏颇体质判定标准表

体 质 类 型	条 件	判 定 结 果
平和质	转化分≥60分	就是
	其他八种体质转化分均少于30分	
	转化分≥60分	基本就是
	其他八种体质转化分均少于40分	
	不满足上述条件者	否
偏颇体质	转化分≥40分	就是
	转化分30~39分	倾向就是
	转化分<30分	否

(三)判定示例

(1)某人各体质类型转化分具体如下:平和质75分,气虚质56分,阳虚质27分,阴虚质25分,痰湿质12分,湿热质15分,血瘀质20分,气郁质18分,特禀质10分。

根据判定标准,虽然平和质转化分≥60分,但其他八种体质转化分并未全部少于40分,其中气虚质转化分≥40分,故此人不能判定为平和质,应判定为气虚质。

(2)某人各体质类型转化分具体如下:平和质75分,气虚质16分,阳虚质27分,阴虚质25分,痰湿

质 32 分,湿热质 25 分,血瘀质 10 分,气郁质 18 分,特禀质 10 分。

根据判定标准,平和质转化分≥60 分,同时痰湿质转化分在 30～39 分之间,可判定为痰湿质倾向,故此人最终体质判定结果基本就是平和质,有痰湿质倾向。

（四）填表说明

平和质自测表中的(2)(3)(4)(5)(7)(8)项需要先逆向计分,具体为选择第 1 项"没有(根本不)"计 5 分、第 2 项"很少(有一点)"计 4 分、第 3 项"有时(有些)"计 3 分、第 4 项"经常(相当)"计 2 分、第 5 项"总就是(非常)"计 1 分,再用公式计算转化分。

任务五 学会运用中医体质知识指导养生

体质具有稳定性和可变性,运用中医体质知识指导养生的重点在于减轻邪盛与正虚体质的偏颇程度,循序渐进地调理人体身心状态并使其日趋健康,而非骤然彻底改变不良的体质状况。

一、明确运用中医体质知识养生的三因制宜

天时地利人和,所谓"人以天地之气生,四时之法成"。先天、后天和环境三种因素共同作用,产生了不同体质。随着社会的发展与变迁,各个历史阶段人类的生存环境、生活习惯、社会习俗、饮食结构不尽相同,体质也表现出与社会环境相适应的变化趋向。自然环境的气象方域、地势地质等的变化也可影响人体的形态结构、生理功能和心理活动,从而影响人的体质。

古语云,地有高下,气有温凉,高者气寒,下者气热;东方生风,南方生热,西方生燥,北方生寒,中央生湿。缺少运动,摄取热量过多,致使大量肥胖者出现,造成了湿热质人群的增多;冬、夏季节暖气、空调的使用,腠理汗孔开合无常,致使生理状态紊乱,也能影响体质;社会竞争加剧,精神紧张,情绪躁动,焦虑不安,阴阳气血失调,同样会改变体质状况。

人的体质一旦形成,先天的种族、家族因素无法改变,改善环境因素需要正确的引导与长期的科学干预方可奏效,因此调节生活饮食、起居作息、运动锻炼、劳欲情志等成为体质调护和养生的重要方面。

中医养生一贯主张三因制宜,因时、因地、因人而异。概括起来,包括形神共养、协调阴阳、顺应自然、饮食调养、谨慎起居、调和脏腑、通畅经络、节欲保精、益气调吸、动静适宜等一系列养生原则,而协调平衡是核心,即促使人体身心平衡是最重要的。

人与自然环境的变化有着密切的关系。中医学在四季调体养生中"春夏养阳,秋冬养阴"的观点,就是利用四季生长的规律进行体质调护的归纳。

春、夏季节自然环境生机盎然,人体阳气趋向于体表,五脏功能亢奋活跃,具有"生""长""化"的特点,适宜养护机体体表气血、阳气。气虚质、阳虚质、痰湿质、湿热质、气郁质、血瘀质、特禀质者,可在这段时间加强户外运动,充分调动体内脏腑发挥自身生理功能,振奋阳气,祛湿排毒,逐瘀通络;秋、冬季节天气寒冷肃杀萧瑟,人体阳气趋向于内敛,五脏功能内收安定,具有"收""藏"的特点。秋、冬季节是滋养人体深部五脏精血、精气的最佳时期,气虚、阳虚、阴虚等体质者于此期间适当进补,更能深达机体元阴元阳,充盈气血,填精补虚。

二、学会运用中医体质知识进行自我调理养生

生活饮食、起居作息、运动锻炼、劳欲情志的改变,后天环境、药物使用及治疗方法的干预,可以纠正人体阴阳、气血、津液失衡,改变机体的某些体质偏颇情况,影响体质辨识结果。因此,当人们接受中医体质辨识和健康指导后,就会对自己的生活方式进行改变与调节,也必然会对体质的变化与发展产生影响。

单一体质者可以直接按照该型体质的养生指导进行调护,但若为阳虚质与阴虚质并存、气虚质与血瘀质并存的复合体质,就需要将多种体质的调护建议结合起来指导养生。自我调理复合体质时,应当以

得分最高的体质类型为重点,兼顾调理另外一两种次要的偏颇体质,借鉴平和质的养生指导原则改正自身不良生活工作习惯,从而达到最佳的身心健康状态。例如,阳虚质和阴虚质并存时,阳虚质主张多食热性食物,阴虚质则忌食温热,这种相互矛盾的饮食调理指导往往让人不知所措,专业人员可以告知患者要理解人体阳虚和阴虚并存是常见状况,这种状况下饮食以平性食物为主,温性和凉性食物均可适量摄入,阳虚分值偏高的人可适当多食偏温热性食物,阴虚分值偏高的人则可适当多食偏寒凉性食物,但要以舒适为度;湿热质与气虚质并存时,湿热质主张大量运动,气虚质不耐劳累,调护就要因人而异、循序渐进,以适度为宜。

因此,患者拿到中医体质自测报告后,应该及时向中医师和有关专业人员咨询适宜自身情况的调理方法,制订适合自身的科学的自我体质调理措施和计划。体质调理需要定期接受体质辨识复检,观察一段时间以来的体质变化,从而调整调理措施和计划,促使体质日益趋向相对健康。

人体具有良好的自我感知能力,功能失调时会进行自我调节,阳气虚弱时会自觉寒冷,及时增衣暖食、卧床休息;阴虚时会出现口干口渴、低热等表现。顺应生理需求,调整生活方式,就能在一定程度上改善、缓解体质的偏颇程度。因此,生命个体的自我调节机制是达到身心平和的较好途径之一。同时,心态是否平和、饮食是否均衡、运动是否得当、起居是否规律等都是由自我把控的,所以说自己才是自我体质调理、自身健康维护的最重要的"医生"。

三、学好九种体质的健康干预方案

(一)平和质(A 型)及特禀质(I 型)干预方案

(1)取足太阳膀胱经及督脉背腰部穴位进行闪罐、留罐或灸疗,以调节人体免疫力,主要穴位有肺俞、膏肓、脾俞、胃俞、肾俞。

(2)脾俞、胃俞、肾俞、大肠俞、足三里等穴位进行灸疗,以温补先后天,增强体质。

(3)睡前摩腹揉脐 100 次,调节人体气机。

(4)宜多食应季新鲜蔬菜水果,酌以山药、大枣、桑椹、百合、橘皮、芡实等中药,以调养胃气,不宜进食过凉过烫及反季节的食物,以防出现过敏反应。

(5)多进行户外运动,如跑步、登山、打球、旅游等,通过锻炼提高自身抵抗力。

(二)气虚质(B 型)干预方案

(1)隔姜灸神阙、气海、足三里等穴位,以补气温阳健脾。

(2)睡觉和起床时摩腹揉脐 100 次,调畅气机,平衡阴阳。

(3)作息规律,起居有常,顺应阴阳气机的变化,夜晚早睡以助阳气收藏,晨起适量运动以助阳气升发。

(4)饮食宜清淡易消化,配合人参、茯苓、龙眼肉、黄精、山药、橘皮、大枣和甘草等中药以健脾养胃。

(5)劳逸结合,张弛有道。

(三)阳虚质(C 型)干预方案

(1)隔附子或隔盐灸神阙穴,或使用艾条直接灸关元、脾俞、肾俞、命门、足三里等穴位以温补脾肾阳气。

(2)对于虚寒体质者秋冬季易发作的疾病,利用冬病夏治的原理,以温阳的药物贴敷脾俞、胃俞、肾俞、中脘、足三里等穴位。

(3)适度进行自我推拿,以掌擦法推拿脐下关元穴附近,以温下焦元气。

(4)起居有常,早睡早起以顺应天地阴阳气机的变化。

(5)宜食牛、羊肉等温性食物以补阳,可配合山药、肉桂、覆盆子、干姜、紫苏、枸杞子和黄精,以温脾肾阳。

（四）阴虚质（D型）干预方案

（1）点按太溪、三阴交、肾俞等滋阴要穴，以滋补肾阴。

（2）早睡早起，晨起多进行户外运动，呼吸新鲜空气，以助阳气的升发。

（3）饮食宜清淡，不宜辛辣过烫，避免耗散阳气伤阴血，可以配合应用乌梅、黄精、玉竹、桑椹、百合、桑叶和甘草等中药。

（五）痰湿质（E型）干预方案

（1）点按丰隆、太溪、三阴交、阴陵泉、足三里和中脘等健脾祛湿要穴，健脾胃助运化以化痰湿。

（2）早晚摩腹揉脐100次，调畅气机，以助运化。

（3）饮食宜清淡，忌大量饮酒及进食肥甘厚腻之品，以防生痰湿，可配合应用茯苓、莱菔子、麦芽、紫苏子、黄芥子、山药、陈皮、桔梗和甘草等中药，以健脾祛湿。

（4）作息规律，养成早睡早起的习惯，多进行户外锻炼。

湿热质

（六）湿热质（F型）干预方案

（1）点按丰隆、太溪、三阴交、阴陵泉、曲池、天枢等穴位，以祛除体内湿热，酌以按揉足三里、中脘、公孙等穴位，健脾胃助运化以祛湿热。

（2）宜进清淡易消化吸收之品，忌大量饮酒及进食辛辣肥甘厚腻之品，以防生湿热，配合食用薏苡仁、茯苓、荷叶、淡竹叶和赤小豆等中药，以健脾祛湿热。

（3）多进行户外锻炼，改善饮食及作息习惯，才能更好地改善湿热体质。

（七）血瘀质（G型）干预方案

（1）在膈俞、血海、三阴交和足三里等穴位灸疗和拔罐，达活血祛瘀和益气通络之效。

（2）按揉腹部或摩腹揉脐，以通腹部上下之气机，气行则血行。

（3）早睡早起，多做户外运动。

（4）饮食宜清淡，不宜进食生冷油腻之品，以防伤胃气。

（5）可配合应用茯苓、莱菔子、紫苏子、黄芥子、山药、桔梗、橘皮和甘草等中药，以活血化瘀。

（八）气郁质（H型）干预方案

（1）在足太阳膀胱经背腰部正中线旁开1.5寸的第一侧线和旁开3寸的第二侧线，取穴走罐，或选取肝俞、胆俞等穴位，闪罐后留罐，以调畅气机。

（2）点按太冲穴并配合深呼吸，先逆时针摩腹，再顺时针摩腹以顺肝气。

（3）早睡早起，晨起多进行户外运动，如慢跑、爬山等。

（4）注重调畅情志，保持愉悦心情，适度参加娱乐活动如唱歌、跳舞等。

（5）饮食宜清淡，配合桑叶、紫苏、菊花、香橼和陈皮等中药服用。

（湖北三峡职业技术学院　邓尚平　马芳艳）

目标检测

一、单项选择题

1. 体质是一个生命个体精、气、神的总和，不包括（　　）。

A. 身体素质　　　　　　B. 形体质量　　　　　　C. 个体特质　　　　　　D. 心理素质

2. 以下（　　）不属于阴虚质（D型）心理特征。

A. 性情急躁　　　　　　B. 外向好动　　　　　　C. 焦虑　　　　　　　　D. 活泼

3. 痰湿质（E型）是痰饮水湿潴留形成的体质特征，以下（　　）不属于该型的总体特征。

A.体形肥胖　　　　　B.腹部肥满　　　　　C.口黏苔腻　　　　　D.面黄肌瘦

4.易患脏躁、梅核气、百合病、抑郁症、神经官能症和乳腺增生等疾病的中医体质是（　　）。

A.阳虚质　　　　　B.阴虚质　　　　　C.气郁质　　　　　D.血瘀质

5.出现面垢油光，易生痤疮，口苦口臭，皮肤容易瘙痒，身重困倦，大便黏滞不畅或燥结，小便短黄，男性易阴囊潮湿，女性易带下增多等症状的中医体质是（　　）。

A.湿热质　　　　　B.阴虚质　　　　　C.特禀质　　　　　D.血瘀质

6.以下不属于特禀质护理要点的是（　　）。

A.注意预防哮喘和皮肤疾病　　　　　B.饮食护理宜清淡

C.少食牛肉、鱼虾蟹及含致敏物质的食物　　　　　D.摩腹揉脐 100 次

7.特禀质的总体特征不包括（　　）。

A.先天正常　　　　　B.生理缺陷　　　　　C.过敏反应　　　　　D.禀赋正常

8.以下关于阳虚质的干预方案的表述，不正确的是（　　）。

A.隔附子或隔盐灸神阙穴

B.中药穴位贴敷脾俞、胃俞、足三里等穴，以温补脾肾阳

C.以掌擦法推拿关元穴附近，以温下焦元气

D.晚睡早起，顺应天地阴阳气机的变化

9.有胃下垂、子宫下垂、脱肛等疾病患病倾向的中医体质是（　　）。

A.阳虚质　　　　　B.阴虚质　　　　　C.气郁质　　　　　D.气虚质

10.支气管哮喘多见于（　　）两种中医体质的人群。

A.阳虚质和阴虚质　　　　　B.气虚质和特禀质

C.气郁质和特禀质　　　　　D.阳虚质和气虚质

二、病例操作技能考核题

曲某华，男，38 岁，银行职员。体形偏瘦，性格外向好动，情绪易急躁，平素怕热，口干舌燥，手足心热，喜食冷饮，大便干结，小便短赤，舌红少苔脉细数。

请你按照《中医体质分类与判定自测表》的填写要求，指导被测人员完成自测内容，并通过得分情况判定其体质类型，完成表 9-12 考核项目和具体内容的答题情况，由考核人员计算实际得分。

表 9-12　中医体质判定操作技能考核表

序　号	考核项目	考核具体内容	考核分值	答题内容	实际得分
1	体质辨识	请辨识该病例的体质类型	10 分		
2	发病倾向	请说出该病例的发病倾向	10 分		
3	环境适应	请辨识该病例对外界环境的适应能力	10 分		
4	日常饮食调养	请说出该病例适用的食材	10 分		
		请辨识该病例忌用的食材	10 分		
5	中药调养	请说出该病例适用的中药	10 分		
6	起居调养	请列出该病例的起居调养要点	20 分		
7	运动要点	请说出该病例的运动要点	10 分		
8	穴位按摩	请列出该病例自我按摩保健的穴位	10 分		

法于阴阳　和于术数
——带你学好中医养生与防治

扫码看 PPT

学习目标

▲ **能力目标**
1. 能用中医养生防治理论指导他人。
2. 提升健康服务水平。

▲ **知识目标**
1. 弄懂中医养生原则。
2. 强化治未病的思想。

▲ **素质目标**
1. 强化平衡阴阳原则。
2. 未病已病防治兼顾。

课堂思政目标

1. 未病先防：理解中医的"治未病"。
2. 天人合一：树立科学的中医养生观。

　　健康与长寿是人类永恒的命题，古往今来始终是人类的共同愿望与追求的目标。随着物质条件的提高和精神生活的丰富，人们越来越注重健康。

　　《素问·上古天真论》记载："上古之人，其知道者，法于阴阳，和于术数，食饮有节，起居有常，不妄作劳，故能形与神俱，而尽终其天年，度百岁乃去。"专门探讨了有关健康和长寿的养生方法，为后世养生理论的建立奠定了基础。

　　中医学在长期的医疗实践中，形成了一套比较完整的养生、预防、治疗、保健理论，其基本原则在养生保健、疾病防治、健康教育中具有重要的指导意义。

知识导入

中国传统导引养生功法——五禽戏

　　五禽戏，又称五禽操、五禽气功、百步汗戏，相传为东汉医学家华佗（145—208年）在《庄子》"二禽戏"（"熊经鸟伸"）的基础上创编的，是中国传统导引养生的一种重要功法。

　　"五禽戏"之名及功效，源于《后汉书·方术列传·华佗传》的记载："吾有一术，名五禽之戏：一曰虎，二曰鹿，三曰熊，四曰猿，五曰鸟。亦以除疾，兼利蹄足，以当导引。体有不快，起作一禽之戏，怡而汗出，因以著粉，身体轻便而欲食。普施行之，年九十余，耳目聪明，齿牙完坚。"

现代医学研究证明,五禽戏作为一种医疗体操,不仅能使人体肌肉和关节舒展,而且有利于提高肺与心脏功能,改善心肌氧供,提高心肌排血量,调节血压。

五禽戏巧妙地把动物的肢体运动与人体的呼吸吐纳有机结合,使道家的"熊经鸟伸"之术发展为一套具有我国民族特色的传统保健养生功法。

五禽戏作为我国最早的具有完整功法的仿生医疗健身体操,对后世的导引术、八段锦,乃至气功、武术均有一定影响,不仅得到流传和发展,而且成为历代宫廷重视的体育运动之一。

1982年6月28日,卫生部(现更名为国家卫生健康委员会)、教育部和国家体委(现更名为国家体育总局)联合发出通知,将五禽戏等中国传统健身法作为在医学类大学中推广的"保健体育课"的内容之一。

2001年,国家体育总局健身气功管理中心成立后,委托上海体育学院迅速展开了对五禽戏的挖掘、整理与研究。

2003年,国家体育总局把重新编排后的五禽戏等健身法作为"健身气功"的内容向全国推广。

2006年,华佗五禽戏被安徽省人民政府列为省级非物质文化遗产项目。2011年,被列为第三批国家级非物质文化遗产项目。

目前,五禽戏已经被越来越多的老百姓接受和喜爱。

任务一　弄懂养生原则　知晓养生方法

中医养生文化历史悠久,特色鲜明,是中医药文化的重要组成部分。中医养生学是在中医理论指导下,研究中国传统颐养身心、增强体质、预防疾病、延年益寿理论和方法的学科。

一、明了养生概念

"养生"一词,最早见于《庄子》。养生,又称摄生、道生。养,即保养、调养、培养、补养、护养;生,即生命、生存、生长。养生就是根据人体生命规律,采取能够减少疾病、增进健康和延年益寿的手段所进行的保养身体的活动。中医养生方法众多,以调饮食、慎起居、适寒温、养精神、练形体为主。

二、通达养生意义

养生的意义可以从个人层面和社会层面来看:对个人而言,可增强体质、预防疾病、延缓衰老,达到延年益寿的目的,提高生活质量;对社会而言,可提高国民健康意识、促进人民健康、减轻国家卫生工作负担,为实现民族昌盛和国家富强提供保障。

三、弄懂养生原则

(一)辨证施养,顺应自然

中医学辨证论治的思想也反映在中医养生中。辨证施养即通过望、闻、问、切四诊,在充分考虑养生者身体状况、所处时间、所在地域、体质等差异的基础上,运用八纲辨证、脏腑辨证、气血辨证等方法,辨别养生者的证型归属,确定养生方案,采用饮食、运动、针灸、药物等调养方法,补齐不足,损其有余,调整阴阳,使其达到阴平阳秘的生理状态。

由于人与天地相参,与日月相应,自然界的各种变化都会对人体产生一定的影响,故养生也应顺应自然,与自然界保持和谐统一。

《灵枢·本神》记载:"故智者之养生也,必顺四时而适寒暑。"在中医养生中,不仅要顺应自然,还应认识自然、研究自然、利用自然,因势利导,提高养生效果。人不仅有自然属性,还有社会属性。社会环境包括经济、政治、文化、宗教、教育、卫生等,对人的健康也有很大的影响。

《素问·疏五过论》记载:"必问尝贵后贱,虽不中邪,病从内生,名曰脱营。尝富后贫,名曰失精。"说明社会地位和经济状况的剧烈变化,常可导致人身心发生疾病。中医养生特别强调人与社会环境的关系。

《素问·上古天真论》记载:"是以志闲而少欲,心安而不惧……故美其食,任其服,乐其俗,高下不相慕,其民故曰朴。"强调养生必须以平常心去适应环境变化,减少欲望,不因地位高低而羡慕嫉妒,保持心境安定,树立正确的人生观、生活观、价值观,努力做到自身与社会的和谐统一。

(二)形神共养,身心合一

形指人体的脏腑身形,神指人的精神、情志活动。明代医家张介宾在《类经》中说:"形者神之体,神者形之用。无神则形不可活,无形则神无以生。"形与神,二者相辅相成,不可分离,形健神旺是正气充沛、身体健康的标志。

首先,应养形安神,形健则神旺。养形的方法有调饮食、节劳逸、慎起居、避寒暑、勤锻炼、促睡眠等。其次,应养神全形,神守则体安。《素问·上古天真论》记载:"精神内守,病安从来。"养神要做到恬淡虚无,在思想上保持安定清净的状态,淡泊名利,心境坦然,精神情绪少受外界扰动,才能促进形体的健康。

(三)调养脏腑,脾肾为本

脏腑功能协调,则机体按正常规律生化,身体也就健康强壮,精力充沛。五脏六腑中,尤须重视脾肾二脏的调养。肾为先天之本,一身阴阳之根,与人的生长发育、衰老有着直接的关系;脾为后天之本,气血生化之源,为人体的生命活动提供物质基础,《金匮要略·脏腑经络先后病脉证》载"四季脾旺不受邪",李东垣"内伤脾胃,百病由生"的观点等,都说明了脾的功能健旺,则人体不易被外邪侵袭。

因此,中医养生十分重视调养脾胃,通过饮食调摄、药物调养、气功导引、房事调节等调养脾肾,达到延年益寿的目的。

(四)动静结合,相得益彰

动与静,是自然界物质运动的两种形式,也是人体生命活动的基本状态。

《清静经》云,"夫道者,有清有浊,有动有静;天清地浊,天动地静……清者,浊之源。动者,静之基"。气功养生著作《内功图说》指出,天地本乎阴阳,阴阳本乎动静。人身,阴阳也;阴阳,动静也。适当的运动、劳动可以增强脏腑、四肢的功能,达到以动养形的目的;适当的休息、充足的睡眠可以消除疲劳,排除杂念,守养心神,达到以静养神的目的。只有将动、静结合起来,劳逸适度,才能保持动态稳定的健康状态。

(五)经络畅通,气血和调

经络是人体运行气血,联系脏腑形体官窍,沟通上下内外的通道。经络通畅,气血才能运营周身,若经络不通,则在循行部位往往会有相应的病理改变,因此中医养生十分注重经络养生,通过敲击经络,按压穴位,或利用气功导引,来保持经络畅通,令气血调和,达到延年益寿的目的。

(六)综合调摄,持之以恒

中医养生不仅要方法适宜,还要重视综合调摄,持之以恒。要积极主动地把健康的生活方式和养生方法融入日常,变成良好的健康习惯,同时要注意养勿过偏,不能太过或不及,只有选择适合自己的养生方法,循序渐进,长期坚持,才能从量变到质变,达到养生的效果。

四、知晓养生方法

中医养生方法众多,不同学术流派的养生方法亦有差异,以下仅介绍常见方法。

(一)情志养生

情志养生,就是通过怡养心神、调摄情志、疏导心理等方法,达到形神高度统一、提高整体健康水平目的的一种养生方法。情志致病自古以来为世人所公认,当人受到突然、强烈或持久的情志刺激,并超过人体自身生理调节范围和耐受能力时,就会造成气机失调,脏腑功能紊乱,导致疾病发生。

常用的调摄情志方法包括节制法、疏泄法、移情法、暗示法、开导法、情志相胜法。其中情志相胜法即根据五行生克原理,通过相互制约情志(怒胜思、思胜恐、恐胜喜、喜胜悲、悲胜怒),转移或干扰原来对机体有害的情志,从而调摄情志。

(二)生活起居养生

(1)环境适宜:居住环境对人体健康有着极大的影响。生活在噪声污染、阴暗潮湿、空间狭小、空气污浊等环境中,对居住者的身心皆可造成不利的影响。良好的居住环境可以陶冶人的情操,愉悦身心。人们应当积极主动创造良好的生活环境,如定时进行清洁卫生、房屋通风,选择住宅时也应考虑周围环境,如交通、空气、服务设施等。

(2)作息有常:有规律的生活作息能使大脑皮质的调节活动形成有节律的条件反射。保持充足的睡眠可以消除疲劳、增强人体免疫力、促进发育、利于美容。葛洪的《抱朴子·极言》指出,"定息失时,伤也"。人体的阴阳之气随着昼夜变化而消长,《灵枢·口问》中对昼夜阴阳消长和睡眠的关系有着详细解释:"阳气尽,阴气盛,则目瞑;阴气尽而阳气盛,则寤矣。"养成良好的睡眠习惯是提高睡眠质量的重要保障,每日子时与午时入睡的"子午觉"是古人重要的睡眠养生法。中医认为,子午之时,阴阳交接,极盛极衰,体内气血阴阳极不平衡,必须静卧,以候气复。

对于有失眠困扰的人而言,可采取以下方法:按揉双侧内关、神门、三阴交、涌泉等穴位可促进睡眠;睡前泡脚可安宁神志,有助于入睡;睡前梳理头发可健脑补肾、调畅经络、交通阴阳,有利于睡眠。古人也总结了"睡眠十忌":一忌仰卧,二忌忧虑,三忌睡前恼怒,四忌睡前进食,五忌睡卧言语,六忌睡卧对灯光,七忌睡时张口,八忌夜卧覆首,九忌卧处当风,十忌睡卧对炉火。此外,保持良好的睡姿(以右侧卧位为佳),选择适合的卧具等也是提高睡眠质量的重要手段。

(3)顺时而装:中医养生一直非常重视服饰养生,服饰的款式、色彩、面料、穿着方式等均对人的身心健康有着直接或间接的影响。服饰应根据四季阳气的变化做出调整。春季的服饰要有利于阳气的生发,款式要宽松,衣带勿紧,对皮肤和经络没有压迫,以利于气机的运行。夏季的服饰要款式宽松,面料柔软,不妨碍阳气在体表的运行,不宜裸露身体尤其是胸背处,以防虚邪贼风袭体表阳气。秋季服饰不宜太厚,最好使体表处于稍稍有些凉的状态,使腠理闭合,以利于阳气内收。冬季服饰宜温暖但不宜过热,更不宜使身体出汗。衣服要随天气变化及时增减,大汗时忌当风脱衣,汗湿之衣不可久穿。另外,人们也要淡泊物欲,切不可因追求美饰不得而徒增烦恼,否则反犯养生之忌。

(4)饮食有节:中医历来重视饮食疗养。《素问·藏气法时论》提出了"五谷为养,五果为助,五畜为益,五菜为充,气味合而服之,以补精益气"的膳食配伍原则。在中医养生理论中,饮食要遵行一定的原则。一要合理调配,五味平衡,食味太偏反而有损健康。《素问·五藏生成》记载:"多食咸,则脉凝泣而变色;多食苦,则皮槁而毛拔;多食辛,则筋急而爪枯;多食酸,则肉胝皱而唇揭;多食甘,则骨痛而发落,此五味之所伤也。"二要食有节制、定时定量、寒温适宜。《灵枢·师传》记载:"食饮者,热无灼灼,寒无沧沧。寒温中适,故气将持,乃不致邪僻也。"三要注意卫生,把握禁忌,注意食物洁净,食物搭配禁忌,避免引起中毒。

(5)房事有度:我国是世界上最早强调房事养生的国家,中医强调房事活动必须遵循一定的原则,如晚婚少育、行房卫生、保精节欲等,同时告知了行房技巧和房事禁忌等。平常亦可通过叩齿咽津、按摩涌泉、双掌摩腰等方法强肾固本。

(三)中医特色养生

(1)针灸推拿:针灸推拿养生是基于经络穴位,利用针刺、艾灸、推拿等方法激发经气,调整脏腑阴阳,从而产生养生保健、防治疾病效果的方法。通过针灸、推拿刺激经络和穴位,尤其是一些具有强壮保健作用的穴位如气海、关元、足三里等,可提高人体抗病能力,行气活血,强先天,补后天,抗衰老。

（2）药食同养：运用具有养生保健作用的药物、食物,通过服用、药浴、药枕、美容等方式,达到强身健体、延年益寿的目的。养生之药虽多,诸如人参、枸杞子、黄精一类,但补药并非人人都可吃,服用补益药并非唯一的养生方法,应辨证施养,补泻得当,不可急于求成。

（3）功法运动：传统的运动养生包括健身运动和功法,方法便捷,器械简单,如踢毽子、放风筝、射箭、打陀螺、抖空竹、拔河、赛龙舟等,都是非常具有特色的健身运动。常见的功法如太极拳、八段锦、易筋经、五禽戏等,练功时配合呼吸吐纳,可伸筋拔骨、疏通经络、调理脏腑、清心静神,达到形神合一、自然清静的状态。

任务二 学会未病先防 弄懂既病防变

预防,就是采取一定的措施,防止疾病的发生与发展。中医学历来重视预防,早在《黄帝内经》里就提出了"治未病"的预防思想,强调防重于治。预防的内容包括未病先防和既病防变两个方面。

一、学会未病先防

未病先防指在疾病未发生之前,采取各项措施,做好预防工作,防止疾病发生。

疾病的发生,主要关系到邪正的盛衰。正气不足是疾病发生的内在因素,邪气是发病的重要条件。因此,未病先防须从增强人体正气和防止邪气侵害两个方面着手。

（一）培育正气,增强抗病能力

《素问·刺法论》记载："正气存内,邪不可干。"培育正气,增强体质,提高抗病能力,可以预防疾病的发生。采取的措施包括顺应自然、养性调神、护肾保精、强健体魄、调摄饮食、针药调养等。

（二）避其邪气,防止病邪侵害

《素问·上古天真论》记载："虚邪贼风,避之有时。"要谨慎躲避外邪的侵害,包括顺应四时,防六淫邪气,如夏日防暑、冬日防寒等;避疫毒,防疠气之易染;讲卫生,保护环境,防止空气、水源和食物污染;防虫兽咬伤与外伤;尽早进行人工免疫,做好防护。

二、弄懂既病防变

既病防变指在疾病发生的初始阶段,应力求做到早期诊断、早期治疗,以防止疾病的发展和传变。

（一）早期诊断

在疾病发展的过程中,由于邪正斗争,可能会出现病情由浅入深,由轻到重,由单纯到复杂的变化。早期诊断,可在病情较轻、较单纯时治疗,此时人体正气未衰,病较易治,预后较好。《素问·阴阳应象大论》载："故邪风之至,疾如风雨。故善治者治皮毛,其次治肌肤,其次治筋脉,其次治六腑,其次治五脏。治五脏者,半死半生也。"说明越晚治疗,病情层次越深,治疗也越困难。

（二）防止传变

防止传变指在掌握疾病的发生发展规律及传变途径的基础上,进行早期诊断与治疗,以防止疾病的发展,包括阻截病传途径和先安未受邪之地。

1. 阻截病传途径 病邪侵犯人体后,根据其传变规律,早期诊治,阻截其病传途径,防止疾病的深化与恶化。如温病多始于卫分证,而后会向气分、营血分深入,因此卫分证阶段就是温病早期诊治的关键。

2. 先安未受邪之地 可根据五行生克乘侮规律、五脏整体规律、经络相传规律等实施预见性治疗,控制疾病传变。如《金匮要略·脏腑经络先后病脉证》曰："见肝之病,知肝传脾,当先实脾。"临床上在治疗肝病的同时,常配以调理脾胃的药物,使脾气健旺,可获良好疗效。

任务三　懂治病求本　知扶正祛邪　会调整阴阳　晓三因制宜

治则指治疗疾病时所必须遵循的基本原则。它是在整体观念和辨证论治精神指导下制订的治疗疾病的准绳,对临床立法、处方、用药、针灸等具有普遍指导意义。治法指在一定治则指导下制订的针对疾病与证候的具体治疗大法及治疗方法。

治则与治法既有区别,又有联系。治则是治疗疾病时指导治法的总原则,治法则是从属于一定治则的具体治疗方法。如从邪正关系来探讨疾病,扶正祛邪就是治则;若论具体治法,扶正的治法可有益气、养血、滋阴等,祛邪的治法有发汗、清热、活血、泻下等。

一、治病求本

治病求本是中医学治病的主导思想,是指在治疗疾病时,必须辨析出疾病的病因病机,抓住疾病的本质,并针对疾病本质进行治疗。在错综复杂的疾病中,需要辨别疾病本质与征象的关系,分清病变过程中矛盾双方的主次先后关系,因此治病求本包括"正治与反治""治标与治本"。

(一) 正治与反治

1. 正治　正治是采用与疾病的证候性质相反的方药来进行治疗的一种治疗原则。因采用的方药与疾病证候性质相逆,故又称"逆治"。正治是临床上最为常用的治疗原则,包括以下几种。

(1)寒者热之:寒性病证出现寒象时,用温热的方药来治疗,如表寒证使用辛温解表剂来治疗。

(2)热者寒之:热性病证出现热象时,用寒凉的方药来治疗,如里热证使用苦寒的清热剂来治疗。

(3)虚则补之:虚损病证出现虚象时,用具有补益作用的方药来治疗,如气虚者用补气方药。

(4)实则泻之:实性病变出现实象时,用具有攻逐邪实作用的方药来治疗,如瘀血者用活血化瘀的方药。

2. 反治　反治是顺从疾病的假象而治的一种治疗原则,即采用的方药性质与疾病证候中假象的性质相同,故又称"从治"。主要有以下几种。

(1)寒因寒用:用寒凉性质的药物治疗具有假寒征象的病证,又称以寒治寒。适用于阳盛格阴的真热假寒证。由于疾病的本质是里热极盛,阳气郁阻于内,不能外达肢体起温煦作用,患者出现手足厥冷、脉沉伏的假寒之象,故用寒凉药治其真热,假寒也就随之消失。

(2)热因热用:用温热性质的药物治疗具有假热征象的病证,又称以热治热。适用于阴盛格阳的真寒假热证。由于疾病的本质是阴寒内盛,逼迫阳气浮越于外,患者出现身反不恶寒、面赤如妆的假热之象,故用温热药物治其真寒,假热也就随之消失。

(3)塞因塞用:用补益的药物治疗具有闭塞不通症状的虚证,又称以补开塞。适用于因虚而闭塞不通的真虚假实证。如脾虚患者出现纳呆、脘腹胀满,当采用健脾益气的方法治疗,助脾运化和气机升降,胀满的不痛症状自然消除。

(4)通因通用:用具有通利作用的药物治疗具有通泄症状的实证,又称以通治通。如食积所致的腹泻患者,采用消食导滞攻下的方药治疗,推荡积滞而腹泻自止,是针对邪盛致实的本质而治。

(二) 治标与治本

标和本是一个相对的概念,用来概括病变过程中矛盾的主次关系。本是疾病的主要矛盾,标是疾病的次要矛盾。标本有多种含义,如就邪正关系而言,正气为本,邪气为标;就病因与症状而言,病因为本,症状为标;就先后病而言,先病为本,后病为标。临床上在复杂多变的病证中,常有标本主次不同,治疗上也就有先后缓急之分。

1. 急则治标　当标病危急,若不及时救治就会危及生命,或影响本病的治疗,则先治其标。如大出血的患者,应采取紧急措施,先止血以治其标,待血止后针对病因以治其本。另外,在先病为本、后病为标的关系中,当有标病虽不危及生命,但不先治会影响本病整体治疗时,也应先治标。如在心脏病的治疗中,患者得了轻微感冒,也应当先治疗感冒,方不影响心脏病的治疗。

2. 缓则治本　标病不急,治疗时采取治本的原则,多用于病情缓和、病势迁延、暂无急重病情的患者。因为本病不去则标病难除,故无论急慢性疾病,凡标病不急者,都应治本。如肺痨肺肾阴虚的咳嗽患者,肺肾阴虚是本,咳嗽是标,此时应滋养肺肾,咳嗽自然消除,而不是一味止咳治标。

3. 标本同治　标病本病并重的情况下,宜采用标本同治的方法。如患者里热亢盛导致阴液受损,症见大便燥结,口干舌燥,舌绛苔焦黄等,邪热内结为本,阴液劫伤为标,标本俱急,可用滋阴泄热之法,标本兼顾。

二、扶正祛邪

扶正祛邪是指导临床治疗的一个重要法则。疾病的发生发展过程,都是正气与邪气矛盾双方相互斗争的过程。邪正之间的盛衰,决定着疾病的虚实变化,邪气盛则实,精气夺则虚;邪正之间的胜负,决定着疾病的进退,邪胜则病进,正胜则病退。

1. 扶正　即扶助正气,增强体质,提高机体抗病能力。扶正适用于以正虚为主的病证,临床上可根据患者的具体情况,分别运用益气养血、滋阴壮阳、填精增液等治法。

2. 祛邪　即祛除邪气,消解病邪的侵害,达到邪去正复的目的。祛邪就是使用攻泻、祛邪的药物或其他疗法以祛除病邪。祛邪适用于以邪实为主的病证,临床上可根据患者的具体情况,分别运用发汗、攻下、清热、散寒、消导等治法。

运用扶正祛邪原则,要全面分析正邪双方消长盛衰的情况,根据正邪在疾病发生、发展及变化和转归中所处的地位,区别主次、先后、灵活应用。可单独运用,也可同时运用,或以扶正为主,或以祛邪为主,还可先后运用,先扶正后祛邪或先祛邪后扶正。但总的原则是"扶正而不留邪,祛邪而不伤正"。

三、调整阴阳

疾病的发生,从本质上说是阴阳平衡遭到破坏。调整阴阳,即纠正疾病过程中机体阴阳偏盛偏衰,损其有余,补其不足,恢复人体阴阳的相对平衡,是临床治疗的重要法则之一。

1. 损其有余　对于阴或阳的一方过盛、有余的病证,可"实则泻之"消解过盛的一方。如阳热亢盛的实热证,可用"热者寒之"的方法,以清泄其阳热;阴寒内盛的实寒证,可用"寒者热之"的方法,以温散其阴寒。但一方的偏盛,因阴阳对立制约,往往可导致另一方的不足,故应兼顾不足一方,如在清热的同时,还应兼以滋阴。

2. 补其不足　对于人体阴阳的一方偏衰不足的病证,可"虚则补之"补充不足的一方。

(1)根据阴阳相互制约的原理调补阴阳:当一方不足时可导致另一方的相对亢盛,应采取"阴病治阳"与"阳病治阴"的原则。如阴虚不能敛阳,出现阴虚阳亢的虚热证,即"阳病",应采用滋阴以制阳的方法治疗,即所谓"壮水之主,以制阳光";若阳虚不能制阴,发生阳虚阴盛的虚寒证,即"阴病",应采用补阳以制阴的方法治疗,即所谓"益火之源,以消阴翳"。

(2)根据阴阳互根互用的原理调补阴阳:《景岳全书·新方八略引》云,"善补阳者,必于阴中求阳,则阳得阴助而生化无穷;善补阴者,必于阳中求阴,则阴得阳升而泉源不竭"。故在补阴时适当配合补阳药以"阳中求阴",而补阳时适当配合补阴药以"阴中求阳"。阴阳之间互生互济,不仅能增强疗效,也可限制单纯补阴或补阳时药物的偏性。

(3)阴阳并补:阴阳两虚时应采取阴阳并补之法来治疗。但须分清主次,阳损及阴者以补阳为主,阴损及阳者以滋阴为主。

四、三因制宜

三因制宜包括因时制宜、因地制宜、因人制宜。疾病的发生发展经常受时令气候、地理环境和个体情况等因素的影响。因此,要根据当时的季节、环境,以及人的体质、性别、年龄等实际情况,制订适宜的治疗方法。

1. 因时制宜 因时制宜即根据时令、气候、节律特点,来制订适宜的治疗原则。因时之"时"既包括时令气候,也包括年、月、日等时间变化规律。气候寒温变化,对人体的生理和病理均有重要影响。如人体腠理夏季疏松、冬季致密,同为风寒外感,夏季就不宜过用辛温,以防发汗太过,损伤阴液,而冬季则可重用辛温解表,以使邪从汗解,秋季气候干燥,故治病慎用温燥之剂。故《素问·六元正纪大论》云,"用寒远寒,用凉远凉,用温远温,用热远热",即是因时制宜。

2. 因地制宜 因地制宜即根据不同的地理环境,来制订适宜的治疗原则。不同的地域,其环境、气候及人们的生活习俗等各不相同,因而人的体质和病理变化的特点也不尽相同。如西北地高气寒少雨,病多燥寒,治宜辛温润燥,多用麻黄、桂枝一类,应慎用寒凉之剂;东南地低气温多雨,病多温热或湿热,治宜苦寒清化,多用桑叶、菊花、薄荷一类,应慎用温燥之剂。

3. 因人制宜 因人制宜即根据患者年龄、性别、体质、生活习惯等,来制订适宜的治疗原则。患者年龄、体重不同,用药剂量要相应增减。男、女性别不同,各有生理特点,妇女有经、带、胎、产等情况,治疗用药时应加以考虑。患者体质有强弱与寒热之偏的不同,也有先天差异,治疗用药也应注意变通,如阴虚之体,慎用温燥药物;阳虚之体,慎用苦寒之品等。此外,在诊治时也应注意患者心理特点上的不同。

总之,三因制宜,要求在诊治疾病时,不能孤立地看待疾病,必须全面、充分考虑到疾病和人、天时、地域的联系,才能提高疗效,充分体现了中医治疗上的整体观念和辨证论治在应用中的原则性与灵活性。

(益阳医学高等专科学校　符再立　广东岭南职业技术学院　吴小凤)

▷ 目标检测

单项选择题

1. 对"春夏养阳,秋冬养阴"理解不恰当的是(　　　)。

A. 是一种顺时养生的法则

B. 要使人体的阴阳变化与四时阴阳变化相适应

C. 对于阳虚阴盛体质者,冬季当用温热药物培补阳气

D. 对于阴虚阳亢体质者,冬季当用凉润药物滋补阴气

E. 冬病夏治,夏病冬养是该养生原则的体现

2. 调神必须以下列哪项为首务?(　　　)

A. 健脑　　　　B. 补脾　　　　C. 养心　　　　D. 调肝　　　　E. 益肾

3. 下列除哪项外,均为调养正气的方法?(　　　)

A. 加强锻炼　　B. 外避病邪　　C. 起居有常　　D. 调摄精神　　E. 饮食有节

4. 见肝之病,知肝传脾,当先实脾,这种治疗属于(　　　)。

A. 早期治疗　　　　　　　　B. 治病求本　　　　　　　　C. 扶正祛邪

D. 先安未受邪之地　　　　　E. 急则治标

5. "塞因塞用"的治疗法则,适用于治疗(　　　)。

A. 虚实夹杂证　　B. 真实假虚证　　C. 真虚假实证　　D. 表实里虚证　　E. 以上都不是

6. "通因通用"适用于下列哪种病证?(　　　)

A. 脾虚泄泻　　B. 肾虚泄泻　　C. 食积泄泻　　D. 寒湿泄泻　　E. 肠虚滑脱

7. 对于瘀血所致的崩漏,若正气尚能耐攻,治疗时可(　　　)。

A. 先扶正后祛邪　　　　　　　B. 先祛邪后扶正　　　　　　　C. 以扶正为主

D. 以祛邪为主　　　　　　　　　E. 扶正祛邪兼施

8. 补阴时适当配以补阳药称(　　)。

　　A. 寒者热之　　　B. 阴中求阳　　　C. 阳中求阴　　　D. 滋阴壮水　　　E. 扶阳益火

9. 患者,女,50 岁。渴喜冷饮、烦躁不安、便干尿黄、舌红苔黄,同时又见四肢厥冷、脉沉等症,应采用的治法是(　　)。

　　A. 虚则补之　　　　B. 急则治标　　　C. 塞因塞用　　　D. 寒者热之　　　E. 寒因寒用

10. 患者,女,30 岁。体形消瘦,神情抑郁,性格内向不稳定、敏感多虑,气机郁滞,可选用以下哪种养生方式?(　　)

　　A. 食行气、解郁、消食、醒神作用的食物　　　　B. 饮食宜清淡,均衡,防止过敏

　　C. 宜食平和,偏温之物,健脾益胃,平补气血　　　D. 宜食益肾壮阳之食物

　　E. 饮食宜清淡,均衡,防止过敏

掌握中医适宜技术　传承中华优秀文化
——学中医药传统技能　做新时代健康人才

扫码看 PPT

学习目标

▲ **能力目标**

1. 能运用刮痧、拔罐、中药熏洗的基本操作技术。
2. 学会中药离子导入法、足部反射区疗法、耳穴疗法的基本操作。

▲ **知识目标**

1. 掌握毫针、刮痧、拔罐、中药熏洗的基本操作知识。
2. 熟悉毫针、刮痧、拔罐、中药熏洗的临床应用。
3. 弄懂刮痧、拔罐、中药熏洗的概念。
4. 弄懂中药离子导入法、足部反射区疗法、耳穴疗法的操作知识。

▲ **素质目标**

1. 培育精益求精的作风。
2. 强化健康至上的意识。
3. 厚植医者仁心的情怀。

课堂思政目标

1. 会手脑并用，能知行合一。
2. 做中医适宜技术的能工巧匠。

知识拓展

带你了解《黄帝内经》所载的"九针"

《黄帝内经》将古代使用的九种不同形制和用途的金属医针统称为"九针"，但《黄帝内经》并未绘制出九针的详细图形，直到宋代《济生拔萃》才初步绘出九针图。

《灵枢·九针十二原》记载："九针之名，各不同形。一曰镵针，长一寸六分；二曰员针，长一寸六分；三曰鍉针，长三寸半；四曰锋针，长一寸六分；五曰铍针，长四寸，广二分半；六曰员利针，长一寸六分；七曰毫针，长三寸六分；八曰长针，长七寸；九曰大针，长四寸。"

经过临床实践和理论研究，我们将九针的形状和针刺作用描述如下。

镜针,长 1.6 寸,针头大而针尖锐利,主要用于浅刺泄热;员针,长 1.6 寸,针身粗大,针尖呈卵圆形,主要用于按摩皮肉;锟针,长 3.5 寸,针身粗大而尖圆如黍粟,主要用于按脉候气,治疗脉气虚少者;锋针,长 1.6 寸,针身为三棱形,针锋三面有口,十分锐利,主要用于刺络放血;铍针,长 4 寸、宽 2.5 分,形如剑锋,主要用于排脓放血,治疗痈肿;员利针,长 1.6 寸,圆且锐,针身中部微粗,主要用于治疗急性痹证;毫针,长 1.6 寸或 3.6 寸,针身较细,针尖如蚊虻的口器一样尖锐,主要用于治疗寒热痹痛在经络者,能够扶正祛邪;长针,又称芒针,长 7 寸,针身较大,针锋锐利,主要用于治疗病变位置较深的痹证;大针,长 4 寸,针身粗,针锋微圆,主要用于治疗关节水肿。

同学们,关于"九针"的基本知识,你学会了吗?

任务一 了解毫针针刺技术

毫针针刺技术

毫针针刺技术指利用毫针针具,通过一定的手法刺激机体的穴位,以疏通经络、调节脏腑,从而达到扶正祛邪、治疗疾病的目的的技术。毫针针刺技术的适应证广泛,可用于治疗内科、外科、妇科、儿科等的多种常见病、多发病。

一、常用器具及基本操作方法

(一) 常用器具

毫针是临床应用最多的针刺工具,现在一般选用不锈钢作为毫针的制作材料,也有用金银或合金制成的,但较少。毫针的类型主要为环柄针、平柄针。

毫针的规格指针身的直径和长度,以"mm"为计量单位(表 11-1、表 11-2)。

表 11-1 毫针直径规格表

号 数	26	27	28	29	30	31	32
直径/mm	0.45	0.42	0.38	0.34	0.32	0.30	0.28

临床上以 32～26 号的毫针直径较为常用。

表 11-2 毫针长度规格表

寸	0.5	1.0	1.5	2.0	2.5	3.0	3.5	4.0
长度/mm	15	25	40	50	65	75	90	100

临床上以 1.0～3.0 寸(25～75 mm)的毫针长度较为常用,其中 1.5 寸(40 mm)应用最多。

(二) 毫针的针刺练习

由于毫针针体细软,若无一定的指力和熟练的手法,很难顺利进针和进行各种手法操作,这样不仅会引起患者疼痛,更会影响治疗效果。因此,指力和手法的练习,是初学者重要的技能训练。

1. 指力练习 可先在自制的纸垫或棉团上进行练习,一般用右手拇指、食指、中指三指夹持针柄,使针身垂直于纸垫或棉团,手指渐加压力,使针迅速刺入其内,如此反复练习。

2. 手法练习 在指力练习的基础上进行,包括:速刺练习,即右手将针迅速地刺入 2～3 mm;捻转练习,即针刺入一定深度后,持针的手指向左、右捻转针柄;提插练习,即针刺入一定深度后,将针做上下提插操作。

3. 试针练习 经过以上练习后,基本掌握了一定的指力和手法,可以在自己身上某些穴位进行试针练习,或学习者彼此之间相互试针练习,以便体会进针时所需指力的大小和进针时皮肤的韧性情况,以及进行捻转、提插等操作时的感觉。

（三）毫针针刺前的准备

1. 准备　要对初诊或对针刺恐惧的患者做好解释工作,以解除其思想顾虑,使其积极配合治疗。同时医者也要沉着冷静,切不可鲁莽浮躁。这样既可减少针刺异常情况的发生,又可取得良好的疗效。

2. 针具　正确地选用合适的针具是保证疗效的第一步。选择针具时要注意两点:一是要注意针具的质量,针尖是否带钩、变钝,针身和针根是否弯曲、缺损,是否有毛刺或折痕;二是要根据病情及患者的具体情况、施术的不同部位选择规格合适的针具。一般而言,男性、体壮、形胖、肉厚部位或病变较深者多选较粗和稍长的针,反之则应选较细和稍短的针。

3. 体位　正确体位是保证取穴和正确施术的基本条件。体位不当,不但会使医者操作困难,不宜留针,还容易使患者发生晕针。选择好针具后,应根据针刺的穴位,指导患者采取适宜的体位,要以患者舒适、耐久和医者便于针刺操作为原则。一般可采用仰卧位、俯卧位、侧卧位、仰靠坐位和伏案坐位等。

4. 消毒　针刺前消毒是基本操作要求。一般而言,针刺前消毒包括针具的消毒、医者手指的消毒和患者穴位的消毒。条件允许的情况下,应尽量选用一次性无菌针灸针。针具可采用煮沸消毒法或高压消毒法,也可放在75%乙醇中浸泡30分钟后取出擦干备用。施术部位和医者的手指都应用75%乙醇棉球进行消毒。

（四）毫针的基本操作技术

1. 持针法　医者操持毫针使其保持端直挺拔状态,以便于操作的方法。临床上,一般将持针的手称为"刺手",辅助针刺或按压针刺部位的手称为"押手"。最常用的持针方法为三指持针法,主要以刺手的拇指、食指、中指夹持针柄,如持毛笔。这种持针方法比较稳定简便,适用于一般长度毫针的操作。操作短小的毫针时可采用两指持针法,即用拇指、食指末节指腹捏持针柄。操作较长毫针时可采用四指持针法,即用拇指、食指、中指捏住针柄,以无名指抵住针身,以防针身弯曲。

2. 进针法　将针刺入皮肤的方法。进针时常需刺手和押手相互配合,运用指力使针尖迅速通过皮肤,然后缓慢将针刺入一定的深度。临床常用以下几种进针方法。

（1）指切进针法:用左手拇指或食指的指甲切按在穴位旁,右手持针,针尖紧靠左手指甲缘迅速刺入。适用于短针的进针（图11-1）。

（2）夹持进针法:用左手拇指、食指二指持消毒干棉球,捏住针身下端,露出针尖,将针尖固定在所刺穴位的皮肤表面,右手捻动针柄,两手同时用力,将针刺入穴位。适用于较长毫针的进针。

（3）提捏进针法:用左手拇指、食指二指将针刺部位的皮肤捏起,右手持针从捏起的上端将针刺入。适用于皮肉浅薄部位的穴位的进针,如印堂穴等（图11-2）。

（4）舒张进针法:用左手拇指、食指二指将针刺部位皮肤向两侧撑开、绷紧,右手持针刺入。适用于皮肤松弛部位的穴位的进针（图11-3）。

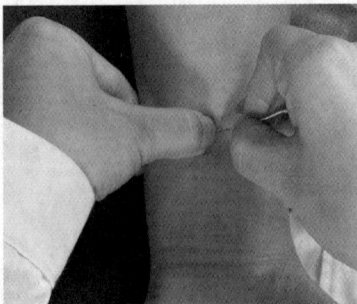

图11-1　指切进针法　　　　图11-2　提捏进针法　　　　图11-3　舒张进针法

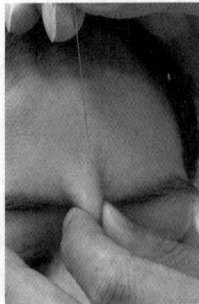

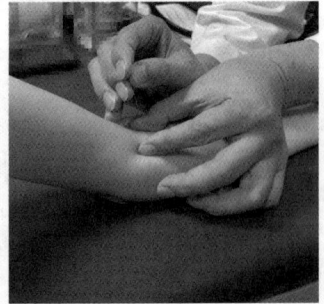

3. 针刺的角度、深度和方向　在影响针刺疗效的诸多因素中,针刺的角度、深度和方向是非常关键

的,正确的针刺角度、深度和方向是增强针感、提高疗效、防止意外发生的重要因素。

(1)针刺的角度指进针时针身与皮肤表面所形成的夹角。临床上针刺的角度主要是依据穴位所处的部位和治疗需要而定。一般分为直刺、斜刺、平刺三种。

①直刺:进针时针身与皮肤表面成90°角垂直刺入,适用于人体的大部分穴位,尤其是肌肉丰满部位的穴位(图11-4)。

②斜刺:指进针时针身与皮肤表面成45°角左右刺入,适用于骨骼边缘或重要脏器处,或为避开血管而采用此法(图11-5)。

③平刺:指进针时针身与皮肤表面成15°角左右沿皮横向刺入,又称横刺或沿皮刺。适用于皮肤浅薄处的穴位,或是穴位透刺(图11-6)。

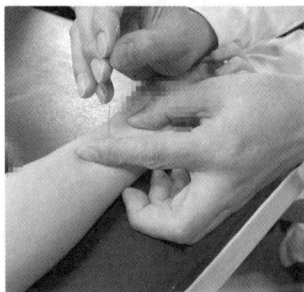 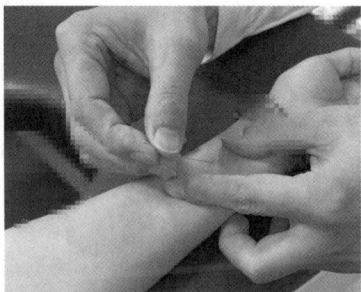 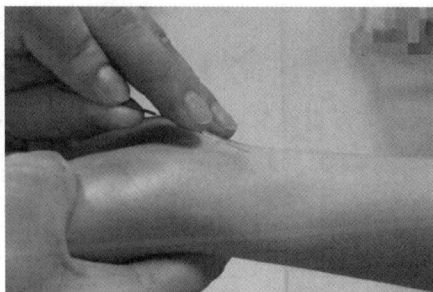

图11-4　直刺　　　　　　　图11-5　斜刺　　　　　　　图11-6　平刺

(2)针刺的深度:针刺入穴位的深浅。一般在以不刺伤内脏和其他器官的前提下,出现较好的针感为原则,临床操作时,应根据具体情况灵活掌握。每个穴位的常规针刺深度,临床应用时要根据具体情况灵活掌握,应以患者的体形、年龄、病情和施术部位等情况而定。

①浅刺:适用于体形消瘦、年老体弱、小儿娇嫩之体,手指末梢爪甲旁、头面胸骨等处的穴位,以及病情轻浅的表证新病等。

②深刺:适用于体形肥胖、年轻体壮、皮肉结实之体和腰、臀、腹及四肢肌肉丰厚处的穴位,以及病情深重的里证旧病等。

(3)针刺的方向:进针时针尖对准的某方向或部位,大多是根据经脉循行方向和穴位的部位特点及治疗需要而定。如虚证用补法时,应顺经而刺;实证用泻法时,应逆经而刺。为了保证针刺安全,某些穴位必须向一特定的方向刺,如针刺风池穴时,必须针尖微下向鼻尖方向刺。有些时候为使针感到达病变部位,针刺时针尖应朝向病位,即"气至病所"。

4.行针与得气　行针与得气是针刺过程中产生疗效的关键所在,进针后适当行针、及时迅速得气对于提高治疗效果起到非常重要的作用。一般认为,得气越快、越明显,针感传导越远,疗效就越好,反之疗效就越差。

(1)行针:又称运针,即将针刺入穴位后,为了使之得气、调节针感和进行补泻操作而施行的各种手法。常用的行针手法有提插法和捻转法,辅助手法有循法、刮柄法和弹柄法等。

①提插法:将针刺入皮肤后,在一定的深度内将针由浅层刺入深层,再由深层提至浅层的操作方法。提插幅度的大小、频率的快慢和时间的长短,应根据患者的体质、病情和穴位及医者要达到的目的而灵活掌握。一般而言,幅度大,频率快,刺激量大;幅度小,频率慢,刺激量小。

②捻转法:进针后,用拇指、食指、中指三指夹持住针柄做一前一后来回捻动的方法。捻转的幅度一般为180°～360°,捻转时不能向一个方向捻转,以免造成滞针。一般而言,捻转的角度大,频率快,刺激量大,反之,刺激量小。

③循法:针刺后不得气或得气不显著时,用手在经络上下循按或叩打的方法。此法具有宣通气血、激发经气的作用,多适用于针感传导不良或滞针的情况。

④刮柄法:将针刺入一定深度后,用指甲刮动针柄的方法。如用左手拇指和食指夹持针根部,以右手拇指轻轻抵住针尾,然后用食指指甲由下而上地反复刮动针柄。此法具有催气的作用,临床上多用于加强针感。

⑤弹柄法:将针刺入一定深度后,用手指轻弹针柄,使针身微微震动的方法。但注意不可用力过猛或频率过快,避免引起弯针等。此法具有催气的作用,主要用于得气较慢的患者。

(2)得气:进针后施以一定的手法,使针对针刺部位产生经气感应,即患者在针刺部位出现酸、麻、胀、痛、重的感觉,而医者手下也有沉、紧的感觉,这种针下感应就是得气,又称针感。

临床实践证明,得气的有无与强弱,与治疗效果密切相关。因此,在针刺过程中如遇到得气较慢,或不得气的,应及时调整针刺角度和深度,并检查取穴是否准确,手法是否得当等,必要时留针候气或重新提插捻转以促得气。

5. 针刺补泻　根据病情需要而采用的两种不同的针刺操作方法。补法能够鼓舞人体正气,使低下的功能得以恢复旺盛,适用于虚证;泻法能够疏泄病邪,使亢进的功能恢复正常,适用于实证。

(1)提插补泻:先浅后深,重插轻提,幅度小,频率慢,为补法;先深后浅,轻插重提,幅度大,频率快,为泻法。

(2)捻转补泻:捻转角度小,用力轻,频率慢,时间短,为补法;捻转角度大,用力重,频率快,时间长,为泻法。

(3)疾徐补泻:进针慢,少捻转,出针快,为补法;进针快,多捻转,出针慢,为泻法。

(4)迎随补泻:针尖随着经脉循行方向,顺经而刺,为补法;针尖迎着经脉循行方向,逆经而刺,为泻法。

(5)呼吸补泻:呼气时进针,吸气时出针,为补法;吸气时进针,呼气时出针,为泻法。

(6)开阖补泻:出针后迅速按压针孔,为补法;出针时摇大针孔而不立即按压针孔,为泻法。

(7)平补平泻:进针得气后,均匀地提插、捻转后即出针。

6. 留针与出针　整个针刺过程中的两个重要环节,临床上针对不同的情况,也有不同的要求。

(1)留针:将针刺入穴位内留置称为留针。临床上留针时间的长短,要视具体病情、体质及所取的穴位而定,不能一概而论。一般而言,慢性病、顽固性疾病、疼痛性疾病等留针时间较长,而有些疾病则不需要留针,如热证等。留针时勿让患者移动体位,小儿及精神病患者不宜留针,重要脏器附近的穴位要慎用留针。

(2)出针:针刺后将针从穴位拔出的操作称为出针。出针时先以左手拇指、食指按住针身旁皮肤,右手持针微捻转退至皮下,然后迅速拔出,或将针轻捷地直接向外拔出。对于血管丰富部位的皮肤可用消毒棉球按住针孔,以防出血。出针后,要查看针孔有无出血,若有出血可用消毒棉球按压针孔片刻。医者应清点针数,以免遗留在患者身上。

(五)毫针针刺意外情况的处理及预防

一般而言,针刺疗法比较安全,但如操作不当,或手法不熟练,或对人体解剖结构不熟悉,往往会出现一些异常情况。这些异常情况一旦发生应妥善处理,以免给患者带来不必要的痛苦或危及生命。

1. 晕针　多见于初次接受针刺的患者,由于精神紧张、体位不适、针刺刺激过强等,患者会突然出现头晕目眩、面色苍白、心慌汗出、晕厥等。应立即停止针刺,将针全部退出,让患者去枕平卧,休息片刻,即可恢复。重者可指掐或针刺水沟、内关、合谷等急救穴,并采取其他必要的处理措施。

2. 滞针　患者精神紧张,或针刺后因疼痛局部肌肉痉挛,或进针后患者体位变动,使肌肉纤维缠绕针体,导致行针时或留针后针下滞涩,行针或出针困难,使患者感觉疼痛。应嘱患者放松,或在滞针穴位附近进行循按或扣弹针柄等。

3. 弯针　由于手法不熟练,或针下碰到坚硬的组织,或留针时患者体位变动,或因滞针处理不当,针柄改变了进针或留针时的方向,行针及出针困难,患者感到疼痛。应停止行针,将针顺着弯曲的方向缓慢退出。

4. 断针　针具质量不佳,或行针时过于用力,使针折断在人体内。应用左手拇指、食指在针旁按压皮肤,使针的残端暴露在体外,右手用镊子将针拔出,若折断部分深入皮肤,应在 X 线下定位,手术取出。

5. 血肿　由于刺破血管而导致微量的皮下出血,局部出现青紫或包块,一般不必处理,可自行消退。若局部肿胀疼痛剧烈,可先冷敷后热敷,以促进局部瘀血吸收。

6. 气胸　针刺胸部、背部和锁骨附近的穴位过深,刺穿了胸腔和肺组织,气体积聚于胸腔而导致气胸,患者会出现胸痛、胸闷、呼吸困难等。一旦发生气胸,应立即出针,并让患者采取半坐卧位休息,切勿恐惧而翻转体位。一般漏气量少者,可自然吸收;严重者需及时组织抢救,如胸腔排气、少量慢速输氧等。

(六)毫针针刺注意事项

(1)患者在过于饥饿、劳累及精神过度紧张时,不宜立即进行针刺。

(2)对身体虚弱、气血亏虚的患者,针刺时手法不宜过强,并尽量让患者采取卧位。

(3)胸部、胁部、腰部、背部脏腑所居之处的穴位,不宜深刺。

(4)颈部、胸部、背部、胁部、腹部等有重要脏器的部位,以及眼区、耳区等部位的穴位,不宜深刺、大幅度提插,并要严格掌握针刺角度和方向,以免损伤脏器。

(5)对尿潴留的患者,针刺小腹部穴位时,应避免深刺。

(6)有皮肤感染、溃疡、瘢痕的部位,不宜针刺。

(7)有出血倾向者,不宜针刺。

(8)孕妇不宜在小腹、腰骶部及合谷、三阴交、至阴等部位和穴位进行针刺。

(9)小儿囟门未合时,头顶部的穴位不宜针刺。

二、特种针具刺法

(一)三棱针刺法

用特制的三棱形不锈钢针,刺破穴位或浅表血络,放出少量血液,以治疗疾病的方法,称为三棱针法。古人称之为"刺血络"或"刺络",现代称为"放血疗法"。

1. 针具　三棱针由不锈钢制成,其针身长 2～3 寸,其因呈三棱形而得名,针尖呈三角形,三面有刃,锋利无比,针柄呈圆柱形。

2. 操作方法

(1)点刺法:针刺前,在预定针刺部位上下用左手拇指向针刺处推按,使血液积聚于针刺部位,继而用 2% 碘酒棉球消毒,再用 75% 乙醇棉球脱碘,针刺时左手拇指、食指、中指三指夹紧被刺部位,右手持针,对准所要放血的部位或络脉迅速刺入 3 mm 左右,随后迅速退出,以出血为度。出针后不要按闭针孔,让血液流出,并可轻轻挤压穴位,以助排血。随后,用消毒干棉球压住针孔止血。此法多用于四肢末端放血,如十宣、十二井穴和耳尖等。

(2)散刺法:用三棱针在病变局部的周围进行点刺。根据病变者部位大小的不同,可刺 10～20 针,由病变外围向中心环形点刺,以促使瘀血或水肿的排出,达到祛瘀生新、通经活络的目的。此法多用于局部瘀血、血肿或水肿、顽癣等。

(3)刺络法:以橡皮管结扎于针刺部位上端(近心端),然后迅速消毒。针刺时,左手拇指按压在被针刺部位下端,右手持三棱针对准针刺部位的静脉,迅速刺入 3 mm 左右,随后迅速退出,使其流出少量血液,出血停止后,再用消毒干棉球按压针孔。在其出血时,也可轻轻按压静脉上端,以助瘀血外出。此法多用于曲泽、委中等穴,治疗急性吐泻、中暑发热等。

(4)挑刺法:用左手按压施术部位两侧,或夹起皮肤,使皮肤固定,右手持针迅速刺入皮肤1～2 mm。

随即将针身倾斜挑破皮肤,使之出少量血或少量黏液。也可再刺入 5 mm 左右,将针身倾斜并使针尖轻轻提起,挑断皮下部分纤维组织,然后出针,覆盖敷料。此法常用于治疗血管神经性头痛、肩周炎、失眠、胃脘痛、颈椎综合征、支气管哮喘等。

(二)皮肤针法

运用皮肤针叩刺入身体一定部位或穴位,激发经络功能,调整脏腑气血,以达到防治疾病目的的方法,叫皮肤针法。

1. 针具 皮肤针又称"梅花针""七星针",是由 5～7 支不锈钢短针集成一束呈小锤形的针头,针柄一般长 15～19 cm。

2. 操作方法

(1)叩刺方法:针具和叩刺部位用乙醇消毒后,以右手持针,针头对准皮肤,运用腕部的弹力,使针尖叩刺皮肤后立即弹起,如此反复叩刺。叩刺时针尖与皮肤必须垂直,弹刺强度要均匀,可根据病情选择不同的刺激部位或刺激强度。

(2)叩刺部位。

①循经叩刺:沿着经脉循行路线进行叩刺的一种方法,常用于颈项、背腰骶部的督脉、膀胱经。督脉为阳脉之海,能调节一身之阳气。五脏六腑之背俞穴,皆分布于膀胱经。另外,上肢可按手三阴、手三阳经,下肢按足三阴、足三阳经的循经叩刺。

②穴位叩刺:选取与所治病症相关的穴位叩刺,主要根据穴位的主治作用,选择适当的穴位予以叩刺治疗,临床常用于某些特定穴、华佗夹脊穴和阳性反应点。

③局部叩刺:即患部叩刺,如扭伤、局部瘀血、肿痛、顽癣、斑秃等,可在局部进行叩刺。

(3)刺激强度:根据患者的体质、病情、年龄及叩刺部位的不同,可分轻叩、中叩、重叩。

①轻叩:叩刺时腕力较轻,冲力也小,患者稍有疼痛感,皮肤局部有潮红,适用于老、弱、幼及初诊患者以及敏感度高的部位(如眼部)。

②中叩:叩刺时腕力稍大,冲力亦较大,患者有轻度痛感,皮肤局部有潮红丘疹,但不出血。

③重叩:叩刺时腕力较重,冲力大,患者有明显痛感,局部皮肤发红,并可有轻微出血。

(随州职业技术学院　肖　娟)

任务二　学会艾灸技术

艾灸疗法,又称灸法,是用某些燃料熏灼或温熨体表,通过经络的调整作用,达到防治疾病目的的一种方法。灸法和刺法,都是针灸学的重要组成部分,均属于中医外治法的范畴,刺法产生的是机械性刺激,灸法产生的是温热性刺激,临床上两者常配合使用,以取长补短,增强疗效,故有时也合并称为"刺灸法"。临床要根据患者的病情需要,选择适当的刺灸法,以达到手到病除的治疗效果。

一、施灸材料

(一)艾叶

别名艾蒿、灸草,气味芳香、辛温易燃,具有祛寒、通经作用,故多用作灸料,因此,灸法常被人们称为"艾灸"。

(二)艾绒

艾绒是艾叶经加工而制成的细软绒状的艾制品。艾绒具有其他材料不可比拟的优点:①便于搓捏成大小不同的艾炷,易于燃烧;②燃烧时热力温和,能穿透皮肤,直达深部,同时艾叶的药物功效又有助于提高临床疗效。因此,几千年来,艾绒一直是灸法的主要施灸材料。

带你了解艾绒小知识

　　艾绒的制作,多于每年的5—6月进行。采集新鲜肥厚的艾叶,放置在阳光下暴晒,待干燥后,放入石臼中反复捣碎,筛去杂梗和泥沙,即成淡黄色洁净细软的艾绒,这是传统的制作方法。

　　现代多采用机器进行干燥、捣制,制作的艾绒更加细软。

　　艾绒以陈久者为佳,其点燃后火力较温和,而新制艾绒内含挥发性油质较多,灸时火力过强,易伤人肌肤,艾绒制成后必须经过一段时间的储存,故古人有"陈艾"之说。由于其性吸水,易于受潮,若储存不当,则易霉烂虫蛀,影响燃烧。

　　因此,平时应将艾绒储存在干燥之处,或存放于密闭干燥的容器内。在比较潮湿的地区,每年当天气晴朗时要多暴晒几次,以防潮湿和霉烂。

(三)艾炷

　　艾炷是以艾绒为材料制成的圆锥形小体(图11-7)。艾炷有大炷、中炷与小炷之分:大炷如蚕豆大小,常用于间接灸;中炷如黄豆大小,临床较为常用;小炷如麦粒大小,常用于间接灸。施灸时,每燃烧1个艾炷即为1壮。

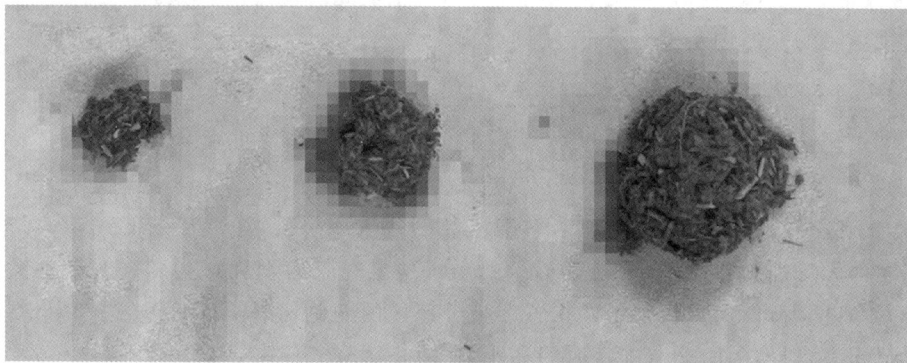

图11-7　艾炷

二、艾灸的种类

　　艾灸属于中医针灸疗法中的灸法,是用艾叶制成的艾灸材料产生的艾热,刺激体表穴位或特定部位,通过激发经气的活动来调节人体紊乱的功能,从而达到防病治病目的的一种治疗方法。艾灸的作用机制与针疗相辅相成,通常针疗、艾灸并用合称为针灸。临床常用的艾灸分为艾炷灸、艾条灸、温针灸和灸器灸等(图11-8)。

(一)艾炷灸

　　艾炷灸可分为直接灸和间接灸。

　　1.直接灸　将艾炷直接放在皮肤上施灸的一种方法。如将皮肤烫伤化脓,愈后留有瘢痕者称为瘢痕灸;如局部皮肤充血、红晕,不灼伤皮肤,灸后不留瘢痕者,称为无瘢痕灸。

　　2.间接灸

　　(1)隔姜灸:将新鲜生姜切成直径2～3 cm,厚0.2～0.3 cm的薄片,中间以针刺数孔,置于应灸的穴位或患处,再将艾炷放在姜片上施灸。当艾炷燃尽后,易炷再灸,直至灸完所规定的壮数,以皮肤红晕而

```
                              ┌ 直接灸：瘢痕灸、无瘢痕灸
                      ┌ 艾炷灸 ┤
                      │       └ 间接灸：隔姜灸、隔蒜灸、隔盐灸、隔附子饼灸等
                      │       ┌ 悬起：温和灸、雀啄灸、回旋灸
                 ┌ 艾灸 ┤ 艾条灸 ┤
                 │    │       └ 实按灸：太乙针灸、雷火针灸
         ┌ 常用灸法 ┤    │ 温针灸
         │       │    └ 灸器灸
常用灸法 ┤       │
         │       └ 其他灸法 ┌ 灯火灸
         │                └ 天灸等
```

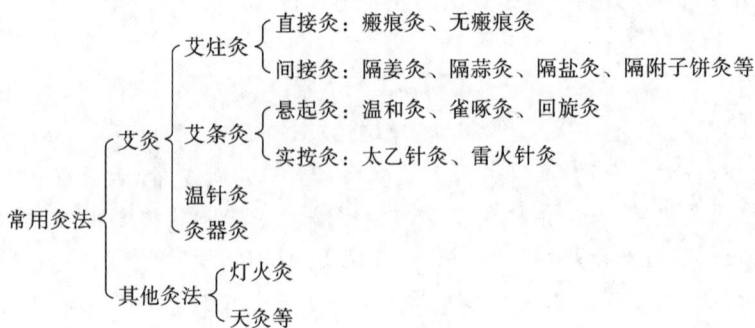

图 11-8　灸法的种类

不起疱为度。本法常用于因寒而致的呕吐、腹痛以及风寒湿痹等,有温胃止呕、散寒止痛的作用。

(2) 隔蒜灸:将新鲜大蒜头切成厚 0.2～0.3 cm 的薄片,中间以针刺数孔(捣蒜如泥亦可),置于应灸的穴位或患处,然后将艾炷放在蒜片上施灸。待艾炷燃尽后,易炷再灸,直至灸完所规定的壮数。本法多用于治疗瘰疬、肺痨及初起的肿疡等,有清热解毒、杀虫等作用。

(3) 隔盐灸:用纯净干燥的精制食盐填平肚脐,然后置艾炷施灸。本法多用于治疗伤寒阴证或吐泻并作、中风脱证等,有回阳、救逆、固脱之功。临床上常用于治疗急寒性腹痛等。

(4) 隔附子饼灸:将附子研成细末,以黄酒调和,制成直径约 3 cm,厚约 0.8 cm 的附子饼,中间以针刺数孔,放在应灸的穴位或患处,上置艾炷,点燃施灸,直至灸完所规定的壮数。本法有温补肾阳的作用,多用于治疗肾阳虚衰的寒冷痼疾等。

(二) 艾条灸

将艾条一端点燃,对准穴位或患处进行熏烤的一种方法。此处重点介绍温和灸、雀啄灸、回旋灸三种。

1. 温和灸　施灸时将艾条的一端点燃,对准应灸的穴位或患处,距离皮肤 2～3 cm 进行熏烤,使患者局部有温热感而无灼痛为宜,一般每处灸 10～15 分钟,至皮肤出现红晕为度。对于昏厥、局部知觉减退的患者或小儿等,医者可将食指、中指两指置于施灸部位的两侧,这样可以通过医者手指的感觉来测知患者局部的受热程度,以便随时调节施灸时间和距离,防止烫伤。

2. 雀啄灸　艾条点燃的一端与施灸部位的皮肤并不固定在一定距离,而是像鸟雀啄食一样,一上一下活动地施灸。

3. 回旋灸　艾条点燃的一端与施灸部位的皮肤,虽然保持一定的距离但不固定,而是向左右方向移动或反复旋转地施灸。

以上三种方法临床应用广泛,对一般应灸的病证均可采用,但温和灸多用于灸治慢性病证,雀啄灸、回旋灸多用于灸治急性病证。

(三) 温针灸

温针灸是针刺与艾灸结合应用的一种方法,适用于既需要针刺留针又需要艾灸的病证。操作方法是将针刺入穴位,得气后给予适当补泻手法,留针时,将纯净细软的艾绒捏在针尾上,或用一段长约 2 cm 的艾条插在针柄上,点燃施灸。待艾绒或艾条燃尽后,去除灰烬,将针取出。每穴每次可施灸 3～5 壮,施灸完毕再将针取出。

(四) 灸器灸

用温灸器在穴位或患处施灸的一种方法。适用于脏腑虚证。

三、艾灸的作用

（一）温经散寒

可以治疗寒湿痹痛和寒邪为患之胃脘痛、腹痛、泄泻、痢疾等病证。

（二）通络止痛

常用来治疗经络受阻引起的各种疼痛。

（三）扶阳固脱

可以治疗阳虚气陷之脏器下垂和阳气虚脱之寒证、厥证、中风脱证等。临床上常用于治疗各种虚寒证、寒厥证、虚脱证，以及中气不足、阳气下陷而引起的遗尿、脱肛、阴挺、崩漏等病证。

（四）防病保健

可以激发人体正气，增强机体抗病能力，起到防病保健的作用。

四、灸法的注意事项

（1）对于实热证、阴虚发热者，一般不宜施灸。

（2）对于颜面、五官和有大血管的部位以及关节活动部位，一般不适宜采用瘢痕灸。

（3）孕妇的腹部和腰骶部不宜施灸。

（4）过饱、过饥、过度疲劳、剧烈运动后不宜施灸。

（5）施灸后的处理：施灸过量或时间过长，若局部出现水疱，只要不擦破皮，可任其自然吸收；若水疱较大，可用消毒毫针将水疱刺破，放出疱液，或用注射器将疱液抽出，以消毒纱布敷盖，胶布固定即可。保持局部清洁，防止感染。

（6）在施灸过程中，要注意安全，避免烫伤患者。

（随州职业技术学院　肖　娟）

任务三　用好推拿手法

小儿推拿

推拿是中医学的一个重要组成部分，是一种古老的外治疗法，是一门年轻而有发展前途的学科。它是在中医理论指导下，结合现代医学理论，运用推拿手法刺激患者的体表部位或穴位，并运动患者的肢体，以达到防治疾病目的的一种治疗方法。

一、推拿手法概述

（一）定义

用手或肢体的其他部分，以各种特定的技巧动作，在人体体表施行操作的方法，称为推拿手法。

（二）分类

推拿手法以手法的动作形态作为命名原则，可分为摆动类、摩擦类、挤压类、叩击类、振动类和运动关节类六大类手法，每类手法又由数种手法组成。

（三）基本要求

应做到持久、有力、均匀、柔和，从而达到深透。

1. 持久　手法持续运用一定时间，不能断断续续。

2. 有力　手法必须具有一定的力量,这种力量根据患者的体质、病证、部位的不同而灵活增减。力过之与不及均会影响治疗效果。

3. 均匀　手法动作要有节奏性,速度不要忽快忽慢,压力不要时轻时重。

4. 柔和　手法要轻而不浮、重而不滞。用力不宜生硬粗暴或用蛮力,变换动作要自然。亦可理解为用力以柔和为贵,但柔中带刚,刚中带柔,刚柔相济,相须并用。

5. 深透　推拿的力度必须深入组织内部,以达到推动、调理患者气血的目的。

操作者必须经过长期的刻苦练习和临床实践,方能在临床上做到以上五个要求并运用自如。

(四) 作用原理

推拿是通过作用于人体体表的特定部位而对机体生理、病理产生影响的,具有疏通经络、行气活血、理筋整复、滑利关节,调整脏腑功能、增强抗病能力等作用。

(五) 治疗原则

治病求本,扶正祛邪,调整阴阳,因时、因地、因人制宜。

(六) 常用推拿介质

常用推拿介质的种类较多,不仅可以减少对皮肤的损伤,还可以借助某些药物的辅助作用来提高治疗效果。

1. 葱姜汁　由新鲜葱白和生姜捣碎取汁制成(或将葱白和生姜切片,置于 75％乙醇中浸泡即成),有温热散寒作用。常用于冬春季及小儿虚寒证。

2. 薄荷水　由新鲜薄荷捣碎取汁制成(或将薄荷置于 75％乙醇中浸泡即成),具有清凉解表、清利头目和润滑的作用。常用于夏季。

3. 木香水　取少许木香,用开水浸泡,加盖放凉,去渣即得,有行气、活血、止痛的作用。常用于急性扭挫伤及肝气郁结所致的两胁疼痛等症。

4. 医用滑石粉　主要起润滑作用,多用于夏季,可防汗护肤,是临床上最常用的一种介质。

5. 红花油　由冬青油、红花、薄荷脑配制而成,有消肿止痛等作用。常用于急性或慢性软组织损伤。

6. 麻油　即食用麻油,可加强手法透热的效果,提高疗效。

7. 冬青膏　由冬青油、薄荷脑、凡士林配制而成,具有温经散寒和润滑的作用。常用于软组织损伤及小儿虚寒性腹泻。

8. 蛋清　即鸡蛋清,有清热、消食的作用。适用于小儿外感发热、消化不良等症。

9. 蜂蜜　有温中补虚散寒的作用,可治疗伤寒、小儿惊风等症。

二、常用推拿手法

(一) 摆动类手法

以指或掌、腕关节做协调的连续摆动的手法,称为摆动类手法。该类手法包括一指禅推法、㨰法、揉法等。

1. 一指禅推法

(1) 定义:将大拇指端或螺纹面着力于一定部位或穴位上,沉肩、垂肘、悬腕,通过腕关节的摆动和拇指关节的屈伸活动,使产生的力持续作用于治疗部位上的方法,称为一指禅推法。

(2) 动作要领。

①手握空拳,拇指伸直盖住拳眼,自然着力,不可蛮力下压。

②腕部摆动时,肘关节略低于腕部,桡侧要高于尺侧,以肘关节为支点,前臂做主动摆动,带动腕部和拇指指间关节做屈伸活动。

③压力、频率、摆动幅度要均匀,动作要灵活,频率为每分钟 120～160 次。

（3）临床应用。

①部位：本法接触面小，压强大，深透性好，适用于全身各部和穴位及压痛点。

②作用：舒筋活络、调和营卫、祛瘀消积、健脾和胃。

③治疗：临床常用于治疗头痛、胃痛、腹痛及关节酸痛等症。

2. 擦法

（1）定义：将手背尺侧及小鱼际着力于一定部位上，通过腕关节的屈伸和前臂的旋转运动，使手掌根部近 1/2 的面积持续作用在治疗部位上的方法，称为擦法。

（2）动作要领。

①肩臂及腕关节放松，肘关节屈曲 120°～140°。

②小鱼际及手背尺侧紧贴皮肤，不要来回拖擦滑动。

③压力、摆动幅度要均匀，不要忽快忽慢，时轻时重，频率为每分钟 120～160 次。

（3）临床应用。

①部位：本法压力大，接触面亦较大。适用于肩、背、腰、臀部和四肢肌肉丰厚处。

②作用：舒筋活血、滑利关节、缓解痉挛、增强肌肉及韧带活动能力。

③治疗：风湿酸痛、麻木不仁、肢体瘫痪、运动功能障碍、颈椎病、腰椎间盘突出症等。

3. 揉法（图 11-9）

（1）定义：用手指掌根或鱼际等，吸定于一定部位或穴位上，做轻柔缓和的环旋转动的方法，称为揉法。

（2）动作要领。

①肘关节微屈，腕关节放松。

②手法轻柔，动作协调而有规律。

③频率为每分钟 120～160 次。

（3）临床应用。

①部位：此法轻柔和缓，刺激小，可用于全身各部。指揉法多用于全身各部和穴位；掌根揉法多用于背、腰、臀部及下肢等肌肉较丰厚处；鱼际揉法主要用于头、面、胸、腹部及外伤初起处。

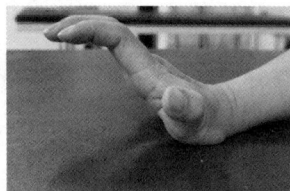

图 11-9　掌根揉法

②作用：宽胸理气、消积导滞、活血祛瘀、消肿止痛。

③治疗：胃痛、胸闷、胁痛、便秘、头痛以及外伤所引起的红肿疼痛。

（二）摩擦类手法

以掌、指或肘贴附于体表做直线或环旋移动，称摩擦类手法。该类手法包括摩法、擦法、搓法、抹法等。

1. 摩法

（1）定义：以食指、中指、无名指、小指指面或掌面，吸附在一定部位或穴位上，以腕部连同前臂做顺时针或逆时针方向的环旋抚摩动作的方法，称摩法。以各指面着力者称指摩法，以掌面着力者称掌摩法。

（2）动作要领。

①肩臂放松，肘关节微屈，指掌着力部分随腕关节主动屈伸、旋转，动作要协调。

②指掌在体表做环旋抚摩时，不要带动皮下组织。

③根据病情和体质，按顺时针或逆时针方向进行掌摩，以达到预期疗效。

④用力柔和自然，速度均匀协调，压力大小适当。操作频率为每分钟 120～160 次。

（3）临床应用。

①部位：本法轻柔和缓，刺激小，适用于全身各部，为治疗胸腹、胁肋部位的常用手法。

②作用：和中理气、消积导滞、调节肠胃蠕动。

③治疗：胃脘痛、食积胀满、气滞、胸胁屏伤及跌打损伤、关节肌肉肿痛。

2. 擦法（图 11-10）

（1）定义：将手掌面、大鱼际或小鱼际着力于选定部位上进行直线来回摩擦的方法，称为擦法。

（2）动作要领。

①使用擦法时，不论是上下方向还是左右方向，都应直线往返，不可歪斜，往返距离要拉得长些。

②着力部位要紧贴皮肤，但不要用力硬压，以免擦破皮肤。

③用力要稳，动作要均匀连续，呼吸自然，以透热为度。

（3）临床应用。

①部位：掌擦法多用于胸胁、背腹部；鱼际擦法多用于四肢；小鱼际擦法多用于腰背部及下肢部。

②作用：温通经络、行气活血、消肿止痛、健脾和胃、温肾壮阳。

③治疗：掌擦法常用于治疗虚寒性腹痛、消化不良、背痛等症；鱼际擦法常用于治疗四肢软组织损伤；小鱼际擦法常用于治疗腰背风湿疼痛等症。

3. 搓法（图 11-11）

（1）定义：用双手掌心夹住一定部位，相对交替用力做相反方向的来回快速搓动，同时做上下往返移动的方法，称搓法。

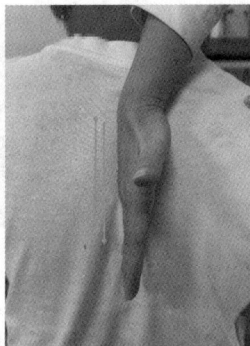
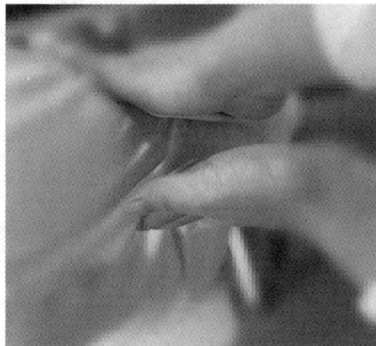

图 11-10　擦法　　　　　　　　图 11-11　搓法

（2）动作要领。

①操作时两掌相对用力，前后交替摩动。

②动作要协调、柔和、均匀，摩动快，由上向下移动缓慢，但不要间断。

（3）临床应用。

①部位：主要用于四肢、躯干和两胁肋部。

②作用：本法有疏通经络、行气活血、放松肌肉的作用。

③治疗：常作为治疗结束的手法，可治疗腰背疼痛、四肢酸痛等。

4. 抹法　略。

（三）挤压类手法

用掌或肢体的其他部位对患者的肢体进行挤压，或对称性挤压体表的方法，称挤压类手法。本手法包括按法、拿法、捏法等。

1. 按法

（1）定义：用拇指、中指指端或掌心（根）在选定的穴位上用力向下按压，按而留之的方法，称按法。

用指压称指按法,用掌压称掌按法。

(2)动作要领。

①着力部位紧贴体表,不可移动,用力由轻到重,不宜暴力突然按压。

②本法常与揉法配合应用。

(3)临床应用。

①部位:此法适用于全身各部和穴位。

②作用:此法具有通经活络、开通闭塞、祛寒止痛的作用。

③治疗:头痛、肢体酸痛、麻木等。

2. 拿法

(1)定义:捏而提起谓之拿。用拇指与食指、中指相对捏住某一部位或穴位,逐渐用力内收,并持续进行揉捏的方法,称拿法。拿法可单手进行,也可双手同时进行。

(2)动作要领。

①操作时,肩臂要放松,腕掌要自然蓄力,用拇指面着力。

②提拿揉捏动作要持续不断,用力要由轻到重,再由重到轻。

(3)临床应用。

①部位:常用于颈项、肩部和四肢穴位。

②作用:本法具有疏通经络、解表发汗、镇静止痛、开窍醒神的作用。

③治疗:拿法刺激较强,临床上多用于急救,以及治疗急性病症、外感风寒、头痛项强,四肢关节及肌肉酸痛。

3. 捏法(图 11-12)

(1)定义:用拇指桡侧缘顶住皮肤,食指、中指两指前按,三指同时用力提拿皮肤,双手交替捻动向前;或食指屈曲,用食指中节桡侧顶住皮肤,拇指前按,两指同时用力提拿皮肤、双手交替捻动向前的方法,称捏法。

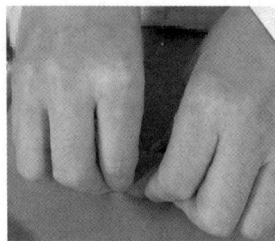

图 11-12 捏法

(2)动作要领。

①用拇指、食指二指或拇指、食指、中指三指提拿皮肤,次数以及用力大小要适当,且不可带有拧转。提拿皮肤过多,则手法不易捻动向前;提拿过少,则易滑脱停滞不前。

②操作时两手交替进行,不可间断,捻动须直线进行,不可歪斜。

③捏脊方向须根据病情,或由上而下,或由下而上。

(3)临床应用。

①部位:本法具有保健作用,适用于头部、颈项部、肩部、四肢、脊背部等。

②作用:本法具有调和阴阳、健脾和胃、疏通经络、行气活血等作用。

③治疗:对小儿积滞、疳积、厌食、腹泻、呕吐等症有特效。

(四)叩击类手法

用手掌、拳背、手指、掌侧面等叩打体表的方法,称叩击类手法。本手法包括拍法、点法等。

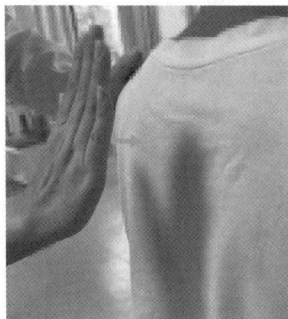

图 11-13 拍法

1. 拍法(图 11-13)

(1)定义:五指并拢,用屈曲的掌面拍打体表的方法,称为拍法。

（2）动作要领。

①肩、肘、腕关节放松，掌指关节微屈，使掌成虚掌。

②操作时腕关节发力，做轻微屈伸动作。

③拍时须轻重适度，有节奏感。

（3）临床应用。

①部位：适用于肩背、腰臀及下肢部。

②作用：舒筋活络、行气活血、解痉止痛等。

③治疗：局部感觉迟钝、肌肉痉挛、麻木不仁等。

2. 点法

（1）定义：将屈曲的指间关节突起处作为着力点，按压于某一治疗点上的方法，称为点法。

（2）动作要领：作用面积小，刺激性强，操作时根据病情酌情用力，不宜猛然暴力按压，冠心病、高血压患者应更为注意。

（3）临床应用。

①部位：适用于全身各部位，常用于肌肉较薄的骨缝处。

②作用：开通闭塞、活血通络、解痉止痛、调整脏腑功能。

③治疗：对脘腹挛痛、腰腿痛等证常用本法配合治疗。

（五）振动类手法

以较高频率的节律性轻重交替刺激持续作用于人体的方法，称振动类手法。本手法包括抖法、振法等。

1. 抖法

（1）定义：双手握住患者的上肢或下肢远端，稍用力做小幅度的上下连续的颤动，使肢体有松动感，称抖法。

（2）动作要领。

①手法操作时颤动幅度要小，频率要快。

②操作者肩关节要放松，肘关节微屈，动作要有连续性，具有节奏感。

（3）临床应用。

①部位：适用于四肢部位，以上肢为常用。

②作用：滑利关节、疏通脉络。

③治疗：常作为治疗肩肘关节功能障碍、腰腿痛的结束手法。

2. 振法 略。

（六）运动关节类手法

对关节进行被动活动的一类手法，称运动关节类手法。本手法包括摇法、拔伸法、扳法等。

1. 摇法

（1）定义：操作者用左手托扶患者关节近端，右手握住患者关节远端，做较大幅度转运或摇动的方法，称为摇法。

（2）动作要领。

①操作时动作要缓和稳定，用力宜轻。

②摇动的方向和幅度须在生理许可的范围之内。

（3）临床应用。

①部位：主要用于人体各关节处，有舒通经络、促使关节功能恢复的作用。

②作用：松解粘连、舒筋活血等。

③治疗:运动类功能障碍,关节疼痛、屈伸不利等。

2. 拔伸法

(1)定义:固定肢体或关节的一端,牵引另一端的方法,称为拔伸法。

①头颈部拔伸法:患者取坐位,操作者位于其背后,两手拇指顶其枕骨下方,两掌根托其两侧下颌角的下方,两侧前臂尺侧下按其两肩的同时,两手用力向上做相反方向的拔伸。

②肩关节拔伸法:患者取坐位,操作者以双手握住患侧的腕部或肘部,逐渐用力牵拉,嘱患者向另一侧倾斜(或有一助手帮助固定患者身体),操作者用双手握住患者腕部或肘部,向相反方向用力牵拉。

③腕关节拔伸法:患者取坐位,操作者一手握其前臂下端,另一手握其手部,两手同时向相反方向用力,逐渐牵拉。

④指间关节拔伸法:操作者一手握住被拔伸关节的近侧端,另一手捏住其远侧端,双手同时做相反方向的用力牵引。

(2)动作要领:操作时用力要均匀而持久,动作要缓和,不能突然拔伸或突然放松。

(3)临床应用。

①部位:颈椎、腰椎及四肢关节部。

②作用:舒筋活血、滑利关节、松解粘连、理筋整复。

③治疗:颈腰椎疾病、四肢关节功能障碍、小关节错位、软组织粘连。

3. 扳法 扫码学习腰部斜扳法。

三、推拿的适应证与禁忌证

腰部斜扳法

(一)推拿的适应证

1. 内科 感冒、头痛、便秘、咳嗽、哮喘、半身不遂、失眠、糖尿病、高血压、眩晕、呕吐、慢性胃炎、胃下垂、慢性肠炎、阳痿、遗精等。

2. 骨伤科 腰椎间盘突出症、腰椎退行性关节炎、腰椎小关节紊乱、腰肌劳损、坐骨神经痛、颈椎病、落枕、肩周炎、膝关节退行性关节炎、肱骨外上髁炎、腱鞘炎、腱鞘囊肿、腕管综合征和各种扭挫伤等。

3. 妇科 痛经、闭经、月经不调、更年期综合征、慢性盆腔炎、乳痈等。

4. 儿科 小儿哮喘、发热、呕吐、腹泻、便秘、夜啼、小儿肌性斜颈、小儿麻痹后遗症、疳积、急慢惊风等。

5. 五官科 单纯性慢性鼻炎、青少年假性近视、神经性耳聋等。

(二)推拿的禁忌证

(1)急性传染性疾病(如伤寒、白喉、肺结核等)。

(2)诊断不明的某些可疑骨折、肿瘤、结核病、骨髓炎等。

(3)出血性疾病(如血友病、外伤出血、便血等)。

(4)患者体弱,以及其他病情严重的患者。

小儿推拿
常用手法

(5)某些感染性疾病(如丹毒、化脓性关节炎、疖疮等)。

(6)局部皮肤有破损、烫伤或溃疡。

(7)急性关节扭伤肿胀严重者,早期慎用。

(8)女性月经期或妊娠期,腹部及腰骶部禁用。

(9)极度疲劳、饥饿和醉酒的患者。

(10)精神病患者。

(随州职业技术学院 肖 娟)

任务四　爱上刮痧技术

刮痧是中医学中一种既可保健又可治疗的自然疗法,是中医临床特色疗法之一,是中医学的重要组成部分。刮痧是以经络学说、脏腑学说、全息理论为指导,用某些特制的器具(如牛角、玉石等)和相应手法,蘸取一定的刮痧介质,在体表进行相应的手法刮拭,使局部皮肤潮红,以手抚之即可出现红色粟粒状或暗红色出血点等"出痧"变化,从而达到疏通经络、防治疾病目的的一种治疗方法。古人有"百病皆可发痧"之说。刮痧起源于旧石器时代,人们患病时,出于本能地用手或者石片抚摩、捶击身体表面的某一部位,发现有时竟然能使疾病得到缓解。通过长期的实践与积累,逐步形成了砭石疗法,这也是"刮痧"疗法的雏形。

> **知识导入**
>
> **电影《刮痧》带给我们的感悟**
>
> 相信很多同学都看过电影《刮痧》。这部电影讲述的是一个在美国生活的华人家庭,因为祖父采用中国传统疗法刮痧给孙子治病,反而被控告虐待儿童的故事。这部电影真实反映了中西方文化的差异,以及不同文化碰撞时从开始冲突到最后交流和理解的过程。
>
> 那么,我们应该如何面对西方文化,又该如何坚持中华民族自己的优秀传统文化?刮痧到底是一种什么样的中医诊疗方法呢?除此之外,中医还有哪些传统诊疗技术?

一、刮痧的工具

刮痧的工具包括刮痧板和刮痧介质。

(一)刮痧板

从质地上看,凡是边缘比较光滑的物体,都可以用作刮痧板。目前多选用水牛角、玉石、砭石、陶瓷等材质的刮痧板。这些材质具有清热解毒、活血止痛、安神镇惊、润肤美容等作用,并且光滑耐用、易于擦洗消毒。其他材质,如苎麻、棉线、贝壳(如蛤壳)、木制品(如木梳)以及边缘光滑的嫩竹板、玻璃、铜钱、硬币等也可作为刮痧用具。

从形状上看,不同形状的刮痧板的适用部位不同,如图 11-14 所示。

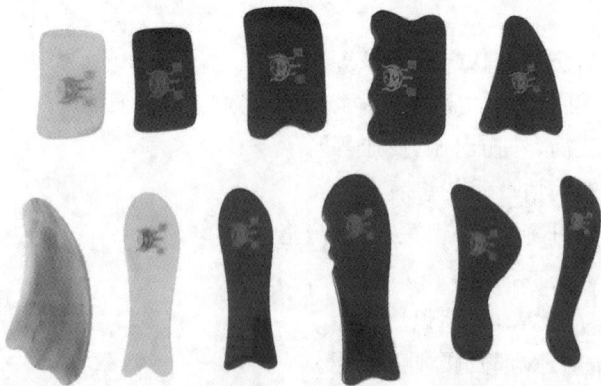

图 11-14　刮痧板

椭圆形的刮痧板适用于人体脊柱双侧、腹部和四肢肌肉较丰满部位刮痧;方形刮痧板适用于人体躯干、四肢部位刮痧;缺口形刮痧板适用于手指、足趾、脊柱部位刮痧;梳形刮痧板适用于头部刮痧;三角形刮痧板适用于胸背部、肋间隙、四肢末端部位刮痧。

（二）刮痧介质

刮痧前应在相应部位涂上刮痧介质，它们可起到润滑作用，从而减轻疼痛。古代常用清水、药酒、麻油、桐油、猪脂等具有润滑作用的物质以及药剂作为刮痧介质。目前多用刮痧油和刮痧乳等，前者是由医药油与中草药加工而成，渗透性较好，具有清热解毒、活血化瘀、舒筋通络、活血化瘀等作用；后者一般由天然植物合成，在刮痧油基础上加入维生素 E 乳或芦荟汁等。刮痧乳主要用于面部美容刮痧及儿童刮痧，具有养颜、润肤等作用。另外，特殊情况下也可采用其他物质（如植物油、滑石粉、润肤霜等）作为刮痧介质。

二、刮痧的操作方法

刮痧要在温度适中、干净舒适的环境下进行，嘱患者取舒适体位、充分暴露施术部位，施术前先对刮痧工具及施术部位进行消毒。具体操作方法如下。

（一）持板方法

用手握住刮痧板，刮痧板的底边横靠在手掌心，拇指和另外四个手指呈弯曲状，分别放在刮痧板两侧。刮痧时调整好角度，使刮痧板与皮肤成 45°角，以肘关节为轴心，利用指力、腕力发力，用前臂做有规律的运动。

（二）刮痧方法

1. 边刮法　刮痧板的长条棱边与体表接触成 45°角进行刮拭。宜用于大面积部位的刮痧，如腹部、背部和下肢等。

2. 点压法　用刮痧板的边角直接点压穴位，力量以患者能承受为度，保持数秒后快速抬起，重复操作 5～10 次。适用于肌肉丰满处的穴位或刮痧力量不能深达，或不宜直接刮拭的骨骼关节凹陷部位，如环跳、委中、犊鼻、水沟等穴位和背部脊柱棘突之间。

3. 梳刮法　使用刮痧板或刮痧梳从前额发髻处及双侧太阳穴处向后发际做有规律地单方向刮拭，刮拭板或刮痧梳与皮肤成 45°角。适用于头痛、头晕、疲劳、失眠、紧张等患者。

4. 按揉法　将刮痧板角部倾斜按压在穴位上，做缓慢、柔和旋转，板角不离皮肤，力度渗透至肌肉，以酸、胀、麻为度。常用于合谷、足三里、内关等穴位，以及手足上的反应点及其他疼痛敏感部位。

5. 角刮法　将刮痧板与刮拭皮肤成 45°角倾斜，用角形刮痧板或刮痧板的角部在穴位处自上而下刮拭。适用于身体关节、骨突周围以及肩部的部分穴位。

6. 摩擦法　将刮痧板与皮肤紧贴，或隔衣布进行有规律的旋转移动，或直线式运动使皮肤产生热感。适用于麻木、发凉或绵绵隐痛的部位，如肩胛内侧、腰部和腹部。

7. 拍打法　一手握住刮痧板一端，用刮痧板的另一端速度均匀地拍打穴位。拍时要在局部皮肤上先涂刮痧介质。适用于肘窝、膝窝、腰背部、前臂等部位。

此外，还有疏经理气法、弹拨法、双刮法、揪痧法、挑痧法等特殊刮痧法。

（三）刮痧方向、顺序及补泻

刮痧方向总的原则为由上向下、由内向外、单方向刮拭，尽可能拉长距离。刮痧顺序一般为先头面部后手足，先上肢后下肢，先背腰部后胸腹部。

1. 补法　刮拭力量小，操作的方向顺着经脉运行方向，出痧较少，适用于年老体弱，久病、重病或羸瘦患者。

2. 泻法　刮拭力量大，速度快，操作的方向逆于经脉运行的方向，出痧较多，适用于新病、急病、形体壮实的患者。

3. 平补平泻法　介于补法与泻法之间，多用于虚实夹杂的体质患者，保健刮痧多用此法。

（四）刮痧时间

临床上要根据患者的病情、年龄、体质等，采取不同的刮痧方案。一般每个部位操作 20～30 次，局部刮痧 10～20 分钟，全身刮痧 20～30 分钟。急性病以痊愈为止，慢性病多以 7～10 次为一个疗程。每次刮痧时间间隔 3～5 天，或以皮肤瘀斑消失为佳。

（五）刮痧反应

刮痧时患者会有酸麻胀痛感。一般在刮痧后，刮痧部位会出现鲜红色、暗红色、紫色及青黑色等的斑点、斑块，并伴有局部热感或轻微痛感，重者皮下深层能触及大小不一的包块硬结，其消退时间与患者体质、病情、出痧部位、痧色深浅有关，一般 5～7 天可消退。实证、热证、血瘀证一般出痧较多；虚证、寒证出痧较少，一般痧色鲜红多提示有热证，痧色青黑多提示有寒湿，痧色紫红多提示有瘀血。另外体形偏胖者不易出痧。

三、常用的部位刮痧法

一般可在人体的头面部、颈项部、胸腹部、四肢等不同的部位进行操作。现分述如下。

（一）头部刮痧

头为诸阳之会。头部刮痧可以疏通阳气，促进血液循环，增强记忆力，防治中风及中风后遗症、头痛、脱发、失眠、感冒等症。可用刮痧板边缘或刮痧板角部刮拭，每个部位刮 30 次左右至头皮发热为宜。手法采用平补平泻法，医者用一手扶患者头部，以保持头部稳定，刮痧时可循以下路线操作。

（1）刮拭头部两侧，从头部两侧太阳穴开始至风池穴。

（2）刮拭前头部，从百会穴向前额方向刮拭。

（3）刮拭后头部，从百会穴经后顶穴、风府穴至哑门穴。

（4）刮拭全头部，以百会穴为中心，呈放射状向全头发际处刮拭。

（二）面部刮痧

面部刮痧可刺激经络穴位，促进气血运行，延缓衰老，美化皮肤。面部应由内向外按肌肉走向刮拭。由于面部出痧影响美观，因此手法须轻柔，忌用重力大面积刮拭。眼、口腔、耳、鼻病的治疗须经本人同意，才可刮出痧。刮拭的按力、方向、角度、次数均以刮拭方便和患者局部能耐受为准则。

（三）颈部刮痧

颈部刮痧可以育阴潜阳、补益正气，防治颈椎病、感冒、咽炎、头痛等，刮痧时可循以下路线操作。

1. 颈部正中刮痧　从颈上的风府穴向大椎穴方向刮拭（督脉）。颈椎棘突明显者，宜用刮痧板的边角，由上向下依次点压按揉每一个椎间隙 3～5 次，以局部有酸胀感为宜。

2. 颈部脊柱两侧刮痧　从天柱穴向下刮至风门穴（足太阳膀胱经）。

3. 颈部外侧刮痧　颈部左、右两侧分别从风池穴、完骨穴刮至肩井穴（足少阳胆经）。

（四）背部刮痧

背部刮痧可以调节全身气机及脏腑功能。一般由上向下刮拭，先刮督脉，再刮两侧的膀胱经和夹脊穴。背部正中线刮拭时，手法宜轻，用补法。可用刮痧板棱角点按棘突之间，两侧可视患者体质、病情选用补泻手法，用力要均匀，中间不要停顿。

（五）肩部刮痧

肩部刮痧可以缓解肩部肌肉疼痛，活血化瘀，刮痧时可循以下线路操作。

1. 肩上部刮痧　由后发际两侧凹风池穴向肩井穴、肩髃穴方向刮拭。

2. 肩胛内侧刮痧　由后发际天柱穴向大杼穴、膈俞穴方向刮拭（足太阳膀胱经）。

3. 肩后部刮痧　由内向外刮拭肩胛冈上下，再刮肩关节后缘的腋后线。

4. 肩前部刮痧　刮拭腋前线。

5. 肩外侧刮痧　使患者上肢外展 45°，刮拭肩关节外侧的三角肌正中及两侧缘。

（六）胸胁部刮痧

胸部刮痧可以宽胸理气，疏通气机。两胁肋部为少阳胆经及厥阴肝经循行部位，胁肋部刮痧可调畅肝胆气机。胸部宜轻刮，乳头处禁刮，可用平补平泻法操作。胁肋部用刮痧板棱角沿肋间隙刮拭。

刮痧时可遵循以下路线进行：①自上而下刮拭胸部正中线，从天突穴经膻中穴向下刮至剑突；②由中线向外沿肋骨走向刮拭两侧胸胁部。

（七）四肢刮痧

四肢为十二经脉循行的主要部位，四肢刮痧可以调理经络气机，疏通全身气血。刮拭四肢时，关节部位不可重刮。下肢静脉曲张、水肿者应从下向上刮拭。刮痧时可沿经络循行方向进行。

1. 上肢内侧　由上向下刮，尺泽穴可重刮。

2. 上肢外侧　由上向下刮，关节处可停顿，或分段刮。

3. 下肢内侧　从上向下刮，经承扶穴至委中穴至跗阳穴。

4. 下肢外侧　由上向下刮。

四、刮痧的注意事项及禁忌

（一）注意事项

（1）刮痧时要注意周围环境，保暖、避风，以防邪气随着刮痧时开泄的汗孔入侵人体。

（2）医者双手以及刮痧工具要严格消毒，避免感染。

（3）刮痧结束后可饮温开水，休息15～20分钟，忌辛辣、刺激、生冷之品。嘱患者保暖，避风寒，忌发怒、烦躁或忧思焦虑，保持情绪平静，4小时之内不要洗浴。

（4）刮痧手法用力要均匀，以患者能接受为宜，切不可盲目追求多痧。

（5）刮痧时要密切关注患者状态，若出现精神不佳、面色苍白、恶心呕吐、心慌、晕厥等，应立即停止操作，使患者平卧、保暖、饮温水。或点按人中、内关、百会、涌泉等穴位来缓解。

（二）刮痧禁忌

（1）危重病症（如严重心脑血管病、急性传染病、有出血倾向等）患者禁止刮痧。

（2）刮治部位有破溃、疮痈、斑疹、皮下不明原因包块、急性扭伤、创伤或骨折、水肿、严重过敏者禁止刮痧。

（3）妊娠妇女的腹部和腰髋部禁止刮痧。

（4）妇女经期下腹部、面部均不宜刮痧。

五、刮痧的临床应用

刮痧可疏经活络、祛除邪气，可活血化瘀、开窍泄热，可调节功能、扶助正气，可辅助诊断、预判未病。刮痧成本低，操作简单方便，因此在临床及生活中应用广泛。现代研究表明，刮痧能作用于神经系统及循环系统，可以调节机体免疫力，改善机体血液循环，促进细胞代谢，促进体内毒素排出，还可以强身健体、美容养生。刮痧可结合针灸、艾灸、汤药等对相关疾病进行辅助治疗，适用于内科、外科、妇科、儿科、五官科等，可用于许多病证，具体内容如下。

（1）内科疾病：头痛头晕、失眠、发热、胃痛腹痛、便秘、腹泻、中暑、痹证、痿证、面瘫、咳嗽、哮喘、胸痹、中风后遗症、胁痛、呃逆、肥胖等。

（2）外科疾病：落枕、颈肩痛、背腰痛、腿痛、膝关节痛、足跟痛、静脉曲张等。

（3）妇科疾病：痛经、月经不调、带下病、乳腺增生、闭经等。

（4）儿科疾病：小儿积滞等。

（5）皮肤科疾病：黄褐斑、痤疮、荨麻疹等。

（6）五官科疾病：近视、耳鸣、耳聋等。

刮痧的古代
文献记载

（沧州医学高等专科学校　岳　雁）

任务五 练熟拔罐技术

拔罐是以罐为工具,利用燃烧、抽气、水煮等方法,形成罐内负压,使罐吸附于体表穴位或一定部位,使局部充血或瘀血,从而达到调节脏腑、疏通气血、防病治病、强壮身体目的的一种中医诊疗方法。

拔罐疗法为古老的医疗方法之一,其起源可以追溯到原始人时期,盛行于魏晋南北朝,在隋唐受到重视。我国最早关于拔罐的记载见于马王堆汉墓出土的《五十二病方》,因主要操作工具为动物的角而被称为"角法"。

《中国公民中医养生保健素养》提出,拔罐可以散寒湿、除瘀滞、止肿痛、祛毒热,且拔罐具有简、便、验、廉四大特点,广泛应用于内科、外科、妇科、儿科、皮肤科、五官科等疾病。

知识导入

奥运会上神秘的"东方力量"

2021 年 7 月 26 日,东京奥运会游泳比赛进入第二个决赛日,当日的压轴战是男子 4×100 米自由泳接力,在泳姿被称作"教科书"的德雷塞尔带领下,美国队以 3 分 08 秒 97 无悬念夺冠。而参赛选手身上那些眼熟的"深红色圆形大斑点"也受到了全世界观众的关注。

没错! 这就是咱们中国人熟悉到没事儿就会整两罐的"拔罐"! 2016 年的里约奥运会上,美国游泳名将"飞鱼"菲尔普斯一身拔罐印迹吸睛无数,这一神秘的"东方力量"迅速"声名鹊起"。游泳运动员长期在水里训练,体内湿气常蛰伏于经络,拔火罐可以加速血液循环,祛除寒湿。

为什么如此多的运动员热衷于拔罐呢? 拔罐到底有什么样的作用?

同学们,我们应该如何拔罐呢? 我们一起来学习吧!

一、拔罐的工具

(一)古代传统工具

1. 竹罐 在中医外治历史上,竹罐在很长一段时间内曾被用作拔罐疗法的主要工具,相传是在神医华佗发明的"中药竹罐刺血疗法"基础之上发展而来的,元代医药学家沙图穆苏还使用过中药煎汤煮竹筒拔罐法。竹罐是将直径 3~5 cm 的坚固的竹子截成 6~10 cm 的不同长度的节段,再磨光而成。竹罐相比于兽角,具有廉价易得、便于加工、不宜摔碎的优势,因而在很长的历史时期内代替兽角,成为拔罐疗法的主要器具。但它具有吸力较小、久置后易干燥、易爆裂、不透明、易造成烫伤的缺点(图 11-15)。

2. 陶罐 陶罐用陶土烧制而成,罐的两端较小,中间略向外展,形同腰鼓,底平,口径大小不一,口径小者较短,口径大者略长。陶罐的优点是吸力大,可重复消毒使用,但质地较重,容易摔碎损坏(图 11-16)。

(二)现代常用工具

1. 玻璃罐 玻璃罐多采用耐热质硬的透明玻璃制成,形如球,肚大口小,口边外翻。根据大小不同,分为多种型号的。其优点为质地透明,在使用时不仅可直接观察罐内皮肤充血、瘀血情况,还可以随时掌握拔罐治疗的程度及时间,且吸力较大,临床应用较普遍;缺点为容易破碎(图 11-17)。

2. 抽气罐 抽气罐是在透明塑料罐上面加置活塞,以便于抽气。抽气罐不需要使用明火,因罐体内温度不高,故不易烫伤皮肤,也不易被罐口刮伤。对四肢关节拔罐时,只要选用对应的罐口型号则不易脱罐。针对老年人和儿童的使用操作则更加简单。缺点在于走罐时来回抽、放气需要的时间较长,会导致患者保暖不足;此外,抽气罐没有火罐的温热作用。因此,抽气罐常用于家庭中,简单安全,经济实用(图 11-18)。

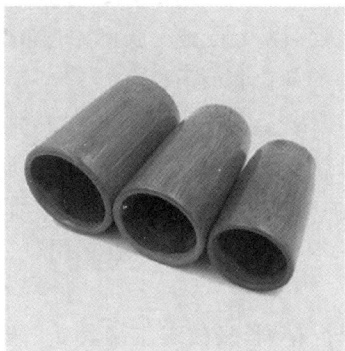

图 11-15　竹罐

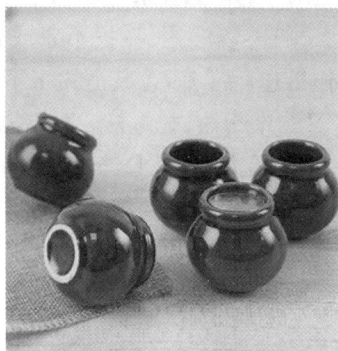

图 11-16　陶罐

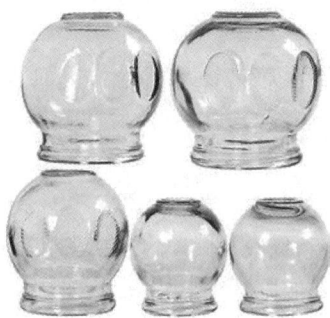

图 11-17　玻璃罐

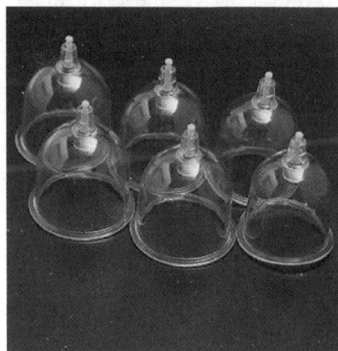

图 11-18　抽气罐

　　目前,全球应用较广的是玻璃罐和抽气罐,其次是竹罐,其他还有拔气罐、电磁罐、远红外罐、药物多功能罐等。此外,杯子、小口碗等,只要瓶口光滑无破损,皆可作为代用罐。

二、拔罐的操作方法

(一)吸拔方法

　　1. 火罐法　利用燃烧时火焰的热力排去空气,使罐内形成负压,从而将罐吸着在皮肤上的方法。火罐法的点火方法有投火法、闪火法、滴酒法、贴棉法、架火法,其中比较常用的是闪火法。

　　闪火法:用 7~8 号粗铁丝,一头缠绕石棉绳或线带,作为酒精棒使用。使用前,将酒精棒稍蘸 95% 乙醇点燃,将带有火焰的酒精棒一头伸入罐内,在罐底绕两圈后迅速撤出,马上将火罐扣在应拔的部位上,此时罐内已成负压即可吸住。优点为当闪动酒精棒时火焰已离开火罐,罐内无火,可避免烫伤。

　　2. 水罐法　也叫煮罐法,一般用竹罐。先将罐放在锅内加水煮沸 2~3 分钟,使用时将罐倾倒,再用镊子夹出,甩去水液,或用折叠的毛巾紧扣罐口片刻,趁热按在皮肤上,即能吸住。

　　3. 抽气罐法　由抽气筒和带有活塞的透明塑料罐组成。将罐紧扣在穴位上,以直接抽出罐内空气的方式形成罐内负压,使之吸拔在选定的部位上。

(二)运用方法

　　1. 留罐法　又名坐罐法,是临床上最为常用的一种方法。将罐吸拔在皮肤上留置一定时间(一般为 10~15 分钟,体质偏差者及儿童、吸力较强的罐具可适当缩短时间),造成吸拔部位局部瘀血,至皮肤潮红、呈暗红色甚至紫黑色后,再将罐取下。此法可温经活络、行气活血。适用于病变范围较小的部位或压痛点,可按病变或压痛范围大小,选择适当口径的罐子。

　　2. 闪罐法　将罐拔上后立即取下,如此反复吸拔多次,至皮肤潮红或罐体底部发热为度。须注意闪罐法大多采用火罐,且所用罐不宜过大,动作要迅速而准确。闪罐法的祛风解表作用较强,常用作走罐前的放松手法,适用于肌肉较松弛、吸拔不紧或留罐有困难之处,以及局部皮肤麻木或功能减退的虚证患者。本法要求动作迅速而准确,尤其适用于不方便留下罐印的部位,如面部。

3. 走罐法 又名推罐法、拉罐法、飞罐法。先于施罐部位涂上医用凡士林等润滑剂,将罐吸住后,立即用手握住罐体,将罐沿着肌肉、骨骼、经络循行路线反复推拉,罐口在罐的前进方向稍向上倾斜,使推动方向的后边着力,走罐时用力要均匀,至皮肤出现潮红或瘀血为止。可疏经通络,行气活血。适用于面积较大、肌肉丰厚部位(如脊背、腰臀、肩颈、大腿等)的酸痛、麻木、风湿痹痛等。宜选用口径较大、罐口平滑厚实的玻璃罐。临床上较为常用。

4. 排罐法 沿某一经脉或某一肌束的体表位置顺序成行排列、吸拔多个罐具。一般留罐10~15分钟。多用于神经肌肉疼痛、陈旧性软组织损伤等。

5. 刺络拔罐法 也称刺血拔罐法。对相应部位的皮肤进行消毒后,用三棱针点刺出血或用皮肤针叩刺,然后拔罐,以加强刺血治疗的作用,可清热活血拔毒,多用于治疗扭伤、乳痈、丹毒等。一般留罐10~15分钟。

6. 针罐法 针罐法包括留针拔罐与出针拔罐两种,用于治疗热证、实证、实寒证及某些皮肤病证。留针拔罐即在相关穴位上针刺得气后留针,再以针为中心拔留罐5~10分钟后起罐、出针。出针拔罐即在出针后,立即于该部位拔罐,留置后起罐。

此外,还可以将中药外用与拔罐疗法相结合,即药罐,以治疗寒湿久痹、颈肩腰背痛等症。目前临床上常在煮罐水中放入适量的祛风活血药物(如羌活、独活、当归、红花、木瓜、川乌、草乌、麻黄、艾叶等),多用于治疗风寒湿痹等。罐疗的形式多种多样,大大扩展了拔罐的临床应用范围。

三、拔罐后反应

取罐时,医者一只手扶住罐,另一只手按压罐口皮肤,使空气进入罐内,即可轻松取下。起罐后应用消毒棉球轻轻拭去拔罐部位上的小水珠。拔罐后可饮一杯温开水,夏季拔罐部位忌风扇或空调直吹。

拔罐后拔罐部位会出现一定的皮肤颜色与形态的改变,即罐斑,又称罐印或瘀斑。罐斑颜色变化能反映病情、协助诊断。一般情况下出现紫红色瘀斑、瘀点,皮肤微热、微痛,数日内症状消失为正常现象。

现代研究表明,罐斑颜色与罐内负压、留罐时间、体质和证候等因素密切相关。一般认为,罐斑颜色随着负压增加而逐渐加深。在负压相同的情况下,留罐时间在10分钟以内时,罐斑颜色随时间延长而逐渐加深。虚寒证的患者罐斑无皮色、温度变化,阳证、热证、实证患者的罐斑多呈现鲜红色,阴证、寒证、血瘀者多呈现深紫色、暗红色。罐斑显水汽、水疱或水肿,说明患者湿盛。若罐斑颜色逐渐变浅或减少,表明疾病逐渐减轻;反之,表明病情正在加重。不可一味追求罐斑,以免反复过重拔罐而引起局部损伤。

四、拔罐的临床应用

古代应用拔罐疗法治疗的病症十分局限,主要用于拔脓疗疮、风寒、头疼及风痹、眩晕等。现代拔罐疗法已经普遍应用于内科、外科、妇科、儿科、五官科、皮肤科等各科临床实践。

中医认为,人体是一个有机的整体。《素问·皮部论》指出:"凡十二经络脉者,皮之部也,是故百病之始生也,必先于皮毛。"十二皮部与经络、脏腑有着十分密切的联系,运用拔罐疗法刺激皮部,通过经络而作用于脏腑,可以调整脏腑功能,疏经通络,行气活血,祛风散寒,扶正祛邪,在治疗疾病、调理亚健康、养生保健、美容塑身等方面有很好的效果。

拔罐疗法的适应证范围广泛,既可用于感冒、咳嗽、肺炎、哮喘、头痛、胸胁痛、面神经麻痹、风湿痹痛、腰腿痛、扭伤、胃痛、带状疱疹、落枕、疮疖肿痛、毒蛇咬伤等,也可用于治疗现代医学所棘手的部分疑难杂病,如牛皮癣、急性视神经炎、白塞综合征、红斑性肢痛症、疲劳综合征等,对不少疾病已取得了颇为独特的效果。

五、拔罐的注意事项和禁忌

(一)注意事项

（1）要根据不同的需求选择不同的部位、适宜的罐具和拔罐方法。拔罐时要选择适当体位和肌肉丰满的部位，骨骼凹凸不平及毛发较多的部位均不适宜。嘱患者局部宜舒展、松弛，勿移动体位，以防罐具脱落。

（2）拔罐时要检查罐口周围是否光滑，罐体有无裂痕。

（3）面部、儿童、年老体弱者拔罐的吸附力不宜过大。

（4）若留针拔罐，选择的罐具宜大，毫针针柄宜短，以免吸拔时罐具碰触针柄而造成损伤。

（5）采用火罐法时，切勿将罐口烧热，以免烫伤皮肤。

（6）拔罐和留罐过程中要注意观察患者的反应，患者如有晕罐应立即起罐；严重者可让患者平卧，保暖并饮热水或糖水，还可揉内关、合谷、太阳、足三里等穴。

（7）起罐后，如出现小水疱则不必处理；如水疱较大，消毒局部皮肤后，用注射器吸出液体，再用消毒纱布包敷，以防感染。

（8）拔罐治疗的间隔时间，按局部皮肤颜色和病情变化决定。同一部位拔罐一般隔日 1 次，至急性病痊愈为止，一般慢性病以 7～10 次为一个疗程。两个疗程之间应间隔 3～5 天，或等罐斑痕迹消失。

(二)拔罐禁忌

（1）凝血功能障碍、呼吸衰竭、重度心脏病、严重消瘦、女性经期、孕妇的腹部和腰骶部及严重水肿等不宜拔罐。

（2）使用电罐、磁罐时，应注意询问患者是否带有心脏起搏器等金属物体，有佩戴者应禁用。

（3）皮肤严重过敏或皮肤患有疥疮等传染性疾病者不宜拔罐。

（4）重度神经质、全身抽搐痉挛、狂躁不安、不合作者，不宜拔罐。

（5）眼、耳、口、鼻等五官孔窍部不可拔罐。

六、拔罐的现代机制研究

现代医学认为，拔罐具有机械性刺激和温热治疗作用。罐内形成的负压可以使毛细血管充血、破裂出血，少量的血液进入组织间隙，从而产生瘀血，对机体是一种良性刺激，红细胞溶解后产生一种组胺类物质进入血液，以增强组织器官新陈代谢，使体内的废物、毒素加速排出，改善血运及局部组织的营养状况，增强血管壁的通透性，促进新陈代谢。

拔罐可以提高白细胞和网状细胞的吞噬能力，以增加局部的抵抗力，对体液免疫功能紊乱具有双向调节作用。同时，拔罐对血管的物理性机械刺激和温热刺激，可以通过皮肤感受器的传入纤维到达中枢神经系统，调节兴奋与抑制过程，使之趋于平衡，加强大脑对身体其他部分的调节作用，使局部皮肤相应的组织代谢旺盛，促进机体恢复原有功能，使疾病痊愈。

（沧州医学高等专科学校　岳　雁）

任务六　会用熏洗方法

熏洗疗法，也称中药蒸煮疗法、中药汽浴疗法，是将药物煎煮，趁热在患部熏蒸、淋洗和浸浴的方法，属于中医外治法的范畴。古代文献中称之为"气熨"或"淋洗"等。

早在东汉张仲景所著的《金匮要略》中就已经记载用苦参汤熏洗治疗狐惑病蚀于下部者，可谓是熏洗法的最早记载。唐代孙思邈的《千金要方》中载有以药物熏洗痔瘘的方法，以后此法历代习用并逐渐发展，且应用范围不断扩大。因所用药物不同，熏洗疗法可具有疏通腠理、行气活血、清热解毒、消肿止痛、祛风除湿、杀虫止痒、温经通络、协调脏腑等作用,可广泛应用于内科、外科、妇科、儿科、皮肤科等。

一、熏洗的作用机制

按照现代医学理论,熏洗疗法的主要作用机制为药物的有效成分被人体吸收后所引起的整体效应和药物对病灶局部的效应,并且通过经络系统的调节而起到纠正脏腑、阴阳、气血的偏盛偏衰及补虚泻实、扶正祛邪等作用。

(一)整体作用

整体作用指在某一特别部位施以熏洗,通过药物的吸收或局部刺激所引起的整体药理效应或全身调节作用。中药煎煮以后,它的有效成分以离子形式存在,熏洗时中药离子通过皮肤孔窍深入腠理、脏腑各部位,直接被人体吸收,输布全身,以发挥其药理作用。此外,熏洗可使皮肤温度升高,皮肤毛细血管扩张,从而促进血液循环及淋巴循环,有利于消除血肿和水肿。温热的刺激还能增强网状内皮系统的吞噬功能,促进新陈代谢,缓解关节紧张与疼痛。

(二)局部作用

局部作用指熏洗的中药对病灶发挥治疗和保健的作用。熏洗时,药物直接作用于局部,使局部组织内的药物浓度高于其他部位,局部血管扩张,促进血液循环,改善周围组织的状态,从而能够消炎退肿。同时,局部熏洗还具有良好的抗感染作用,能促进细胞的增生分化与肉芽组织的生长,加快伤口的愈合等。

二、熏洗的操作方法

(一)熏洗方法

中药熏洗时间一般在20~30分钟,因熏洗工具不同,有传统熏洗法与现代熏洗法两种操作方法。传统熏洗法是将中药放在陶瓷和不锈钢器具里,然后加水煮沸,将熏洗部位放在器具上熏洗,待药液不烫时,根据需要将患部浸入药液中泡洗。泡洗过程中注意避免烫伤。

现代熏洗法主要采用全身中药熏蒸机(药浴机)、局部熏蒸机以及坐浴机等全自动人性化设计,将中药包放在中药煮蒸器中煎煮,患者只需坐在机器里面熏蒸即可。

(二)熏洗分类

对于不同的部位,熏洗的具体操作方法也各不相同。

1. 四肢熏洗 先将煎好的药液倒入盆内,加热水至所需量。再将橡皮单垫于盆下,患肢架于盆上,用浴巾围盖患肢及盆,使蒸汽熏蒸患部。待药液不烫时,将患部浸入药液中泡洗。或者采用局部熏洗治疗仪治疗。

2. 坐浴 先将煎好的药液倒入坐浴盆内,加热水至所需量,盖上有孔木盖。再让患者暴露臀部坐于木盖上,使患部对准盖孔进行熏蒸,待药液不烫时,拿掉木盖,坐入盆内泡洗。也可使用现代坐浴器治疗。

3. 眼部熏洗 先将煎好的药液用容器盛好,容器口盖上纱布,中间露一个小孔,患眼对准小孔,接受熏蒸。待药液不烫时,用镊子夹纱布蘸药液轻轻擦洗患眼。

4. 全身熏洗 一般采用沐浴桶或药浴机,将中药包放在中药煮蒸器中煎煮,将煮好的药液倒入沐浴桶内。患者坐在沐浴桶内,外罩塑料薄膜或布单,勿使热气外泄,使头部外露进行熏疗,待药液不烫时,患者浸于药液内,再淋洗、浸渍全身,以出汗为度。或者患者直接坐在药浴机内进行蒸汽浴。

三、熏洗的临床应用

熏洗疗法有特别的治疗作用,尤其是在治疗体表病变时,能直达病所,较内服药物有一定的优势。临床上,中药熏洗疗法广泛应用于妇科、五官科、内科、外科、皮肤科、骨科、儿科等,在治疗阴痒、角膜溃疡、疖、痈、痔、软组织损伤、骨折、神经性皮炎、荨麻疹等疾病效果显著。

（一）妇科疾病

1. 阴痒　可用阴痒洗涤 1 号熏洗,即蛇床子、地肤子、苦参各 20～30 g,花椒、黄柏各 12 g,苍术、防风各 15 g,上药用纱布包裹,加水 2000 ml,煎至 1500 ml,待温度适宜时先熏后洗,每日 2 次,10 次为一个疗程。功效为燥湿止痒。

2. 阴部湿疹　可用五倍子洗剂熏洗,即五倍子、蛇床子各 30 g,紫草、土槿皮、白鲜皮、石榴皮各 15 g,黄柏、赤石脂各 10 g,生甘草 6 g。上述药物置于纱布袋中扎紧,放入锅中,加水 5000 ml,煎至 3000 ml,将药汁倾入浴盆中,趁热熏洗,每日早、晚各 1 次,每次 20～30 分钟。功效为清热燥湿。

（二）眼科疾病

1. 角膜溃疡　可用血竭儿茶洗剂熏洗,即血竭、儿茶、山柰、自然铜、铜绿、五味子各 6 g,上药煎汤过滤去渣,趁热熏患眼,每日 3～5 次,7 日为一个疗程。功效为清热活血。

2. 黄液上冲　可用清热解毒洗剂,即金银花 15 g,菊花 15 g,蒲公英 15 g,紫花地丁 15 g,防风 15 g,荆芥 15 g,薄荷(后下)15 g,生地 15 g,板蓝根 15 g,大青叶 15 g,上药煎汤趁热熏洗患眼约 20 分钟,每日 2～4 次,7 日为一个疗程。功效为清热解毒。

（三）内科疾病

1. 癃闭　可用开闸汤熏洗,即桃枝、柳枝、木通、花椒、明矾各 30 g,葱白、灯心草各 1 把,上药加水 5000 ml,煎汤。围被,趁热熏洗腹部,冷后再热,每日 2～3 次,每次 40～60 分钟。功效为清热利尿。

2. 痛风　可用马钱子洗剂熏洗,即马钱子、生半夏、艾叶各 20 g,红花 15 g,王不留行 40 g,大黄、海桐皮各 30 g,葱须 3 根,上药煎汤 2000 ml,置于桶内,以热气熏蒸患部,待药液变温后,浸洗患处,每日 2 次,7 日为一个疗程。功效为活血止痛。

（四）外科疾病

1. 便血　可用五倍子汤熏洗,即荆芥、莲房、桑寄生、朴硝各 30 g,鳖甲 24 g,五倍子 9 g,上药加水 5000 ml 煎至 3000 ml,先熏后洗,温度适宜后洗肛门。每日 2 次,每次 20 分钟,2 日为一个疗程。功效为疏风清热,收涩止血。主治内痔出血。也可使用现代坐浴器进行治疗。

2. 外伤疼痛　可用活血止痛洗剂熏洗,即艾叶、土细辛、川桂枝、甘松、山柰、炙川乌、炙草乌、伸筋草、海桐皮各 10 g,红花 9 g,川椒目 30 g,茜草 15 g,将以上诸药煎滚后取下,先以热气熏患处,待水稍凉后外洗患处,每日 2 次,7 日为一个疗程。功效为活血化瘀止痛。

3. 痔疮　可用却毒汤熏洗,即五倍子、花椒、防风、侧柏叶、枳壳、葱白、苍术各 10 g,瓦松、马齿苋、甘草各 15 g,皮硝 30 g,用水 3000 ml,煎至 1500 ml,先熏后洗,每日 3 次。功效为祛风活血。也可使用现代坐浴器进行治疗。注意内痔出血量较大或女性经期的患者不宜采用。

4. 腰痛　可用活血通络汤熏洗,即桃仁、红花、乳香、没药、五倍子、黑豆各 20 g,赤芍 15 g,甘草 15 g,白酒 30 g,加水 3000 ml 煎至一半,加入白酒趁热熏患处,待液温稍减,便可用毛巾浸液洗患处。在药尚有余热时停止熏洗,用干毛巾擦干患处,每次熏洗 30 分钟,1 剂药洗 4 次。功效为活血化瘀,通络止痛。

（五）皮肤科疾病

1. 疥疮　可用蛇床子洗剂熏洗,即蛇床子 30 g,地肤子 30 g,白鲜皮 30 g,苦参 30 g,牛蒡子 30 g,百部 30 g,黄柏 15 g,白芷 15 g,荆芥 20 g,薄荷 20 g,连翘 20 g,白矾 50 g,甘草 15 g,野黄菊花 15 g。上药加水煎沸 20～30 分钟,滤去药渣,倾入盆内,趁热熏洗,1 剂药可用 2～3 次,每日熏洗 1～2 次。功效为清热燥湿,杀虫止痒。

2. 寻常疣　可用香附木贼洗剂熏洗,即香附、木贼各 50 g,上药加 3～5 碗水煎,趁热先熏后洗患处约 30 分钟,每日 1～2 次,15 次为一个疗程。功效为理气散结。

3. 荨麻疹　可用夜交藤洗剂熏洗,即夜交藤 200 g,苍耳子、白蒺藜各 100 g,白鲜皮、蛇床子各 50 g,蝉蜕 20 g,上药加水 5000 ml,煎煮 20 分钟后,趁热先熏患处,待温后,用毛巾或干净旧布浸药液外洗患处,每次熏洗 30 分钟。功效为祛风除湿。

247

（六）骨科疾病

1. 风湿性关节炎　对患者予以中药熏洗,药物组成为红花 30 g,当归、乳香、没药、羌活、防风、大黄、川芎、秦艽各 20 g,独活 30 g,黄柏、牛膝各 15 g,以上诸药用 3000 ml 水煎至沸腾后 15 分钟,倒出药液,趁热用药液蒸发的水汽熏蒸膝关节,待其温度降低至 50 ℃左右时,用毛巾在药液中浸湿后用力擦洗膝关节,反复擦洗直至药液低于 30 ℃,将药液再次加热后,重复熏洗,每次熏洗 30 分钟。每日 1 次,2 周为一个疗程。功效为活血化瘀、行气止痛。

2. 骨折　对腕部骨折患者给予中药熏洗,药物组成为伸筋草、透骨草、路路通、海桐皮各 20 g,荆芥、防风、红花、川芎、苏木各 15 g,威灵仙 12 g,川乌、草乌各 10 g。上药置于容器内加水约 3000 ml 煮沸,浓煎 30 分钟,将患部置于容器上熏蒸,待药液温度下降至 40 ℃左右,可将手伸入容器中浸泡,药液冷却后可适度加温再次熏蒸浸泡,每次 30 分钟,每日 2 次,10 日为一个疗程。功效为祛风除湿通络,活血化瘀止痛。

（七）儿科疾病

1. 手足口病　对患儿予以中药熏洗护理疗法,药物组成为徐长卿、苦参、蛇床子、地肤子各 20 g。上药研磨,装纱布袋,倒入 1000 ml 开水,置于中药熏蒸仪中,先熏蒸 5 分钟,再将剩余药液外洗患部,共 20 分钟左右,每日 2 次。功效为清热解毒、燥湿透疹。

2. 新生儿黄疸　对患儿予以中药熏洗治疗,药物组成为茵陈、栀子各 10 g,郁金 6 g,金钱草 5 g,煎成浓缩液 100 ml,加水稀释至 5000 ml,晾至 42 ℃左右,患儿沐浴后于药液中熏洗 20 分钟,每日 1 次,3 日为一个疗程。

（八）其他疾病

1. 面肌痉挛　可用防风汤熏洗,即防风 12 g,羌活 12 g,川芎 15 g,僵蚕 10 g,当归 12 g,上药煎水,先熏后洗患侧面部,每日 2～3 次,每次 20～30 分钟,10 日为一个疗程。功能为活血祛风。

2. 落枕　可用落枕洗剂熏洗,即伸筋草、海桐皮、秦艽、当归、独活、钩藤各 9 g,红花、乳香、没药各 6 g,上药水煎,熏洗患处,每次 20～30 分钟,每日 2 次。功效为活血通络。

四、熏洗的注意事项和禁忌

（一）注意事项

（1）熏洗时,为避免药液蒸汽走散,要加盖被单,或用厚纸卷筒状罩住患部和盛药液的器皿（如熏眼时）。

（2）注意掌握药液温度及蒸汽温度,并掌握好患部与盛药液器皿的距离,以免烫伤或灼伤患部,但药液不可过冷。

（3）对于某些需延长时间熏洗的疾病,可用铁秤砣或洗净的鹅卵石烧红,放入盆内,加强蒸发。

（4）熏洗时,注意保温,室内应温暖避风,夏季宜避风寒。熏洗下肢后,要立即拭干,盖被保暖。

（5）被包扎的患部,熏洗时应揭去敷料,熏洗完毕,应更换敷料,重新包扎好。

（6）餐后半小时内不宜熏洗,高龄、心肺脑病、体质虚弱及水肿患者熏洗时间不宜过长,以防虚脱。

（7）颜面部熏蒸者,熏蒸后半小时才能外出,以防感冒。

（8）出现皮疹、瘙痒等过敏症状时应立即停用,必要时外涂抗过敏药膏,口服抗过敏药物。

（9）在伤口部位进行熏洗时,按无菌技术操作进行。

（二）熏洗禁忌

（1）眼部的新鲜出血性疾病,或脓成已局限的病灶,以及恶性肿瘤者忌用本法。

（2）年老体弱、严重心血管疾病、孕妇、严重贫血、活动性肺结核等患者,禁用全身熏洗法。

（3）孕妇及月经期禁用坐浴法。

古代文献中
"熏洗"的记载

任务七 能用中药离子导入法

中药离子导入法是利用直流电的作用将中药液中的分子电离,使中药药物离子经皮肤或黏膜进入人体,作用于病变部位,以达到治疗疾病目的的一种方法。本法具有活血化瘀、软坚散结、抗炎镇痛等作用。

知识导入

带你认识中药离子导入仪

中药离子导入仪,又称多功能数码综合理疗机,该仪器将中频药物导入和中频按摩融为一体,通过调制中频电流促进皮肤电阻下降,具备靶向给药、自动选穴、精准定时三大优点,具有针灸按摩、远红外线热疗、药物离子导入三大功能,可扩张小动脉和毛细血管,改善局部血液循环,发挥消炎镇痛、疏通经络、松解粘连的作用。

一、了解中药离子导入法的原理

中药离子导入法在直流电的作用下,利用电荷同性相斥、异性相吸的原理,将中药的药物离子经电极导入皮肤。电场力在皮肤角质层两侧形成电压差产生驱动力,使得人体皮肤角质层分子重新分布,并形成新的孔道结构,大量的药物离子得以顺利进入人体,从而发挥药物的治疗作用。

二、知晓中药离子导入法的操作

(一)物品准备

中频药物导入治疗仪、中药药液、一次性棉制衬垫、绷带、沙包等。

(二)操作方法

(1)协助患者取舒适体位,暴露治疗部位。

(2)将中药药液滴在两块一次性棉制衬垫上,浸润棉垫,以不滴水为宜,将棉垫紧贴患处皮肤;将水倒在电极板的吸水布上,使蓝色的布罩里吸水层湿透,去除多余水分;将两块电极板的布面紧贴棉垫,正、负极分别置于有一定距离的两个部位,连接好导线并用绷带和沙包固定。

(3)检查中频药物导入治疗仪各导线是否连接紧密,接通电源,根据患者病情选择处方、时间(一般设置20~30分钟),启动仪器,调节输出强度,以患者能耐受为度。

(4)治疗过程中,观察患者的反应,如有不适及时处理。

(5)治疗结束后,关闭电源,取下绷带、沙包、棉垫、电极板,擦净局部皮肤,协助患者穿衣。

三、熟悉中药离子导入法的临床应用

中药离子导入法利用现代技术,将中药、穴位、直流电三者有机结合,利用离子导入的电泳作用和电趋向性,使药物离子充分水化以利于药物离子的透皮转运,提高药物利用度,以达到治疗疾病的目的;同时,根据中医经络理论,通过对相应穴位的刺激,疏通经络、行气活血、扶正祛邪,使中药作用于病变部位,以提高人体免疫力。

中药离子导入法在临床上被广泛应用于外科、内科、妇科、眼科等疾病的治疗,主要用于治疗风寒湿痹、关节肿痛、骨质增生、神经痛、神经炎、盆腔炎、神经麻痹等。

中药离子导入法的禁忌证主要包括高热、出血性疾病、活动性结核病、妊娠、严重心功能不全,或植入心脏起搏器的患者。

(泉州医学高等专科学校 吴婉贞)

任务八　知晓足部反射区疗法

足部反射区疗法指在中医藏象学说和经络理论的指导下,运用针刺、艾灸、按摩或敷药等方法,刺激足部相应区域和部位,以达到预防和治疗疾病目的的一种方法。

《史记》中就有俞跗通过足部按摩治愈疾病的记载。

知识导入

带你记一记那些足疗的顺口溜

拇指头,多揉揉,失眠头痛不用愁。

二三趾间是眼睛,四五趾间是耳朵,左脚管右右管左。

肺部一横线,气管一竖线,消炎止痛肾上腺;消化三点成一线,胃肠一刮一大片。

妇科注意三大片,内侧子宫外卵巢,足背中只是乳腺。

如有前列腺肥大,每天按摩内踝下;脊椎足弓一条线,从前向后按三遍。

肩肘膝关在外沿,每处按摩月拳尖;坐骨神经痛,刮按后跟得轻松。

抗癌生力军,脾脏加胸腺。加强淋巴腺,少吃消炎片。

20世纪,国外许多学者相继发表了有关反射学的论著,分别从解剖学、神经生理学或心理学的角度,用现代医学的研究方法对足部反射区进行研究,并结合足部反射区治疗的临床经验,逐步形成了比较完整的双足反射区图。

1990年4月,我国在北京首次举办了全国足部反射区健康法研讨会,会后成立了中国足部反射区健康法研究会筹备会,同年12月,中华人民共和国卫生部正式批复同意成立"中国足部反射区健康法研究会",杭雄文先生担任理事长。1999年,国务院批准"足部按摩师"正式成为中国政府承认的一个工种而服务于社会。2000年,相关部门开始推行《足部按摩师国家职业标准》,自此,足部按摩行业逐渐走向职业化、标准化道路。

一、熟悉足部反射区的分布规律

足部反射区的分布有一定的规律。生物全息胚理论认为,双足并拢可以看成一个坐着的人形。

足部反射区排列的规律为足趾相当于人的头部,足掌前半部相当于胸部(包括肺和心脏),足掌中部相当于腹部(有胃、肠、胰、肾等器官),足跟相当于盆腔部(有子宫或前列腺等生殖器官和膀胱、尿道等),足内侧相当于人的脊椎(包括颈椎、胸椎、腰椎、骶骨和尾骨),足外侧相当于人的外侧(自上而下是肩、肘、膝等),足背相当于人的正面(包括鼻、上下颌、腭扁桃体、喉、气管、食管等),左足与左半身相对应,右足与右半身相对应。

特别要注意的是,由于人体神经在颈部形成"锥体交叉",即左半身的神经与右脑联系,右半身的神经与左脑联系。因此,右侧头部各器官的反射区在左足上,左侧头部各器官的反射区在右足上。

二、知晓足部反射区的按摩手法

(1)单食指叩拳法:一手扶住足部,另一手食指第一、二指间关节弯曲扣紧,其余四指握拳,用食指的第一指间关节顶点作为施力点,点压反射区。适用于大部分穴位。

(2)拇指指腹按压法:一手固定足部,另一手拇指指腹作为施力点按压反射区。多用于足底和足两侧反射区。

(3)食指刮压法:一手固定足部,另一手用拇指固定,食指弯曲呈镰刀状,用食指内侧缘施力刮压按摩。本法主要用于甲状腺、生殖器、尾骨内侧、前列腺或子宫、喉与气管及食管、胸部淋巴结、内耳迷路等足部反射区。

（4）单食指钩掌法：一手握住足部，另一手食指、拇指张开，其余三指握成拳状，用食指桡侧缘擦摩。本法适用于胸部淋巴结、喉、气管、尾骨、坐骨肾经、内耳迷路等足部反射区。

（5）双指钳法：一手握住足部，另一手食指、中指弯曲成钳状，夹住受术者的足趾，用中指的第二指骨外侧固定足穴位置，用食指内侧加压施力。本法常用于颈椎、甲状旁腺反射区。

（6）双食指刮压法：将双手食指弯曲呈镰刀状，双手食指内侧同时施力刮压。本法常用于足背部膈反射区。

（7）拇指推法：用拇指指腹着力，推压足的一定部位，做单向直线移动。相近的几个部位需要做推拿时，可采用此法，如肾、输尿管、膀胱、结肠等足部反射区。

（8）擦法：用手掌的大鱼际着力于足的一定部位，稍用力下压，做直线（上下或左右方向）往返摩擦，使治疗部位产生一定热量。适用于脚心。

（9）叩法：包括食指叩法和撮指叩法两种。食指叩法指将拇指、食指两指指腹相对，中指指腹置于食指指甲上，三指合并捏紧，食指端略突出，腕部用力带动手做上下运动，使手指叩击足部。适用于足部各个穴位和反射区。撮指叩法指将五指指端聚拢捏紧，呈梅花状，同样腕部用力带动五指在足部做上下叩击运动。适用于足部肌肉较少的部位。

（10）摇法：一手握住足踝或足趾，另一手握住足趾部，在关节生理活动范围内，做足趾或踝关节的环转摇动。适用于足趾关节及踝关节反射区。

三、了解足部反射区疗法的应用

足部反射区疗法的适用病种包括消化系统疾病、循环系统疾病、内分泌系统疾病、泌尿生殖系统疾病、运动系统疾病、感觉系统疾病、神经系统疾病、风湿免疫系统疾病和呼吸系统疾病。值得注意的是，虽然足部反射区疗法在治疗某些疾病时效果较好，但并不是所有疾病都可以用足部反射区疗法来治疗。对一些急性传染病、急性中毒、外科急症（如骨折、烧伤、穿孔、大出血等），应立即采取急救措施，不能贻误时机。

（泉州医学高等专科学校 吴婉贞）

任务九 能用耳穴法

一、了解耳穴与经络脏腑的关系

中医的整体观认为，人是一个有机的整体，内在的脏腑和体表的四肢九窍之间是密切联系的。耳与全身是一个统一的有机整体，经络布散于耳，耳又通过经络与脏腑相联系，所以耳郭能反映人体脏腑组织器官的生理、病理变化。

耳与经络密切相关，早在距今2000多年的《阴阳十一脉灸经》中就有关于"耳脉"的记载，《黄帝内经》不仅将"耳脉"发展完善为手少阳三焦经，还较详尽地论述了耳与经脉、经别、经筋的关系。《灵枢》记载，手太阳经、手足少阳经、手阳明经等经脉、经别均入耳中，足太阳经至耳上角，足阳明经上耳前，手足少阳、手太阳等经筋亦循于耳周。《奇经八脉考》中阐述了奇经八脉中的阴跷、阳跷两脉均循行入耳后，阳维脉亦循头入耳。

十二经脉中，六阳经的循行与耳直接相连，六阴经虽然没有直接循行入耳，但通过经别沟通其相表里的阳经，与耳相联系。故《灵枢·口问》曰："耳者，宗脉之所聚也。"

耳与脏腑密切相关，与五脏的联系尤为重要。《黄帝内经》《难经》等书记载了五脏均与耳有联系。其他医书中也有相应的记载，如《证治准绳》曰："肾为耳窍之主，心为耳窍之客。"清代《杂病源流犀烛》中"肺主气,一身之气贯于耳"的见解,都说明了五脏与耳的关系密不可分。《厘正按摩要术》指出,耳珠属肾,耳轮属脾,耳上轮属心,耳皮肉属肺,耳背玉楼属肝,将耳郭具体的部位和五脏对应,说明耳与五脏的生理功能密切相关。中医认为,五脏的生理、病理变化可以反映于耳,我们可以通过观察耳部的变化推测体内脏腑功能的异常。

二、熟悉耳郭表面解剖

耳郭分为正面和背面两个部分,耳正面的表面解剖名称和形态如图 11-19 所示。

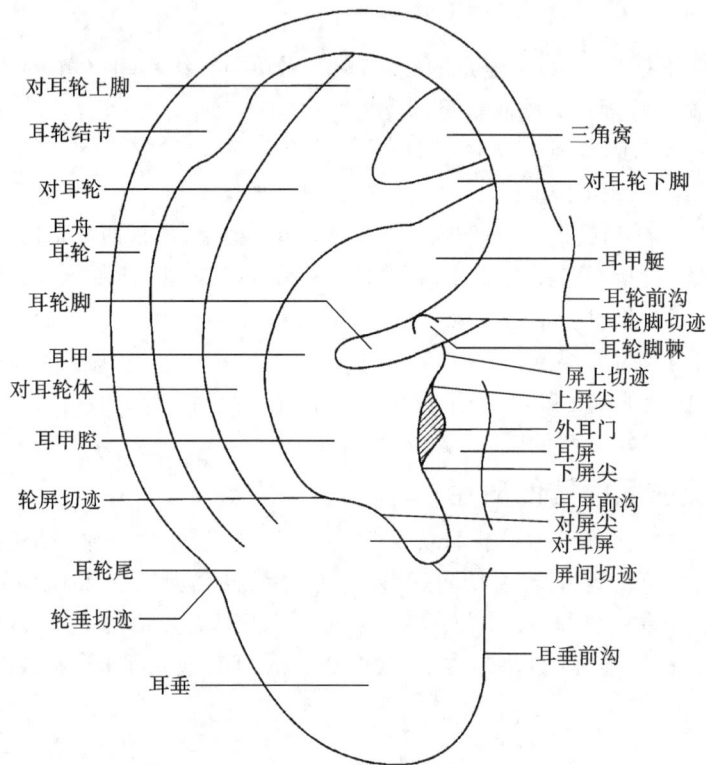

图 11-19　耳郭表面解剖(正面)

耳轮——耳郭外缘向前卷曲的部分。

耳轮结节——耳轮外上方稍肥厚的结节状突起,又称达尔文结节。

耳轮尾——耳轮下缘与耳垂交界处。

耳轮脚——耳轮深入耳甲腔的横行突起。

对耳轮——与耳轮相对的隆起处。

对耳轮上脚——对耳轮向上的分支。

对耳轮下脚——对耳轮向下的分支。

三角窝——对耳轮上、下脚之间构成的三角凹窝。

耳舟——对耳轮与耳轮之间的凹沟。

耳屏——耳郭前面的瓣状突起,又称耳珠。

对耳屏——耳垂上部与耳屏相对的瓣状隆起。

屏上切迹——耳屏上缘与耳轮脚之间的凹陷。

屏间切迹——耳屏与对耳屏之间的凹陷。

轮屏切迹——对耳屏与对耳轮之间的凹陷。

耳甲——由对耳屏和弧形的对耳轮体部及对耳轮下脚下缘围成的凹窝。

耳甲艇——耳轮脚以上的耳甲部。

耳甲腔——耳轮脚以下的耳甲部。

耳垂——耳郭最下部无软骨的皮垂。

三、知晓耳穴的分布规律

耳郭表面分布有许多耳穴,耳穴的分布有一定的规律。耳穴在耳正面表面的分布好像一个倒置在子宫内的胎儿,头朝下对应耳垂,臀部和下肢朝上对应对耳轮上、下脚,躯干在中间对应对耳轮体,内脏器官集中在耳甲与人体解剖器官呈"投影"的对应关系。

四、学会探查耳穴

当人体内脏腑、组织器官、四肢躯干等发生疾病时,耳郭上相应的部位会出现不同的阳性反应,这些反应点是诊断疾病的重要依据,也是取穴治疗的首选穴位。寻找阳性反应点的主要方法如下:一视,观察耳郭是否有变色、变形、丘疹、脱屑等异常改变;二触,包括压痛法,用探棒在耳郭上寻找压痛点;触诊法,用探笔触及隆起、凹陷或水肿、肿胀等不同反应;三测听,常用耳穴探测仪测定耳穴的皮肤电阻,寻找电阻降低的位置作为诊断或取穴的依据。

五、知晓耳穴的操作方法

(一) 耳穴毫针法

耳穴毫针法是使用毫针针刺耳穴以防治疾病的一种方法,操作步骤如下。

1. 取穴与消毒 根据检查寻找出患者的阳性反应点,明确诊断,选定耳穴。用75%酒精棉球对施术部位进行消毒,待酒精干后针刺。

2. 体位与进针 患者一般取坐位,对于初诊患者(如紧张惧怕针刺、年老体弱者),可以采取卧位。进针时,医者一手固定耳郭,另一手拇指、食指、中指持针用捻入法(将毫针边捻边刺入耳穴的方法)或插入法(将毫针迅速刺入耳穴的方法)进针。一般刺入皮肤0.1~0.3 cm,以不穿透对侧皮肤为度。根据疾病性质、病情缓急及患者的体质、耐受程度等选择不同的针刺强度、方向及补泻手法。

3. 留针与出针 根据疾病需要确定留针时间,一般留针15~30分钟。婴幼儿通常不留针,慢性疾病和疼痛性疾病可以适当延长留针时间。出针时,一手固定耳郭,另一手迅速将针拔出,再用消毒干棉球或棉签按压针孔,以免出血,如有出血可延长压迫时间,至止血为止。

(二) 耳穴贴压法

用药物种子或药丸、磁珠等贴压在耳郭的穴位上以防治疾病的一种方法。这种方法简便易行,可以持续刺激穴位且较安全,是临床上耳穴治疗常用的方法之一。

贴压物可因地制宜选用材料,可用植物种子,如王不留行、莱菔子;或药丸,如六神丸、牛黄消炎丸,也可用磁珠等。临床上最常使用王不留行,其表面光滑、质地较硬且不易滑脱。应用时,将贴压物放在大小为0.6 cm×0.6 cm的医用胶布中央,贴压物直径约0.2 cm,应清洗消毒再使用。操作前,用75%酒精棉球消毒耳郭,以去除油污,防止贴压物脱落。操作时,医者用镊子夹取制备好的耳穴压丸贴片,将贴压物对准耳穴粘贴。之后对贴压物按压刺激,可根据患者的体质和病情需要选择不同的刺激强度,一般孕妇宜用轻刺激手法。贴压后可放置3~7日更换一次,患者每日可自行按摩3~5次。

(三) 耳穴刺血法

采用特定的器具刺破耳穴或耳郭脉络,放出血液,以达到泄热、止痛、镇静等治疗目的的一种方法。临床上最常用的耳穴放血点为耳尖,用于高热、高血压、头晕、头痛、眼疾等各种疾病患者。另外还可在肝阳、屏尖、降压沟、耳背、轮1~轮6等部位进行放血。医者佩戴一次性乳胶手套或薄膜手套。操作前,先按摩耳郭使之充血,再用75%酒精棉球消毒施术部位。操作时,医者一手固定耳郭放血部位,另一手持三棱针或一次性医用采血针,迅速刺入放血部位并迅速拔出,再按摩刺血部位以挤出适量血液,之后用消毒干棉球或棉签压迫止血并消毒刺血部位。痛证、实证、热证者可增加放血量。一般每日 1 次或隔日 1 次,急性病可每日 2 次,慢性病可每周 2～3 次。

(四)耳穴按摩法

用手或耳穴按摩棒在耳穴部位运用按揉、点按、提捏等手法,刺激耳穴以达到防治疾病目的的一种方法。操作时间一般为 5～10 分钟,刺激强度视患者体质和病情需要而定。

六、了解耳穴操作的注意事项

(1)针刺操作前要注意施术部位的消毒,针刺后要注意观察,若局部出现发红、肿胀,应及时处理,以防感染。

(2)对于精神紧张、年老体弱的患者,可以采取卧位针刺以防止晕针。

(3)对于局部有感染、破溃、瘢痕等患者不宜使用耳针,有凝血功能障碍的患者不宜耳穴刺血,妊娠妇女应慎用耳针,不宜行强刺激操作。

知识链接

经验耳穴

升压点:在屏间切迹下方中点。主治低血压。

降压点:在三角窝内的外上角。主治高血压。

兴奋点:在睾丸与丘脑之间。主治嗜睡、遗尿、肥胖症、阳痿、甲状腺功能减退症等。

糖尿病点:在胰胆与十二指肠之间。主治糖尿病。

便秘点:在与坐骨神经、交感呈等边三角形的对耳轮下脚的上缘处。用于治疗和诊断便秘。

神经衰弱点:在耳垂 4 区的中点。主治失眠。

(泉州医学高等专科学校　吴婉贞)

目标检测

单项选择题

1. 如将双脚并拢在一起,人体各部位在足部的投影区可以看成一个(　　)的人形。

A. 仰卧　　　　B. 站着　　　　C. 坐着　　　　D. 俯卧　　　　E. 侧卧

2. 与上肢相对应的耳穴多分布在(　　)。

A. 对耳轮上脚　B. 对耳轮下脚　C. 耳甲艇　　　D. 耳甲腔　　　E. 耳舟

3. 安神止痛要穴是(　　)。

A. 神门　　　　B. 三角窝　　　C. 风溪　　　　D. 耳尖　　　　E. 内分泌

4. 现在临床最常用的耳针疗法为(　　)。

A. 耳穴毫针法　B. 电针法　　　C. 埋针法　　　D. 压籽法　　　E. 温灸法

5. 耳穴经验用穴降压点主治高血压,其位置在(　　)。

A. 三角窝内的外上角　　　　　B. 在屏间切迹下方中点

C. 三角窝内的内上角　　　　　D. 在屏间切迹上方中点

E. 耳屏切迹外上方

6. 最适用于四肢小关节的手法是(　　)。

A. 抖法　　　　B. 捏法　　　　C. 捻法　　　　D. 拿法　　　　E. 摩法

7. 推拿是物理疗法,十分重视(　　)。

A.经络学说　　　　B.解剖学　　　　　C.生理学　　　　　D.病理学　　　　　E.生物力学

8. 拇指与其余手指的螺纹面相对用力提捏肌肤或肢体的手法是(　　)。

A.揉法　　　　　　B.拿法　　　　　　C.捏法　　　　　　D.搓法　　　　　　E.捻法

9. 使关节或半关节做被动环转运动的手法是(　　)。

A.抖法　　　　　　B.扳法　　　　　　C.擦法　　　　　　D.摇法　　　　　　E.牵抖法

10. 治疗落枕相对最有效的手法是(　　)。

A.拿法　　　　　　B.捏法　　　　　　C.扳法　　　　　　D.擦法　　　　　　E.按揉法

11. 适用于皮肉浅薄部位穴位的进针方法是(　　)。

A.指切进针法　　　B.单手进针法　　　C.舒张进针法　　　D.夹持进针法　　　E.提捏进针法

12. 根据针体在穴位内转动的方向和用力的轻重来区分补泻的手法是(　　)。

A.平补平泻　　　　B.提插补泻　　　　C.徐疾补泻　　　　D.捻转补泻　　　　E.开阖补泻

13. 化脓灸属于(　　)。

A.温和灸　　　　　B.温针灸　　　　　C.间接灸　　　　　D.雀啄灸　　　　　E.艾炷灸

14. 最适宜于隔盐灸的部位是(　　)。

A.中脘　　　　　　B.气海　　　　　　C.天枢　　　　　　D.关元　　　　　　E.脐中

15. 可治疗蛇蝎毒虫伤的灸法是(　　)。

A.隔姜灸　　　　　B.隔盐灸　　　　　C.隔蒜灸　　　　　D.隔附子灸　　　　E.温针灸

16. 刮痧时刮拭力量大、速度快、刺激时间短一般为(　　)。

A.补法　　　　　　B.泻法　　　　　　C.平补平泻法　　　D.其他方法　　　　E.平刮法

17. 局部刮痧时间一般为(　　)。

A.10~20分钟　　　B.30分钟　　　　　C.5分钟　　　　　D.50分钟　　　　　E.15分钟

18. 以下哪项不是走罐法适宜的治疗部位?(　　)

A.脊背　　　　　　B.头部　　　　　　C.腰部　　　　　　D.大腿　　　　　　E.足部

19. 留罐法的留置时间一般为(　　)。

A.3~5分钟　　　　B.5~10分钟　　　　C.10~15分钟　　　D.15~20分钟　　　E.20~25分钟

20. 中药熏蒸时间一般为(　　)。

A.20~30分钟　　　B.30~40分钟　　　C.40~50分钟　　　D.1小时　　　　　　E.10~15分钟

学中医中药法律法规　明优秀文化发展方向
——做一个学法懂法守法的中医人

扫码看 PPT

▲ **能力目标**

1. 学好法律法规,能够知法懂法。
2. 能够正确运用法律法规。

▲ **知识目标**

1. 掌握中医药法律制度的立法目的、指导思想和原则。
2. 熟悉中医药法律制度的产生背景和历史意义。

▲ **素质目标**

1. 强化法律意识。
2. 提升法律素养。

课堂思政目标

1. 做一个学法、懂法、守法的中医人。
2. 树立仁者爱人的处世观与贵中尚和的价值观。

中医药是中华民族的瑰宝,是我国医药卫生体系的特色和优势,是国家医药卫生事业的重要组成部分。自 1949 年以来,党和国家高度重视中医药工作,坚持中西医并重,中医药事业取得了显著成就。为了使中医药政策保持连续性和稳定性,必须加强中医药法制建设,这是中医药事业发展的需要,是中医药规范化、标准化、现代化的保证,是中医药走向世界的必要条件。

发展中医药事业、加强中医药传承发展的法制建设既是一个医疗卫生领域的立法问题,更是一个涉及弘扬中华优秀传统文化、增强民族自信和文化自信、提高国家文化软实力、实现中华民族伟大复兴、促进人与自然的和谐发展等方面的重大战略问题。建立健全中医药管理体系是中医药事业发展传承的枢纽,是中医药服务体系和运行体系的关键和核心。

21 世纪以来,我国医药行业发展迅速,与之相应的医药行业法规体系也在不断顺应时代的发展变化,逐步从单一走向多元,日趋完善成熟。党的十八大以来,一系列重磅政策法规的印发,将"建立健全中医药管理体系"摆在了重要位置。

2016 年,新时代推进我国中医药事业发展的纲领性文件《中医药发展战略规划纲要(2016—2030年)》发布,提出健全中医药管理体制。按照中医药治理体系和治理能力现代化要求,创新管理模式,建立健全国家、省、市、县级中医药管理体系,进一步完善领导机制,切实加强中医药管理工作。各相关部门要在职责范围内,加强沟通交流、协调配合,形成共同推进中医药发展的工作合力。

2017 年实施的《中华人民共和国中医药法》明确提出,要建立符合中医药特点的管理制度。县级以上人民政府应当将中医药事业纳入国民经济和社会发展规划,建立健全中医药管理体系,统筹推进中医药事业发展。

2019年,中共中央、国务院发布《中共中央 国务院关于促进中医药传承创新发展的意见》,提出健全中医药管理体制。

2021年,国务院办公厅印发的《关于加快中医药特色发展的若干政策措施》提出,加强对中医药工作的组织领导,充分发挥国务院中医药工作部际联席会议作用,及时研究解决重大问题。中医药管理部门要加大中医药标准制定、科学研究、人才培养、应急救治、文化宣传等工作力度。有关部门要各司其职,扎实推动各项工作落实。各地要进一步加强中医药管理机构建设。

这一系列政策法规,都针对改革完善中医药管理体制做出具体工作部署,建立健全中医药管理体系的步伐进一步加快。坚持继承和创新相结合,保持和发挥中医药的特色和优势,切实解决法律实施中存在的问题、补齐短板,必能为促进中医药传承创新发展、弘扬中华优秀传统文化、推进健康中国建设贡献更大力量。

知识导入

带你了解《中华人民共和国中医药法》

中医药是中华民族的瑰宝,是中国文明宝库的璀璨明珠,闪耀着中华优秀传统文化的光芒。

中医药是中华民族在与疾病长期斗争过程中积累的宝贵财富,其有效实践和丰富知识中蕴含着深厚的科学内涵,是中华民族优秀文化的重要组成部分,为中华民族的繁衍昌盛和人类健康做出了不可磨灭的贡献。

作为我国中医药领域第一部综合性、全局性、基础性的法律,《中华人民共和国中医药法》是第一部全面、系统体现中医药特点的综合性法律,由已故著名中医学家董建华于1983年首次提出,历经33年讨论,由第十二届全国人民代表大会常务委员会第二十五次会议于2016年12月25日通过,2017年7月1日起正式实施。

《中华人民共和国中医药法》分为总则、中医药服务、中药保护与发展、中医药人才培养、中医药科学研究、中医药传承与文化传播、保障措施、法律责任、附则共九章63条,全文共约7000字,在具体制度设计中遵循中医药发展规律,体现了中医药自身特点,具有很强的指导性、规范性和实用性。

其立法目的是继承和弘扬中医药,保障和促进中医药事业发展,保护人民健康。

任务一　学好《中华人民共和国中医药法》

历经数千年不断丰富发展,中医药以其深邃的哲学思想为中华民族繁衍昌盛做出了卓越贡献,被誉为打开中华文明宝库的钥匙。《中华人民共和国中医药法》(以下简称《中医药法》)作为第一部全面、系统体现中医药特点的综合性法律,将党和国家关于发展中医药的方针政策用法律的形式固定下来,将人民群众对中医药的期盼和要求用法律的形式体现出来,对中医药行业的发展具有里程碑意义。

《中医药法》是我国第一部全面、系统体现中医药特点和规律的基本性法律,是中医药领域的根本大法,在中医药事业发展中具有基础性和全局性的作用,是开展中医药工作的基本遵循和依据。

一、《中医药法》的历史意义

这是我国第一部全面、系统体现中医药特点的综合性法律,标志着中医药单独立法、单独管理的开端。《中医药法》的出台,是落实宪法"发展现代医药和我国传统医药"规定、贯彻"中西医并重"卫生工作方针的关键,使中医药管理体制、运行机制更加符合中医药发展规律,充分发挥中医药简便验廉、广泛可及等优势,对中医药健康、自主和可持续发展及当前的医改定将产生重大而积极的影响。

(1)《中医药法》第一次从法律层面明确了中医药的重要地位、发展方针和扶持措施,为中医药事业发展提供了法律保障。

(2)《中医药法》针对中医药自身的特点,改革完善了中医医师、诊所和中药等管理制度,有利于保持和发挥中医药特色和优势,促进中医药事业发展。同时,《中医药法》对实践中存在的突出问题做了有针对性的规定,有利于规范中医药从业行为,保障医疗安全和中药质量。

(3)《中医药法》的出台有利于提升中医药的全球影响力,在解决健康服务问题上,为世界提供中国方案、中国样本,为解决世界医改难题做出中国的独特贡献。

二、《中医药法》的立法背景介绍

中医药是中华民族的瑰宝,是我国医药卫生体系的特色和优势,是国家医药卫生事业的重要组成部分。自1949年以来,党和国家高度重视中医药工作,坚持中西医并重,中医药事业取得了显著成就。随着经济社会快速发展,中医药事业发展面临一些新的问题,主要表现在中医药服务能力、中药质量、中医药人才培养、中医药理论和技术方法的传承与发扬等方面。

为了解决这些问题,需在一系列政策措施的基础上制定一部较为全面的中医药相关法律文件,依法保障中医药事业的发展,促进健康中国建设。

三、《中医药法》的五大亮点

1. **亮点一** 明确中医药事业的重要地位和发展方针。
2. **亮点二** 建立符合中医药特点的管理制度。
3. **亮点三** 加大对中医药事业的扶持力度。
4. **亮点四** 加强对中医医疗服务和中药生产经营的监管。
5. **亮点五** 加大对中医药违法行为的处罚力度。

四、解读《中医药法》核心关键词

1. **1个"并重"** 国家大力发展中医药事业,实行中西医并重的方针。

【解读】 从法律上进一步明确了中医和西医具有同等地位。

2. **3个"规律"**
(1)发展中医药事业应当遵循中医药发展规律。
(2)中医药教育应当遵循中医药人才成长规律。
(3)中医药学校教育的培养目标,应符合中医药学科发展规律。

【解读】 发展中医药事业应当遵循中医药发展规律。

3. **3次提到"支持社会力量"**
(1)支持社会力量投资中医药事业。
(2)支持社会力量举办中医医疗机构。
(3)支持社会力量举办规范的中医养生保健机构。

【解读】 社会资本迎来政策商机,中医药事业的市场化程度将大幅提高。

4. **3次提及"少数民族医药"**
(1)加大对少数民族医药传承创新、应用发展和人才培养的扶持力度。
(2)加强少数民族医疗机构和医师队伍建设。
(3)民族自治地方可以制定促进和规范本地方少数民族医药事业发展的办法。

【解读】 少数民族医药的发展迎来春天,但尚需各少数民族地区进一步制定发展细则。

5.4个"中医药特点"

（1）实行中西医并重的方针，建立符合中医药特点的管理制度。

（2）中医医师资格考试的内容应当体现中医药特点。

（3）国家建立和完善符合中医药特点的科学技术创新体系、评价体系和管理体制。

（4）国家根据中医药特点对需要统一的技术要求制定标准并及时修订。

【解读】　发展中医药事业应当符合中医药特点。

6.4个"备案"

（1）举办中医诊所的，将诊所的名称、地址、诊疗范围、人员配备情况等报所在地县级人民政府中医药主管部门备案后即可开展执业活动。

（2）对市场上没有供应的中药饮片，医疗机构可以根据本医疗机构医师处方的需要，在本医疗机构内炮制、使用。应当向所在地设区的市级人民政府药品监督管理部门备案。

（3）委托配制中药制剂，应当向委托方所在地省、自治区、直辖市人民政府药品监督管理部门备案。

（4）仅应用传统工艺配制的中药制剂品种，向医疗机构所在地省、自治区、直辖市人民政府药品监督管理部门备案后即可配制。

【解读】　由审批制变为备案制，解除束缚，充分体现中医药特色。

7.5项待定细则

（1）中医诊所应当将本诊所的诊疗范围、中医医师的姓名及其执业范围在诊所的明显位置公示，具体办法由国务院中医药主管部门拟订，报国务院卫生行政部门审核、发布。

（2）国务院中医药主管部门应当根据中医药技术方法的安全风险拟订本款规定人员的分类考核办法，报国务院卫生行政部门审核、发布。

（3）生产符合国家规定条件的来源于古代经典名方的中药复方制剂，在申请药品批准文号时，可以仅提供非临床安全性研究资料。具体管理办法由国务院药品监督管理部门会同中医药主管部门制定。

（4）前款所称古代经典名方的具体目录由国务院中医药主管部门会同药品监督管理部门制定。

（5）中医药国家标准、行业标准由国务院有关部门依据职责制定或者修订。

【解读】　要全面落实《中医药法》，尚需中医准入、相关人员考核、中医经典名方目录及中药制剂标准化细则等出台。

8.6个"结合"

（1）发展中医药事业应当坚持继承和创新相结合。

（2）促进中西医结合。

（3）中医药教育应当将现代教育方式和传统教育方式相结合。

（4）发展中西医结合教育，培养高层次的中西医结合人才。

（5）加强中西医结合研究，促进中医药理论和技术方法的继承和创新。

（6）民族自治地方可以结合实际，制定促进和规范本地方少数民族医药事业发展的办法。

【解读】　传统与现代、理论与实际、中医与西医相结合，充分体现了发展中医药事业的客观基础和实践性。

9.7个"纳入"

（1）将中医药事业纳入国民经济和社会发展规划。

（2）将中医医疗机构建设纳入医疗机构设置规划。

（3）发展中医药预防、保健服务，并按照国家有关规定将其纳入基本公共卫生服务项目统筹实施。

（4）将中医药事业发展经费纳入本级财政预算。

（5）将符合条件的中医医疗机构纳入基本医疗保险定点医疗机构范围，将符合条件的中医诊疗项目、中药饮片、中成药和医疗机构中药制剂纳入基本医疗保险基金支付范围。

（6）加强（纳入）中医药应急物资、设备、设施、技术与人才资源储备。

【解读】 纳入发展规划、财政预算、医保、基本公共卫生服务项目统筹及应急储备等,确保中医药事业进入国民经济和社会发展的主流。

10. 建立 10 个"体系"

（1）建立健全中医药管理体系。

（2）加强中医药服务体系建设。

（3）建立形式多样的中医药教育体系。

（4）建立道地中药材评价体系。

（5）鼓励发展中药材现代流通体系。

（6）建立中药材流通追溯体系。

（7）完善中医药学校教育体系。

（8）建立和完善符合中医药特点的科学技术创新体系、评价体系和管理体制。

（9）加强中医药标准体系建设。

（10）推动建立中医药国际标准体系。

【解读】 建立中医药管理、服务、教育多样化、评价、流通、追溯、教育完善化、创新、标准化和国际化等体系,切实贯彻《中医药法》。

五、从中医药产业链解读《中医药法》

1. 中药材

（1）环保:禁止在中药材种植过程中使用剧毒、高毒农药,支持中药材良种繁育。

（2）道地药材:支持道地中药材品种选育,扶持道地中药材生产基地建设,加强道地中药材生产基地生态环境保护,鼓励采取地理标志产品保护等措施保护道地中药材。

（3）流通:鼓励发展中药材现代流通体系,提高中药材包装、仓储等技术水平,建立中药材流通追溯体系。

（4）人工种养殖:保护药用野生动植物资源,鼓励发展人工种植养殖。

（5）使用:在村医疗机构执业的中医医师、具备中药材知识和识别能力的乡村医生,按照国家有关规定可以自种、自采地产中药材并在其执业活动中使用。

【解读】 加强环保,保护道地中药材和野生药用资源,发展包装、仓储等技术,确保中药材质量和供给,根除"中医将忘于中药"的隐忧,从源头上确保中医药事业的健康发展。

2. 中药饮片

（1）支持应用传统工艺炮制中药饮片。

（2）对市场上没有供应的中药饮片,医疗机构可以根据本医疗机构医师处方的需要,在本医疗机构内炮制、使用。

（3）医疗机构可以凭本医疗机构医师的处方对中药饮片进行再加工。

（4）将符合条件的中医诊疗项目、中药饮片、中成药和医疗机构中药制剂纳入基本医疗保险基金支付范围。

【解读】 发扬传统炮制工艺,纳入医保,根据中医药特点,适当放宽限制,大力促进中药饮片的发展。加强监管,杜绝"以次充好""以假乱真"等怪象的发生,确保质量,改变中药饮片行业小、散、乱的现状。

3. 中药制剂

（1）验方:生产符合国家规定条件的来源于古代经典名方的中药复方制剂,在申请药品批准文号时,可以仅提供非临床安全性研究资料。

（2）鼓励医疗机构根据本医疗机构临床用药需要配制和使用中药制剂,支持应用传统工艺配制中药制剂,支持以中药制剂为基础研制中药新药。

（3）仅应用传统工艺配制的中药制剂品种，向医疗机构所在地省、自治区、直辖市人民政府药品监督管理部门备案后即可配制。

（4）将符合条件的医疗机构中药制剂纳入基本医疗保险基金支付范围。

【解读】　源于经典名方的制剂免临床、应用传统工艺配制中药变审批制为备案制、纳入医保等，根据中医药特点，适当放宽限制，丰富中药制剂组方来源，简化程序，弥补中药制剂新品种审批慢、供给不足的短板，促进中药制剂的快速发展。

4．中医药人才

（1）储备：加强中医药应急物资、设备、设施、技术与人才资源储备。

（2）培养：

①建立适应中医药事业发展需要、规模适宜、结构合理、形式多样的中医药教育体系。

②中医药教育应当遵循中医药人才成长规律，以中医药内容为主。

③完善中医药学校教育体系，支持专门实施中医药教育的高等学校、中等职业学校和其他教育机构的发展。

④中医药学校教育应当体现中医药学科特色，符合中医药学科发展规律。

⑤发展中医药师承教育。

⑥加强对中医医师和城乡基层中医药专业技术人员的培养和培训。

⑦发展中西医结合教育。

⑧应当组织开展中医药继续教育。

⑨加大对少数民族医药传承创新、应用发展和人才培养的扶持力度。

（3）考核：

①中医医师资格考试的内容应当体现中医药特点。

②以师承方式学习中医或者经多年实践，医术确有专长的人员，由……组织实践技能和效果考核合格后，即可取得中医医师资格。

③盲人按照国家有关规定取得盲人医疗按摩人员资格的，可以以个人开业的方式或者在医疗机构内提供医疗按摩服务。

【解读】　根据中医药特点，建立中医药人才的培养和考核机制，让民间中医有机会合法行医（正所谓"高手在民间"），加强储备，彻底解决中医药人才青黄不接的问题。

5．中医药服务

（1）合理规划和配置中医药服务资源。

（2）将中医医疗机构建设纳入医疗机构设置规划。

（3）政府举办的综合医院、妇幼保健机构和有条件的专科医院、社区卫生服务中心、乡镇卫生院，应当设置中医药科室。

（4）增强社区卫生服务站和村卫生室提供中医药服务的能力。

（5）社区卫生服务中心、乡镇卫生院、社区卫生服务站以及有条件的村卫生室应当合理配备中医药专业技术人员，并运用和推广适宜的中医药技术方法。

（6）发展中医药预防、保健服务，并按照国家有关规定将其纳入基本公共卫生服务项目统筹实施。

（7）发展中医养生保健服务。

（8）将中医药事业发展经费纳入本级财政预算。

（9）合理确定中医医疗服务的收费项目和标准，体现中医医疗服务成本和专业技术价值。

（10）将符合条件的中医医疗机构纳入基本医疗保险定点医疗机构范围；将符合条件的中医诊疗项目、中药饮片、中成药和医疗机构中药制剂纳入基本医疗保险基金支付范围。

【解读】　完善中医药人才、科室、技术配备，将中医药服务纳入规划、预算、医保及基本公共卫生服务项目统筹等,全方位保障中医药服务的供给和发展。

6. 中医药文化

(1)对具有重要学术价值的中医药理论和技术方法,传承人应当开展传承活动。

(2)建立中医药传统知识保护数据库、保护名录和保护制度。

(3)中医药传统知识持有人对其持有的中医药传统知识享有传承使用的权利。

《中医药法》全文

(4)对经依法认定属于国家秘密的传统中药处方组成和生产工艺实行特殊保护。

(5)县级以上人民政府应当加强中医药文化宣传。

【解读】 明确中医药文化的保护、传承、宣传主体和责任,确保中医药文化的保护、传承和传播。

天下之事,不难于立法,而难于法之必行。

《中医药法》是一部具有鲜明中国特色、体现深厚历史底蕴和文化自信的重要法律。《中医药法》实施以来,我国中医药事业发展取得显著成效,管理体系建设得到加强,中医药产业快速发展,服务能力稳步提升。推动中医药传承创新发展,除继续加大《中医药法》贯彻实施力度之外,还需全力抓好配套制度的制定落实,加快推进各地中医药条例的制订及修订进程,并做好相关规章制度的"立、改、废、释",逐步构建中医药的法规体系,推动中医药治理体系现代化。积极运用法治力量促进和保障中医药事业高质量发展,既打开大门,又守牢底线,既遵循中医药自身规律谋发展、又最大限度地激发活力,就能扩大优质中医药服务供给,不断推进中医药现代化。

任务二　知晓《中医药发展战略规划纲要(2016—2030 年)》

一、《规划纲要》出台的意义

《中医药发展战略规划纲要(2016—2030 年)》(下文简称《规划纲要》)的颁布实施,是党中央、国务院高度重视中医药发展的具体体现,是深化医药卫生体制改革中充分发挥中医药作用的具体体现,是把中医药发展上升为国家战略的具体体现。《规划纲要》站在历史和全局的高度明确了发展中医药事业的指导思想、基本原则、发展目标和重点任务,是新时期推进我国中医药事业发展的纲领性文件,是中医药事业发展的又一个重要里程碑。

《规划纲要》的颁布实施,进一步激发和释放中医药"五种资源"的潜力和活力,实现中医药振兴发展,更好地为国家经济社会发展服务,具体表现如下。

(1)有利于推动我国医药卫生体制改革,构建中国特色医药卫生体系。大力发展中医药,有利于更好地满足人民群众对中医药服务"简、便、验、廉"的需求,有利于建立政府承担得起、百姓自付得起、财政可持续保障的中国特色基本医疗制度,有利于以"中国式办法"解决医改这一世界性难题。

(2)有利于推进健康中国建设,维护和促进国民健康。中医重视养生,通过调摄情志、适度劳逸、合理膳食、起居有常及体质或健康状态干预等养生保健方法,达到养神健体、培育正气、抵抗外邪的保健和防病作用。加快中医药发展,发挥中医"治未病"优势,建立融入中医药内容的社区健康管理模式,有利于推动卫生"重心下移,关口前移",对全面建成小康社会和实现两个一百年奋斗目标具有重大现实和深远历史意义。

(3)有利于推动我国经济结构调整,促进国民经济可持续发展。中医药产业链长、产业面宽,涵盖第一、二、三产业,吸纳就业能力强,拉动经济增长潜力大,具有生态经济的特点。国家大力发展健康服务业,工业发展水平迈向中高端,拓宽了中医药产业发展领域,有利于带动中医药产业加快转型升级,成为促进我国经济中高速发展的新增长点。

(4)有利于扩大中医药服务贸易,助力"一带一路"倡议实施。中医药在"一带一路"沿线国家有很好的群众基础,是贸易相通的重要内容,是民心相通的重要纽带,是政策沟通的重要载体。深化与"一带一路"沿线国家中医药、民族医药合作,有利于带动我国西部中医药、民族医药发展,扩大国际贸易,促进海外投资,增强国际竞争力,推动中医药走向世界。

(5)有利于推进中医药继承创新,解决中医药自身发展问题。当前,我国中医药资源总量仍然不足,中医药服务领域出现萎缩现象,基层中医药服务能力薄弱,发展规模和水平还不能满足人民群众健康需求;中医药高层次人才缺乏,继承不足、创新不够;中药产业集中度低,野生中药材资源破坏严重,部分中药材品质下降,影响中医药可持续发展。《规划纲要》以问题为导向,提出进一步推动中医药继承创新、健全中医医疗服务体系、促进中药产业转型升级、积极发展中医养生保健服务、推进中药材规范化种植养殖、发展中药绿色制造、放宽中医药服务准入等任务和措施,将有利于优化配置中医医疗资源,完善覆盖城乡的中医医疗服务网络,提高中医药重大疾病防治水平;有利于发挥中医药特色优势,为人民群众提供简、便、验、廉的中医药服务,解决群众"看病难""看病贵"的问题,降低群众医疗负担。

二、《规划纲要》的提出背景

2009年国务院印发了《关于扶持和促进中医药事业发展的若干意见》(下文简称《若干意见》),明确了今后一段时期中医药发展的指导思想、基本原则、发展目标和重点任务。《若干意见》实施5年多,中医药事业发展规模不断扩大,2014年全国共有中医类医院(包括中医、中西医结合、民族医医院,下同)3732所,与"十一五"末相比,中医医院增加500所,增幅达15.5%;2014年中医医院总诊疗人次5.3亿人次,比"十一五"末增加1.7亿人次,增幅达47.2%;中医医院门诊次均费用、住院人均费用分别比综合性医院低12%和24%,中医药以较低的成本获得了较高的收益。"十二五"期间,中药工业总产值以每年20%以上速度递增,2014年超过7300亿元,占我国医药工业总值近三分之一。中医药在维护和增进人民群众健康、探索医改的"中国式解决办法"及促进我国经济结构调整等方面做出了积极贡献。

随着我国新型工业化、信息化、城镇化、农业现代化深入发展,人口老龄化进程加快,人民群众对中医药服务的需求越来越旺盛,迫切需要继承好、发展好、利用好中医药,充分发挥中医药在深化医药卫生体制改革中的作用,造福人类健康,迫切需要将中医药上升为国家战略并融入国家发展大局,在国家层面对当前和今后一个时期内的中医药发展进行战略规划,做出全面部署。

中医药是我国独特的卫生资源、潜力巨大的经济资源、具有原创优势的科技资源、优秀的文化资源、重要的生态资源,挖掘利用好中医药资源,具有重大现实和长远意义,强调要贯彻落实党中央、国务院深化医药卫生体制改革精神,发挥中医药资源优势,全面推进中医药事业发展,为维护人民群众健康、促进经济社会发展、传承中华优秀传统文化、实现健康中国目标做贡献。

2015年12月,在中国中医科学院成立六十周年之际,习近平总书记等中央领导的重要指示精神深刻指出了中医药在经济社会发展中的地位作用,充分肯定了近年来中医药事业发展取得的成绩,并对中医药振兴发展提出了殷切希望,要求广大中医药工作者增强民族自信,勇攀医学高峰,深入发掘中医药伟大宝库中的精华,充分发挥中医药的独特优势,推进中医药现代化,推动中医药走向世界,切实把中医药这一祖先留给我们的宝贵财富继承好、发展好、利用好,在建设健康中国、实现中国梦的伟大征程中谱写新的篇章。

按照国务院工作部署,国家中医药管理局成立规划纲要编制办公室和起草小组,以及中医药工作部际联席会议成员单位协作组,在前期开展战略研究的基础上着手编制中医药发展战略规划纲要。国家中医药管理局先后6次召开局党组会议、局长会议和局长办公会议,专题听取《规划纲要》研究和编制工作汇报,研究解决关键问题。在《规划纲要》编制过程中,国务院领导同志多次做出重要批示、指示。国务院办公厅给予了具体指导,中医药部际联席会议成员单位给予了大力支持。原国家卫生计生委领导多次做出重要批示,并召开委主任会进行研究,解决编制过程中的重大问题。

《规划纲要》于2016年2月14日国务院第123次常务会议审议通过,2016年2月22日正式印发。

三、《规划纲要》的指导思想和基本原则

1. 指导思想　《规划纲要》作为指导中医药事业发展的纲领性文件,鲜明地提出了在新时期、新阶段发展中医药事业的指导思想:认真落实党的十八大和十八届二中、三中、四中、五中全会精神,深入贯彻习近平总书记系列重要讲话精神,紧紧围绕"四个全面"战略布局和党中央、国务院决策部署,牢固树立创新、协调、绿色、开放、共享发展理念。这说明中医药工作要树立大局意识和全局观念,按照经济社会发展的总体布局,进一步加强职能转变,完善制度机制,提高行政效能,贯彻依法治国基本方略,推进依法行政,将五大发展理念贯穿到中医药各项工作中去。《规划纲要》指出:坚持中西医并重,从思想认识、法律地位、学术发展与实践运用上落实中医药与西医药的平等地位。这说明既有中医又有西医是我国医疗卫生事业的特色,中医和西医是两个相对独立的医学体系,共同承担着人民群众的防病治病任务,在思想认识等各个层面要同等对待中医药和西医药。《规划纲要》强调:充分遵循中医药自身发展规律,以推进继承创新为主题,以提高中医药发展水平为中心,以完善符合中医药特点的管理体制和政策机制为重点,以增进和维护人民群众健康为目标,拓展中医药服务领域,促进中西医结合,发挥中医药在促进卫生、经济、科技、文化和生态文明发展中的独特作用,统筹推进中医药事业振兴发展,为深化医药卫生体制改革、推进健康中国建设,全面建成小康社会和实现"两个一百年"奋斗目标做出贡献。这说明发展中医药,要始终遵循中医药几千年来的发展规律,充分尊重中医药自身独具的特点,不能简单地套用西医药的发展模式、评价标准和法律制度,要走出体现特色优势的中医药发展之路。同时,要把满足人民群众对中医药服务的需求作为中医药工作的出发点,实现群众愿望,维护群众利益,推动健康中国建设,是衡量中医药事业发展的原则和标准,是中医药事业发展的根本目的和任务。

2. 基本原则　《规划纲要》提出了"坚持以人为本、服务惠民,坚持继承创新、突出特色,坚持深化改革、激发活力,坚持统筹兼顾、协调发展"四个方面的基本原则。

(1) 坚持以人为本、服务惠民,就是要以满足人民群众中医药健康需求为出发点和落脚点。解决好我国这个发展中国家 14 亿人的医疗卫生问题,是衡量中医药事业发展的原则和标准,是中医药事业发展的根本目标和任务。要求我们必须坚持中医药发展为了人民,中医药成果惠及人民,增进人民健康福祉,保证人民享有安全、有效、方便的中医药服务。

(2) 坚持继承创新、突出特色,就是要把继承创新贯穿中医药发展一切工作,正确把握好继承和创新的关系。继承是中医药事业发展的基础,创新是中医药事业发展的动力。实现继承与创新的辩证统一,必须在发挥中医药特色优势和坚持中医药原创思维的基础上,充分利用现代科学技术和方法,推动中医药理论与实践不断发展,推进中医药现代化,在创新中不断形成新特色、新优势,才能保持中医药薪火相传。

(3) 坚持深化改革、激发活力,就是要改革完善中医药发展体制机制,充分发挥市场在资源配置、投资消费、产业结构调整等方面的决定性作用,更好地发挥政府在制定规划、出台政策、引导投入、规范市场等方面的作用。同时,积极营造平等参与、公平竞争的市场环境,实现政府简政放权的目的,最大限度地激发社会资本发展中医药的潜力和活力,为中医药事业发展创造物质和政策环境。

(4) 坚持统筹兼顾、协调发展,就是要充分尊重我国中医与西医两种医学体系并存发展的现实特点。坚持中医与西医相互取长补短,发挥各自优势,促进中西医结合。统筹兼顾中医药发展各领域、各环节,注重城乡、区域、国内国际中医药发展,促进中医药医疗、保健、科研、教育、产业、文化全面协调发展,不断增强中医药发展的整体性和系统性,是中医药科学发展的必然要求。

四、《规划纲要》的特点

《规划纲要》集中总结了 1949 年以后,特别是改革开放以来,我国发展中医药事业的有益经验,集中体现了新的发展理念及社会发展的新需求、中医药发展的新趋势及应对新挑战的探索创新。《规划纲要》

的主要特点如下。

（1）注重把中医药摆在国家发展大局中来谋划。中医药"五种资源"的科学定位，已凸显出中医药对国家经济社会发展的贡献率。《规划纲要》立足于国家发展高度，积极争取各方面对中医药工作的理解支持，统筹国务院相关部门有关中医药的工作职责，做好中医药事业发展的顶层设计，积极将《规划纲要》明确的重点任务列入相关行业的"十三五"规划中。

（2）注重把五大发展理念贯穿始终。党的十八届五中全会确定了创新、协调、绿色、开放、共享的发展理念。创新是核心、协调是基础、绿色是保证、开放是前提、共享是根本，五大发展理念相互贯通、相互促进，是具有内在联系的集合体，必须全面融入《规划纲要》之中，贯穿于中医药振兴发展的全过程，具体表现如下：坚持继承创新发展，全面提升中医药发展水平；坚持统筹协调发展，努力构建中医药全面发展格局；坚持生态绿色发展，大力推进中医药永续利用；坚持包容开放发展，开创中医药对外交流合作新局面；坚持人民共享发展，着力维护和增进人民健康。

（3）注重中医药发展的整体性、协调性。《规划纲要》提出要重点处理好中医药发展的五个关系：一是统筹兼顾中医药发展各领域、各环节，注重城乡、区域、国内国际中医药发展，促进中医药医疗、保健、科研、教育、产业、文化全面发展；二是利用好中医、西医两种资源，坚持中医与西医相互取长补短，发挥各自优势，促进中西医结合，推动建立中国特色的医疗卫生保障体系；三是坚持中医与中药相结合，促进中医中药协调发展，不断增强中医药发展的整体性和系统性；四是坚持中医药在城乡、东中西同步发展，提高中医药服务的可得性和可及性；五是坚持继承与创新相结合，在保持中医药特色优势的基础上，充分利用现代科学技术和方法，推动中医药理论与实践不断发展。

（4）注重激发社会活力，增加中医药服务供给。《规划纲要》在加强政府在制度、规划、筹资、监管等方面的责任，维护公立中医药机构的公益性，为人民群众提供基本中医药服务的同时，十分注重发挥市场机制在资源配置方面的作用，充分调动社会力量，发展中医药事业，满足人民群众多层次、多元化的需求。《规划纲要》指出：对举办中医诊所的，将依法实施备案制管理，鼓励社会力量举办连锁中医医疗机构，对社会资本举办只提供传统中医药服务的中医门诊部、诊所，医疗机构设置规划和区域卫生发展规划不做布局限制，支持有资质的中医专业技术人员特别是名老中医开办中医门诊部、诊所，鼓励药品经营企业举办中医坐堂医诊所。保证社会办中医医疗机构和政府办中医医疗机构在准入、执业等方面享有同等权利。

五、《规划纲要》的发展目标及特点

扫码看文件

到2020年，实现人人基本享有中医药服务，中医医疗、保健、科研、教育、产业、文化各领域得到全面协调发展，中医药标准化、信息化、产业化、现代化水平不断提高。中医药健康服务能力明显增强，服务领域进一步拓宽，中医医疗服务体系进一步完善，每千人口公立中医类医院床位数达到0.55张，中医药服务可得性、可及性明显改善，有效减轻群众医疗负担，进一步放大医改惠民效果；中医基础理论研究及重大疾病攻关取得明显进展，中医药防治水平大幅度提高；中医药人才教育培养体系基本建立，凝聚一批学术领先、医术精湛、医德高尚的中医药人才，每千人口卫生机构中医执业类（助理）医师数达到0.4人；中医药产业现代化水平显著提高，中药工业总产值占医药工业总产值30%以上，中医药产业成为国民经济重要支柱之一；中医药对外交流合作更加广泛；符合中医药发展规律的法律体系、标准体系、监督体系和政策体系基本建立，中医药管理体制更加健全。

到2030年，中医药治理体系和治理能力现代化水平显著提升，中医药服务领域实现全覆盖，中医药健康服务能力显著增强，在治未病中的主导作用、在重大疾病治疗中的协同作用、在疾病康复中的核心作用得到充分发挥；中医药科技水平显著提高，基本形成一支由百名国医大师、万名中医名师、百万中医师、千万职业技能人员组成的中医药人才队伍；公民中医健康文化素养大幅度提升；中医药工业智能化水平迈上新台阶,对经济社会发展的贡献率进一步增强,我国在世界传统医药发展中的引领地位更加巩固,实现中医药继承创新发展、统筹协调发展、生态绿色发展、包容开放发展和人民共享发展,为健康中国建设奠定坚实基础。

任务三　领会《关于促进中医药传承创新发展的意见》

2020年12月21日,国家药品监督管理局印发《关于促进中药传承创新发展的实施意见》(以下简称《实施意见》),提出促进中药守正创新、健全符合中药特点的审评审批体系、强化中药质量安全监管、注重多方协调联动、推进中药监管体系和监管能力现代化五方面共20项改革措施。

一、《实施意见》起草的背景

党中央、国务院高度重视中药监管工作。习近平总书记指出,中医药是中华文明的瑰宝,要充分发挥中医药的独特优势,切实把中医药这一祖先留给我们的宝贵财富继承好、发展好、利用好。

随着经济社会和中药产业的发展,公众对中医药有了新期待,党中央、国务院对中医药事业提出了新要求。2017年中共中央办公厅、国务院办公厅印发的《关于深化审评审批制度改革鼓励药品医疗器械创新的意见》,要求建立完善符合中药特点的注册管理制度和技术评价体系,处理好保持中药传统优势与现代药品研发要求的关系。2019年修订实施《中华人民共和国药品管理法》,明确规定建立和完善符合中药特点的技术评价体系,促进中药传承创新。2019年10月,在全国中医药大会召开之际,习近平总书记、李克强总理分别对中医药工作做出了重要指示和批示,强调要遵循中医药发展规律,传承精华,守正创新。10月26日,中共中央、国务院印发《关于促进中医药传承创新发展的意见》(以下简称《意见》)。《意见》指出,传承创新发展中医药是新时代中国特色社会主义事业的重要内容,是中华民族复兴的大事。2020年6月2日,习近平总书记主持召开专家学者座谈会,充分肯定了中医药在疫情防控中发挥的作用、做出的贡献,要求改革完善中药审评审批机制,促进中药新药研制和产业发展。10月26日至29日,中国共产党第十九届五中全会审议通过《中共中央关于制定国民经济和社会发展第十四个五年规划和二〇三五年远景目标的建议》,强调要坚持中西医并重,大力发展中医药事业。

二、《实施意见》起草的总体思路和目标

为贯彻落实党中央、国务院决策部署,进一步做好新时代中药监管工作,适应新形势、满足新需求、应对新挑战,国家药品监督管理局在深刻总结中药审评审批实践规律和药品审评审批制度改革成果经验的基础上,根据习近平总书记关于改革完善中药审评审批机制的重要指示精神和《意见》重点任务分工方案,围绕全面落实"四个最严"要求和改革完善中药审评审批机制工作部署,以"传承精华、守正创新、深化改革、坚守底线"为主线,起草了《实施意见》。

《实施意见》与《药品注册管理办法》《中药注册分类及申报资料要求》及中药系列技术指导原则等形成各有侧重、有机统一的中药监管政策体系,全面落实党中央、国务院关于促进中医药事业传承创新发展决策部署,增添中药产业高质量发展新动力,更好保护和促进公众健康。

三、《实施意见》的主要内容

《实施意见》由"指导思想""促进中药守正创新""健全符合中药特点的审评审批体系""强化中药质量安全监管""注重多方协调联动""推进中药监管体系和监管能力现代化"六大方面内容组成,包含了20项具体措施,涵盖了中药审评审批、研制创新、安全性研究、质量源头管理、生产全过程质量控制、上市后监管、品种保护等,以及中药的法规标准体系、技术支撑体系、人才队伍、监管科学、国际合作等内容。

扫码看文件

任务四　明白《"十四五"中医药发展规划》

国务院办公厅印发《"十四五"中医药发展规划》(以下简称《规划》),明确了"十四五"期间中医药发展的指导思想、基本原则、发展目标、主要任务和重点措施。这是首个以国务院办公厅名义印发的中医药五年规划。《规划》统筹考虑医疗、教育、科研、产业、文化、国际合作等中医药发展的重点领域,提出 10 个方面的重点任务,设置 15 项具体发展指标和 11 项工作专栏。

一、《规划》出台的背景和重大意义

党中央、国务院高度重视中医药发展,将传承创新发展中医药定位为新时代中国特色社会主义事业的重要内容。习近平总书记对中医药工作做出一系列重要论述,指出要着力推动中医药振兴发展,发挥中医药在治未病、重大疾病治疗、疾病康复中的重要作用,强调要建立符合中医药特点的服务体系、服务模式、管理模式、人才培养模式,使传统中医药发扬光大。

为贯彻落实党中央、国务院决策部署,根据《中华人民共和国国民经济和社会发展第十四个五年规划和 2035 年远景目标纲要》,国家中医药管理局会同相关部门编制形成了《规划》。《规划》是贯彻落实习近平总书记关于中医药工作的重要论述及全国中医药大会精神的重要举措和重要抓手。《规划》的印发实施有利于从国家战略层面建立健全适合中医药传承创新发展的评价指标体系和体制机制,更好地解决中医药发展面临的困难和问题,更利于充分调动地方和社会各方面力量,形成各有关部门、地方党委政府共同推动中医药振兴发展的工作合力。《规划》各项目标指标、重点任务和重大政策举措的贯彻落实,将推动中医药事业产业发展进入新阶段,使中医药发展成果更好地惠及广大群众,为全面推进健康中国建设、更好保障人民健康提供有力支撑。

二、"十四五"中医药发展的目标

到 2025 年,中医药健康服务能力明显增强,中医药高质量发展政策和体系进一步完善,中医药振兴发展取得积极成效,在健康中国建设中的独特优势得到充分发挥。同时,《规划》针对中医药服务体系、人才建设、传承创新、产业和健康服务业、文化影响、开放发展、治理水平等方面,提出中医药服务体系进一步健全、中医药特色人才建设加快推进、中医药传承创新能力持续增强、中医药产业和健康服务业高质量发展取得积极成效、中医药文化大力弘扬、中医药开放发展积极推进、中医药治理水平进一步提升等目标。

三、"十四五"主要发展指标设置的特点

为更好地发挥《规划》主要发展指标的引领和约束作用,推动各项指标有效落实,国家中医药管理局深入贯彻习近平总书记关于中医药工作的重要论述和重要指示批示精神,深入开展研究论证,认真进行目标值测算,共提出了 15 项主要发展指标,其中含 1 项约束性指标,14 项预期性指标。在保留《中医药发展"十三五"规划》核心指标基础上,充分体现新时期中医药高质量发展要求,更加突出指标的科学性、合理性、可行性,经测算研究,其中:为提升中医药服务供给,提出了每千人口公立中医医院床位数、每千人口中医类别执业(助理)医师数等指标;为服务新时期人民群众健康需求,提出了三级公立中医医院和中西医结合医院(不含中医专科医院)设置发热门诊的比例、二级以上公立中医医院设置老年病科的比例、二级以上中医医院设置康复(医学)科的比例等指标;为推动中西医协同发展,提出了公立综合医院中医床位数、二级以上公立综合医院设置中医临床科室的比例、二级妇幼保健院设置中医临床科室的比例等指标。

四、《规划》明确的重点任务

《规划》统筹考虑医疗、科研、产业、教育、文化、国际合作等中医药发展重点领域,共提出十个方面重

点任务。

一是建设优质高效中医药服务体系。提出做强龙头中医医院、做优骨干中医医院、做实基层中医药服务网络、健全其他医疗机构中医药科室4个方面的具体措施。

二是提升中医药健康服务能力。提出彰显中医药在健康服务中的特色优势、提升中医药参与新发突发传染病防治和公共卫生事件应急处置能力、发展少数民族医药、提高中西医结合水平、优化中医医疗服务模式5个方面的具体措施。

三是建设高素质中医药人才队伍。提出深化中医药院校教育改革、强化中医药特色人才队伍建设、完善西医学习中医制度3个方面的具体措施。

四是建设高水平中医药传承保护与科技创新体系。提出加强中医药传承保护、加强重点领域攻关、建设高层次科技平台、促进科技成果转化4个方面的具体措施。

五是推动中药产业高质量发展。提出加强中药资源保护与利用、加强道地药材生产管理、提升中药产业发展水平、加强中药安全监管4个方面的具体措施。

六是发展中医药健康服务业。提出促进和规范中医药养生保健服务发展、发展中医药老年健康服务、拓展中医药健康旅游市场、丰富中医药健康产品供给4个方面的具体措施。

七是推动中医药文化繁荣发展。提出加强中医药文化研究和传播、发展中医药博物馆事业、做大中医药文化产业3个方面的具体措施。

八是加快中医药开放发展。提出助力构建人类卫生健康共同体、深化中医药交流合作、扩大中医药国际贸易3个方面的具体措施。

九是深化中医药领域改革。提出建立符合中医药特点的评价体系、健全现代医院管理制度、完善中医药价格和医保政策、改革完善中药注册管理、推进中医药领域综合改革5个方面的具体措施。

《"十四五"中医药
发展规划》全文

十是强化中医药发展支撑保障。提出提升中医药信息化水平、建立国家中医药综合统计制度、加强中医药法治建设、深化中医药军民融合发展4个方面的具体措施。

任务五　理解《健康教育中医药基本内容》

随着我国医疗卫生体制改革的深入,发挥中医药防病治病的优势和特色,积极开展中医药健康教育,对提高国民健康素养和身体素质有着重要的意义。为进一步规范国家基本公共卫生服务健康教育中医药内容,提升基层中医药服务能力,国家中医药管理局组织制定了《健康教育中医药基本内容》,并于2014年由国家中医药管理局与原国家卫生计生委联合召开新闻发布会,发布《健康教育中医药基本内容》,介绍中医药基本知识和诊治手段,介绍多种中医养生保健的常用方法,来提高我国公民中医养生保健素养,提升公民健康水平。

《健康教育中医药基本内容》主要包括以下六个部分。

第一部分为中医药基本知识,包括中医对生命的认识,中医对人与自然、社会关系的认识,中医对健康的认识,中医对疾病的认识及中医的诊治手段。

第二部分为中医养生保健的理念和方法,包括中医养生保健的理念和基本原则、中医养生保健常用方法。

第三部分为常见疾病的中医药预防和保健,选择常见病、多发病如冠心病、高血压、高血脂、糖尿病、恶性肿瘤、慢性支气管炎、哮喘、结核病、肝炎、风湿性关节炎等,介绍中医的认识和预防保健方法。

第四部分为重点人群的中医药养生保健,介绍了中医对老年人、女性、儿童的生理特点、病理特点、常见疾病的认识,以及采取的养生保健方法和常见疾病的预防保健方法。

第五部分为中医药常识，包括一般常识、中药常识、家庭常备中成药和应急知识。

第六部分为附篇，包括有关中医药的政策法规，中医药科学内涵、发展简史、代表人物和代表著作，中医对亚健康的认识，以及有特色、有影响的民族医药。

《健康教育中医药
基本内容》全文

任务六　践行《中国公民中医养生保健素养》

公民中医药健康文化素养是科学文化素养的基本要素，也是一个社会形成健康生活方式的基础，是促进人民健康的重要条件。近年来，我国高度重视公民素养测评和中医药文化发展工作。从 2007 年开始，我国正式启动并持续开展公民健康素养监测，先后公布了《中国公民健康素养—基本知识与技能(试行)》《健康 66 条——中国公民健康素养读本》，并连续多年发布《中国公民健康素养监测报告》。2014 年国家中医药管理局与原国家卫生计生委联合发布《中国公民中医养生保健素养》，旨在提高公民中医养生保健素养，提升公民健康水平。

《中国公民中医
养生保健》全文

《中国公民中医养生保健素养》内容紧扣中医药特色，围绕情志、起居、饮食、运动及中医养生等，介绍了公民适宜掌握的中医药基本知识。《中国公民中医养生保健素养》分为基本理念和知识、健康生活方式与行为、常用养生保健内容、常用养生保健简易方法 4 个部分，共 42 条。其中，介绍中医推崇的健康生活方式与行为的内容有 13 条，介绍常用养生保健简易方法的有 10 条，具有很强的可操作性，便于大众使用。

（滨州职业学院　邱丽丽）

目标检测

一、单项选择题

1.《中华人民共和国中医药法》自(　　)起施行。

A. 2016 年 12 月 25 日　　　　　　　　B. 2017 年 1 月 1 日

C. 2017 年 7 月 1 日　　　　　　　　　D. 2018 年 1 月 1 日

2.(　　)第十二届全国人民代表大会常务委员会第二十五次会议审议通过了《中华人民共和国中医药法》。

A. 2016 年 12 月 25 日　　　　　　　　B. 2016 年 12 月 1 日

C. 2017 年 1 月 1 日　　　　　　　　　D. 2017 年 1 月 25 日

3. 生产符合国家规定条件的来源于古代经典名方的中药复方制剂，在申请药品(　　)时，可以仅提供(　　)研究资料。

A. 批准文号，安全性评价　　　　　　　B. 上市许可，非临床安全性

C. 批准文号，非临床安全性　　　　　　D. 上市许可，临床安全性

4. 国家对经依法认定属于国家秘密的传统中药处方组成和生产工艺实行(　　)。

A. 特殊保护　　　　B. 强制公开　　　　C. 不得转让　　　　D. 以上都是

5. 县级以上地方人民政府中医药主管部门应当组织开展中医药继续教育，加强对医务人员，特别是(　　)中医药基本知识和技能的培训。

A. 中医专业技术人员　　　　　　　　　B. 中药专业技术人员

C. 中西医结合专业技术人员　　　　　　D. 城乡基层医务人员

6. 古代经典名方是指至今仍(　　)、(　　)、具有(　　)与(　　)的古代中医典籍所记载的方剂。

A. 大量应用,疗效显著,资源丰富,优势　　　　B. 广泛应用,疗效确切,明显特色,优势

C. 广泛使用,疗效确切,资源丰富,优势　　　　D. 大量使用,疗效确切,明显特色,优势

7. 国家发展中医养生保健服务,支持社会力量举办(　　　)。

A. 规模的中医养生保健机构　　　　　　　　B. 特色的中医养生机构

C. 规范的中医养生保健机构　　　　　　　　D. 中医养生保健机构

8. 国家鼓励中医西医(　　　),发挥各自优势,促进中西医结合。

A. 相互学习　　　　B. 相互补充　　　　C. 协调发展　　　　D. 以上均是

9. 合并、撤销政府举办的中医医疗机构或者改变其中医医疗性质,应当征求(　　　)的意见。

A. 同级人民政府中医药主管部门　　　　　　B. 省级人民政府中医药主管部门

C. 国务院中医药主管部门　　　　　　　　　D. 上一级人民政府中医药主管部门

10. 经考核取得医师资格的中医医师超出注册的执业范围从事医疗活动的,由县级以上人民政府中医药主管部门责令暂停(　　　)执业活动。

A. 六个月　　　　　　　　　　　　　　　　B. 六个月以上、一年以下

C. 一年　　　　　　　　　　　　　　　　　D. 二年

二、多项选择题

1. 制定中医药法是为了(　　　)。

A. 继承和弘扬中医药　　　　　　　　　　　B. 保障中医药事业发展

C. 促进中医药事业发展　　　　　　　　　　D. 保护人民健康

2. 《中华人民共和国中医药法》规定下列(　　　)情形应采取备案管理。

A. 中药新药上市

B. 医疗机构配制仅应用传统工艺配制的中药制剂品种

C. 委托配制中药制剂

D. 在本医疗机构内炮制、使用市场上没有供应的中药饮片

3. 《中华人民共和国中医药法》规定哪些医疗机构应当设置中医药科室?(　　　)

A. 政府举办的综合医院　　　　　　　　　　B. 政府举办妇幼保健机构

C. 有条件的乡镇卫生院　　　　　　　　　　D. 个人诊所

4. 对中药材的保护措施,下列说法中正确的是(　　　)。

A. 禁止在中药材种植过程中使用剧毒、高毒农药,支持中药材良种繁育

B. 保护药用野生动植物资源,鼓励发展人工种植养殖

C. 在村医疗机构执业的中医医师、具备中药材知识和识别能力的乡村医生,按照国家有关规定可以自种、自采地产中药材并在其执业活动中使用

D. 鼓励发展中药材现代流通体系,提高中药材包装、仓储等技术水平,建立中药材流通追溯体系

5. 社会力量举办的中医医疗机构在(　　　)等方面享有与政府举办的中医医疗机构同等的权利。

A. 准入、执业　　　　B. 基本医疗保险　　　　C. 财政投入　　　　D. 医务人员职称评定

三、判断题

(　　　)1. 根据临床用药需要,医疗机构可以凭本医疗机构医师的处方对中药饮片进行再加工。

(　　　)2. 国家鼓励运用现代科学技术研究开发传统中成药。

(　　　)3. 举办中医诊所的,将诊所的名称、地址、诊疗范围、人员配备情况等报所在地县级人民政府中医药主管部门备案后即可开展执业活动。

(　　　)4. 以师承方式学习中医或者经多年实践,医术确有专长的人员,由至少两名中医医师推荐,经省级人民政府中医药主管部门组织实践技能和效果考核合格后,不经过中医医师资格考试也可取得中医医师资格。

（　　）5. 合并、撤销政府举办的中医医疗机构或者改变其中医医疗性质，可以不征求上一级人民政府中医药主管部门的意见。

（　　）6. 社会力量举办的中医医疗机构在准入、执业、基本医疗保险、科研教学、医务人员职称评定等方面享有与政府举办的中医医疗机构同等的权利。

（　　）7. 国家鼓励发展中药材规范化种植养殖，严格禁止在中药材种植过程中使用农药和化肥等相关农业产品。

（　　）8. 在村医疗机构执业的中医医师、具备中药材知识和识别能力的乡村医生，按照国家有关规定可以自种、自采地产中药材但不得在其执业活动中使用。

（　　）9. 仅应用传统工艺配制的中药制剂品种，医疗机构向所在地省、自治区、直辖市人民政府药品监督管理部门备案后即可配制，不需要取得制剂批准文号。

（　　）10. 生产符合国家规定条件的来源于古代经典名方的中药复方制剂，在申请药品批准文号时，可以仅提供非临床安全性研究资料，不需要提供临床安全性研究资料。

传承非物质文化遗产　弘扬中医药传统文化
——做一个守正创新的新时代中医人

扫码看 PPT

学习目标

▲ 能力目标

1. 掌握蕲春艾灸疗法、藤灸疗法、佩药疗法及阿胶鉴别要点。
2. 提升识香审美能力,传承海南黎族医药。

▲ 知识目标

1. 理解非物质文化遗产的概念和意义。
2. 知晓黎药熏蒸疗法与阿胶制作过程。

▲ 素质目标

1. 培育中医创新精神。
2. 学好楚香知识,懂得识香审美。
3. 学会古为今用。
4. 传承和发展阿胶制作工艺,增强民族自信和文化自信。

课堂思政目标

1. 强化中医传承守正创新,厚植中医优秀文化情怀。
2. 弘扬"以人为本、效法自然、和谐平衡、济世活人"的中医药文化核心理念。

　　非物质文化遗产又称无形文化遗产,根据联合国教科文组织(UNESCO)《保护非物质文化遗产公约》,其定义如下:被各社区、群体,有时是个人,视为其文化遗产组成部分的各种社会实践、观念表述、表现形式、知识、技能及相关的工具、实物、手工艺品和文化场所。《中华人民共和国非物质文化遗产法》规定,非物质文化遗产指各族人民世代相传并视为其文化遗产组成部分的各种传统文化表现形式,以及与传统文化表现形式相关的实物和场所。包括:①传统口头文学以及作为其载体的语言;②传统美术、书法、音乐、舞蹈、戏剧、曲艺和杂技;③传统技艺、医药和历法;④传统礼仪、节庆等民俗;⑤传统体育和游艺;⑥其他非物质文化遗产。

　　我国的非物质文化遗产是中华民族优秀传统文化的重要组成部分,是华夏文明绵延传承的生动见证,关乎历史传承,关乎文化软实力,具有文化价值、历史价值、教育价值、审美价值和经济价值等多元价值,是联结民族情感、维系国家统一的重要基础,更是一个国家和民族历史文化成就的重要标志。

　　党和政府一直高度重视非物质文化遗产保护工作,特别是党的十八大以来,在以习近平同志为核心的党中央的坚强领导下,我国非物质文化遗产保护工作取得了显著成绩。保护好、传承好、利用好非物质文化遗产,对于延续历史文脉、坚定文化自信、推动文明交流互鉴、建设社会主义文化强国具有重要意义。

　　中国在 2004 年签署联合国教科文组织《保护非物质文化遗产公约》后,积极参与申报人类非物质文化遗产代表作名录。2010年,"中医针灸"入选联合国教科文组织人类非物质文化遗产代表作名录;2018年,"藏医药浴法——中国藏族有关生命健康和疾病防治的知识与实践"入选联合国教科文组织人类非物质文化遗产代表作名录。

2020年12月,随着"太极拳"和"送王船——有关人与海洋可持续联系的仪式及相关实践"两个项目申遗成功,我国已经有42个项目被联合国教科文组织列入非物质文化遗产名录(名册),位居世界第一。

任务一　探幽李时珍故里　学习蕲春艾灸疗法
——带你走近第五批国家级非物质文化遗产代表性项目"蕲艾"

一、走近"医中之圣"李时珍故里——湖北省蕲春县

蕲春位于湖北省东部,大别山南麓,长江中游北岸,属亚热带大陆季风气候区,光照充足,雨量丰沛,气候温和,四季分明,北依大别山,南临丘陵和长江,隶属黄冈市。蕲春面积为2398平方千米;地处中国"中三角"中心地带,与武汉、南昌等城市同属"1小时城市圈",京九铁路、沪蓉高速公路、长江黄金水道、大别山腹地公路横贯全境,交通来往便利。

蕲春自古以来名医辈出,诞生于古蕲州的鄂东四大名医(北宋庞安时、明代李时珍、明代万密斋和清代杨际泰)声震华夏,明代从蕲春走出的五位太医(袁宝、韩泰、李言闻、李时珍、李建方)名动两京。蕲春民间自古就有"路人皆懂医,指草皆为药"和"以不懂医技者为不孝"等俗语,厚重的中医药文化孕育出神奇的蕲春艾灸疗法。如今的蕲春是著名"教授县",以人才辈出著称。

晋代刘伯庄所著的《地名记》记载,"蕲春以水限多蕲菜(水芹菜)",故而得名。蕲,又名水芹。蕲春意为蕲菜之春,历史上另称蕲阳、齐昌、蕲州。蕲春独特的地域环境和微酸性黏性黄土,尤其适合艾草生长。《本草纲目》载,医家用艾草灸百病,故曰灸草。

蕲春药材资源丰富,常用中草药有400余种,在明代中期就是全国著名的中草药进出港口和商埠,其药材吞吐量为江淮之冠。1997年,国家确定蕲州中药材专业市场为全国17个专业中药材市场之一。蕲春被列为国家杜仲、厚朴生产基地县,现有约200个药材种植场,其中李时珍药物种植场是全国重点药材种植基地。蕲蛇、蕲竹、蕲龟、蕲艾被称为蕲春"四宝"。

二、带你了解艾叶知识

1. 艾叶的产地及形态　我国各地均产艾,普遍野生,以湖北蕲春产者为佳,叶厚而绒多,称为蕲艾。此外,艾在朝鲜、蒙古和日本等国也有分布。艾为菊科多年生草本植物,自然生长于山野、田林、土埂等处,春天抽茎生长,叶有一至二回羽状深裂,裂片尖端有不规则的粗锯齿,表面灰绿色,背面灰白色,被白色丝状毛绒,质柔软,折断面为白色,普通艾茎高一般为0.8~1.2 m,蕲艾茎高一般为1.8~2.5 m,秋季在茎梢上开淡褐色花,花冠呈圆筒状,其中排列着头状花序,小而数多。艾叶有芳香气味,在农历的4—5月,当叶盛花未开时采收,采收时将艾叶摘下或连株割取,晒干或阴干后备用。

2. 艾叶的性味及功效　艾叶,辛、苦、温,有小毒;归肝、脾、肾经。艾叶内服可温经止血,散寒止痛,调经安胎;外用祛湿止痒。艾叶气味芳香,易燃,用作灸材,具有温经通络、行气活血、祛湿逐寒、消肿散结、回阳救逆等功效。《名医别录》指出,艾叶,苦,微温,无毒,主灸百病。

艾叶加工成艾绒作为施灸的材料,有其他材料难以比拟的优点。由艾叶加工而成的艾绒便于搓捏成大小不同的艾炷,易于燃烧,燃烧时火力温和,热力能穿透皮肤直达深部等。我国各地均产艾叶,价廉易得,千百年来一直作为主要灸材沿用至今。

3. 艾叶的成分及药理　艾叶中含无氮有机物(主要是纤维素)66.85%,含氮有机物(主要是蛋白质)11.31%,水分8.98%,醚溶性成分4.42%(其中含挥发油0.02%),离子成分(如钾、钠、钙、铝、镁)

8.44％。其中挥发油又名艾叶油，艾叶油中含桉叶素、β-石竹烯、松油烯醇等。

艾叶油中 β-石竹烯及松油烯醇对豚鼠咳嗽及喘息有一定治疗作用，对小鼠有祛痰作用。艾叶油在体外对白色葡萄球菌、甲型溶血性链球菌、奈瑟菌、肺炎链球菌及多数革兰阴性杆菌有抑制作用。此外，艾叶油对豚鼠尚有抗过敏休克的作用等。

三、带你学习荆楚名药——蕲艾

2023 年，湖北省人民政府相关部门经过严格遴选，发布了"十大楚药"道地药材，分别为蕲艾、半夏、天麻、黄连、茯苓、福白菊、苍术、龟鳖甲、银杏、紫油厚朴和黄精（并列第十位），蕲艾居首位。

1. 蕲艾之名的由来　相传为华佗所著、孙思邈编辑的《华佗神方》中记载含艾叶方剂 23 首，其中 3 方注明用"蕲艾"，分别是"华佗治呕吐清水神方""华佗治阴痛神方""华佗治安胎神方"，这是蕲艾药用现存的最早记载。

宋代的《陆氏积德堂方》记载蕲艾蒸汽灸法治疗鹅掌风病，单用"蕲艾真者四五两，水四五碗，煮五六滚，入大口瓶内盛之，用麻布二层缚之，将手心放瓶上熏之，如冷再热，如神"。这说明在宋代，蕲艾作为常用之药，深受临床医家所推崇。该书所载蕲艾蒸汽灸法，在蕲春及周边地区沿用至今，是蕲春艾灸防疫四法之一。

明代太医院判刘文泰等编著的成书于 1505 年的《本草品汇精要》记载：(艾叶)生田野，今处处有之，道地为蕲州、明州。首次提出蕲州是艾叶的道地之一。从明初开始，蕲艾作为艾叶的道地药材一直沿用至今。明代陈嘉谟编著的《本草蒙筌》记载：端午节临，仅采悬户，辟疫而已。其治病症，遍求蕲州所产，独茎、圆叶、背白、有芒者，称为艾之精英。倘有收藏，不吝价买。彼处仕宦，亦每采此。两京送人，重纸包封，以示珍贵，名益传远，四方尽闻。这些描述展示了当时人们崇尚"蕲州艾叶"的盛况。该书附有"蕲州艾叶"图，陈嘉谟称蕲艾为"艾之精英"。

明代中后期，世居蕲州的著名医家、李时珍之父李言闻所著《蕲艾传》，是一部研究蕲艾及蕲艾灸法的专著，书中记载"蕲艾产于山阳，采以端午，治病灸疾，功非小补"。

李时珍(1518—1593 年)，世界文化名人，我国明代著名医药学家，所著《本草纲目》于 2011 年入选《世界记忆名录》。《本草纲目》是研究蕲艾及蕲春艾灸疗法之集大成者。《本草纲目》阐述的蕲艾特点如下。

(1) 蕲春艾灸疗法的特异性——相传他处艾灸酒坛不能透，蕲艾一灸则直透彻，为异也。

(2) 蕲艾的道地性——近代惟汤阴者谓之北艾，四明者谓之海艾。自成化以来，则以蕲州者为胜，用充方物，天下重之，谓之蕲艾。

(3) 蕲艾的医用价值——(蕲)艾叶生则微苦太辛，熟则微辛太苦，生温熟热，纯阳也。可以取太阳真火，可以回垂绝元阳，服之则走三阴而逐一切寒湿，转肃杀之气为融和；灸之则透诸经而治百种病邪，起沉疴之人为康泰，其功亦大矣。

(4) 蕲艾应用的广泛性——全书涉及蕲艾的论述有 300 余处，应用蕲艾的单方或复方有 164 首。

明末清初医家卢之颐所著《本草乘雅半偈》认为：(艾叶)生山谷田野，蕲州者最贵，四明者亦佳。该书载：蕲州贡艾叶，叶九尖，长盈五七寸，厚约一分许，岂唯力胜，堪称美艾。九尖蕲艾是蕲艾中的上品，叶片大而肥厚，绒毛长而密集，艾绒净而绵软，火力温和而深透，被历代灸家奉为珍品，有"美艾之称"。

2. 蕲艾的采收与存储　《本草纲目》描述蕲艾：此草多生山原。二月宿根生苗成丛，其茎直生，白色，高四五尺；其叶四布，状如蒿，分为五尖，桠上复有小尖，面青背白，有茸(绒)而柔厚；七八月，叶间出穗如车前穗，细花，结实累累盈枝，中有细子，霜后始枯，皆以五月五日连茎刈取，曝干收叶。

蕲艾通常以花未开而叶茂盛时采收为佳。古时多在农历三月三和五月五进行采收。农历三月三为初春时节，此时蕲艾叶鲜嫩，多作食用；农历五月五，蕲艾叶生长至最茂盛时期，叶片大而肥厚，面青背白，绒毛密而长，所含挥发油及药用有效成分亦最为丰富，是入药和制作灸材的最佳时段。

一般来说,收割蕲艾应选择连续 3～5 日晴天,整株割取后就地脱叶晒干,注意要剔除枯叶。晒干后的蕲艾叶,可以打包或散放在筐篓里,置于货架上,存储蕲艾应选择干燥、通风、避光的库房,干蕲艾叶吸水性较强,湿度较大的地区要定期晾晒。

3. 蕲艾的临床应用

(1)蕲艾气香味辛,温经散寒,能暖气血而温经脉,为温经止血之要药,适用于虚寒性出血病证,如吐血、衄血、崩漏、月经过多等。

(2)蕲艾专入三阴经而直走下焦,能温通经脉,暖宫散寒,调经止痛,为治疗妇科下焦虚寒或寒客胞宫之要药,多用于治疗少腹冷痛、经寒不调、宫寒不孕、脘腹冷痛等。

(3)蕲艾为妇科安胎之要药。如《肘后方》用艾叶以酒煎服,可治疗妊娠胎动不安。临床上艾叶多与阿胶、桑寄生等同用,治疗胎动不安、胎漏下血。

(4)蕲艾辛香苦燥,局部煎汤外洗,可奏祛湿止痒之功,用于治疗湿疹、阴痒、疥癣等皮肤瘙痒。

4. 蕲艾的民间应用

(1)蕲艾洗浴:蕲艾洗浴有理气血、逐寒湿、止血、安眠、温经的功效。取新鲜蕲艾叶 30～50 g,在澡盆中用沸水冲泡 5～10 分钟,加凉水调至适宜水温即可洗浴。蕲艾叶对毛囊炎、湿疹有一定疗效。过去,在许多缺医少药的农村,天气炎热时,常用艾水洗浴,以预防蚊蝇叮咬、生疮长疔及泄泻、痢疾等肠道传染病。

在蕲艾的产地蕲春,婴儿出生后第 3 天要用蕲艾煎水洗浴,俗称"洗三朝",民间认为用蕲艾水洗浴过的小孩很少感染疫病,多能健康成长,还可用艾叶制成香汤液进行洗浴,以避邪防病。

(2)蕲艾足浴:睡前用蕲艾叶水泡脚有很好的保健作用,水温应控制在 40～50 ℃之间,时间以30～40 分钟(至全身温热微汗)为宜,另外,还可以根据实际情况,添加其他药物,起到不同的养生保健作用。

①蕲艾叶加姜:可预防风寒感冒、关节痛、咳嗽、支气管炎、哮喘等。

②蕲艾叶加红花:可改善静脉曲张、末梢神经炎、血液循环不良、手脚麻木或瘀血等。

③蕲艾叶加盐:适用于目赤肿痛、牙痛、咽喉痛、心烦气躁等上热下寒之证,可引火下行。

(3)制作艾枕、艾包、艾垫:蕲春及周边地区,民间有选用陈蕲艾叶制作艾枕、艾包和艾垫等日用品的习俗,以养生保健、预防疾病。

①蕲艾枕:取陈蕲艾叶 1000 g,用棉布缝制成蕲艾枕,常枕此枕可改善睡眠,对颈椎病、头痛、高血压等疾病有一定的预防作用。

②蕲艾包:取陈蕲艾叶 300～500 g,用棉布缝制成不同形状的蕲艾包,将蕲艾包绑附于脐部,可有效缓解脐腹冷痛或妇女月经不调等症状。对于虚寒和寒湿引起的腰痛、肩痛、关节痛等,将蕲艾包绑附于患处,可缓解疼痛。

③蕲艾垫:将陈蕲艾绒纳入布里,制成保健鞋垫(厚度约 0.3 cm),能预防足癣、冻疮等。

蕲艾叶与其他艾叶的物理、化学成分及功效的差异性见表 13-1。

表 13-1　蕲艾叶与其他艾叶差异性比较

成分及物理特性	蕲 艾 叶	其他艾叶
精油含量/(%)	1.06	0.54
燃烧热值/(J/g)	18139	14136
总黄酮含量/(%)	3.675	1.054
侧柏酮/(%)	15.6	0.54
石竹烯氧化物	2.743	0.501

续表

成分及物理特性	蕲 艾 叶	其 他 艾 叶
有效药用成分含量/(%)	87.64	72.75
高度/m	1.8～2.5	0.8～1.2
气味	香气浓郁	略微香气
艾叶形状	叶厚,被毛密而长	叶薄,被毛稀而短

5. 蕲艾绒、蕲艾炷、蕲艾条

(1) 蕲艾绒。

①蕲艾绒的制作:《本草纲目》记载,拣取净叶,扬去尘屑,入石臼内木杵捣熟,罗去渣滓,取白者再捣,至柔烂如绵为度,用时焙燥,则灸火得力。

现代的具体制作方法如下:首先将陈蕲艾叶晒干,剔除霉变及品相不好的艾叶;然后将挑选好的蕲艾叶置于石臼中,反复捣杵,筛去灰尘及杂梗,令其细软如绵,即成蕲艾绒;最后将制作好的蕲艾绒密封保存,用时取出。每500 g陈蕲艾叶加工可得350 g粗蕲艾绒,呈土黄色,适合间接灸疗用;然后经过深度加工,500 g陈蕲艾叶可得150 g精蕲艾绒,呈米黄色,适合直接灸疗用。

②蕲艾绒的筛选标准:《本草纲目》记载,凡用艾叶,须用陈久者,治令细软,谓之熟艾;若生艾灸火,则易伤人肌脉。这说明蕲艾保健灸疗所用的灸材必须是陈蕲艾叶(三年者最佳)经反复捣筛而成的熟蕲艾绒。

现在中药材市场上许多蕲艾制品标注有蕲艾绒等级,如5∶1、8∶1、20∶1、30∶1和35∶1等,这个等级是指蕲艾绒提取的纯度。例如,5∶1就是5000 g的蕲艾叶提取出1000 g的蕲艾绒。一般来说,蕲艾绒的等级越高,纯度就越高,杂质也就越少。纯度高的优质蕲艾绒,质地柔软、干燥、无杂质、易成团、易燃烧,火力温和,艾烟少,气味纯正,多用于直接灸疗,施灸时痛感较轻。等级较低的蕲艾绒含杂质较多、柔软度较差、不易成团、燃烧时易熄灭、艾烟有刺激性气味,火力生猛,灸疗时常有火星爆出,多用于间接灸。

(2) 蕲艾炷。

①蕲艾炷的概念:将蕲艾绒搓捏成一定大小的圆锥形蕲艾团,称为蕲艾炷。蕲艾炷以壮为计数单位,每燃烧1个蕲艾炷为一壮。

②蕲艾炷的制作方法:一般用手指搓捻,取适量纯净的蕲艾绒,先置于掌心,用拇指搓紧,再放在平板上,以拇指、食指、中指三指边捏边旋转,把蕲艾绒捏成上尖下平圆底的圆锥形小体。这种圆锥形小体,不仅放置平稳,而且燃烧时火力由弱至强,被灸者易于接受。手工制作蕲艾炷要求剔除粗梗杂物,搓捻紧实,上下均匀,耐燃而不易爆裂。此外,还可用艾炷器制作蕲艾炷,艾炷器有圆锥形空洞,洞下留一小孔,将蕲艾绒放入艾炷器的空洞之中,另用圆棒插入孔内紧压,即成为圆锥形小体,然后用小棒从艾炷器背面的小孔将制好的蕲艾炷顶出备用。用艾炷器制作的蕲艾炷,蕲艾绒紧密、均匀、美观,大小一致。

③蕲艾炷的规格:根据灸疗需要,蕲艾炷的大小通常分为三种规格。大者如蚕豆,中者为黄豆大小,小者为麦粒大小,皆为上尖下平的圆锥体,便于平放和点燃。为了便于临床应用,准确掌握施灸剂量,故规定标准蕲艾炷,其底的直径为0.8 cm,高度为1 cm,可燃烧5～7分钟,此即临床常用的大蕲艾炷,中蕲艾炷为大蕲艾炷的一半大小,小蕲艾炷为中蕲艾炷的一半大小。

(3) 蕲艾条。

①蕲艾条的概念:蕲艾条又称蕲艾卷,是用蕲艾绒卷制而成的圆柱形长条。根据有无内含药物,又分为清蕲艾条和蕲艾药条两种。一般长20 cm,直径约1.5 cm。其使用简便,不易起疱,不发疮,无明显痛苦,故适合自灸,应用广泛。

②蕲艾条的制作：以传统手工制作为例，选取蕲艾绒 25 g，平铺在长 26 cm、宽 20 cm，质地柔软疏松且坚韧的桑皮纸上，将其卷成直径约 1.5 cm 的圆柱形，松紧适度，用胶水或糨糊封口即成。卷成的蕲艾条必须松紧适中，太紧则不易燃烧，太松则施灸时易掉火星或灰烬。

蕲艾条具有散寒止痛、温经止血、除湿开郁、生肌安胎、回阳救逆等作用。艾灸可治百病，无论虚寒实热均可使用。根据灸疗市场需求，蕲艾条可制成直径为 2 cm、2.5 cm、3 cm、3.5 cm、4 cm、4.5 cm、5 cm 等不同规格。

③蕲艾条的筛选标准：

a.从气味上分辨蕲艾条的质量。从气味上能够分辨出蕲艾条的质量，一般来说，好的蕲艾条气味清香、闻起来有舒适感；差的蕲艾条闻起来有些刺鼻，因其中含有不少杂质，施灸时艾烟比较浓，有呛人的感觉。总体来说，蕲艾绒纯度越高，气味越淡；蕲艾绒纯度越低，气味越浓。

b.从蕲艾绒的色泽分辨蕲艾条的质量。蕲艾绒在制作过程中需经反复筛选、去除灰尘及粗梗等杂质。好的蕲艾绒呈米黄色，手感细腻如绵。差的蕲艾绒粗糙，色发青。

c.从燃烧时长上分辨蕲艾条质量。规格和质量相同的蕲艾条，质量好的要比质量差的燃烧时间久一些。

d.从艾烟上分辨蕲艾条的质量。纯度高的蕲艾条燃烧时艾烟淡，呈灰白色，不呛人。纯度低的蕲艾条或新艾燃烧时艾烟浓，呈青黑色，呛人，吸入过多时可使人出现咽干、流泪等。

e.从灸感上分辨蕲艾条的质量。质量好的蕲艾条，施灸时皮肤感觉温暖而柔和，温热的感觉绵绵不断地渗入肌肤，顺着身体延展，让人感觉十分舒服。质量较差的蕲艾条，常有烧灼、刺痛感，火力较为猛烈。

f.从艾灰的形态分辨蕲艾条的质量。纯度高的蕲艾条，燃烧后灰烬形状固定不易掉落，呈灰白色。纯度低的蕲艾条，燃烧后艾灰呈黑灰色且易脱落。

四、带你熟悉国家级非遗蕲春艾灸疗法

蕲春艾灸疗法是李时珍中医药文化的当代传承，2013 年 10 月经湖北省人民政府（鄂政发〔2013〕49 号文件）发文公布入选湖北省第四批省级非物质文化遗产名录，项目编号为 308-Ⅸ-12。

2021 年 5 月，国务院（国发〔2021〕8 号文件）发文公布蕲春艾灸疗法入选第五批国家级非物质文化遗产代表性项目名录，项目编号为 444-Ⅸ-5（图 13-1）。

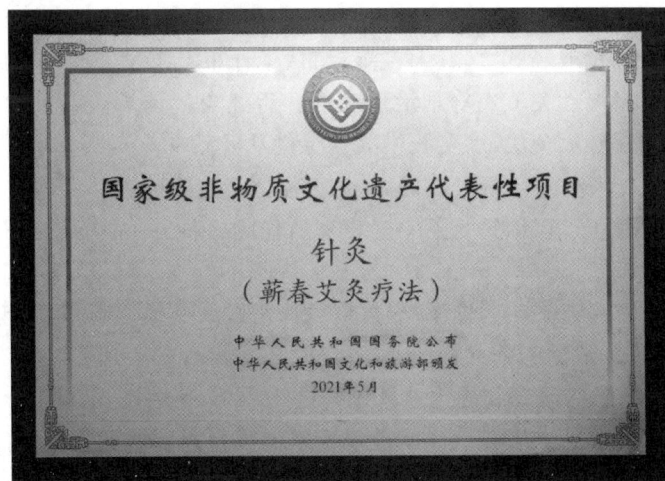

图 13-1　蕲春艾灸疗法国家级项目授牌

1. 蕲春艾灸疗法的历史渊源　蕲春艾灸疗法形成于唐宋，兴盛于明清，千百年来在蕲春及周边地区

心手相传,赓续绵延,或藏于典籍,或隐于民间。

《华佗神方》载:华佗治呕吐清水神方,用干蕲艾叶煎汤啜之,立愈。这是蕲艾内灸法现存最早的文献记载,该法在蕲春民间至今仍在应用。宋代《陆氏积德堂方》记载,蕲艾蒸汽灸法治疗鹅掌风病。千百年来,该法已成护佑鄂东地区百姓健康的法宝。

明代时蕲春名医辈出,以李时珍、韩泰为代表的五位太医,对蕲春艾灸疗法的赓续传承发挥了重要作用。李言闻在《蕲艾传》中称该法"治病灸疾,功非小补"。李时珍赞其"灸之则透诸经而治百种病邪,起沉疴之人为康泰,其功亦大矣"。李时珍所著《本草纲目》是蕲春艾灸疗法的传世载体。

清代严洁等编著的《得配本草》记载:蕲春艾灸疗法可灸百病,灸火下行,入药上行,灸火宜陈。这一时期,该法是蕲春及周边地区百姓防病治病的主要方法之一。

近代以来,蕲春艾灸疗法在民间乃至宫廷都得到广泛应用。《清宫医案研究》记载:太医曾用蕲艾敷灸法治疗光绪帝腰胯疼痛。清咸丰年间,韩训成兄弟继承家学,在蕲州、黄州等地开医馆、设药堂,应用蕲春艾灸疗法解民疾苦。但受西学东渐等影响,该法的承续在总体上受到一定影响。

1958年,毛泽东同志指出:中国医药学是一个伟大的宝库,应当努力发掘,加以提高。蕲春艾灸疗法的传承和传播得以恢复发展,逐渐进入当地医疗机构,传承群体规模逐渐扩大。

蕲春艾灸疗法自2013年被列入省级非物质文化遗产名录以来,在继承传统艾灸技艺基础上不断创新,适应证更广,疗效更显,随着该疗法职业培训的蓬勃开展,传承群体不断扩大,运用其"治已病""治未病"和养生保健的人越来越多。

2. 蕲春艾灸疗法的基本内容　蕲春艾灸疗法源自中国古代民间灸焫法,是以产自蕲春的艾草为灸材,以流传于蕲春地区四百余年的民间灸法为独特技艺的一种中医外治方法,是蕲春及周边地区百姓世代相传的防病治病及养生保健习俗。蕲春艾灸疗法的基本内容,包括蕲春艾灸三大代表性灸法,以及蕲春艾灸防疫四法。

(1)雷火神针灸法:该法为李时珍首创,开药条实按灸法之先河。李时珍开创的雷火神针灸法对后世影响深远,现流传于重庆等地的"赵氏雷火灸"(国家级非物质文化遗产代表性项目)即源于此。

(2)蕲春大灸法:该法为李时珍所倡用,首载于《本草纲目》。该法是在病变部位大面积或沿整条经脉施行的隔物灸法,火力足,灸感强,主要用于治疗虚寒瘤疾和病变部位范围较大的顽疾。后经当代传承人韩善明不断创新发展,逐渐形成了蕲艾督脉大灸法、蕲艾任脉大灸法、蕲艾腰椎大灸保健法及蕲艾大灸暖宫法等多种技法。

(3)蕲春火灸法:该法源自蕲春民间韩氏灸法流派,是以蕲艾为主,加入多味中药制成药酒,将浸泡药酒的棉布条,贴敷于病变部位或经脉上,其上覆湿青布,于青布上再喷老酒点火施灸的方法。该法主要用于治疗风湿性关节炎、类风湿性关节炎等难治性疾病。后经当代传承人韩善明不断创新发展,逐渐形成了蕲艾督脉火灸法、蕲艾任脉火灸法、蕲艾腰椎火灸保健法及蕲艾火灸暖宫法等多种技法。

(4)蕲艾蒸汽灸防疫法:该法源自蕲春民间,是在疫病流行期间,以水煮蕲艾叶或整株干燥蕲艾,以其蒸汽对某一物理空间进行熏蒸,以保护人们不受疫邪所伤的一种方法。该法适用于预防寒湿疫毒之邪所引起的传染病。

(5)蕲艾烟熏灸防疫法:该法源自李时珍《本草纲目》,是以蕲艾燃烧形成艾烟,对某一物理空间进行熏灸以防疫的一种方法。该法适用于公共场所及居家防疫,对多种呼吸道传染病有较好的预防作用。

(6)蕲艾内灸防疫法:该法在蕲春及周边地区民间广为流传,是吞服陈蕲艾叶团,或用蕲艾叶煎汁内服,以预防和治疗某些疾病的一种方法。该法亦适用于寒湿疫毒之邪所致传染病的预防。李时珍称该法"走三阴而逐一切寒湿,转肃杀之气为融和"。

(7)蕲艾温灸防疫法:该法是在疫病流行期间,用蕲艾绒或蕲艾条温灸风门、大椎、中脘、神阙、足三里等穴,以提高机体抗病能力,起预防和治疗传染病作用的一种方法。该法适用于普通人群,尤其适用于易感人群。

3. 蕲春艾灸疗法的主要特征

（1）灸材道地，热穿透力强：蕲艾为道地药材，植株高大，叶片肥厚，香气浓郁，密被厚而长的白色绒毛，易成绒且出绒率高。蕲艾叶的挥发油含量约为普通艾叶的两倍，且药用价值更高。不仅如此，蕲艾较其他艾叶燃烧时热穿透力更强。《本草纲目》载：他处艾灸酒坛不能透，蕲艾一灸则直透彻，为异也。现代研究表明，蕲艾的燃烧热值比普通艾叶要高，故历代医家施灸时多强调使用蕲艾，称其为"灸家珍品"。

（2）选穴精准，技法独特：蕲春艾灸疗法选穴精准，一般选用1~3穴施灸，每穴施灸时长因人、因证而异，通常不低于60分钟。施灸时注重灸感传导，强调气至而有效，气速至而速效。李时珍所创雷火神针灸法，技法独特，为蕲春艾灸疗法的代表性灸法，在全国各地广为流传，影响深远。

（3）简单方便，价廉效验：蕲春艾灸疗法取材于物美价廉之蕲艾，易学效佳，使用方便。千百年来，蕲春及周边地区百姓一直都有端午节前后采艾、储艾及应用艾灸"治未病"和养生保健的习俗，"家有三年艾，郎中不用来"的民谣至今广为流传。

4. 蕲春艾灸疗法的重要价值

（1）历史文化价值：蕲春艾灸疗法在蕲春及周边地区赓续传承四百余年，历久弥新，其以中医学基础理论为指导，极具中国古代哲学智慧，是蕲春人民千百年来防病治病的经验总结，体现了"辨证论治""天人合一""三因制宜"等中医学核心思想，是李时珍中医药文化的当代传承和活态记忆，具有极为重要的历史文化价值。

（2）健康科学价值：蕲春艾灸疗法是蕲春医疗机构常用的治病方法。现代研究表明，其具有抗菌、抗病毒、抗肿瘤、调节免疫、增强人体抗病能力、激发机体修复能力等多方面作用。该法取材于物美价廉之艾草，技法简单易学，是中医学"治未病"的极佳选择。

（3）社会经济价值：蕲春自2014年起，打造以蕲春艾灸疗法为支点的中医药大健康产业。2022年6月，湖北省人力资源和社会保障厅认定"蕲春艾灸师"为湖北省重点劳务品牌；2022年8月，"蕲春艾灸师"专项培训教材《蕲艾保健灸疗》和《家庭保健蕲艾艾灸》由中国劳动社会保障出版社出版发行；2023年2月，"蕲春艾灸：搭建青年创业就业平台"入选文化和旅游部、人力资源和社会保障部、国家乡村振兴局发布的2022年"非遗工坊典型案例"，全国仅66个非遗项目入选。凝聚着先人智慧的蕲春艾灸疗法成为区域经济创新发展的主要抓手和实施乡村振兴的惠民工程。

5. 蕲春艾灸疗法的分布区域 蕲春艾灸疗法起源于古蕲州地区，明代时在蕲州府辖区之蕲春、蕲水、英山、罗田、广济、黄梅等地广为流传。随着李时珍、韩㤄等五位太医的传承传播，以及《本草纲目》的刊行，明末清初广传至安徽之宿松、太湖，江西之九江、兴国、湖口，并沿长江水道上传至重庆，下传至江浙等地。

蕲春艾灸疗法核心分布区域为蕲春县的漕河、横车、刘河等地。2013年以来，各乡镇成立蕲艾种植专业合作社千余家，开办蕲春艾灸培训班800余期，蕲春各级医疗机构都设立了艾灸临床应用科室。

蕲春艾灸疗法流传于蕲春周边之浠水、罗田、英山、武穴、黄梅、阳新等地，目前已传至武汉、南昌、合肥、杭州、广州、深圳、厦门、北京、上海等地。现全国各地开设有蕲春艾灸养生保健机构万余家，古老的艾灸技艺已然成为时下人们热捧的"治未病"和养生保健的主要方法。

6. 蕲春艾灸疗法的存续状况 蕲春艾灸疗法自形成至今已超千年，是长江流域百姓护佑生命健康的常用方法。千百年来，其存续状况起伏不定，但自20世纪90年代以来，蕲春制定"以药兴县"战略，2014年起，蕲春打造以"蕲春艾灸疗法"为支点的中医药大健康产业，蕲春艾灸疗法的存续状况已今非昔比。目前，灸材蕲艾的种植面积逾20万亩，灸疗所用耗材及其衍生产品远销全国各地。2017年起，蕲春在全国率先将艾灸文化引入中小学教材，每月开展"艾灸进校园""艾灸进社区"等传承实践活动。2018年，"蕲春艾灸师"被命名为湖北省劳务品牌。2019年10月和2021年11月，"湖北工匠杯"艾灸职业技能大赛先后两次在蕲春隆重举行，蕲春艾灸疗法备受时下年轻人的青睐。

蕲春艾灸疗法是建立在农耕社会生活基础上的一种古老的防病治病及养生保健方法,随着人们对健康质量需求的提高,人们对传统蕲春艾灸疗法提出了更为科学、便捷、有效等要求,需要加大力度在传承传统蕲春艾灸疗法的基础上实现创新发展。

(蕲春县李时珍医院　韩善明　湖北三峡职业技术学院　邓尚平)

任务二　知香学香　爱香用香
——带你学习楚香非遗传承项目

人之本性,求真向善爱美。人类对于香气的喜爱应该是一种天性,香气沁人心脾,与人身心关系密切,可以愉悦心灵、修身养性。香,调心智,动灵性,通鼻开窍,调息静心;香,不仅芳香养鼻、颐养身心,还可祛秽疗疾、养神养生。

香在历代传承中,既是精英文化也是大众文化。古代的达官贵人、名士高人,无不用香,使自己的精神安详,气质高贵。民间的农夫村姑,也会用那细微的清香,为自己增添一点芬芳。

自古以来,华夏儿女以香草香囊为美饰,君子士大夫更用香物陶冶、修明情志与身心,借外在的佩服,修为内在的志意,"佩服愈盛而明,志意愈修而洁"。屈原《离骚》即明言,自己以香草为饰是效法前代大德,修能与内美并重:纷吾既有此内美兮,又重之以修能。扈江离与辟芷兮,纫秋兰以为佩。

华夏文化博大精深、包罗万象,筚路蓝缕、以启山林的荆楚文化是其重要组成部分。楚人所著《山海经》虽非医学典籍,但记录了楚地当时的地理人文和香草香料防病治病的情况。例如,书中对零陵香防病功效的阐述如下:西百二十里曰浮山……有草焉,名曰薰草,麻叶而方茎,赤华而黑实,臭如蘼芜,佩之可以已疠。

肖军在《中国香文化起源刍议》中对中国香文化的起源提出了祭天说、驱蚊说和辟邪说三个观点。西汉刘向的《说苑》记载:圣人之治天下也,先文德而后武力。凡武之兴,为不服也。文化不改,然后加诛。

秦灭六国而统一中国,香文化却一直影响着华夏文化而没有改变。中国的香文化代表一种自在逍遥、洒脱豁达的精神,其实质就是超越现实的情趣、放弃世俗的羁绊。

1. 楚香的缘起　楚地是中国香文化重要的起源之地,起源于荆楚大地的楚香,从有形的香料演变出独具东方特色的人文仪轨、民俗生活、文学艺术、中医学术等,虽令人高山仰止,却让华夏历史文明生动了起来。

楚香的运用,在晋人宗懔的《荆楚岁时记》中时时可见,从"爆竹庭前,辟除邪恶"可见楚地的巫风之盛,从"依次拜贺,饮椒柏酒"可见楚地饮食对香料的运用,从"采艾悬门,斗草游戏"可见楚地在时令节气中对香草的运用,不仅融入游戏,更有预防疾病的功用,还有"舟楫竞渡,争采杂药""新竹箬叶,节日裹粽""取菊为灰,以止麦蠹""伏日汤饼,名曰辟恶""野游登高,佩茱饮菊""荆有楘臡,北有麻羹"等,正是因为这些习俗在民间盛行,才有了屈原以香草表达自己的政治洁癖的楚辞创作。

2. 楚香的香祖　楚香的三位香祖是中华优秀传统文化的聚焦,分别为炎帝神农氏、楚祖祝融和爱国诗人屈原。以屈原为代表的当时的士大夫阶级,他们有高贵的出身、高尚的情怀、高洁的文化修为,在世间万物中,他们选择了以民生喜闻乐见的香草气息,作为人格修为必须具备的浩然正气,表达着洁身自好的品行,才有了流芳百世的壮举。以香草美人自喻的屈原,将他生活中的衣食住行全部用香草来熏染,呈现出君子高贵芳洁的品质。他衣着"扈江离与辟芷兮,纫秋兰以为佩";他饮食"朝饮木兰之坠露兮,夕餐秋菊之落英",就连日常沐浴也是"浴兰汤兮沐芳,华采衣兮若英",这样一种超现实的理想状态,与庄子《逍遥游》中"惠子相梁"同出一辙,那"非梧桐不止,非练实不食,非醴泉不饮"的天鸟,正是这种理想化的人文情怀的体现。

3. 楚香的制作技法 楚香以熏香为主,熏香讲究芬芳、养鼻,强调香气对身心的滋养,让人心绪宁静,长沙马王堆一号汉墓出土的文物中,就有为熏香衣、香被特制的竹熏笼。古往今来,关于楚学文化的研究著作浩如烟海,其中不乏楚地民俗与楚香鲜色生动的气息,楚香具有鲜明的地域文化特色,借着楚文化研究之大乘,更多丰富层面有待更多专家学者参与。

4. 楚香代表——梦萦 楚香代表方"梦萦",根据"伴月香"的配方而来,香料主要包括沉香、檀香、苏合香、母丁香、豆蔻、芸香和香茅香等,配方的几味香材均为辛温之品,源于古人的夜间养生方式,昼属阳夜属阴,无论春夏秋冬,夜晚大多风高月明凉如水,夜间养生当以助阳安神和护元养心较为重要。

(湖北省健康文化促进会 韩 雪 湖北三峡职业技术学院 邓尚平)

任务三 探索海南医药 学习黎医文化
——带你走近海南黎医黎药

知识导入

你了解国家关于少数民族医药的相关政策吗?

2019年10月,《中共中央 国务院关于促进中医药传承创新发展的意见》中提出"传承创新发展中医药是新时代中国特色社会主义事业的重要内容,是中华民族伟大复兴的大事"。

2020年11月,中共海南省委、海南省人民政府发布《关于促进中医药在海南自由贸易港传承创新发展的实施意见》,提出"加快黎苗等地方特色民族医药挖掘和整理。将海南黎苗族医药发展纳入民族地区经济社会发展规划,加快海南黎苗族医药研究、保护和开发。对民间医药传统知识和技术进行系统整理研究,挖掘和保护黎医苗医资源"。

2021年12月,《海南省中医药发展"十四五"规划》提出"加大对民族医药的传承保护,开展黎族医药传承发展工程,加强对黎族医药基础理论的研究,挖掘黎族医药特色亮点"。

2022年3月,国务院办公厅印发《"十四五"中医药发展规划》,提出"发展少数民族医药。加大少数民族医药防治重大疾病和优势病种研究力度,有效传承特色诊疗技术和方法。鼓励和扶持少数民族医药院校教育、师承教育和继续教育。加大对少数民族医药的传承保护力度,持续开展少数民族医药文献抢救整理工作,推动理论创新和技术创新"。

黎族医药是黎族人民在长期与疾病斗争实践中积累出来的防病治病的经验,几千年来为保护海南黎族地区人民健康、繁衍生息做出了不可磨灭的贡献,是黎族的宝贵医药学文化遗产,更是中国传统医学的璀璨瑰宝。

近年来,随着我国社会不断发展,人民生活水平不断提高,民族医药越来越受到人们的重视,苗医药、藏医药、蒙医药等都有了长足的发展,有着数千年悠久历史的黎族医药,却因为历史条件、语言文字等原因,传承和发展受到限制。加大对传统黎族医药文化的传承与保护,积极推动独具特色黎族医药的发展,将对丰富和完善传统医药体系发挥重要作用。

黎族医药以草药为主。黎族人民在长期的医疗实践中,积累了丰富的草药知识,这些草药知识简便、高效、实用。草药多就地取材,以海南中部山区热带雨林的野生植物为主,种类繁多,用途广泛。同时,黎族医药还注重综合治疗,结合针灸、按摩、拔罐等多种方法,以达到最佳的治疗效果。

黎医学在长期的医疗实践中积累了多种多样的治疗方法,如藤灸疗法、佩药疗法、药物熏蒸疗法等,具有简、便、廉、验、实用性强的特点。

一、藤灸疗法

藤灸疗法是黎族独特的外治方法之一,是海南黎医黎药的宝贵遗产之一,以成本低廉、疗效明显著称,千百年来在黎族医药史上占有重要地位。藤灸疗法是选用黎族藤类药物分别制成灸棒、灸液两种灸具,在人体腧穴等特定位置施灸的外治技法。黎医认为,藤灸为纯阳之法,可"拔寒毒培阳气,祛风鬼扶阳气"。其治疗原理主要是通过刺激特定的穴位,利用热力和药力的双重作用,发挥舒经活络、调和气血、扶正祛邪的作用。

1. 组成 藤灸由灸体、灸液和灸泥组成。灸体即藤灸灸棒,取材大多为九龙藤、降真香藤(黎医认为是灵性藤);藤液和灸泥同为一体,由老虎藤、丁公藤、单根木、七叶莲、鸟不宿、过江龙等药物按照特定比例研磨成粉与黎族白酒调配制成,再经7天沉淀,取上清液为藤王液,下方沉淀为灸泥。

2. 另类 藤灸疗法有暗火灸、明火灸、灸泥灸三种。施灸时,首先在灸处体表涂抹藤王液,随后黎医用布包好灸棒底部,将其蘸取藤王液并置于火上微烤,待手触之温热再移到选好的灸穴处进行点、按、切等技巧性手法操作,不破损皮肤,一般施灸次数以3、6、9次为准。藤灸一遍后,黎医可以通过切脉(手指与手掌交界处)推测病邪(如寒邪)轻重程度,轻者可直接结束藤灸,重者可再使用明火灸,即在藤灸布上或直接于身体皮肤处施灸。明火灸结束后在患者背部涂抹藤王液,再用灸泥涂抹患处,即为灸泥灸。

3. 适应证 藤灸疗法的适应证范围很广,包括腰腿疼、肩周炎、颈椎病、风湿病、疲劳失眠、神经衰弱、急慢性腰扭伤、痛经经闭、遗尿遗精、阳痿早泄、子宫脱垂等。此外,藤灸疗法对特异性下腰痛、血瘀型糖尿病性周围神经病变等疑难杂病的治疗效果也较显著。

二、佩药疗法

黎族地区山高林密,湿热邪气、瘴气不可避免。中医认为芳香类药物可以芳香辟秽,醒脑开窍,因此黎族人民素有佩戴香囊的习俗,佩药疗法从唐代就开始流行。

1. 定义 佩药疗法指选用芳香、干燥的药物装入小布袋佩戴于患者颈部、胸前、手腕、腰部等部位,以达到保健预防和治疗疾病的目的。

2. 黎医理论 黎医认为芳香类药物能开窍、行气、抑菌,气味对人体能够起到一定的刺激作用,可以使人精神振奋、心情愉悦,让身体进行自我调理;他们有时还会将芳香类药物点燃,用于熏衣服、熏房间,以达到清除戾气、预防疾病、保持身体健康的目的。常用的芳香类药物有荆芥、藿香、迷迭香、丁香、山奈等。

三、药物熏蒸疗法

1. 常用方法 常用的药物熏蒸疗法有两种:一种是用软筋藤、沉香、人发、槟榔渣等药物燃烧所产生的烟气熏患处,同时用被覆盖,治疗骨折、扭伤等外伤性疾病;另一种是将生姜、大风艾叶、土紫荆等药物熬煮,用药物蒸汽熏患处或者全身,直至出汗,可联合应用药物熏洗,治疗风寒感冒、皮肤瘙痒、风湿水肿等。

2. 黎医理论 黎医认为,药物熏蒸疗法可以使药物有效成分随蒸汽经呼吸道和扩张的毛孔进入体内,从而加速血液循环,使体内邪气随汗、泪、涕等排出体外。另外,药液遍布周身,可有效防治毒邪进入人体,起预防作用。

四、黎医学非遗项目

黎医认为,一草一叶皆可入药,黎药在治疗肝炎、毒蛇咬伤、跌打损伤等方面的效果令人称奇,至今在黎族人民生活中发挥着重要作用。黎族医药中的"骨伤疗法"和"蛇伤疗法",已经入选海南省非物质文化遗产代表性项目,古老神奇的传统黎药逐步走出深山、惠泽万千大众。

1. 黎族医药骨伤疗法 黎族医药骨伤疗法是黎族人民在长期生活和劳动实践中总结出来的传统接骨技术,对骨折、关节脱位等骨伤疾病有着显著的治疗效果,大多用黎族草药结合中医骨伤治疗原则医治,如遇骨折,黎医会采用外敷膏接骨,配合中草药熏洗和外擦药酒,促进患者骨折愈合,所用药物均为在野外采集的草药,然后配药加工而成。

黎族医药骨伤疗法不仅丰富了我国传统医学的宝库,对提高接骨医术也具有很高的学术研究价值。越来越多的专业医生和学者开始进行深入研究,挖掘其潜在的价值,一些医疗机构和康复中心也开始引入黎族医药骨伤疗法,相信未来黎族医药骨伤疗法会得到更广泛的认可和运用。

2. 黎族医药蛇伤疗法 长期生活在海南岛山区的黎族人民,在野外常被毒蛇咬伤,黎医因此而认识了各种毒蛇的外貌特征、生活习性,积累了丰富的蛇毒治疗经验,开创了独具特色的蛇伤疗法。当人被毒蛇咬伤后,黎医会迅速清洗伤口,清洗时如果发现伤口内有毒牙,会将其拔出;再用小刀或竹片将伤口扩大至 1 cm,深至皮肤下层,然后两手同时从四周向伤口处用力挤压,挤出 5～10 ml 血液,以排出大部分蛇毒;挤血完毕后,黎医会就近寻找治疗蛇虫咬伤的草药,主要包括田基黄、番石榴、叶下珠、两面针、黑面神、穿心莲、虎尾兰、半边莲等,然后将草药放于口中嚼烂,敷在伤口上即可。最后,适当让患者内服蛇虫咬伤草药来解毒。黎族医药蛇伤疗法具有方法独特、治愈率高等优点。

五、黎医养生保健方法

黎族人普遍长寿,黎族人长寿与黎族医药、生活习惯密切相关。

1. 天人相应,顺应四时 黎族人每天保持日出而作、日落而息的作息规律。在黎族的相关记载中,最佳作息时间是随日出日落而定,体现了当时黎族人的健康养生之道。此外,黎族人依据四季气候变化对人体、动植物生长规律带来的影响,强调春调气,夏清火,秋蓄精,冬养神。

2. 调畅情志,内养心神 黎族人普遍信奉万物有灵,素有巫医文化,巫医是黎医文化的重要组成部分。几千年来,巫医为黎族医药的积累传承做出了巨大贡献。巫医治病时需要安静的氛围,集中精力宁心静气,同时强调患者也要静敛心神。通过治疗,消除患者的焦虑、忧郁等不良情绪,调节患者的身心平衡。

3. 药食同源,饮食疗法 黎族人散居深山,有采摘野菜食用的习惯,以草为菜,以菜入药,药膳互用,他们的厨房同时也是药房,通过长期积累的经验,总结出独具特色的饮食疗法。

(1)黎族人喜欢喝的鹧鸪茶、海南五月茶、苦丁茶等都属于凉茶,能消暑、解渴、消积食;他们常吃的红薯饭、鸡头果饭、南椰粉、椰子羹也都具有保健作用。

(2)在妇女产后方面,也有许多调养良方。产后贫血者,可用益母草、鸡蛋、米酒、生姜、红糖一起水煎内服;产后乳汁过少者,可用番木瓜、五指毛桃根、猪手一起煎煮服用。

(3)他们用三桠苦叶、大风艾叶煎服来预防感冒,用黄连藤煎服来预防疟疾,用高良姜、山苍子、救必应、葫芦茶煎服来预防痢疾等。

由此可见,黎族医药不仅有自己独特的医学理论,更有适宜的优势病种、丰富的养生文化和多种多样的治疗方法。尽管没有文字、地理位置相对封闭等各种原因一定程度上阻碍了黎族医药的发展,但我们相信在国家和政府的重视和大力支持下,黎族医药必将迎来更加明媚的春天,也必将为人民群众健康做出更大的贡献。

(海南卫生健康职业学院 李赫男 王 芳)

任务四 守正传承发展创新 焕发针灸新生命力
——带你学习无创痛天灸

2020 年新型冠状病毒感染疫情暴发,蔓延全国,肆虐全球。在中央电视台关于武汉雷神山医院中西医结合精准施治的报道中,国家专利产品——无创痛针灸小神器天灸罐,也应用于患者的救治中。

天灸又称冷灸,属于灸疗的一种,将药物贴敷于穴位上,激发与调节人体的免疫力,可达到防治疾病的目的。天灸相关器具包括天灸罐、随身灸、天灸贴、天灸护颈带、天灸护腰带等无创痛天灸系列产品。

一、天灸的概念

针灸指针刺与灸疗。传统的灸疗多用艾,点燃后灸患处或某些穴位。天灸是将刺激性药物贴敷于穴位或患处,对皮肤产生刺激,使其局部充血或起疱的一种治疗方法。虽然传统天灸的保健治疗效果显著,但仍存在操作不便、局部易发疱导致皮损、成本高等不足。无创痛天灸罐中的药物是药食两用材料,既能避免皮肤损伤,又能反复使用,使用时也不受时间与空间的限制,克服了传统天灸疗法的不足。

二、天灸相关器具

1. 天灸罐　天灸罐主要由灸片和罐体组成,罐体能够产生负压效果,达到天灸的扶正与拔罐的祛邪两方面的作用,具有疗效显著、无创痛、安全、便于操作与携带等优点,较适用于胸腹、背脊、腰部与平坦能拔罐的部位。天灸罐既可用于灸疗,也可用于罐疗,具体如下。

(1)灸疗:以药食两用的中药提取物混合置于医用硅胶中,通过刺激皮肤产生灸疗效果,可避免少数中药易致皮肤过敏和起疱的缺点,操作简单方便。

(2)罐疗:排尽罐中的空气后,将天灸罐扣于需拔罐的部位,既发挥了拔罐的效果,又将灸疗部分固定于需治疗或保健的部位。其优点在于拔罐不需用火,也不用抽气枪,拔罐后不影响外观与日常活动。通过灸疗之扶正(补充阳气)与罐疗之祛邪(排除致病因素),使经络气血运行畅通与机体阴阳平衡,达到通则不痛、通则不病的防治目的。

2. 随身灸　随身灸是将天灸疗法中的药食两用材料萃取出的植物精华,运用现代成型技术融入医用硅胶制作而成,通过局部贴敷皮肤刺激经络穴位,达到疏通经络、促进气血运行的目的,适用于不会拔天灸罐的人群及拔不了天灸罐的部位(如四肢与关节部位),因可反复使用,所以本身不黏,应用时需要使用护具或保鲜膜固定进行随身灸。

随身灸具有增强防御能力,温经散寒、行气化瘀、活血止痛的功效,适用于颈、肩、腰腿等关节疼痛,内、外、妇、儿科慢性病康复等。

3. 天灸贴　天灸贴是将天灸疗法中药食两用中药的有效成分提炼出来置于医用硅胶中制成,通过弹性胶布固定在穴位或者痛点而产生温热刺激,可替代传统灸疗,具有操作方便、使用安全等优势,常用于治疗各种慢性疾病。

天灸贴具有温经止痛、活血化瘀、祛风除湿的功效,适用于各类慢性病患者及治未病人群,也常用于四肢及头面部等拔不了天灸罐的穴位或者疼痛部位。

4. 天灸护颈带、天灸护腰带　天灸护颈带作用于项部时,通过对项部督脉、华佗夹脊穴及膀胱经穴位进行天灸,可防治头、颈、肩部等慢性疾病,特别适合长期保持坐姿的低头族;戴在前面的颈部时,通过对颈部任脉、足阳明胃经穴位进行天灸,可用于防治咽喉、声带、甲状腺、气管等慢性疾病。天灸护腰带通过护腰带贴敷刺激腰部经络穴位,常用于防治腰部的慢性疾病。

(重庆三峡医药高等专科学校　姜兴鹏　李杏英)

任务五　传承非物质文化遗产　弘扬中医药传统文化
——开启阿胶非遗之旅,探寻中医药文化之美

东阿阿胶素有"滋补上品"和"补血圣药"的美誉,一直以来备受人们推崇。"东阿阿胶制作技艺"扎根于特定区域的传统文化,具有独特的工艺、原料、水源、产品特征及深厚的历史文化价值、经济价值,于2008年被国务院列入第一批国家级非物质文化遗产扩展项目名录。

　　"碧水潺潺流阿胶，千年传世珍稀草。黄金融化糅天地，滋补身心医百症"。

　　阿胶原产于山东省聊城市东阿县，与人参、鹿茸并称中药滋补"三宝"。历代《本草》皆将其列为"上品"，称其为"圣药"，我国首部药物学专著《神农本草经》称其久服可"轻身益气"。1973年长沙马王堆出土的现知我国最古老的医学方书《五十二病方》中就出现了"以清煮胶"的记载。明代中后期，更是达到"妇孺皆通熬胶"的鼎盛阶段。

一、阿胶制作的发展史

　　早期的阿胶原料用皮，其优者并非当今盛行之驴皮，《名医别录》之所以称"煮牛皮作之"，实因自古以来经验得知牛皮制胶最善。《周礼》所载"凡相胶，欲朱色而昔"者，即牛皮胶。《齐民要术》亦称煮胶以沙牛皮、水牛皮为上。但实际上彼时并非仅以牛皮煎制药用之胶。《图经本草》阿胶条下所引"《续传信方》著张仲景调气方"所用之胶仅称"好"。唐代及以前的一些医方书，如晋代葛洪所著《肘后备急方》辑录的用于治疗内科疾病的诸方，晋代陈延之所著《小品方》辑录的用于治疗妇科、内科疾病的数方，以及唐代王焘所著《外台秘要》辑录的用于治疗妇科疾病的少数方，其方中配伍的药用胶均单称"胶"。《齐民要术》所载"可以杂用"的胶的原料，除牛皮外，尚有猪皮、驴皮、马皮、驼皮、骡皮。唐代陈藏器所著《本草拾遗》亦称"凡胶俱能疗风止泄补虚"。到唐代，外来物种驴成为常见牲畜，"驴皮胶"开始出现。宋代时，牛皮被列为战略物资，用于制造甲胄、弓弩等，政府禁止民间私藏牛皮。宋代以后，阿胶成为"驴皮胶"的专称；以牛皮为原料的药用胶，被更名为"黄明胶"。李时珍在《本草纲目》中说，对于阿胶，"大抵古方所用多是牛皮，后世乃贵驴皮"。《中华人民共和国药典》也确定了以驴皮作为阿胶原料。

二、一块上好的阿胶是如何炼成的？

　　一块道地好胶，天时、地利、人和，缺一不可，正所谓"取其地、采其时、遵其古、炮其繁"。据了解，清末曹炳章所著的《增订伪药条辨》中记载：阿胶出自山东东阿县，以纯驴皮、阿井水煎之，故名阿胶。这是中药书籍中比较权威的记载阿胶的产地、原料和命名的书。

　　"水、皮、技"三大不可复制的因素铸就了道地阿胶。东阿镇得天独厚的狼溪河、古阿井阴阳水、狮耳山黑驴皮，是制作阿胶必不可缺的"秘方"，古老的制作技艺非常值得一探。2008年，东阿阿胶制作技艺被列入第一批国家级非物质文化遗产扩展项目名录，让更多人得以了解到这项古老而精湛的技艺。

　　1. 水　南北朝时期的陶弘景在《本草经集注》中写道："阿胶，出东阿，故曰阿胶。"东阿水因其坐拥独特的地理位置而尽显优势。所以，关键词"道地"，说的就是——只有使用最道地的东阿水，才能制作最道地的东阿阿胶。

　　阿井水是东阿阿胶发挥功效的基础之一。李时珍称东阿井乃济水所注，取井水煮胶，用搅浊水则清，故人服之，下膈疏痰止吐。其水清而重，其性趋下，故治瘀浊及逆上之痰也。水源纯天然无污染，水源地地面植被繁茂，雨水经过层层过滤再渗入地下。经过地质勘测，pH平均值为7.4，是天然的弱碱性水，对于人体调节新陈代谢、排除酸性废物和预防疾病非常必要。东阿水比重较高，富含矿物质和微量元素，包括钙、镁、锶等二十多种矿物质，其中，镁可以激活人体内各种酶系统，对于维护胃肠道功能具有一定作用。

　　由于东阿地质结构复杂，东阿水在地下存在状态深浅不一，符合炼胶的水源较难获取。因此一般是以东阿深水井抽出，再送入炼胶锅内，与驴皮混合。在高温下，一部分析出角质蛋白和杂质，一部分胶原蛋白则与水充分融合后进一步分解，最后形成一种红色透明的液体。东阿水在炼胶中不可或缺，不仅可以把大分子角质蛋白分离出来，还可以把自然状态下的胶原蛋白水解成易被人体吸收的小分子蛋白，从而通过阿胶实现东阿水的价值。

　　2. 皮　经过长期实践，制作阿胶采用的100%纯驴皮为成年黑驴皮为优。陈修园写道：所以妙者，驴属马类,属火而动风,肝为风脏而藏血,今借驴皮动风之药,引入肝经;又取阿水沉静之性,静以制动;俾风火熄而阴血生,逆痰降。说的便是这一胶一水的完美融合。中医理论认为,乌色属水,黑入肾,乌驴皮滋补肾阴效果最强。为保证原料纯正可靠,东阿建有全国唯一一个国际良种驴繁育中心,同时按照国家GAP标准建立了养驴基地,从源头保证原料质量。

3. 技 阿胶制作技艺讲究天时地利人和。"贡胶"更是阿胶极品,需在每年冬至子时,选属阴之乌驴皮,取阿胶井极阴之水,用桑木之火,水火相济,历经9天9夜、99道工序炼制而成。

东阿阿胶股份有限公司作为"中华老字号"、国家非物质文化遗产传承代表性企业,守护着中医药的初心,守护着用好品质铸就金品牌的家国情怀。东阿阿胶传承近3000年传统工艺,99道传统工序,至今仍保留部分手工环节,同时不断追求创新,将传统技艺量化为数百个智能控制指标,是行业内唯一一个连续69年抽检合格率100%的企业,也是唯一被国家授予"道地药材保护与规范化生产示范基地"的阿胶企业。

东阿阿胶传统的制作技艺绵延了数千年,其中东阿阿胶"擦胶"工艺传承至今还保留着传统的工艺操作。擦胶须选用粗布,胶块六面需面面俱到,需要手掌、手指、擦胶布与胶块的"通力配合",平稳快速把控好胶块六面的擦拭,这项技艺对操作者的手上功夫要求极高,必须在5秒的时间内,左手持布,右手执胶,将胶块的六面擦至笔直光滑、胶丝条理清晰。古法擦胶,体现了锲而不舍的工匠精神,体现出擦胶人的智慧和坚守。

三、正宗东阿阿胶鉴别要点

(一)看色泽：光透如琥珀

正宗的东阿阿胶色如莹漆,表面平整,光滑细腻,对光照呈棕色半透明状,光透如琥珀。一般的阿胶通常颜色乌黑,表面不光滑且无光泽。

(二)测质地：一拍即碎

正宗的东阿阿胶质地脆硬,经夏不软,一拍即碎。一般的阿胶经夏变软,不易碎,且断面黏腻。

(三)闻味道：胶香醇厚

将正宗的东阿阿胶打粉、熬胶,有独特的胶香味,口感醇厚,含而可化。一般的阿胶则有腥臭味。

(滨州职业学院　邱丽丽　王晓旭)

目标检测

一、单项选择题

1. 2021年,蕲春艾灸疗法入选第( )批国家级非物质文化遗产代表性项目。
A. 一　　　B. 二　　　C. 三　　　D. 四　　　E. 五

2. 蕲春艾灸疗法属于国家级非物质文化遗产代表性项目的( )。
A. 传统口头文学以及作为其载体的语言
B. 传统美术、书法、音乐、舞蹈、戏剧、曲艺和杂技
C. 传统技艺、医药和历法
D. 传统礼仪、节庆等民俗
E. 传统体育和游艺;其他非物质文化遗产

3. 蕲艾通常以花未开而叶茂盛时采收为佳,古时多在农历三月三和( )。
A. 二月初二　B. 夏至　　　C. 谷雨　　　D. 四月初四　E. 五月初五

4. 蕲春艾灸三大代表性灸法中,属于李时珍首创的是( )。
A. 雷火神针灸法　　　B. 蕲春大灸法　　　C. 蕲春火灸法

D. 蕲春蒸汽灸法　　　　　　　　　　E. 蕲春烟熏灸法

5. 蕲春艾灸疗法是蕲春医疗机构常用的治病方法,现代研究表明,其具有抗菌、抗病毒、抗肿瘤、免疫调节、(　　)和激发机体修复能力等多方面作用。

A. 增强人体抗病能力　　　　　　B. 舒筋通络　　　　　　　　C. 降血糖

D. 清热利湿　　　　　　　　　　E. 补益气血

6. 楚香的三位香祖分别是炎帝神农、楚祖祝融和(　　)。

A. 黄帝　　　　B. 韩雪　　　　C. 屈原　　　　D. 华佗　　　　E. 张仲景

7. 楚香以(　　)为主,讲究芬芳、养鼻,强调香气对身心的滋养,让人心绪宁静。

A. 熏香　　　　B. 天然香　　　　C. 矿物香　　　　D. 花香　　　　E. 动物香

8. "中医针灸"于(　　)入选联合国教科文组织非物质文化遗产名录。

A. 2010 年　　　　B. 2012 年　　　　C. 2016 年　　　　D. 2018 年　　　　E. 2021 年

9. 2020 年 12 月,随着"太极拳"和"送王船——有关人与海洋可持续联系的仪式及相关实践"两个项目的申遗成功,中国已经有(　　)项目被联合国教科文组织列入非物质文化遗产名录(名册),位居全世界第一。

A. 40 个　　　　B. 42 个　　　　C. 44 个　　　　D. 46 个　　　　E. 50 个

10. 中国传统医药主要包含(　　)。

A. 汉族中医药　　　　　　　　　　B. 民间医药　　　　　　　　C. 黎医药

D. 汉族中医药、民间医药,也包含少数民族医药　　　　　　　　E. 藏医药

11. 下列属于黎族医药独特治疗方法的是(　　)。

A. 火针疗法　　　　B. 灯草疗法　　　　C. 藤灸疗法　　　　D. 放血疗法　　　　E. 艾灸疗法

12. 黎医学中被列入海南省非物质文化遗产代表性项目的是(　　)。

A. 藤灸疗法　　　　　　　　　　B. 黎族医药骨伤疗法　　　　　　C. 巫术

D. 木棉胆扣刺　　　　　　　　　　E. 佩药疗法

13. 天灸罐既包含灸疗也包含罐疗,其中灸疗的治疗作用主要是(　　)。

A. 扶正　　　　B. 祛邪　　　　C. 利水　　　　D. 滋阴　　　　E. 固阳

14. 天灸罐既包含灸疗也包含罐疗,其中罐疗的治疗作用主要是(　　)。

A. 扶正　　　　B. 祛邪　　　　C. 利水　　　　D. 滋阴　　　　E. 固阳

15. 天灸罐的适用部位不包括(　　)。

A. 胸部　　　　B. 关节　　　　C. 腹部　　　　D. 背部　　　　E. 腰部

16. 东阿阿胶的道地产地在(　　)。

A. 山东省　　　　B. 浙江省　　　　C. 江苏省　　　　D. 山西省　　　　E. 河南省

17. 东阿阿胶制作技艺于(　　)被国务院列入第一批国家级非物质文化遗产扩展项目名录。

A. 2008 年　　　　B. 2009 年　　　　C. 2010 年　　　　D. 2012 年　　　　E. 2014 年

18. 将正宗的东阿阿胶打粉、熬胶,通过闻气味鉴别,其具有独特的(　　)。

A. 焦糊味　　　　B. 腥臭味　　　　C. 花香味　　　　D. 胶香味　　　　E. 果香味

目标检测客观题
参考答案

主要参考文献

[1] 何建成,张忠德.中医学基础[M].3版.北京:人民卫生出版社,2021.

[2] 潘年松.中医学[M].6版.北京:人民卫生出版社,2019.

[3] 范俊德,徐迎涛.中医学基础概要[M].4版.北京:人民卫生出版社,2018.

[4] 陈刚,徐宜兵.中医基础理论[M].4版.北京:人民卫生出版社,2018.

[5] 周少林.中医学[M].2版.北京:中国医药科技出版社,2022.

[6] 梁少帅,苏亚哲,徐苏林,等.中医养生文化导论[M].北京:中国中医药出版社,2017.

[7] 邓尚平.中医护理适宜技术[M].重庆:重庆大学出版社,2022.

[8] 张志明,梁丽英,胡鸿雁.中医学基础[M].武汉:华中科技大学出版社,2018.

[9] 湖北省人才事业发展中心.蕲艾保健灸疗[M].北京:中国劳动社会保障出版社,2022.

[10] 牛乾,符致坚.黎医基础理论研究[M].海口:海南出版社,2023.

[11] 林天东,唐菲.黎族医药概论[M].长沙:湖南科学技术出版社,2019.